メディカル栄養管理総説

病院栄養士業務のA to Z

［著者］

前厚生労働省医政局国立病院課栄養専門官
日清医療食品株式会社営業本部栄養技術部顧問
田花 利男

厚生労働省医政局国立病院課栄養専門官併任
国立がんセンター中央病院栄養管理室長
桑原 節子

独立行政法人国立病院機構本部医療部医療課栄養専門職
国立病院機構東京医療センター栄養管理室長
田中 寛

国立成育医療センター栄養管理室長
全国国立病院管理栄養士協議会常任理事
高橋美恵子

第一出版

序　文

　平成20年4月から，新たな高齢者医療制度の創設に併せて高齢者の負担を見直し，70～74歳の負担，75歳以上の負担に区分し，事業主検診に腹囲の検査を定めることが予定されており，生活習慣病の予備群を対象にした特定健診・特定保健指導が始まる。生活習慣病の医療費は，全体の医療費のうち約30％を占めているといわれており，医療費の削減のためには，このような取り組みが急務である。また，療養型療養から介護福祉施設へ，社会保険診療報酬支払基金とのレセプトのオンライン化，医療機関のIT化がさらに進むことにより，国民の年齢別疾患等々から常に先手を考えることが可能となる。

　メタボリックシンドローム対策をしっかり行うことで，高齢者等に多くみられる脳梗塞，心筋梗塞などを予防することが医療費の節約になり，緊急を要する医療に還元できる等，すべて連動している。我が国の高齢化に伴う健康寿命延長への支援，医療の先進化，医療費の拡大等から栄養・健康に関する取り組みが多々行われている。最も身近で重要な食が大きく関わる生活習慣病の合併症予防，重症化予防の観点から臨床の管理栄養士・栄養士として責務がますます増大している。

　このような環境の変化から，平成6年に「基準給食」から「入院時食事療養」に制度が改正され，病院食が治療の一環として示されたことからも，病院に勤務する管理栄養士・栄養士は専門職種として，栄養士法，健康増進法，医療法，地域保健法，入院時食事療養の関係法規・通知等々を正しく理解し，最終的には，病める人に対して食事の面から支援することが我々の仕事と考えている。

　しかし，ひとり1人対応することに差異が大きく，生活習慣，疾患そのものの重篤から軽症あるいは疾病予備群，合併症まで，その食事療法のエビデンスが今後さらに求められることから，管理栄養士・栄養士の方々が研究・研修に精励していただくために，本書が少しでもお役に立てれば幸甚に存じます。

　最後に，出版にあたりご協力を頂きました四国がんセンター石長孝二郎氏，大阪医療センター内海繁敏氏，長崎医療センター片桐義範氏，武庫川女子大学鞍田三貴氏，またお力添えを頂きました第一出版石川秀次氏，小ノ澤睦美氏に感謝を申し上げます。

平成20年2月

著者一同

目次 CONTENTS

序文

第Ⅰ部 総論編 —病院における栄養管理業務を行うための基礎知識— 1

第1章 病院管理栄養士の責務 —————————————— 2

1-1 概念 …………2

1-2 運営方針と要綱 …………2
①経営面から考える　2　②栄養管理部門の位置付け　3
③病院運営方針と経営改善　4

1-3 病院管理栄養士の社会的責務 …………4

1-4 病院管理栄養士の業務 …………5

1-5 病院機能と栄養部門の職責 …………8
①栄養部門の組織と責任　8　②栄養部門の命令・指示　8
③栄養部門の役割と業務　8　④栄養部門責任者と職員　8

1-6 栄養部門トップとしての職責 …………9
①リーダーシップ　9　②人間を理解する能力　9　③教育的な資質　10
④職務に意欲的な姿勢　10　⑤社会性と協調性　10

1-7 栄養部門と他部門職員との関わり …………11
①医療関係者と業務（チーム医療）　11　②医師　11　③薬剤師　11
④看護師　11　⑤診療放射線技師　12　⑥臨床検査技師　12
⑦事務職　12　⑧その他　12

第2章 栄養管理 ————————————————————— 13

2-1 栄養管理の意義 …………13

2-2 栄養管理のポイント …………13
①院内治療食指針の作成と改定　14　②NST活動など患者ケアの充実　15
③食事提供部門の検討　16　④スタッフ教育　16
⑤栄養部門の業務の分担事例　16

2-3 年度計画 …………18

2-4 栄養管理室概況書の作成の必要性 …………21

第3章 関連法規 —————————————————————— 35

3-1 法令解釈について …………35

3-2 栄養部門と関係する法令············39

①栄養士関係 *39* ②医療関係 *41* ③食品衛生関係 *44*

④健康増進関係 *46* ⑤製造物責任関係 *47* ⑥感染症関係 *49*

⑦調理師関係 *63* ⑧個人情報保護関係 *64*

第4章 医療保険制度の概要 ─────────────────────79

4-1 保険診療の仕組みと診療報酬············79

①診療報酬の算定の仕組み *79*

②保険医および保険医療機関療養担当規則 *79* ③中医協 *79*

4-2 食事療養制度と保険請求············*80*

4-3 入院時食事療養および入院時生活療養············*82*

4-4 食事の提供たる療養の実際············*85*

①入院時食事療養および入院時生活療養の趣旨 *85*

②食事療養部門および食事療養担当者 *85* ③食事提供業務の委託 *87*

④食事療養業務 *87* ⑤適時適温 *95* ⑥食堂加算 *96*

⑦鼻腔栄養との関係 *97* ⑧食品衛生 *97*

⑨特別料金の支払いを受けることによる食事の提供 *100* ⑩掲示 *101*

⑪その他 *101*

4-5 医事課との連携············*103*

4-6 入院時食事療養制度と変遷············*103*

第Ⅱ部 実務編―病院栄養士が行う業務―

第5章 業務管理

5-1 栄養管理業務フローチャート……………108

5-2 給食業務管理…………108

5-2-1 給食業務の実際…………108

①院内食事基準（栄養管理指針） 108　②食品群別荷重平均栄養量 108

③食事箋 116　④食数管理の実際 116

⑤常食患者年齢構成表および荷重平均栄養所要量 116　⑥食品構成表 123

⑦給与栄養量表・病院給食食品量表 123　⑧予定献立表・実施献立表 126

⑨食材料管理 126　⑩検食規定・検食簿 136　⑪保存検食 136

⑫院内会議 136　⑬栄養管理委員会 136　⑭栄養管理業務日誌 136

⑮嗜好調査 136　⑯喫食量（摂食量）調査 141　⑰非常食管理 141

⑱行事食 141　⑲調理作業管理 144

5-2-2 食事提供の形態…………146

①セントラルキッチン（CK）方式 146　②食事提供業務の外部委託 146

③咀嚼・嚥下障害者における今後の食事提供に関する課題として 154

5-2-3 病院食献立集…………155

①献立作成留意事項 155　②献立基本形式 155　③栄養成分評価 155

5-3 臨床栄養管理…………156

①栄養アセスメント 156　②栄養補給法（フローチャート） 158

③NST（栄養管理をチームで行う・チーム活動の部分を中心に） 160

④栄養管理実施加算の詳細について 164　⑤クリティカルパス 169

5-4 栄養食事指導…………172

①個人の栄養食事指導（入院・外来） 172

②集団の栄養食事指導（入院・外来） 176　③在宅訪問栄養食事指導 177

④栄養食事指導依頼票・報告書 177

第6章 安全管理

①定期細菌（検便）検査から食中毒起因菌が検出された場合の対応例 183

②食中毒発生時の対応 187　③調理室衛生管理および施設設備管理 192

④調理従事者の健康・衛生管理 198

⑤HACCP（Hazard Analysis and Critical Control Points）の概要（危害分析に基づく重要管理点）199　⑥衛生管理のポイント 201

⑦「大量調理施設衛生管理マニュアル」について 201

　　　　⑧衛生管理自主点検表使用の目的等について　*209*
　　　　⑨原材料の汚染状況の一例　*228*　　⑩作業手順における衛生管理　*232*
　　　　⑪院内感染について（MRSA等衛生管理対策）　*236*
　　　　⑫災害発生時の対応　*237*

第7章　監査指導　　　　　　　　　　　　　　　　　　　　　　　　　　*243*
　　　　①医療監視　*243*　　②経営監査指導　*245*　　③会計検査院実地検査　*246*
　　　　④病院給食施設栄養管理状況報告（保健所）　*247*

第8章　病院栄養士の養成─臨地・校外実習の対応─　　　　　　　　　　*251*
　　　　①栄養士法改正に伴う臨地・校外実習の基本的考え方　*251*　　②実習目的　*252*
　　　　③項目と行動目標　*252*　　④実習単位および時期　*253*
　　　　⑤実習記録・実習後のレポート　*254*　　⑥実習生の評価・まとめ　*254*

参考資料　　　　　　　　　　　　　　　　　　　　　　　　　　　　　　*257*

1．献立　　　　*258*
　　　　ご飯類　*258*　　パン類　*260*　　めん類　*260*　　肉料理　*262*　　魚料理　*265*
　　　　卵料理　*268*　　豆料理　*269*　　いも料理　*271*　　煮物・炒め物　*272*
　　　　サラダ　*274*　　酢の物・和え物・お浸し　*275*　　漬け物　*278*　　汁物　*278*
　　　　菓子類　*280*　　飲み物　*280*

2．管理栄養士・栄養士のための略語・記号　　　　*281*

3．入院時食事療養費のQ&A　　　　*296*
　　　入院時食事療養費
　　　　1．算定単位の1食化　*296*　　2．標準負担額　*296*
　　　　3．入院時食事療養（Ⅰ）　*297*　　4．特別食加算　*297*
　　　　5．特別メニュー　*298*　　6．食堂加算　*298*
　　　医学管理等
　　　　1．特定疾患療養管理料　*298*　　2．外来栄養食事指導料　*299*
　　　　3．集団栄養食事指導料　*299*　　4．栄養食事指導料　*299*

4．授乳・離乳の支援ガイド（抜粋）　　　　*300*
　　　　Ⅰ　授乳編　*300*　　Ⅱ　離乳編　*314*

索　引　　　　　　　　　　　　　　　　　　　　　　　　　　　　　　　*329*

第 I 部

総論編

病院における栄養管理業務を行うための基礎知識

第1章 病院管理栄養士の責務

　入院時食事療養制度においては、医師の指示のもとに患者の栄養管理を行わなければならないとされている。今までの管理栄養士業務は、入院患者を集団とし、栄養不良状態を改善するための方策として献立作成、給食管理を行うことが合理的で都合がよかった。すなわち、集団を対象とした栄養改善を行うのに適していたと考えられる。

　患者のQOL（Quality Of Life）の向上、栄養摂取過多や偏食の問題などからわかるように、我が国の食文化は猛スピードで変化してきた。集団を対象とした栄養士活動は一部条件下では効果を発揮するが、栄養管理は患者個人の疾病状況を把握した対応に変化しており、主体はチーム医療を中心とした個々への対応を重要視している。

　管理栄養士を中心とした医療の場で、コ・メディカルとして徐々に活躍の場を広げる管理栄養士が増えてきたが、依然、献立管理、給食管理に多くの時間を費やしている施設も多い。しかし、管理栄養士は、食品を取り扱う業務から、入院・外来患者に対する栄養食事指導を中心に、カンファレンスやクリティカルパスに参画するといった、診療支援業務へと変化しており、医師・看護師・薬剤師等の医療職と連携し、チーム医療の一員としての機能を必要とする状況にある。

　医師の診療支援である栄養管理業務において、生活習慣病等がチーム医療による総合的な指導、治療管理を行わなければ効率的な診療効果が上がらないという背景からも、また、病院機能評価等においても、栄養部門（栄養管理部門）のあり方が強く指導されているところであり、病院の機能としても栄養部門への期待と管理栄養士・栄養士への責務が増大している。

1-1 概念

　平成18年4月診療報酬改正において、患者の視点に立った医療費の透明化という観点から、医療費の中で効率化の余地があると思われるいくつかの項から入院時の食事が挙げられ、抜本的な適正化が図られた。また、医療保険は治療に特化し、医療資源を有効活用するため、疾病管理に力を入れるという方向性が示された。今後、質の高い安全な医療の提供を行うにあたり、少数精鋭から多数精鋭で望む必要性の声が聞こえてきた。

　そこで、医療における管理栄養士として、国民ひとり1人の健康と快復のための各疾患の食事療法の研究と、患者の目線に立った栄養食事指導および満足度の高い食事を通した栄養管理に努める必要がある。

1-2 運営方針と要綱

❶ 経営面から考える

　栄養部門は、診療報酬はもとより医療評価としても収入に影響がある。栄養管理の診療報酬には個人指導・集団指導・在宅指導等、栄養管理実施加算をはじめとして、食事療養費においては特別食加算、デイ・ナイトケア食事加算、食堂加算等があり、栄養部門が収入に大きく貢献していることがわ

かる。栄養部門の診療報酬については，管理栄養士の資格と技術の部分が主に評価されるものであり，管理栄養士の行う業務は医療の部分が大方を占めている。

医療機関の経営面を考えた場合においては，組織が十分な機能を発揮できるような体制を整える必要がある。また，選ばれる病院となるための栄養管理部門として，患者個々の診療上必要とする対応が求められるとともに，期待は大きい。

そうしたことからも，管理栄養士は業務を病棟にシフトさせていく必要がある。特に改善が必要な部門として，栄養部門の診療への移行による診療支援として，患者の栄養評価を日常的に行い，栄養状態を改善し治癒を促進させ，在院日数の短縮につなげる。特に，食事療法と密接な関係の深い診療科においては，診療収入の増加を図る方策を企画立案することも必要であり，診療支援を機能的に実践できる体制の努力も求められる。

❷ 栄養部門の位置付け

栄養部門が診療部門で機能するためには，管理栄養士の診療支援をさらに機能的なものとする必要がある。それには，管理栄養士の専門性を高め，診療支援に参画し，疾病の治癒に貢献することで，患者の早期退院，在院日数の短縮に寄与し，患者のQOLの向上に努める必要がある。生活習慣病に対する栄養食事指導の確実なエビデンスは明確でなく，エビデンスの確立が必須である。したがって，医療スタッフによるカンファレンス，学会，研究などに積極的に参加するようにする。

食事療法，食生活が現代社会で注目されている原因として，「食の豊かさ」とともにその「曖昧さ」が考えられる。人体に即した根拠も少なく試験管レベルの実験を基に，さまざまな食品，サプリメントがもてはやされるものの，それに反する意見を呈するための根拠もまた存在しないとされている。医療に携わる管理栄養士・栄養士がそれらの根拠をひとつ1つ確立し，生活習慣病，免疫，アレルギー，がんなど食生活との関連が深いといわれている疾患に対し，その根拠を国民に提供すること，それが疾病の一次予防へつながり，医療費の軽減への効果が期待できる。

そのためには，管理栄養士が診療部門の医療職として栄養治療の専門家と位置付けられなければならない。病棟においては，病棟専属および病棟担当の管理栄養士として，入院患者の1日の栄養摂取量，栄養剤の種類，必要量の検討等を行う必要がある。

また，外来においては，相談室等に常駐できる体制を整えるとともに，短時間で個々人の栄養摂取量を把握し過不足を判定できるようコンピュータシステムを構築し，生活状況をふまえた改善が提案できるシステムを活用する必要がある。

食事提供担当においては，衛生管理の専門性をもつ管理栄養士・栄養士の配置とともに，栄養調理技術が適正に，さらに一定に管理された業務委託（衛生管理，調理技術の研修を含む）での妥当性を考えていく必要がある。

また，選ばれる病院となるには個々人の対応が必要で，それができなければ今後の生き残りは難しいであろう。チーム医療の必要性が叫ばれている今日，栄養部門の管理栄養士が診療部門の一員として機能していくために，患者治療に重点をおいた診療部門として構成する必要がある。そして，臨床栄養管理と給食管理，双方の専門管理栄養士の情報交換，意見交換は必須である。

医療施設の管理栄養士自身に視点を合わせ，やる気だけで全体のレベルアップを図ることは難しい。そのように働かなければいけないという環境づくりが，全体の方向付けにつながっていくものと考える。

表1-1　病院運営方針（例）

・早期診断，早期治療に全力を注ぎ，地域医療システムと連携して継続医療の推進を図る。
・救急医療・災害医療の充実を図る。
・患者の身体的，精神的かつ経済的負担の軽減を目指す医療に努める。
・エイズ診療拠点病院としての機能強化を図る。
・インフォームドコンセントを尊重し，個人情報の保護に努める。
・小児医療ニーズに的確に対応し，医療の質の向上と患者サービスの向上に努め，安全で安心な医療を行う。
・病院で働くすべての職員がやりがいをもって働ける職場づくりを目指す。

❸ 病院運営方針と経営改善

病院運営の方針は，各施設が担う診療圏および患者ニーズ等をふまえて決定するものである。表1-1に，具体的運営方針（例）について掲げる。

なお，医療機関は経営の安定化を図る観点から，絶えず経営改善に着目した検討会等を実施しており，年度計画等によって見直しを図りながら経営改善に努めている。経営改善の見直しを図ることは，良質な医療サービスを提供するため，経営基盤の強化にもつながることから，全職員が病院の経営状況を理解し，経営改善に寄与するよう経営意識の向上に努める必要がある。

また，全職員による担当業務の見直しを行い，さまざまな知恵やアイデアを出し合ってQC（Quality Control：品質管理）活動を行い，業務の効率的な運営を図り，充実した医療サービスを提供することも重要である。

1-3 病院管理栄養士の社会的責務

1 健康増進法における社会的責務　　厚生労働省は健康づくり対策として，食生活の改善や運動・休養の取り方などについて，努力目標を定めた健康増進法を制定し，国を挙げて健康づくりを進めている。正しい食生活への是正，適正な栄養量の摂取など，管理栄養士が中心的役割を担うことになる。

健康増進法の目的は，病気を治す医療から，病気にならないように生活指導に重点を置いた医療への転換を図るための健康を基本として，個人が実践することで，それにより結果として医療費の抑制も期待している。

生活習慣，特に食習慣の改善を図るためには，専門的知識を有した管理栄養士による，きめ細かな，かつ継続的指導が効果を発揮するものと考える。こうした社会情勢・ニーズから管理栄養士を取り巻く状況は大きな変革期に達しており，求められるものも変化しているため，管理栄養士の社会的責務は重い。

2 栄養士法における社会的責務　　管理栄養士に関する最近の動向から，管理栄養士の質の向上を目的に「21世紀の管理栄養士等あり方検討会」の報告に基づき，平成14年4月栄養士法が改正された。この法律で管理栄養士とは，「厚生労働大臣の免許を受けて，管理栄養士の名称を用いて，傷病者に対する療養のため必要な栄養の指導，個人の身体の状況，栄養状態等に応じた高度の専門的知識及び技術を要する健康の保持増進のための栄養の指導並びに特定多数人に対して継続的に食事を供給する施設における利用者の身体の状況，栄養状態，利用の状況等に応じた特別の配慮を必要とする給食管理及びこれらの施設に対する栄養改善上必要な指導等を行うことを業

とする者をいう。」（第1条第2項）とされた。

このように，管理栄養士が携わるものは，法律的にも傷病者と位置付けられ，医療機関において傷病者（患者）を対象とした業務が日増しに高まってきている。

さらに，管理栄養士を養成する養成施設においても，カリキュラムの変更が行われ，人（傷病者）を対象とする医学的科目の履修が増加した。臨地実習（校外実習）を受託する栄養管理部門は，臨床教育・臨床研修を果たすことから，診療部門の一員として，研究，研修，教育の観点からも責任がある。

3 食品の機能・表示等における社会的責務　保健機能食品制度の創設に伴う観点から，健康的で質の高い生活を送るためには栄養バランスのとれた食生活が重要であるが，人々の健康志向の高まりに伴い，食品に対して求めている機能についても複雑かつ多様化している。それら食品の取り扱いについては，食品の機能に応じて適切に摂取することにより，栄養成分の補給や健康の維持増進等に寄与することが期待されるが，不適切な摂取をした場合には健康を損なうことも十分に考えられる。制度の創設（平成13年3月27日付）に伴い，食の専門家である管理栄養士として，栄養食事指導時における食品表示等に関する情報提供も重要な業務の1つとなっている。

1-4 病院管理栄養士の業務

我が国の高齢化は，医療を必要とする患者の高齢化でもある。高齢化した患者は，診療を受ける時点ですでにいくつかの合併症をもち，低栄養状態であることも珍しくない。また，若年層・壮年層においては，生活スタイルの多様化に伴い，生活習慣病発症数の増加とその年齢層も広域化している。さらに，現在の社会的医療情勢は，管理栄養士の専門性が真に問われるまでに変化してきた。急性期医療において，在院日数の短縮は必須である。しかしながら，高齢化・合併症・低栄養状態等，ゴールの見えない患者が増加しているのが医療の現実でもある。

病院での管理栄養士は，医療の場でチーム医療の一員として，栄養食事療法を手段とした患者個々の疾病治療に貢献することが求められている。従来の医療においては，患者自身の病気に対する治療法や，その診療費に関してはすべて医師に委ねており，患者は診療に関しては何ら疑問を感じていなかった。現在においては，患者自身が疾患に対する治療方法の決定権をもつようになっている。このような時代の流れとともに医療機関では「科学的な根拠に基づいた医療の実施」等，標準化された診療体制の確立を図っており，医療現場は大きく変化してきている。その最たるものが「クリティカルパス（以下，CP）」の導入だ。

CPでは，入院診療のアウトカムマネジメントを左右する4つのアウトカムとして，①臨床成果，②顧客満足，③在院日数，④財務成果が挙げられ，実践されている。管理栄養士は，CPのすべてにおいて参画しており，医師の診療支援として果たす役割は大きい。

1 管理栄養士の診療支援　病院管理栄養士として大きく貢献できる可能性は，DRG/PPS*をはじめとして，入院期間の短縮であると考える。内科系疾患・外科系疾患において，適正な栄養評価に伴う栄養状態の改善は，明らかに免疫力を回復させ，早期退院を実現させることとなる。

*DRG（Diagnosis Related Groups：診断群別分類）／PPS（Prospective Payment System：診断群別包括支払い方式）：1件当たり定額割支払方式を一早く本格導入したのはアメリカであり，その形態が「診断群別定額支払方式」（DRG/PPS）である。この制度導入に伴い，医療費の伸びや平均在院日

数，病床利用率，その他診療内容における変化が観察されているが，適正な制度運用を図ることにより，医療内容の質を担保しつつ，なおかつ医療財政上のメリットもあるとされている。これらを背景に急性疾患・急性期医療は，それぞれ「医療内容が定型的な疾患の場合には，入院当初から疾病ごとに定める一定期間までを1件当たり定額払いする」とされた。

DRGの目的は，高騰する医療費を適正化するというものであった。そのためDRG開発の過程では，原価計算の手法が大幅に流用された。すなわち，さまざまな疾病について，平均的な人件費や材料費，在院日数を割り出し，そこからかかるコストや疾病種別（器官系など）の似通ったものを1つのグループ（DRG）とみなし，これを包括支払方式（PPS）の単位とする仕組みである。

生命の誕生である周産期医療から，患者のターミナル医療・危篤からの離脱にわたり，「栄養（食）」は大きく関わっている。また，外科領域においては，術前・術後の栄養管理の重要性が叫ばれており，管理栄養士の診療支援介入は治療成績が大きく向上した症例について各種学会・論文において多くの報告があり，診療部門での管理栄養士の栄養管理業務に大きな期待が寄せられている。

2 NSTにおける管理栄養士

管理栄養士が診療に密着し，コ・メディカルの仕事が発揮できれば，病院に多大な貢献ができる。そのためには，医師を中心としたNST（Nutrition Support Team）が立ち上がることが大切であり，その組織づくりも不可欠である。主治医の枠をはずし，NSTのチームリーダーの医師と管理栄養士を含むコ・メディカルのスタッフが患者の栄養状態をサポートし，主治医に提言できるようになれば，本来の力が発揮できる。将来的に管理栄養士がNSTのリーダーになる日が来れば，本当の意味での実力を備えた管理栄養士となるのかも知れない。

現在の医療においては，医師を中心に看護師・管理栄養士・薬剤師等で組織するNSTの活躍と効果が注目されている。NSTの導入は，栄養障害の重篤化予防（合併症の減少）と早期栄養療法の開始による治療期間の短縮等において大きな効果が期待される。

NSTにおける管理栄養士の役割は，栄養状態の評価をはじめ，栄養管理計画の設定と実施，栄養管理効果のモニタリング，栄養管理計画の評価ならびに栄養問題改善等，医師・管理栄養士・看護師等の医療職種とのチーム医療が主たるところである。これらの管理栄養士業務は，臨床の場で医師の診療支援を行う診療部門としての業務であり，積極的な取り組みに期待したい。栄養管理部門が診療部門の中に組織されていなければ，管理栄養士の診療支援効果は期待できない。

3 管理栄養士の存在が必須となっている例

管理栄養士業務をさらに推進するべく，従来からの業務の改善を図った結果，現在は診療部における管理栄養士の存在が必須となってきている。

【例1】 がん患者において，主な治療法は，外科・化学療法および放射線治療である。以下に，3例を示す。

まずは，例えば，術前の栄養状態の判定として手術が可能かどうか栄養状態を確認したり，適切な栄養補給法を考察する。

術後患者においては，医師・看護師・薬剤師・管理栄養士からなるチーム医療により，IVH（中心静脈栄養法）からの早期離脱を行う。IVH離脱に際して段階的に輸液是正などの情報は医師と連携する。離脱後は管理栄養士が患者の状態，基礎代謝算出，栄養評価を行い，経腸・経管栄養の選択，投与ルートの選択，早期の経口摂取への支援を行う。化学療法に伴う食欲低下による栄養状態の悪化を判定し，経口において摂取可能な栄養剤，食事を考慮し，治療を有効に遂行する。

各種治療が達成できるよう有害事症の対応など食事工夫等で診療支援する。

【例2】 循環器疾患においては，救命救急からの患者が多く，そのほとんどが心不全，腎不全，糖尿病などを合併しており，輸液による管理となる。循環器疾患においても長期IVHが敗血症などの感染を引き起こすことが知られているため，可能な限り経腸・経管栄養に切り換える。その場合，経腸栄養剤の選択，必要量，投与方法など，医師より管理栄養士の介入を求められる。管理栄養士がさまざまな疾患を合併している患者の栄養状態を評価し，最も適正な栄養療法を選択する。尿量および血液検査状態，経口摂取量，患者の体組成など，あらゆる観点から栄養状態を評価することが重要であり，高度な専門性が求められる。

【例3】 診療報酬の中でリハビリテーションの体系的な見直しや評価の適正化が行われているが，これは，傷病者の早期回復やQOLの向上のためのリハビリテーションの重要性がますます高まっていることが背景にある。

リハビリテーションと聞くと，主に理学療法士や作業療法士，言語療法士等のスタッフが行う診療行為であると思いがちであるが，管理栄養士によるリハビリテーションに力を注いでいる施設もある。そのような施設では，リハビリテーションを行う際に医師や理学療法士から管理栄養士に次のような依頼がある。

リハビリテーションの中での嚥下障害は問題の1つで，これについては管理栄養士とチーム医療を組みたいという意向は強い。実際，嚥下訓練は理学療法士，看護師でも対応できるが，嚥下障害の食事内容や栄養評価に対応するためには管理栄養士が必要である。ここでも，医師を中心にコ・メディカルスタッフがチーム医療として稼働しなくては診療効果が上がらない現状がある。

神経難病，重症心身障害児（者），筋ジストロフィー，がん患者のターミナルケア等々においても，嚥下障害の対応を必要とする。また，高齢者の誤飲による肺炎の防止，重症患者の食べたいという欲求（QOLの向上）など，生活習慣病以外でも管理栄養士に求められる状況は多々ある。

1-5 病院機能と栄養部門の職責

栄養管理は，平成14年8月，健康増進法による「特別の栄養管理が必要な給食施設の指定」の中で，「医学的な管理を必要とする者に食事を供給する特定給食施設であって，食事の供給を受ける者の身体の状況，栄養状態，生活習慣等を定期的に把握し，栄養素の量を満たす食事の提供及びその品質管理を行うとともに，これらの評価を行うよう努めること」等が，栄養管理基準の項で示されている。

❶ 栄養部門の組織と責任

栄養管理部門が，外来・入院を問わず組織として医療支援を担うことにより，疾病治療を効果的に遂行していくことができる。限られたスタッフを日々育成し，合理的な組織づくりと運営を図るとともに，さらにスタッフは与えられた職責を自覚し，効率的で効果の得られる業務活動が図れるように努める。

❷ 栄養部門の命令・指示

病院運営に関する方針が示された事項について，栄養管理部門の長が指示事項を栄養部門内スタッフに伝達することが命令である。栄養管理部門の長は，スタッフより管理上における必要な報告を受け，これに対して適切な命令あるいは指示を行い，患者への食事提供までの栄養管理が適切に行えるよう配慮する。

また，栄養管理部門の長はスタッフと信頼・協力関係にあることが必要であり，命令・指示の根源となる報告，連絡，相談のしやすいコミュニケーションが円滑に図れる努力が必要である。例として，コミュニケーションが取れていると，アクシデント，インシデントの報告等が瞬時に正しく報告されるとともに，迅速な対応が可能となる。さらに，栄養部門スタッフとの意思伝達の確認は，栄養部門内会議，ミーティング等において互いに理解を得る上においても大切なことである。

❸ 栄養部門の役割と業務

入院患者にとって，日々の不安と苦痛を伴う治療の中で，唯一安らぎの得られる食事時間があらゆる緊張をほぐすことのできる時間である。このような点から，食事提供は患者の期待に応えられる食事であるようベストを尽くすことが強く要求される。

栄養部門における患者サービスとは，1日も早く軽快し，退院できるようサポートすることである。すなわち，衛生的で安全な食事提供と，食料費の予算内で栄養価をクリアした，摂取率の高い美味な食事提供である。

調理師の患者サービスとは，食事の質のみを唱える傾向にあるが，調理師の使命は，調理に際し食品の栄養価を損なわないよう配慮し，衛生的に安全な食事を提供することにある。

❹ 栄養部門責任者と職員

栄養管理部門責任者は，部下に栄養係長（栄養主任），栄養士，調理師長，副調理師長，調理主任，調理師等がいる（調理業務が業務委託の場合は，受託側責任者も加わることになる）。

栄養管理部門責任者として，業務が円滑に行われるよう職員間の調整を図り，業務上において互いの意思の疎通が図れるよう努めることが非常に大切である。なお，栄養部門には変則勤務者の職員がいるため，病院運営の方針，栄養部門としての指示・命令等が休日の職員にも確実に伝わり，それらを確認できる職場に適したシステムを作成し，周知徹底を図る。

栄養係長（栄養主任）は，栄養部門責任者が留守の時に，栄養部門責任者の補助をする役職であり，日々のミーティング等はこれにあたる。

> **参考文献**
> ・厚生省保健医療局国立病院部政策医療課監修，全国国立病院療養所薬剤部科長協議会編：改訂第3版 病院薬局業務管理指針（1999）薬事時報社
> ・独立行政法人国立病院機構，厚生労働省医政局国立病院課：職員研修資料「幹部看護師任用候補者用」（2006）

1-6 栄養部門トップとしての職責

栄養部門の管理者としての適性は，まず管理栄養士として優秀であること，そして，一般的に優れた管理者といわれる「専門能力，対人能力，総合判断能力」を兼ね備えていることである。

組織は「仕事の組織」と「人間の組織」の2つの面をもっているので，この両方を調整・統制していくことができるのは，上記の3つの能力があってはじめて可能なのである。これらの能力は以下の資質によって備わるものと考えられることから，そのように努めることができる栄養部門の管理者であることを期待する。

❶ リーダーシップ

リーダーシップの定義は，「集団の目標や課題を達成するために，その集団の一部の人が他の人に影響を及ぼす現象」とされている。リーダーシップは制度的な権威で人を支配するのではなく，その人自身が集団内の人から自発的かつ積極的に受け入れられることを要件とする。

その人の指揮で集団内の人が互いに協力し，個々の能力も発揮しながら目標達成できるように，人の気持ちを動かしていく行動，行為をリーダーシップ行動という。つまり，部下に対してのリーダーシップは，部下が上司の指揮に共感し納得して従う時，はじめて発揮されたといえる。栄養部門においては，栄養係長（主任栄養士）が栄養部門責任者の部下であり，管理栄養士は栄養係長の部下であることから，それぞれ上司の補佐役であることを認識し，上司の指導を受け入れる時，それぞれの上司にリーダーシップが発揮されているのである。

リーダーシップを発揮するために必要な資質として，イギリスの経営学会の代表的学者の1人であるアーウィックは，自信・個性・活力・生きた知性・意思伝達力・判断力の6点を挙げている。栄養部門として年度目標を達成するために，部下に対して目標を示したり，業務の割り振りをしたり，必要な情報を与えるなどの管理の原則にのっとった行為をすることは当然であるが，自分の資質を通して，管理栄養士への仕事の動機付け，やる気，能力の開発，組織目標を達成するためのチームワーク，職場における満足感，モラルを高めるという結果にもつなげなければならない。

❷ 人間を理解する能力

栄養部門責任者は上司，部下，その他関係部門の職員に対して，また，栄養食事指導や病棟におけるラウンドを通して個々の患者に対しても理解する能力が求められる。人を理解するという言葉は簡単に使われているが，非常に難しいことである。自分が理解する自分と，相手側からみた自分というものには，非常に違いがあるということがよくいわれている。管理栄養士の養成校を卒業し，国家試験に合格して管理栄養士免許をもつ人の知識については，ある程度の共通性はある。しかし，実際に

はそれぞれの能力における個人差には，かなりの開きがある。患者に対しても身体的，精神的，社会的な問題をもつ人と理解し，管理栄養士としての必要な支援を提供するという役割を果たすことが必要である。

❸ 教育的な資質

栄養部門責任者の教育的な資質とは，部下の潜在的な能力を認め，適切な自己の目標設定のもとに，実践を通して自己実現が図れるように個々への援助をしていく能力である。そのためには動機付けをしたり，部下同士の相互教育にも関わりが必要である。

教育の基本は，部下の模範となる上司になることであり，そのためには自分の知識，技術，態度を鍛え高め，日常業務の中で示していかなければならない。

教育の目的は，部下や管理栄養士はもとより，栄養士の臨地・校外実習生の目標達成能力と学習能力を高め，創造力を向上させて精鋭化を図り，自発的に栄養管理業務ができるようにすることで，職場への帰属意識を高めて自己啓発のできる職員，後継者，将来の指導者を育成していくことである。

教育はどのような場にあっても行われる。例えば，指示を与えたり，報告を受けたり，また会議に参加することは毎日の業務の中で当然の行為として行われているが，これらも教育の機会になるので，おろそかな対応であってはならない。さらに，教育のプロセス，教育技法，評価の視点などについては，教育の責任を負う栄養部門責任者として習得していかなければならない。

❹ 職務に意欲的な姿勢

上司が常に先頭に立ち，組織の目標に向かって意欲的に実施できるように部下を導いていくためには，その職務に応じての能力が要求される。専門知識や技術の習得に励み，自己研鑽を積んでいく姿勢は栄養部門責任者に求められる資質である。また，常に自分の管理領域の研究とその専門分野にも精通していることが大切である。部下は常にこのような上司を尊敬し，指導を受けたいと願っているのである。

❺ 社会性と協調性

上司に求められるのは，「仕事は厳しく，人間的には暖かい人」である。人間的に暖かい人とは，単に業務の成果を求めたり，職場規律を維持しようとして管理を徹底させようとする一方的な熱意だけでなく，社会性をもった包容力のある人のことである。このような上司であるから，組織目標と個人目標の達成が図れるのである。長く専門職に携わるからといって，専門以外のことには目もくれないというのでは「人間の組織」を管理する者として適性に欠けているといわざるを得ない。人に対しては寛容に受け入れる態度が必要で，自分の意見に常に弾力性をもたせることによって，部下全体のチームワークを育てるように働きかけができなければならない。チームワークが円滑にいくことによって，その職場の業務の成果も上がることになる。特に，他のセクションとの関連においても相手の立場を考え，円満な協調関係を保つような人柄と努力が必要である。

参考文献

- 厚生省保健医療局国立病院部政策医療課監修，全国国立病院療養所薬剤部科長協議会編：改訂第3版 病院薬局業務管理指針（1999）薬事時報社
- 独立行政法人国立病院機構，厚生労働省医政局国立病院課：職員研修資料「幹部看護師任用候補者用」（2006）

1-7 栄養部門と他部門職員との関わり

　医療は医師の独占業務とされているが，医療現場における実際のところは，医療の先進高度化，専門化における医師のみでの治療行為には限界があるため，各分野の専門技術者による医師の支援業務を行うことを目的として連携がとられている。医師の指示のもと，各専門職種はその技術を連携させチーム医療を完成させる。

　栄養部門は外来における栄養食事指導と，特に入院患者の入院当初から退院するまでを，食事（経腸栄養を含む）を中心として患者をケアし，退院後，健全な食習慣に進展するよう指導を行う。治療食により直接・間接的に食事療法が必要な患者には，入院中に食事の重要性を理解・認識できるよう栄養食事指導を行う。そして，指導をきっかけとして食事に関する悩み，疑問等の解決に努める。食事全般に関することは，管理栄養士が主として解決しなくてはならない。患者が精神的労苦なく，食事療法が達成できるよう関わることが求められる。

❶ 医療関係者と業務（チーム医療）

　入院時食事療養に関すること，栄養食事指導の実施と指導内容の報告，NST（栄養サポートチーム），クリティカルパスへの参画，病棟カンファレンス，褥瘡患者管理加算，医療安全対策，栄養管理実施計画等，医療関係者との連携のもと患者栄養管理を充実させる。

❷ 医師

　診療における責任は，各患者の主治医である医師にある。入院患者の食事提供に関する責任と管理は，管理栄養士にある。

　患者個々の食事は，食事箋によって指示を受ける。一般食，特別食，食事変更，手術等による禁食，検査等による欠食，外泊・退院時等の指示も食事箋によって行われる。管理栄養士は，特別食を必要とする患者に対して，医師の診療方針等を把握する必要がある。その他，食事箋の役割として，管理栄養士は，医師からの指示内容が疾患の状況と一致しているか確認を行う必要がある。

　また，栄養食事指導は，まず医師が栄養食事指導依頼票に必要事項を記載し，管理栄養士に指導の指示をし，管理栄養士は指導に必要な事項を調査して指導計画を作成することで，実施する。実施状況は指導報告という形式で行われるが，重要なことは患者に対して指導効果が上がることで，医師にその効果をわかりやすく（数値改善に表されるように）示すことにある。

❸ 薬剤師

　薬剤師の業務は，医師が発行した処方箋によって調剤を行うことである。また，医薬品の適正使用という観点から，薬剤師による服薬指導が重要視されており，施設で薬剤管理指導業務の施設基準の届出を行い，実施されている。

　薬と食事には，食物との関係（効能に影響を生じる食品），食事時間，特別な疾患においては食欲変化を及ぼす副作用がある薬剤および服用に際し大量の飲水が必要な薬剤等があり，密接な関係をもつため，患者のQOLの観点からも薬剤師との連携が必要である。

❹ 看護師

　看護の目的とは，「個人としての患者に対する援助である」と定義されている。

　看護部門の組織の1例として，看護部長，副看護部長，看護師長，副看護師長，看護師となっており，組織との関係と連携が必要である。

患者の入院から退院までの看護過程をチームで看護するチームナーシング，1人の看護師が責任をもってケアするプライマリー・ナーシング，ほかに固定チームナーシング，モジュール型継続受け持ち方式，混合型看護（受け持ち制と機能別のそれぞれの長所を混合した方式）などがある。

患者に食事を提供する際は，各病棟から食事箋により患者個々の食事依頼がある。看護師と食事の関連業務においては，相互の専門性の観点に立って，関連職種が入った栄養管理委員会等で協議され決定される。決定された方法・内容は，各部門，各病棟で徹底されなければならない。

患者の入退院，食事変更等を速やかに通知するのは看護師の役割である。特に，時間の差し迫った場合の追加や変更の手続きの方法は十分検討し，患者のためによりよい方法を考えなければならない。

❺ 診療放射線技師

食欲の低下や，味覚の変化を及ぼす治療の1つに放射線治療があり，その症状改善には，チーム医療として連携が存在する。また，嚥下障害における造影検査での関わりや嚥下訓練食のステップアップでは，近年関連が深まっている。

❻ 臨床検査技師

臨床検査技師は診療の補助として，採血および政令で定める生理学的検査を行うことができるとしている。栄養部門においては，毎月の細菌検査（検便）の協力依頼，調理室等の拭き取り検査，食中毒様症状のある患者・職員等が発生した場合の細菌検査（検便），食材の検体検査等，緊急時の対応を含めて関係が深い部門である。

また，NST活動においては，検査項目への助言や評価についての連携が重要である。

❼ 事務職

病院経営を行う上で，組織体をコントロールする事務職が必要である。病院経営は社会的に大きな役割を担う仕事であり，病院という責任ある活動を継続的に遂行する必要がある。また，病院は多職種にわたる組織で成り立っているので，事務職は，目標を設定し，医療従事者が円滑な業務ができるよう病院全体を効果的，効率的に運用を図る役割もしており，車の心臓部であるエンジンの潤滑油の働きもしている大切なセクションである。

❽ その他

施設の特殊性や規模，標榜している診療科により，理学療法士，作業療法士，医療社会事業士，保育士，視能訓練士，言語聴覚士，歯科技工士，臨床工学技士，児童指導員などが置かれている。

第2章 栄養管理

2-1 栄養管理の意義

　栄養管理の目的は，患者の治療を支援し，最短の入院期間を可能にすることにある。最大の患者サービスとは，衛生的で安全な食事を提供し，文化的側面を損なわないおいしい食事提供を行い，患者治療に貢献することにある。

　患者の栄養管理において，個別のケアプラン作成から，経口，経腸，静脈を含めた栄養管理計画を効率よく実践するためには，広く栄養部門をマネジメントしていかなければならない。

　資源（人材・食材料費・経腸栄養等に用いる医療消耗品・設備整備等）が無限な中で計画が可能であれば，「患者のためになれば何でもよい」と許されるが，病院経営面から検討すれば適正価格が存在する。施設ごとの経営目標は個々に差があるため，経営幹部とその目標値について検討し，年間計画を立て，評価し，軌道修正を行っておく。すなわち，患者治療支援を大目標として，病院運営の各側面の小目標をバランスよくマネジメントする必要がある。

2-2 栄養管理のポイント

　患者のケアプランと臨床給食管理を総合的に管理することは，栄養管理実践の上で重要である（図2-1）。

　すべての基本は，個々の患者の栄養ケアの適正化に集約される。一見分離していきそうな給食と臨床が統合されてはじめて効果を発することを忘れてはならない。ベッドサイドで患者の栄養評価を行って改善や目標を設定しても，その実践プランをつくり出せなければ意味をなさない（図2-2）。栄養評価が無駄となってしまうのである。

　常にそれらを全体的にまとめ，運営することが重要である。

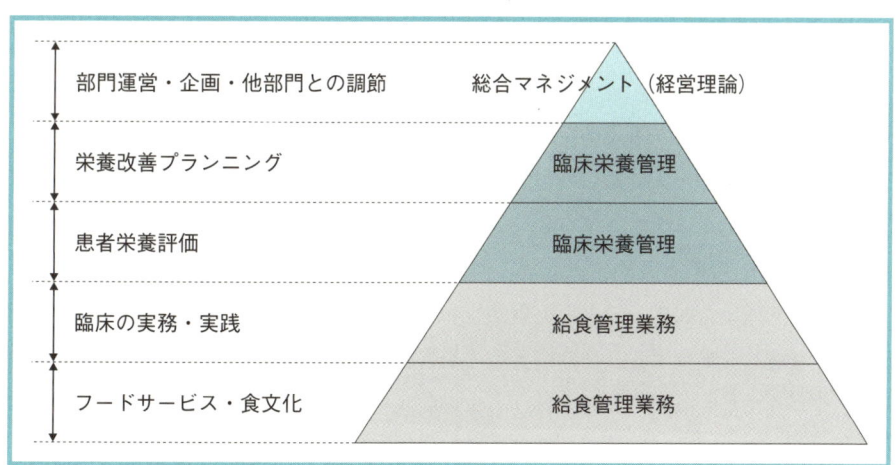

図2-1　臨床栄養管理と給食管理業務との連携

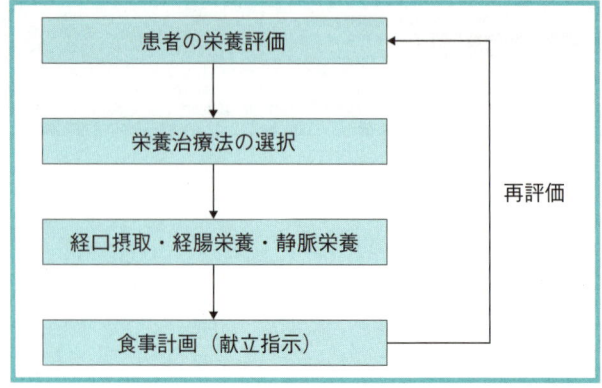

図2-2　臨床栄養管理の実践の一面である給食管理
＊経腸栄養剤，経口半消化態栄養剤の決定や変更も食事計画に含まれる。

❶ 院内治療食指針の作成と改定

院内治療食指針（食事基準）は，栄養管理の中の食事計画のすべてを網羅するように作成する必要がある。この基準の善し悪しは栄養管理の適正度，合理化を図るものである。また，定期的に改定が必要であり，評価，検証を重ねることが求められる。

改定時期は，食事摂取基準が見直された時や，食品成分表が改訂された時，各治療基準が学会主導で改正された時，対象の患者層の変化などを目安とする。すべての条件の分析に基づく改定は概ね5年に1回程度計画するが，細かい申し合わせ部分の改定も随時必要であり，それら細かい訂正については毎年見直しを行う。

治療食指針不要論も存在するが，医師が個々の患者に自由に指示量を提示することは問題ないとしても，栄養部門（食事という形式で提供する側）が無造作に膨大な種類をつくることは，非効率的であるのと同時に意味のない作業となる可能性がある。食品，料理，献立には「範囲」として捉えるべき成分があり，ピンポイントでの成分提供は薬剤と異なるため，このような認識は重要な考え方と思われる。これは，栄養の営みにおけるEBM（Evidence-Based Medicine）追求の難しさでもある。

1 荷重平均の食事摂取基準　荷重平均の食事摂取基準量は，施設独自かつ食種別に調査作成を行い，献立計画に生かすことが求められる。作成した献立は成分分析を行う。成分が適正範囲であっても食品構成が日々一定しないのでは，患者への指導媒体として不適切であり，栄養食事指導に生かすことはできない。

実際の帳票については，第Ⅱ部の「実務編」を参照願いたい。

2 献立の適正成分範囲　治療食指針と献立の成分値の乖離については，施設内で基準を設け，基準以内で計画をする。乖離は概ね2～3％までとし，それ以上の場合は修正を加える。

3 定期的な検証　対象患者の栄養状態，年齢，性別，体位などを定期的にスクリーニングし，個々の患者を無理なく網羅し，食事提供が行われているか検証する。この期間は施設による平均在院日数を考慮し，実施する。長期療養型の場合は1年に1回以上，急性期型の場合は四半期に1回というように年度計画に入れて行うとよい。

表2-1および図2-3は，ある急性期医療施設の一般常食患者の個別必要量を調査し，提供されている食事がこれらの対象患者を網羅しているかを示したものである。一般常食という範囲の

表 2-1　一般常食区分適正範囲

常食区分	エネルギー	たんぱく質（%）	脂質（%）	炭水化物（%）	食物繊維
1,200	1,200kcal	51g（17）	30g（23）	182g（60）	10g/1,000kcal
1,400	1,400kcal	60g（17）	40g（25）	203g（58）	10g/1,000kcal
1,600	1,600kcal	65g（16）	40g（23）	244g（61）	10g/1,000kcal
1,800	1,800kcal	70g（16）	45g（23）	275g（61）	10g/1,000kcal
2,000	2,000kcal	75g（15）	50g（23）	310g（62）	10g/1,000kcal
2,200	2,200kcal	85g（15）	55g（23）	341g（62）	10g/1,000kcal

＊対象患者に適正量を給与することを目的とすると，段階的な給与量を設定することが望まれる

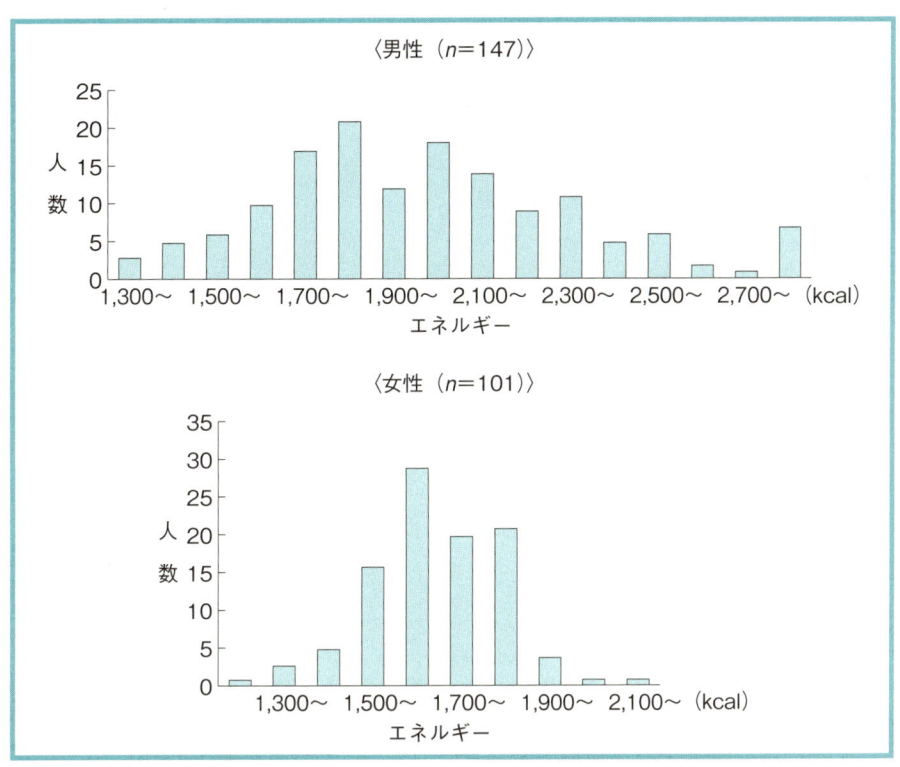

図2-3　一般常食患者のエネルギー必要量

＊定期的に対象患者の必要栄養量についてスクリーニングする必要がある。一方では摂取可能な量と個々の適正量は一致しない部分は否定できないが，NST活動の充実により，個別評価を進めていく。

中にもエネルギー区分でも広く分布していることが示され，平均値として給与量を決めることの危険性を示している。

❷ NST活動など患者ケアの充実

部門全体の業務が患者栄養管理を中心に流れているかを検証する。そのための業務の効率化，整理を行う。管理栄養士業務の中での中心業務は，患者の栄養評価，ケアプラン作成，プラン実施確認，再評価等であり，それらの業務に支障をきたす時間配分については，極力工夫し整理する。なお，NSTについては，第5章5-3③NST（p.160）参照。

❸ 食事提供部門の検討

施設に合った業務スタイルを模索し，合理化および質の追求を行う。

直営，委託，部分委託，各種システムの導入等検討を行う。特に，委託業務仕様書の作成においては，業務を安全かつ効率よく行うために，日常業務の分析を行い，積み重ねた問題を解決すべく作成する。

❹ スタッフ教育

ケアプランの提案，献立計画，栄養指導の質はスタッフが決定するため，教育を軽視してはならない。勉強会はもとより，日々の業務チェックから指導を積み重ねることで，実践に即した教育が期待できる。

❺ 栄養部門の業務の分担事例

栄養部門内の管理栄養士の配置が役職ごとに整理されている場合については，その役職により業務がある程度ステップアップを表しているため，有効に活用すべきである（表2-2）。また，責任者以外が並立した組織の場合は，経験，平等性，教育計画など，施設に合わせて構築する必要がある。

表2-2　栄養部門の業務一考例

	栄養部門業務概要	栄養部長・科長・室長	臨床栄養係長	栄養指導係長	管理栄養士①	管理栄養士②	栄養士	調理師長・委託	会計課
栄養部門運営関係	診療支援に関する管理栄養士への指導	◎	◎	○	○	○	○		
	栄養食事指導効果の調査研究		◎	◎	○	○	○		
	調査研究，教育研修について	○	◎	◎			○		
	食料費経理計画および報告	◎					○		
	栄養管理部門月次収支報告書の作成	◎					○	○	
	他部門との調整	◎	○	○	○	○	○		
	各種会議	◎							
	栄養管理委員会	◎	○	○			○		
	諸報告，医療監視等	◎	○	○					
	年間計画・業務改善計画	◎							
	職員の健康管理	◎						○	
	看護師養成校の授業	◎	○		○				
衛生管理	食中毒予防対策関係	◎					◎	◎	
	衛生管理における全般の責任と調理師への指導	○						◎	
	調理師の作業前の点検・記録の検証							◎	
	取引業者への衛生管理の指導						○	◎	
	調理における精度管理の指導						○	◎	
	調理師勤務予定表の作成	○						◎	
	調理機器の安全管理	○						◎	
	検査用保存食							◎	
受託実習生	管理栄養士実習生の教育指導	◎	○		○			○	
	栄養士実習生の教育指導	○			○	○			
診療支援	クリティカルパス（クリティカルパスに関する各疾患栄養食事指導）	○	◎	○					
	栄養評価業務（NST業務）		◎	○					
	長期IVHを経口摂取へ，感染症の減少，在院日数の短縮	○	◎	○					
	チーム相互連携（緩和・褥瘡チームの一員として）	○	◎		○				
	常に患者と接し，チーム医療において臨床栄養業務に参画	○	◎	○	◎	◎			
	臨床栄養研究，調査研究	○	◎	○	○		○		
	上記における部下への指導	◎	◎	○					
栄養食事指導	外来，入院時個人指導	○	◎	○	◎	◎	◎		
	集団栄養食事指導	○	◎	○	◎	◎	◎		
	栄養食事指導効果の調査研究	○	◎	◎	◎	◎	◎		
献立作成	一般食，治療食，筋ジストロフィー食，重心食，他				○	◎	◎		
	食事箋について主治医と調整を図り食事提供	○				◎	◎		
	患者調査（嗜好調査，喫食率調査）等						◎	○	
	検食簿の作成・管理						◎	○	
	患者満足度調査					○	◎		
	栄養関係報告書作成	○		◎			○		
	食料品の検収（品質）						○	◎	
食数管理	食事箋入力（オーダリング以外）						◎	○	
	食事変更						◎		
	食数集計，食札のプリント						◎		
	毎食の食札セット業務						○	◎	
会計事務	競争入札の準備と入札						○		
	見積単価決定・入力						○		
	契約起案書作成						○		
	コンピュータ集計						○		
	予定数量の検討と発注						○		
	発注数量の訂正・変更						○		
	食料品の検収業務（数量）						○	◎	
	在庫管理						○		
	食料品保管出納						○	◎	
	備蓄食料品棚卸し						○		
	患者食料費経理（決算額の算出）	◎					◎		
	栄養食事指導を計画的に担当する						◎		
	食材料費支払い業務								◎
	消耗品物品の管理						○	◎	
	非常食管理	○					○		

◎責任の所在
○担当する者

2-3 年度計画

　毎年（毎年度）年間目標を定め，年間計画を立てる（表2-3）。定期的に行われる業務，行事，臨地実習受け入れ等の予定はもとより，その年（その年度）の達成目標を立て，具体的な計画を作成する。

　部門全体の年度計画を進めるにあたっては，スタッフにそれぞれの年度計画を定期的にヒヤリングし，その進捗状況を把握し，軌道修正および達成への援助を行う。そして，年間目標は達成できたかどうか評価検証を行い，次年度計画に反映させる。また，効果判定については，部門独自の評価のみでなく，診療部門，事務部門からの評価を受ける。

表2-3　年間計画と年間目標（例）

年間計画内容（別紙A） ＊行事計画等	会議・連絡会 報告・調査 衛生管理 行事食 臨地実習受け入れ 研修計画 学会（参加および発表） 地域連携協力行事
年間改善目標項目 （別紙B） ＊項目別年間目標	臨床栄養管理の充実・メディカルサービス 研究調査項目 給食サービス 経営改善項目

（別紙A：年間計画例）　　　平成○○年度 栄養業務等年間計画表例

施設名　○○○

実施月	会議・連絡会	衛生管理	報告・調査	行事食	学生受託実習・学会開催目安
4月	職場連絡会	検便・拭き取り検査 　6～10月：月2回 　11～5月：月1回	栄養指導報告 部門診療報酬額・食料費経理状況報告	お花見（小児科）	
5月	職場連絡会 栄養管理委員会 入院時食事療養講習会	害虫駆除 　専門業者：年2回	病院給食施設栄養報告（○○保健所） 栄養指導報告 部門診療報酬額・食料費経理状況報告	こどもの日（5日）	日本糖尿病学会 日本内科学会 日本腎臓病学会
6月	職場連絡会 食品衛生講習会	衛生管理点検 　温度管理 　衛生管理 　品温管理	○○病院報告 栄養指導報告 部門診療報酬額・食料費経理状況報告		○○○大学 日本内分泌学会
7月	職場連絡会 栄養管理委員会	定期衛生管理 　毎月第3水曜日	栄養指導報告 部門診療報酬額・食料費経理状況報告	七夕（7日）	○○○栄養大学 ○○○専門学校 ○○○短期大学

実施月	会議・連絡会	衛生管理	報告・調査	行事食	学生受託実習・学会開催目安
8月	職場連絡会	食中毒防止への啓発 患者および家族・職員へ，リーフレット配布 患者：6月15日～9月末日 職員：院内事務連絡	病院給食施設栄養報告（○○保健所） 栄養指導報告 部門診療報酬額・食料費経理状況報告	夏祭り（小児科）	日本消化器外科学会
9月	職場連絡会 栄養管理委員会		栄養指導報告 部門診療報酬額・食料費経理状況報告	お月見 秋分の日（23日）	○○○専門学校 ○○○○総合医学会 ○○○栄養研究学会 日本栄養改善学会
10月	職場連絡会		栄養指導報告 部門診療報酬額・食料費経理状況報告		○○○大学 日本臨床栄養学会 日本臨床栄養協会
11月	職場連絡会 栄養管理委員会		病院給食施設栄養報告（○○保健所） 栄養指導報告 部門診療報酬額・食料費経理状況報告		
12月	職場連絡会		栄養指導報告 部門診療報酬額・食料費経理状況報告	クリスマス（24日） 大晦日	
1月	職場連絡会 栄養管理委員会	食中毒防止への啓発（冬期用）	栄養指導報告 部門診療報酬額・食料費経理状況報告	元旦～3日 成人の日	日本病態栄養学会
2月	職場連絡会		病院給食施設栄養報告（○○保健所） 栄養指導報告 部門診療報酬額・食料費経理状況報告	節分（3日）	○○○大学 日本静脈経腸栄養学会
3月	職場連絡会 栄養管理委員会 次年度計画の決定・承認		栄養部門実態調査 栄養指導報告 部門診療報酬額・食料費経理状況報告	ひなまつり（3日） 春分の日（21日）	○○○女子大学 栄養研究学会 日本糖尿病眼学会

*NST会議　　　　　　　　毎月第1火曜日16時　　　　　　＊栄養部内ミーティング　　　毎日8時30分
*NSTラウンド　　　　　　毎週月曜日14時　および随時　　＊栄養部門NSTミーティング　毎週木曜日11時
*NSTリンクナース　　　　毎月第2火曜日16時　　　　　　＊栄養部門週間予定打ち合わせ　毎週月曜日9時
*褥瘡対策チームラウンド　毎週金曜日16時
*緩和支援チームラウンド　毎週金曜日15時　　　　　　　＊毎月の会議　　診療会議，病棟連絡会，院内感染会議，医療連携・診療支援委員会，情報システム委員会，運営局管理会議，部課長連絡会，係長・職場長会議
*移植チームカンファレンス　毎週金曜日18時

(別紙B：年間改善目標項目)

年度区分	計画項目	具体的改善計画
H○○年度改善計画	業務省力化	①検査のための「遅延食」のシステムの見直しを行い，合理化を図る。 　　現状の無駄の分析○○○円　安全面でのメリット ②予定献立に組み込める食種を増やし，日々の献立作成の時間の短縮を図る。 ③オーダリングシステムの見直しを行う。 　　コンピュータのプログラム改修により，栄養管理計画の画面を改善し省力化を図る。
	衛生管理	①カット野菜やカットフルーツの食材の安全性を検証し，異物の混入防止を含め改善する。 ②定期的衛生管理マニュアルの確認に加え，部門内チーム責任者の決定により，チェック体制を強化する。
	臨床栄養	①化学療法患者に対する個人対応の結果について，評価，分析を行う。化学療法の食事のシステムづくりの基礎資料の作成を行う。 ②長期研究課題・「○○○○○○○」について，調査研究方法などのプロトコールの作成準備を整える。倫理委員会の承認を得る。 ③○○○○研究○○年度・「臨床栄養管理業務における栄養評価」のまとめと報告を完成させる。 ④○○○○研究○○年度・「生活習慣病と○○○○の関連について」のまとめと報告を完成させる。
	患者サービス	①患者アンケート結果より，主食選択現状「米飯・パン食・めん食」に加えて玄米食を追加する。 ②飲み物，果物の選択を3種類から5種類に増やす。
	医療事故防止	①インシデントレポートの徹底，分析改善をその都度部内研修で取り上げる。
	経営改善	①適正な経理状況の遂行について，献立作成時の企画，購入計画等方法の見直しを行う。 ②検査のための「遅延食」のシステムの見直しを行い，普通食との重複配膳を改善する。
多年度に関わる改善事項		①電子カルテシステムにより，すべてのオーダーと報告をシステム化し，医療スタッフと情報の共有化を徹底する。 ②個人の必要量に応じたきめ細かな給食システムの構築。

2-4 栄養管理室概況書の作成の必要性

　各施設ごとに概況書が存在する。施設の説明，構成，特徴などがわかりやすくまとめられており，監査，見学，各行政ヒヤリングなどに使用されている。それと同様に，栄養管理室においても部門説明，見学等において作成しておくことが求められる。概況書は年度ごとに見直し，訂正を重ねる。表2-4に代表的な項目を挙げた。

表2-4　栄養管理室概況書の主な項目

- ●施設の概況
    - ・施設の所在地
    - ・施設の療養環境（立地条件）
    - ・沿革（歴史）
- ●基本理念・運営方針
    1. 病床数
    2. 標榜診療科
    3. 組織（栄養部門を中心として）
    4. 職員構成（調理業務の一部委託状況（業務内容）。食器洗浄を含む）
    5. 院内会議および委員会
        ※栄養部門が参加している会議・委員会等について
- ●食事療養
    1. 院内栄養基準（院内約束食事箋・食事区分）を1表で示す
        （食事箋を一部添付）
    2. 入院時食事療養数
        給食数：一般食，加算食，非加算食とその比率
    3. 栄養食事指導システム（受付から報告まで）
- ●管理運営
    1. 職員の現員数：管理栄養士・調理師ほか
    2. 配膳方式・配膳時刻と喫食時間（朝・昼・夕）
    3. 栄養業務のフローチャート
    4. 栄養管理室の面積と調理室配置図（調理機器，設備等一覧表）
    5. 非常食保有状況・非常食時食献立
    6. 栄養管理委員会の規定と開催
    7. 保存検食規定（原材料，調理後の保存担当・管理担当者）
    8. 衛生管理（細菌検便検査月別回数状況・拭き取り検査状況のわかるもの）
    9. 臨地実習生受け入れ状況と1人1日当たり受け入れ費用について
- ●その他
    1. 職員の勤務予定表と勤務時間（栄養士・調理師の勤務線表）
        （土日祝祭日の日直状況を時間数で表記）
    2. 栄養管理業務の年間計画表
        ・行事予定（行事食含む）
    3. 検食規定，検食メンバー

【例1】 施設の概況例

1）所在地

東京都新宿区○○1-3-1

2）環境

東京都の中心に位置し，交通便利な地であることから，診療圏は施設の特殊性と相まって周辺地区のみならず北海道から沖縄まで，全国に及んでいる。

3）役割（特色）

○○○○○は，昭和○○年に我が国最初の○○○○センターとして設置され，以来，我が国のみならず世界的な○○対策の中核施設として運営部，病院，研究所が三位一体となって「診療」「研究」「研修」の三大業務を行うことにより，中心的な役割を果たしてきた。

施設使命は，設立当初から，①最高の医療を提供すること，②新しい診療技術を創造すること，③これを世に広めることの三点を掲げ，近年は予防対策，情報発信についても力を入れている。

（以下省略）

4）沿革

昭和○○年○月　創設

5）病院理念

○○制圧のための中核機関として，科学と信頼に基づいた最良の○○医療を推進する。

6）病院基本方針

1．患者の権利を最優先し，最善の○○医療を実践する。
2．新しい医療の研究開発と普及を行う。
3．教育，研修を通じて○○の最新医療の普及に努める。
4　医療情報を国内外に向けて積極的に提供する。

7）病床数等

医療法承認病床数		入院定床	外来定数
総数	一般		
床	床	床	人

20看護単位，ICU病棟（10床），HCU病棟（40床），特別病棟（80床），計画治療病棟（32床2か病棟）などで構成されている

8）標榜診療科

28診療科

●栄養管理室基本理念

栄養管理室は，医療の推進のため，診療支援の質の向上を目指し，治療に貢献する。

●栄養管理室運営方針

1．栄養管理室は治療の一翼を担う部門としての役割を果たすために，患者個々の疾病を対象に栄養の質と量をコントロールし，食事のもつ文化性を生かした治療行為の媒体としての食事を提供する。

2．徹底した衛生管理に基づく調理業務を実施し，安全な食事を提供する。
3．食事サービスの向上を図る。
4．栄養評価，栄養食事指導の推進。
5．栄養に関する研究と情報発信に努める。

● 組織および構成

```
病院長 ── 副院長 ── 栄養部長
                           ┌── 栄養係主任 ── 栄養士
└ 栄養管理室長 ┬ 栄養係長 ┤
              │           └── 調理師長 ── 副調理師長 ── 主任調理師 ── 調理師
              └ 給食係長 ── 事務
```

・職員数
　　管理栄養士　　20名
　　事務　　　　　2名
　　調理師　　　 22名

・勤務体制　　1週間40時間勤務
　　管理栄養士　　日勤A　　8：30～17：15
　　　　　　　　　日勤B　　10：00～18：15（1名）
　　事務　　　　　　　　　　8：30～17：15
　　調理師　　　　日勤A　　8：30～17：15（6名）
　　　　　　　　　日勤B　　10：30～19：15（2名）

　　※調理業務一部委託（朝食全面委託，下処理，昼・夕食主食調理，食札業務）

● 食事時間
　　朝食　　7：30～ 8：00　　基準食事時間　　 7：50
　　昼食　 11：50～12：20　　基準食事時間　　12：00
　　夕食　 17：50～18：20　　基準食事時間　　18：00

● 食事基準一覧表（p.110～111，表5-1参照）

● 給食患者数と給食延食数

	平成19年度	平成18年度	平成17年度
給食患者数（人）			
特別食加算（人）			
特別食加算以外（人）			
特別食加算割合（％）			
給食延食数（食）			
一般食（食）			
特別食加算（食）			
特別食非加算（食）			

● 入院時食事療養関係
　　入院時食事療養（Ⅰ）　　「平成〇年〇〇月〇日取得」

特別管理加算　　　　　　「平成○年9月1日取得」　　　平成○○年3月31日廃止
　　　選択食加算　　　　　　　「平成○年10月1日取得」　　平成○○年3月31日廃止
　　　食堂加算　　　　　　　　「平成○○年2月1日取得」
●栄養管理実施加算　　　　　　「平成○○年4月1日取得」
●栄養食事指導
　・個人指導
　　　　入院…原則として予約制であるが依頼があれば随時受付。面談室または病室利用。
　　　　外来…随時受付。2A外来相談室利用。
　・集団指導
　　　　胃手術後食…月，木に定期開催。病棟カンファレンスルーム
　　　　大腸手術後食…火，金に定期開催。病棟カンファレンスルーム
　　　　EMR短期入院…火，金に定期開催。病棟カンファレンスルーム
　・指導件数の推移

年度	14年度	15年度	16年度	17年度	18年度	19年度
個人・入院・加算						
個人・入院・非加算						
個人・外来・加算						
個人・外来・非加算						
集団・入院・加算						
集団・入院・非加算						
合　計						

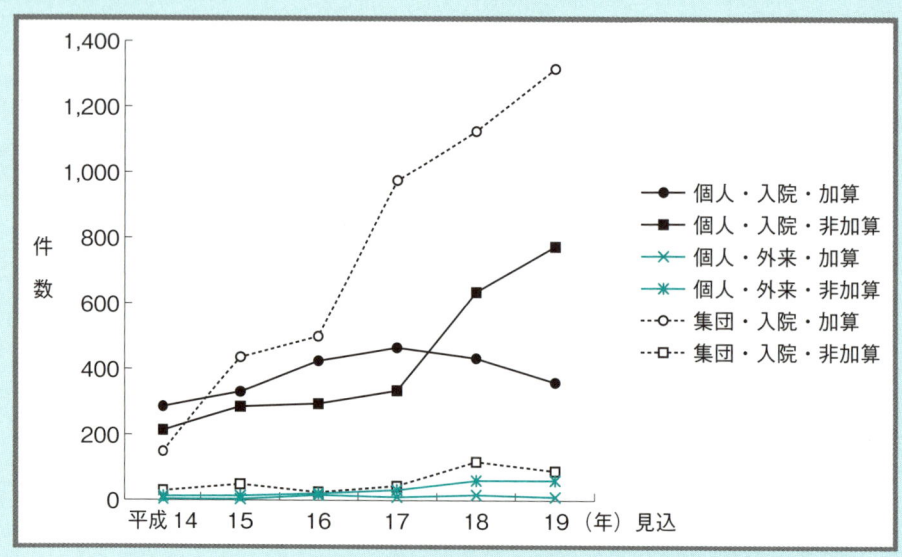

●院内会議および委員会
　・栄養管理委員会：栄養管理業務の充実・向上と適正な運営を図るため，院長の諮問機関と

して隔月に定例委員会を開催している。部長を委員長とし，委員は医師4名，主任薬剤師，副看護部長および病棟師長5名，庶務課長，栄養管理室長，栄養係長，調理師長である。
・その他参加会議：管理診療会議，事務部関連会議，診療委員会，病棟連絡会議，院内感染対策委員会，リスクマネージャー連絡会議，情報システム小部会，ベッドサイド端末小委員会

●研究
　①研究会の企画，運営
　②各種助成金研究等の研究事業

●部内研修
　①職場連絡会（栄養士・調理師・事務）
　②実習生の受託（栄養士養成施設学生の実習受け入れ）
　③各種学会
　④各種勉強会

●各種報告書および監査について
　・病院管理者への報告
　　食事療養数等定期報告（年1回）
　　患者食料費経理状況報告（月1回）
　　栄養管理室診療報酬額報告（月1回）
　　栄養食事指導件数報告（年1回）
　・保健所への報告
　　特定給食施設用栄養報告（年4回）
　　給食施設調査（年1回）
　・監査関係
　　立入検査（保健所　年1回）
　　会計監査（会計検査院　随時）

●食事サービス
　・複数献立（朝昼食時パン食を別献立にしている）
　・選択メニュー（週1回。平成18年4月より加算対象外となるが，引き続き実施）
　・個別オーダー（治療食，アレルギー，移植食，化学療法時）
　・行事食（年13回）
　・嗜好調査（年4回）
　・喫食調査，残食調査（随時）

●チーム医療への参画
　・NST活動（栄養委員会の専門部会として平成17年4月より発足）
　・NST会議　第1金曜日15時30分より定期開催
　・クリティカルパスへの参加
　　病棟カンファレンス

　　　　緩和医療支援チーム　　　病棟回診あり

　　　　褥瘡対策チーム　　　病棟回診あり

●非常時の対応

・非常用食品の保有（9食分を保有。Aコース・Bコース）

・食中毒等発生時の対応マニュアル（別冊保存）

●設備，平面図　　栄養管理室の総面積は約1,180㎡

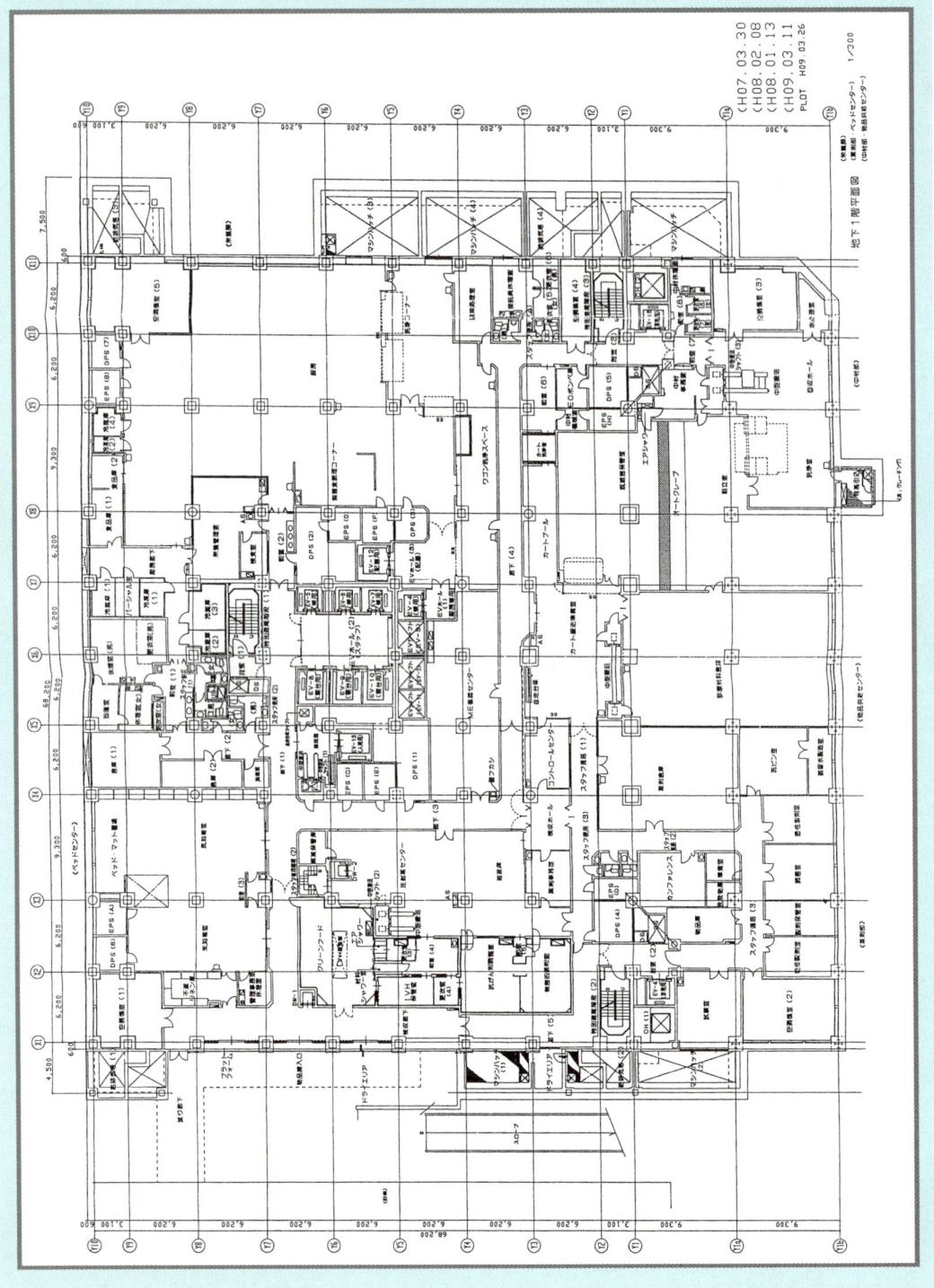

● 衛生管理
　　病院における衛生管理は食中毒と伝染病の予防にあり，対象者が患者であるため十分な注意を払うことが必要である。
　　関係職員・納入業者の衛生，設備・機械器具の衛生，食品の衛生の3つに大別され，衛生管理マニュアルに基づいて実施する。
　1．細菌検査（5月〜10月は2回，11月〜4月は1回）
　2．拭き取り検査（5月〜10月は2回，11月〜4月は1回）
　3．納入業者細菌検査
　4．検収時品温測定，産地，ロット，賞味期限等のチェック
　5．調理中心温度測定
　6．調理室内各種，冷凍庫・冷蔵庫温度測定
　7．その他マニュアルに定める記録
　・検食および保存検食
　　　検食規定に基づき，医学管理検食（担当医師が交替で毎食1食，栄養管理委員長は週1回1食），病院管理検食（病院長，局長，副院長，看護部長，月1回），栄養管理検食（管理栄養士交替で毎食1食）を行う。
　　　保存検食は経口伝染病および食中毒発生時の防疫的見地から患者食の材料，調理済み食品を1品ずつ別にし，各50g程度を2週間以上，−20℃以下で冷凍保存する。

● 業務委託
　・委託仕様書に基づく…調理業務（下処理，炊飯，盛り付け等），配茶，食器洗浄，
　　　　　　　　　　　食数・食札業務
　・○○年度契約社…○○○○株式会社

● 事務管理
　・食数管理
　　　電子カルテ導入○○○システム
　　　栄養部門システムと電子カルテシステムとの連動により，栄養管理，給食管理業務の省力，合理化を図る。平成○○年○○月○○日よりシステムを導入する。
　・食品の購入　○部門，○○○システム
　　　分類　　　生鮮食品・貯蔵（在庫）食品
　　　方法　　　一般競争入札・随意単価契約・随意契約
　　　契約期間　15日間・1か月・3か月・6か月
　　　＊○○年度は，電子カルテ部門仕様書の作成に着手。

● その他別紙概況一覧
　1．規程関係
　　栄養管理委員会規程・NST運営細則（p.162参照）
　　検食規程
　2．運営資料
　　年間計画表

勤務線表
　　　臨地実習および校外実習受け入れ状況
　　　非常食在庫状況
　3．各種フローチャート
　　　栄養管理室業務フローチャート
　　　調理作業フローチャート
　　　調理工程点検フローチャート

【例2】施設の概況例

政策医療や施設の中核医療が明らかな場合は，その特徴を示す。
　○○○○病院は，診療，調査，研究，教育，研修，情報発信の機能をもち，先導的役割を果たし，○○○○病院は，○○医療，○○医療および関連・境界領域を包括する医療を総合的に，継続的に進めます。

　開　設：平成○○年○月○日
　場　所：
病院組織
　　　　　　　　運営部　　病　院　　研究所
1．病院
　総合診療部・第一専門診療部・第二専門診療部・こころの診療部・特殊診療部・手術集中治療部・周産期診療部・放射線診療部・臨床検査部・**栄養管理部**・治療管理室・医療情報室・薬剤部・看護部
　1）病床数等
　　（1）医療法承認病床数　　○○○床
　　（2）外来受入患者数　　　○○○人
　2）病棟数
　　ICU（10），NICU（5），○○病棟（10），計25病棟

●**栄養管理部業務概況**
　栄養管理部の業務は，患者個々の栄養状態を的確に評価・判定し，疾病を治療し予防するために適切な栄養補給を行い，併せて効果的な健康・栄養教育を行うことである。
　さらに，よりよい栄養状態を実現し，また維持し，患者の生活習慣を改善して，患者のQOLを向上していくことを業務とする。
　1．栄養管理部の理念
　　医師を中心としたチーム医療の一翼を担う部門として，適切な食事の提供と栄養食事指導の実践に基づいた○○医療に貢献する。
　2．栄養管理部の基本方針
　　1）患者個々に適した食事の提供。
　　2）患者の健康回復を図るための栄養の質と量の調整。
　　3）栄養管理部職員は患者へ貢献し，信頼，満足を得られるよう努める。

3. 組織

　栄養管理部の組織は，当院の組織規程に基づき次のように定める。

　（1）栄養管理部は診療部に属し，「栄養管理部」と呼ぶ。

　（2）栄養管理部長は副院長が併任し，栄養管理室長は管理栄養士とする。

　（3）栄養管理部は，医師部門，看護部門等と十分な連携を図る。

　（4）栄養管理部長の下には栄養管理室が置かれ，所属する職員数は19名である。

［組織図］

```
病院長 ——— 栄養管理部長（副院長が併任）
　　栄養管理科長 — 栄養管理室長 — 栄養係長 — 栄養係主任 — 栄養士
　　　　（1）　　　　　（1）　　　　　（1）　　　　（1）　　　　　（3）
　　　　　　　　　　　　　　　　└── 調理師長 ┬ 副調理師長
　　運営部会計課給食係長　　　　　　　（1）　│　　（2）
　　　　　（1）　　　　　　　　　　　　　　　調理主任・調理師・調理助手
　　　　　　　　　　　　　　　　　　　　　　　　（4）　　（8）　　（2）
```

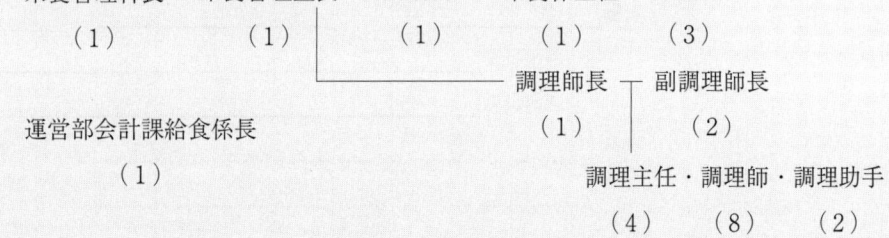

4. 職員数

　医師（副院長・栄養管理部長併任○名），管理栄養士（○名），調理師（○名），調理助手（○名），計○名

・職員の勤務体制

　（1）栄養士

　　日勤（○名）　8：30～17：00

　　遅出（○名）　10：00～18：30

　（2）調理師（勤務線表：別表）

　　早出（○名）　5：00～13：30

　　日勤（○名）　9：00～17：30

　　遅出日勤（○名）　10：30～19：00

・委託業務

　（1）盛り付け，給茶，配膳，下膳等業務

　（2）食器洗浄等業務

● 給食管理状況

1. 栄養基準

　患者食は，栄養基準に基づき調整する。内容は，①一般食，②特別食に区別され，特別食は栄養成分管理による分類方式で実施している。

　①一般食：常食，学童食，幼児食，離乳食，ミルク食，全粥食，7分粥食，5分粥食，3分粥食，流動食

　②特別食

　　・エネルギーコントロール食

　　・たんぱく質・ナトリウムコントロール食

　　・脂質・たんぱく質コントロール食

別表：調理師勤務線表（例）

朝食開始時刻	7：50
昼食開始時刻	12：00
夕食開始時刻	18：00

勤務区分	勤務時間	休憩時間	休息時間	
早出	5：00〜13：30	9：00〜9：30	7：00〜7：15	11：30〜11：45
日勤	8：30〜17：00	12：15〜12：45	12：00〜12：15	12：45〜13：00
遅出日勤	10：30〜19：00	15：30〜16：00	15：15〜15：30	16：15〜16：15

―― 勤務　―― 休憩　―― 休息　‥‥ 週休　‥‥ 超過勤務

＊週休の数は3〜4名。週休4名になると超過勤務が生じる。

- ・低残渣食
- ・濃厚流動食
- ・胃・十二指腸潰瘍食
- ・術後食
- ・食物アレルギー食
- ・検査食：注腸検査食，ヨード制限食

2．配膳方式と食事時間

食事時間

朝食：7時，昼食：12時，夕食：18時

間食：午前は10時，午後は15時で，学童以下を対象としている。

配膳方法：一般食・特別食ともに中央盛り付けを行っている。

3. 給食数

給食患者延数

区　分	平成○○年度	平成○○年度	平成○○年度
入院患者延べ数			
給食患者延数（食）			
喫食率（％）			

食種比率

食　種		平成○○年度	平成○○年度	平成○○年度
一般食（％）				
特別食（％）				
内訳	加算（％）			
	非加算（％）			
計（一般食・特別食）				

平成○○年度食種別食数実績（給食延べ数）

常　食	○○食	学童食	幼児食	離乳食	ミルク食

全粥食	分粥食	アレルギー	濃厚流動食	低残査食	注腸検査食

ヨード制限食	E食	PN食	F食	術後食	その他

E食：エネルギーコントロール食，PN食：たんぱく質・ナトリウムコントロール食，F食：脂質・たんぱく質コントロール食

● 患者サービス

1. 祝膳

産科病棟において出産された方を対象に，特別メニューによる「祝膳」のサービスを平成○○年○月より実施している。当院の特色として，病棟からの依頼を受けた後，担当調理師による独創的な料理と季節に合わせたデザートを作成し，直接お部屋までワゴンサービスを行っている。

お祝い膳（実績）

平成○○年度	○○○○人
平成○○年度	○○○○人

2．食事内容
- すべて医師のオーダーによる食事を用意しており，また，患者の症状や摂食機能を考慮した食事を提供している。
- 主食は希望によりパン食，麺類を用意している。
- 温冷配膳車を使用しているので，温かいものは温かく，冷たいものは冷たいまま，おいしく食べていただいている。
- 検査などで食事時間内にとれない患者には，軽食を用意している。

月	行事食	月	行事食
4		10	
5		11	
6		12	
7		1	
8		2	
9		3	

● 栄養食事指導件数

　栄養食事指導の実施については，各診療科医師からの指示を受け，電子カルテシステムの予約枠に予約していただくことにより実施されるが，○○年度は○○○○人の指導を実施している。

　また，栄養食事指導の指示を1度受け，継続の必要性がある患者については，病棟訪問を行うことにより食生活の改善と食行動の是正につながるよう努め，また，外来における乳幼児健診および発達外来の栄養相談に携わり，今後とも栄養に関する○○支援に対し，積極的に取り組んでいきたい。

　集団指導の項目としては，母親教室・産後教室が挙げられている。

・栄養食事指導実施状況

区 分	個人指導		集団指導		病棟訪問件数
	算定	非算定	算定	非算定	
平成○○年度					
平成○○年度					

・患者食料費経理状況　　　　　平成○○年○月○日　現在

単 価	平成○○年度	平成○○年度	平成○○年度
予算単価（円）			
実行単価（円）			

● チーム医療に関する取り組み

　乳幼児健診・発達外来への参画，外科系チューブ栄養管理に伴う検討，診療部カンファレンス関係（摂食障害カンファレンス，麻酔科カンファレンス，腎臓移植チームカンフ

ァレンス,褥瘡対策カンファレンス,アレルギー科カンファレンス等)

● 検食および保存検食
　・検食は当院の検食規程に基づいて実施する。
　・保存検食は原材料および調理加工品を,14日間以上 −20℃ 以下で冷凍保存する。

● 健康管理および衛生管理
　・健康管理面では健康診断を年2回実施する。
　・衛生管理面では検便検査(O157を含む)を毎月2回実施する。また,拭き取り検査は月1回とし,夏期(6〜9月)は月2回実施する。
　・調理室,調乳室,事務室,会議室等の集中清掃を毎週水曜日に実施し,各々が衛生管理に努める。
　・害虫駆除は業者に委託し,年4回程度(必要に応じ随時)実施する。

● 会議等
　1. 栄養管理委員会
　　栄養管理の充実・向上等に関する重要事項を審議し,かつ,関係部門との連絡調整を円滑に行うために,病院長の諮問機関として栄養管理部長を委員長とした栄養管理委員会を四半期に1回開催している。なお,必要に応じて臨時に開催する。
　2. その他会議
　　診療管理連絡会議,院内感染対策委員会,リスクマネジメント部会,物品管理委員会,健康安全委員会,セクシャル・ハラスメント防止委員会,病棟小委員会,サブシステム運営会議,毒劇物管理委員会　等

● 調査・研究および研修
　1. 調査・研究
　　(1) 嗜好調査等,食事に関する調査
　　(2) 共同研究等への参加
　2. 研修
　　(1) 管理栄養士(栄養士)養成施設からの校外実習生受け入れ
　　　　平成〇〇年度受け入れ予定学校名
　　　　A B C D
　　(2) 各種研修会への参加
　　(3) 各種学会への参加
　　(4) 他部門の養成校への講義

● 非常災害時の対応
　1. 災害非常食　1日3食 (p.238, 表6-21参照)
　2. 災害時対応業者 (2業者と覚え書き作成, p.153, 表5-36中7. (14)参照)

●構造および設備

1. 栄養管理部敷地面積

	総　面　積	m²
内訳	調　理　室	m²
	調　乳　室	m²
	事務室・会議室	m²
	その他 （倉庫，休憩室，前室等）	m²

2. 調理機器・設備　（別添資料として完備する）

●添付資料例

1. 検食規程（p.137, 8, **表5-23～25**参照）
2. 栄養管理委員会規程（p.139, 140, **表5-26, 27**参照）
3. 非常災害食メニュー（p.238, 239, **表6-21**参照）
4. 調理室配置図（p.26参照）
5. 調理機器類，設備等一覧表（p.196, 197, **表6-10**参照）

第3章 関連法規

3-1 法令解釈について

　種々の法令用語があるが，特に，身近な用語については正しい定義を理解する必要がある。

　法令に定められていることは，それに従わねばならない，との原則があり，これはあらゆる場面で適用され，法律に違反してはならないことになっている。また行政には，目的に応じたさまざまな種類の通知類や，審議会の報告書，調査会の答申，研究会などがあり，新聞等で目にはしているが，その定義を確認する意味でいくつかの用語を紹介する。

- **公布**　法令を一般の人が知ることのできる状態にしておくこと。なお，公布は官報，広報等の公の機関紙に登載して行う。また，公布の時期は，法律では国会での議決後奏上され，奏上の日から30日以内（国会法第65条および第66条）で，条例では議会での議決後3日以内に首長に送付され，再議等の必要がない場合は20日以内（地方自治法第16条第1項，第2項）で，かつ一般の人が最初に閲覧・購入できた時点としている。

- **告示**　公の機関が，その決定した事項，その他一定の事項を公に広く一般に知らせること。通常，官報その他の広報には告示欄が設けられている。公の機関が法令に基づいて行う指定，決定その他の処分で公示が必要な場合，特別の規定がない限り，告示の形式で行うのが通例である。

- **施行令・施行規則**　法律を施行するために必要な細則や，法律に委任された事項を定める政令を施行令，省令を施行規則と呼ぶ。施行規則の場合，政令に委任された事項を定めることもある。また，法律によって必要な細則を定めることもある。なお，「施行」の読み方であるが，「せこう」「しこう」どちらでも差し支えない。

- **政令**　憲法および法律の規定を実施するため（執行命令と呼ぶ），または法律の委任に基づいて（委任命令と呼ぶ），内閣が制定する命令（法律の場合，国の唯一の立法機関である国会が制定する（憲法第41条））。制定は，閣議の決定によってなされる。閣議とは，内閣総理大臣および，その他の国務大臣において内閣総理大臣が任命する。また，内閣総理大臣は，任意に国務大臣を罷免することができる（憲法第68条第1項，第2項）。内閣が行政権を行う（憲法第65条）のは閣議によるものとされているため，重要な会議である。詳細は，「内閣法」を参照のこと（全18条なので簡単に読める）。

　なお，法律および政令には，すべての主任の国務大臣が署名し，内閣総理大臣が連署される必要がある（憲法第74条）。

- **省令**　各省の大臣が，その分担管理する行政事務について，法律や政令を施行するため，または法律や政令の委任に基づいて発する命令。また，内閣府の外局の場合は，内閣府令の形式で発せられるが，これは省令と同じ性質である。詳細は「国家行政組織法」を参照のこと。

- **通知**　一定の事実，処分または意思を特定の相手方に知らせること。また，類義語として「訓令」「通達」（国家行政組織法第14条第2項）があるが，一般に，訓令は職務運営上の基本に関す

る命令的事項を内容としており，通達は法令の解釈・運用を指示するなど，主として職務運営上の細目的事項を内容としているとされている。しかし，必ずしもその区別は明確ではない。

　法的性質はどう考えるべきか。法律，政令，省令のような法規命令ではないので，これに反すると違法であるとは確かにいえない。しかしながら，当然に，指針に反しているということが，平等原則という法的な決まりに反するということになれば，これは違法になる。

　指針に反するから違法ということに必ずしもならないことは先に述べたが，そこで出てくるのが裁量の考え方である。つまり，専門的技術的な指針に基づいて，個別の事例に応じた判断がなされることを予定し，柔軟な対応が前提とされる。結論としては，平等原則を認める一方で，個別の事情があれば指針に反することが許されるとか，特別の事情がないのに指針を無視するのは裁量の濫用として違法となるというのが妥当な考え方であろう。

◆ **諮問機関**　行政官庁の諮問（一定の機関に対し，一定の事項についての意見を求めることをいう）に応じ，または行政官庁に対して意見を述べる機関のこと。

　これは行政機関の1類型とされているが，学問上の概念で，実定法上（講学上の対義語で，実際に法令上の規定があるという意味）の審議会や調査会，協議会，審査会などがこれにあたる。

　また，行政官庁は諮問機関の意見に法的には拘束されない。しかしながら，法律が行政官庁に対して，一定の処分を行う場合に審議会の意見を聴くことを命じている場合には，当然に審議会の意見を聴かずになされた処分が取消しになることもあるだろうし，答申を最大限尊重しなければならないであろう。

　なお，「国家行政組織法」（昭和23年法律第120号）では，審議会等と小見出しをつけて，「第3条の各行政機関（府や省の設置に関して規定し，別表（省）に具体的な省庁名が規定されている）には，法律の定める範囲内で，法律又は政令の定めるところにより，重要事項に関する調査審議，不服審査その他学識経験を有する者等の合議により処理することが適当な事務をつかさどらせるための合議制の機関を置くことができる。」（第8条）と，これに該当する機関の設置を規定している。

◆ **審議会**　大きく分けて3つの目的で設置される。

　1つ目は，行政官庁が専門的技術的事項に関して専門家の知見を取り入れるためで，公衆衛生審議会等がその例である。

　2つ目は，行政官庁の判断を慎重ならしめるためで，医道審議会等がその例である。

　3つ目は，利害の錯綜する事項について利害関係者の意見を聴いて利害の調整を図るためで，職業安定審議会がその例である。

　また，医療審議会や児童福祉審議会のように，地方公共団体にも審議会が置かれることがある（「地方自治法」（昭和22年法律第67号）第138条の4第3項参照）。

　なお，「厚生労働省設置法」（平成11年7月16日法律第97号）第2節　審議会等では，「本省に，次の審議会等を置く。社会保障審議会，厚生科学審議会，労働政策審議会，医道審議会，薬事・食品衛生審議会」（第6条）「前項に定めるもののほか，別に法律で定めるところにより厚生労働省に置かれる審議会等で本省に置かれるものは，独立行政法人評価委員会，中央最低賃金審議会，労働保険審査会，中央社会保険医療協議会，社会保険審査会」（第6条第2項）と規定している。

文中の審議会，審査会，協議会の用語はいずれも審議会と同様に行政機関に附属し，特定事項を調査審議する合議制の機関である。それぞれの意味は次の通り。

- ◆ **協議会** 審議会に比べ，一般的な必要事項を調査審議することに加えて，関係行政機関相互の連絡調整を要するものに関する事項をも調査審議することを所掌事務としている。
- ◆ **審査会** 不服審査，その他学識経験を有する者等の合議により処理することが適当な事務をつかさどらせる。
- ◆ **調査会** その所掌が調査的なもので，実質的には審議会と特徴的な相違はない。
- ◆ **部会** 審議会等の所掌する事項が多岐にわたり，またはその構成員の数が多数である場合に，その内部に特定の分野の専門的事項を分担し，調査審議するために設置される。

  また，部会に類似したものとして，分科会等と称せられるものがある。例としては，社会福祉審議会の専門分科会や，国土審議会の特別委員会（「国会法」（昭和22年法律第79号）第45条や「地方自治法」第110条に規定される議決機関に設置される同名称のものとは違う）があるが，これらは部会に比べて一般的に独立性が高いとされている。
- ◆ **研究会** その設置に法令上の根拠はない。前記の審議会等と部会の関係のように，事項や員数が多岐，多数であるために，その作業の一部を行う組織という位置付けになる。懇談会，検討会，打合わせ会等の名称を用いている場合も同様である。しかしながら，現実問題としては，本例のように審議会の部会や，大臣，本省局長が私的に設置する場合が多く，構成員も学識経験者等であるため，その答申や報告書はかなりの影響力がある。
- ◆ **公聴会** 国または地方公共団体の機関がその権限に属する一定の事項を決定するにあたって，広く利害関係者や学識経験者等の意見を聴いて参考にするための制度で，利害関係者の利益を保護し，決定を公正にさせたり，広く民意を決定に反映させるために開催する（「国会法」第51条，「地方自治法」第109条第4項参照）。
- ◆ **行政指導** 行政機関が一定の作為，不作為を規定して現実に行っている指導，指示，勧告，勧奨，助言，注意，警告，あっせん等の行為を総括的に指す概念で，法令上では用いられていない学問上の用語。

  これは，行政機関がその所掌事務に関し一定の公の目的を達成するために特定の個人または団体に対し，任意の協力を求める法律上の強制力を伴わない事実行為で，それ自体に法的効果はないが，現実的には権力的手段と実質上同じとする場合が多いといわれ，日本型行政の特徴ともいわれてきた。

  行政指導を法令の規定との関連から分類すると，次の通りである。
  ① 行政機関が指導，勧告，助言行為を行い得るとする規定に基づいて，あるいはその規定を背景として行われるもの（「風俗営業等の規制及び業務の適正化等に関する法律」第24条第5項）。
  ② 行政機関が許可，命令等の行政処分をなし得る権限が与えられている場合に，これを背景に行われるもの（「薬事法」第70条）。
  ③ ①あるいは②に該当するような明文の規定はないが，行政機関の任務，権限ないしは所掌事務を定める規定に基づいて行われるもの（「厚生労働省設置法」）。

◆◆ **命令**　大きく分けて，①国の行政機関の制定する法形式，②処分命令，③職務命令，④訴訟法上の命令に分類される。

　①は，立法機関である国会の関与なく，専ら国の行政機関によって制定される法形式を総称する。具体的には，内閣が制定する政令（憲法第73条第6号），内閣総理大臣または各省大臣が発する府令または省令（「国家行政組織法」第12条）等がある。

　②は，行政機関がある者に対して一定の作意，不作為，給付等の義務を課する具体的な処分のことで，「命ずる」（「身体障害者福祉法」第16条第2項）等の表現が用いられる。

　③は，公務員の職務に関しての上司の命令である（「国家公務員法」第98条第1項，「地方公務員法」第32条）。

　④は，裁判所のする裁判である「判決」「決定」に対して，裁判官がする裁判をいう（「民事訴訟法」第204条，「刑事訴訟法」第43条）。

◆◆ **助言**　あるものに対し，他のものが，ある行為をなすべきこと，またはある行為をなすことについて必要な事項を進言することをいう（「医療法」第30条の4）。

　なお，「地域保健法」第16条第2項は，一般法である「地方自治法」第245条第4項「主務大臣又は都道府県知事若しくは都道府県の委員会若しくは委員は，（略）適切と認める技術的な助言若しくは勧告をし，（略）」の確認規定であるとされている。

◆◆ **勧告**　ある事柄を申し出て，その申し出に沿う相手方の処置を勧め，または促す行為をいう。「勧告」はそれが尊重されるべきことを前提としているが，法律上相手方を拘束するものではない。しかしながら，一部の法律では勧告に対して拘束力を認めたもの（「消防法」第35条第2項）もある。

◆◆ **指導**　相手方に将来においてすべきこと，またはすべきでないことを指し示し，相手方を一定の方向に導くこと。

　「勧告」「指示」「勧奨」が，所期の目的を達成するために個別具体的な事項を指し示すことに力点が置かれるような場合に多く用いられるのに対して，「指導」は，一定の方向へ誘導に力点が置かれるような場合に多く用いられる。

◆◆ **指示**　行政機関等が，他の行政機関，一般国民等に対しなすべき行為を示し，これを実施させることをいう（「臓器の移植に関する法律」第16条）。実行力は，前記の「勧告」「指導」よりも強く，「指揮」「命令」よりも弱いとされている。

　法律上の根拠に基づいて行われる指示は，罰則は規定されていないが，その法的拘束力を担保するための措置が定められている場合が少なくない。また，法律上の拘束力のある指示は，実際上は，「指揮・命令」に準じるとされている（「あへん法」第21条第3号）。

◆◆ **指揮**　行政組織の意思の統一的実現を図るため，上級機関が下級機関に対し，下級機関の権限行使や事務処理に関し，一定の行動を命ずること（「健康増進法」第10条第2項）。

　通常，訓令または通達という形式でなされるが，口頭による示達も可能である。なお，指揮と監督の違いについては，指揮は命令的な性質をもつものであるのに対し，監督は下級機関に義務違反がないかどうか監視するものと区別される場合もあるが，一般的には区別するのはあまり実益はないといわれている。

◆ **勧奨**　ある事柄を勧めること（「児童福祉法」第24条第4項）。「勧告」との違いは，「勧告」には特に規定を設けて拘束力が与えられている場合があるのに対して，「勧奨」にはそのようなことはない。

参考図書
- 佐々木昌弘：公衆衛生情報
- 林修三，高辻正己，吉国一郎，角田禮次郎，茂串俊：法令用語辞典　学陽書房
- 我妻栄編：新法律学事典　有斐閣
- 前田正道編：ワークブック法制執務　ぎょうせい
- 上田章，浅野一郎編：自治体職員のための法令キーワード事典　第一法規
- 高木光：ライブ行政法　有斐閣

3-2　栄養部門と関係する法令

ここの項では業務を行う上で，最低限理解しておかなければならない法律，通知等を掲載することとした。

❶ 栄養士関係

栄養士法（抄）

(昭和22年12月29日法律第245号)
(最終改正　平成13年6月29日法律第87号)

（栄養士及び管理栄養士の定義）
第1条　この法律で栄養士とは，都道府県知事の免許を受けて，栄養士の名称を用いて栄養の指導に従事することを業とする者をいう。
2　この法律で管理栄養士とは，厚生労働大臣の免許を受けて，管理栄養士の名称を用いて，傷病者に対する療養のため必要な栄養の指導，個人の身体の状況，栄養状態等に応じた高度の専門的知識及び技術を要する健康の保持増進のための栄養の指導並びに特定多数人に対して継続的に食事を供給する施設における利用者の身体の状況，栄養状態，利用の状況等に応じた特別の配慮を必要とする給食管理及びこれらの施設に対する栄養改善上必要な指導等を行うことを業とする者をいう。

（栄養士の免許）
第2条　栄養士の免許は，厚生労働大臣の指定した栄養士の養成施設（以下「養成施設」という。）において2年以上栄養士として必要な知識及び技能を修得した者に対して，都道府県知事が与える。
2　養成施設に入所することができる者は，学校教育法（昭和22年法律第26号）第56条に規定する者とする。
3　管理栄養士の免許は，管理栄養士国家試験に合格した者に対して，厚生労働大臣が与える。

（免許の欠格条項）
第3条　次の各号のいずれかに該当する者には，栄養士又は管理栄養士の免許を与えないことがある。
①　罰金以上の刑に処せられた者
②　前号に該当する者を除くほか，第1条に規定する業務に関し犯罪又は不正の行為があった者
第3条の2　都道府県に栄養士名簿を備え，栄養士の免許に関する事項を登録する。
2　厚生労働省に管理栄養士名簿を備え，管理栄養士の免許に関する事項を登録する。

（免許証）
第4条　栄養士の免許は，都道府県知事が栄養士名簿に登録することによって行う。
2　都道府県知事は，栄養士の免許を与えたときは，栄養士免許証を交付する。
3　管理栄養士の免許は，厚生労働大臣が管理栄

養士名簿に登録することによって行う。

4　厚生労働大臣は，管理栄養士の免許を与えたときは，管理栄養士免許証を交付する。

(免許の取消等)

第5条　栄養士が第3条各号のいずれかに該当するに至ったときは，都道府県知事は，当該栄養士に対する免許を取り消し，又は1年以内の期間を定めて栄養士の名称の使用の停止を命ずることができる。

2　管理栄養士が第3条各号のいずれかに該当するに至ったときは，厚生労働大臣は，当該管理栄養士に対する免許を取り消し，又は1年以内の期間を定めて管理栄養士の名称の使用の停止を命ずることができる。

3　都道府県知事は，第1項の規定により栄養士の免許を取り消し，又は栄養士の名称の使用の停止を命じたときは，速やかに，その旨を厚生労働大臣に通知しなければならない。

4　厚生労働大臣は，第2項の規定により管理栄養士の免許を取り消し，又は管理栄養士の名称の使用の停止を命じたときは，速やかに，その旨を当該処分を受けた者が受けている栄養士の免許を与えた都道府県知事に通知しなければならない。

(管理栄養士国家試験)

第5条の2　厚生労働大臣は，毎年少なくとも1回，管理栄養士として必要な知識及び技能について，管理栄養士国家試験を行う。

(受験資格)

第5条の3　管理栄養士国家試験は，栄養士であって次の各号のいずれかに該当するものでなければ，受けることができない。

① 修業年限が2年である養成施設を卒業して栄養士の免許を受けた後厚生労働省令で定める施設において3年以上栄養の指導に従事した者

② 修業年限が3年である養成施設を卒業して栄養士の免許を受けた後厚生労働省令で定める施設において2年以上栄養の指導に従事した者

③ 修業年限が4年である養成施設を卒業して栄養士の免許を受けた後厚生労働省令で定める施設において1年以上栄養の指導に従事した者

④ 修業年限が4年である養成施設であって，学校（学校教育法第1条の学校並びに同条の学校の設置者が設置している同法第82条の2の専修学校及び同法第83条の各種学校をいう。以下この号において同じ。）であるものにあっては文部科学大臣及び厚生労働大臣が，学校以外のものにあっては厚生労働大臣が，政令で定める基準により指定したもの（以下「管理栄養士養成施設」という。）を卒業した者

(不正行為)

第5条の4　管理栄養士国家試験に関して不正の行為があった場合には，当該不正行為に関係のある者について，その受験を停止させ，又はその試験を無効とすることができる。この場合においては，なお，その者について，期間を定めて管理栄養士国家試験を受けることを許さないことができる。

第5条の5　管理栄養士は，傷病者に対する療養のため必要な栄養の指導を行うに当たっては，主治の医師の指導を受けなければならない。

(名称の独占)

第6条　栄養士でなければ，栄養士又はこれに類似する名称を用いて第1条第1項に規定する業務を行ってはならない。

2　管理栄養士でなければ管理栄養士又はこれに類似する名称を用いて第1条第2項に規定する業務を行ってはならない。

(国家試験委員)

第6条の2　管理栄養士国家試験に関する事務をつかさどらせるため，厚生労働省に管理栄養士国家試験委員を置く。

第6条の3　管理栄養士国家試験委員その他管理栄養士国家試験に関する事務をつかさどる者は，その事務の施行に当たって厳正を保持し，不正の行為がないようにしなければならない。

第6条の4　この法律に規定する厚生労働大臣の権限は，厚生労働省令で定めるところにより，地方厚生局長に委任することができる。

2　前項の規定により地方厚生局長に委任された権限は，厚生労働省令で定めるところにより，地方厚生支局長に委任することができる。

(政令への委任)
第7条　この法律に定めるもののほか，栄養士の免許及び免許証，養成施設，管理栄養士の免許及び免許証，管理栄養士養成施設，管理栄養士国家試験並びに管理栄養士国家試験委員に関し必要な事項は，政令でこれを定める。

(罰則)
第7条の2　第6条の3の規定に違反して，故意若しくは重大な過失により事前に試験問題を漏らし，又は故意に不正の採点をした者は，6月以下の懲役又は50万円以下の罰金に処する。

第8条　次の各号のいずれかに該当する者は，30万円以下の罰金に処する。
① 第5条第1項の規定により栄養士の名称の使用の停止を命ぜられた者で，当該停止を命ぜられた期間中に，栄養士の名称を使用して第1条第1項に規定する業務を行ったもの
② 第5条第2項の規定により管理栄養士の名称の使用の停止を命ぜられた者で，当該停止を命ぜられた期間中に，管理栄養士の名称を使用して第1条第2項に規定する業務を行ったもの
③ 第6条第1項の規定に違反して，栄養士又はこれに類似する名称を用いて第1条第1項に規定する業務を行った者
④ 第6条第2項の規定に違反して，管理栄養士又はこれに類似する名称を用いて第1条第2項に規定する業務を行った者

❷ 医療関係

医療法（抄）

(昭和23年7月30日法律第205号)
(最終改正　平成19年4月23日法律第30号)

第1章　総則

(目的)
第1条　この法律は，医療を受ける者による医療に関する適切な選択を支援するために必要な事項，医療の安全を確保するために必要な事項，病院，診療所及び助産所の開設及び管理に関し必要な事項並びにこれらの施設の整備並びに医療提供施設相互間の機能の分担及び業務の連携を推進するために必要な事項を定めること等により，医療を受ける者の利益の保護及び良質かつ適切な医療を効率的に提供する体制の確保を図り，もって国民の健康の保持に寄与することを目的とする。

(医療の基本理念)
第1条の2　医療は，生命の尊重と個人の尊厳の保持を旨とし，医師，歯科医師，薬剤師，看護師その他の医療の担い手と医療を受ける者との信頼関係に基づき，及び医療を受ける者の心身の状況に応じて行われるとともに，その内容は，単に治療のみならず，疾病の予防のための措置及びリハビリテーションを含む良質かつ適切なものでなければならない。

2　医療は，国民自らの健康の保持増進のための努力を基礎として，医療を受ける者の意向を十分に尊重し，病院，診療所，介護老人保健施設，調剤を実施する薬局その他の医療を提供する施設（以下「医療提供施設」という。），医療を受ける者の居宅等において，医療提供施設の機能（以下「医療機能」という。）に応じ効率的に，かつ，福祉サービスその他の関連するサービスとの有機的な連携を図りつつ提供されなければならない。

(国及び地方公共団体の責務)
第1条の3　国及び地方公共団体は，前条に規定する理念に基づき，国民に対し良質かつ適切な医療を効率的に提供する体制が確保されるよう努めなければならない。

(医師，歯科医師等の責務)
第1条の4　医師，歯科医師，薬剤師，看護師その他の医療の担い手は，第1条の2に規定する理念に基づき，医療を受ける者に対し，良質かつ適切な医療を行うよう努めなければならない。

2　医師，歯科医師，薬剤師，看護師その他の医療の担い手は，医療を提供するに当たり，適切な説明を行い，医療を受ける者の理解を得るよう努めなければならない。

3　医療提供施設において診療に従事する医師及

び歯科医師は，医療提供施設相互間の機能の分担及び業務の連携に資するため，必要に応じ，医療を受ける者を他の医療提供施設に紹介し，その診療に必要な限度において医療を受ける者の診療又は調剤に関する情報を他の医療提供施設において診療又は調剤に従事する医師若しくは歯科医師又は薬剤師に提供し，及びその他必要な措置を講ずるよう努めなければならない。

4　病院又は診療所の管理者は，当該病院又は診療所を退院する患者が引き続き療養を必要とする場合には，保健医療サービス又は福祉サービスを提供する者との連携を図り，当該患者が適切な環境の下で療養を継続することができるよう配慮しなければならない。

5　医療提供施設の開設者及び管理者は，医療技術の普及及び医療の効率的な提供に資するため，当該医療提供施設の建物又は設備を，当該医療提供施設に勤務しない医師，歯科医師，薬剤師，看護師その他の医療の担い手の診療，研究又は研修のために利用させるよう配慮しなければならない。

（病院・診療所の定義）

第1条の5　この法律において，「病院」とは，医師又は歯科医師が，公衆又は特定多数人のため医業又は歯科医業を行う場所であって，20人以上の患者を入院させるための施設を有するものをいう。病院は，傷病者が，科学的でかつ適正な診療を受けることができる便宜を与えることを主たる目的として組織され，かつ，運営されるものでなければならない。

2　この法律において，「診療所」とは，医師又は歯科医師が，公衆又は特定多数人のため医業又は歯科医業を行う場所であって，患者を入院させるための施設を有しないもの又は19人以下の患者を入院させるための施設を有するものをいう。

（介護老人保健施設の定義）

第1条の6　この法律において「介護老人保健施設」とは，介護保険法（平成9年法律第123号）の規定による介護老人保健施設をいう。

（報告の徴収，立入検査）

第25条　都道府県知事，保健所を設置する市の市長又は特別区の区長は，必要があると認めるときは，病院，診療所若しくは助産所の開設者若しくは管理者に対し，必要な報告を命じ，又は当該職員に，病院，診療所若しくは助産所に立ち入り，その有する人員若しくは清潔保持の状況，構造設備若しくは診療録，助産録，帳簿書類その他の物件を検査させることができる。

2　都道府県知事，保健所を設置する市の市長又は特別区の区長は，病院，診療所若しくは助産所の業務が法令若しくは法令に基づく処分に違反している疑いがあり，又はその運営が著しく適正を欠く疑いがあると認めるときは，当該病院，診療所又は助産所の開設者又は管理者に対し，診療録，助産録，帳簿書類その他の物件の提出を命ずることができる。

医療法施行規則（抄）

（昭和23年11月5日厚生省令第50号）
（最終改正　平成19年3月30日厚生労働省令第39号）

第3章　病院，診療所及び助産所の構造設備

（病院の人員等の基準）

第19条　法第21条第1項第1号の規定による病院に置くべき医師，歯科医師，看護師その他の従業者の員数の標準は，次のとおりとする。

① 医師　精神病床及び療養病床に係る病室の入院患者の数を3をもって除した数と，精神病床及び療養病床に係る病室以外の病室の入院患者（歯科，矯正歯科，小児歯科及び歯科口腔外科の入院患者を除く。）の数と外来患者（歯科，矯正歯科，小児歯科及び歯科口腔外科の外来患者を除く。）の数を2.5（耳鼻いんこう科又は眼科については，5）をもって除した数との和（以下この号において「特定数」という。）が52までは3とし，特定数が52を超える場合には当該特定数から52を減じた数を16で除した数に3を加えた数

② 歯科医師

イ　歯科医業についての診療科名のみを診療科名とする病院にあっては，入院患者の数

が52までは3とし，それ以上16又はその端数を増すごとに1を加え，さらに外来患者についての病院の実状に応じて必要と認められる数を加えた数

ロ　イ以外の病院にあっては，歯科，矯正歯科，小児歯科及び歯科口腔外科の入院患者の数が16までは1とし，それ以上16又はその端数を増すごとに1を加え，さらに歯科，矯正歯科，小児歯科及び歯科口腔外科の外来患者についての病院の実状に応じて必要と認められる数を加えた数

③　薬剤師　精神病床及び療養病床に係る病室の入院患者の数を150をもって除した数と，精神病床及び療養病床に係る病室以外の病室の入院患者の数を70をもって除した数と外来患者に係る取扱処方せんの数を75をもって除した数とを加えた数（その数が1に満たないときは1とし，その数に1に満たない端数が生じたときは，その端数は1として計算する。）

④　看護師及び准看護師　療養病床，精神病床及び結核病床に係る病室の入院患者の数を4をもって除した数と，感染症病床及び一般病床に係る病室の入院患者（入院している新生児を含む。）の数を3をもって除した数とを加えた数（その数が1に満たないときは1とし，その数に1に満たない端数が生じたときは，その端数は1として計算する。）に，外来患者の数が30又はその端数を増すごとに1を加えた数。ただし，産婦人科又は産科においてはそのうちの適当数を助産師とするものとし，また，歯科，矯正歯科，小児歯科又は歯科口腔外科においてはそのうちの適当数を歯科衛生士とすることができる。

⑤　看護補助者　療養病床に係る病室の入院患者の数が4又はその端数を増すごとに1

⑥　栄養士　病床数100以上の病院にあっては，1

⑦　診療放射線技師，事務員その他の従事者　病院の実状に応じた適当数

⑧　理学療法士及び作業療法士　療養病床を有する病院にあっては，病院の実情に応じた適当数

2　医師法施行規則（昭和23年厚生省令第47号）第11条第1項又は歯科医師法施行規則（昭和23年厚生省令第48号）第11条に規定する施設については，当該施設で診療に関する実地修練又は診療及び口腔衛生に関する実地修練を行おうとする者を適当数置くものとする。

3　第1項の入院患者，外来患者及び取扱処方せんの数は，前年度の平均値とする。ただし，新規開設又は再開の場合は，推定数による。

（病院の施設等の基準）

第20条　法第21条第1項第2号から第6号まで，第8号，第9号及び第11号の規定による施設及び記録は，次の各号による。

①　各科専門の診察室については，1人の医師が同時に2以上の診療科の診療に当たる場合その他特別の事情がある場合には，同一の室を使用することができる。

②　手術室は，診療科名中に外科，整形外科，形成外科，美容外科，脳神経外科，呼吸器外科，心臓血管外科，小児外科，皮膚泌尿器科，泌尿器科，こう門科，産婦人科，産科，婦人科，眼科及び耳鼻いんこう科の1を有する病院又は歯科医業についての診療科名のみを診療科名とする病院においてはこれを有しなければならない。

③　手術室は，なるべく準備室を附設しじんあいの入らないようにし，その内壁全部を不浸透質のもので覆い，適当な暖房及び照明の設備を有し，清潔な手洗いの設備を附属して有しなければならない。

④　処置室は，なるべく診療科ごとにこれを設けることとする。ただし，場合により2以上の診療科についてこれを兼用し，又は診療室と兼用することができる。

⑤　臨床検査施設は，喀痰，血液，尿，ふん便等について通常行われる臨床検査のできるものでなければならない。

⑥　前号の規定にかかわらず，臨床検査施設は，法第15条の2の規定により検体検査の業務を委託する場合にあっては，当該検査に係る設備を設けないことができる。

⑦　エックス線装置は，内科，心療内科，呼吸器科，消化器科，胃腸科，循環器科，リウマ

チ科，小児科，外科，整形外科，形成外科，美容外科，脳神経外科，呼吸器外科，心臓血管外科，小児外科，皮膚泌尿器科，泌尿器科，リハビリテーション科及び放射線科の1を有する病院又は歯科医業についての診療科名のみを診療科名とする病院には，これを設けなければならない。
⑧　給食施設は入院患者のすべてに給食することのできる施設とし，調理室の床は耐水材料をもって洗浄及び排水又は清掃に便利な構造とし，食器の消毒設備を設けなければならない。
⑨　前号の規定にかかわらず，給食施設は，法第15条の2の規定により調理業務又は洗浄業務を委託する場合にあっては，当該業務に係る設備を設けないことができる。
⑩　診療に関する諸記録は，過去2年間の病院日誌，各科診療日誌，処方せん，手術記録，看護記録，検査所見記録，エックス線写真，入院患者及び外来患者の数を明らかにする帳簿並びに入院診療計画書とする。
⑪　療養病床を有する病院の1以上の機能訓練室は，内法による測定で40平方メートル以上の床面積を有し，必要な器械及び器具を備えなければならない。

❸ 食品衛生関係
食品衛生法（抄）

（昭和22年12月24日法律233号）
（最終改正　平成18年6月7日法律第53号）

第1章　総則
（目的）
第1条　この法律は，食品の安全性の確保のために公衆衛生の見地から必要な規制その他の措置を講ずることにより，飲食に起因する衛生上の危害の発生を防止し，もって国民の健康の保護を図ることを目的とする。

（国等の責務）
第2条　国，都道府県，地域保健法（昭和22年法律第101号）第5条第1項の規定に基づく政令で定める市（以下「保健所を設置する市」という。）及び特別区は，教育活動及び広報活動を通じた食品衛生に関する正しい知識の普及，食品衛生に関する情報の収集，整理，分析及び提供，食品衛生に関する研究の推進，食品衛生に関する検査の能力の向上並びに食品衛生の向上にかかわる人材の養成及び資質の向上を図るために必要な措置を講じなければならない。
2　国，都道府県，保健所を設置する市及び特別区は，食品衛生に関する施策が総合的かつ迅速に実施されるよう，相互に連携を図らなければならない。
3　国は，食品衛生に関する情報の収集，整理，分析及び提供並びに研究並びに輸入される食品，添加物，器具及び容器包装についての食品衛生に関する検査の実施を図るための体制を整備し，国際的な連携を確保するために必要な措置を講ずるとともに，都道府県，保健所を設置する市及び特別区（以下「都道府県等」という。）に対し前2項の責務が十分に果たされるように必要な技術的援助を与えるものとする。

（食品等事業者の責務）
第3条　食品等事業者（食品若しくは添加物を採取し，製造し，輸入し，加工し，調理し，貯蔵し，運搬し，若しくは販売すること若しくは器具若しくは容器包装を製造し，輸入し，若しくは販売することを営む人若しくは法人又は学校，病院その他の施設において継続的に不特定若しくは多数の者に食品を供与する人若しくは法人をいう。以下同じ。）は，その採取し，製造し，輸入し，加工し，調理し，貯蔵し，運搬し，販売し，不特定若しくは多数の者に授与し，又は営業上使用する食品，添加物，器具又は容器包装（以下「販売食品等」という。）について，自らの責任においてそれらの安全性を確保するため，販売食品等の安全性の確保に係る知識及び技術の習得，販売食品等の原材料の安全性の確保，販売食品等の自主検査の実施その他の必要な措置を講ずるよう努めなければならない。

2 食品等事業者は，販売食品等に起因する食品衛生上の危害の発生の防止に必要な限度において，当該食品等事業者に対して販売食品等又はその原材料の販売を行った者の名称その他必要な情報に関する記録を作成し，これを保存するよう努めなければならない。

3 食品等事業者は，販売食品等に起因する食品衛生上の危害の発生を防止するため，前項に規定する記録の国，都道府県等への提供，食品衛生上の危害の原因となった販売食品等の廃棄その他の必要な措置を適確かつ迅速に講ずるよう努めなければならない。

（定義）

第4条 この法律で食品とは，すべての飲食物をいう。ただし，薬事法（昭和35年法律第145号）に規定する医薬品及び医薬部外品は，これを含まない。

2 この法律で添加物とは，食品の製造の過程において又は食品の加工若しくは保存の目的で，食品に添加，混和，浸潤その他の方法によって使用する物をいう。

3 この法律で天然香料とは，動植物から得られた物又はその混合物で，食品の着香の目的で使用される添加物をいう。

4 この法律で器具とは，飲食器，割ぽう具その他食品又は添加物の採取，製造，加工，調理，貯蔵，運搬，陳列，授受又は摂取の用に供され，かつ，食品又は添加物に直接接触する機械，器具その他の物をいう。ただし，農業及び水産業における食品の採取の用に供される機械，器具その他の物は，これを含まない。

5 この法律で容器包装とは，食品又は添加物を入れ，又は包んでいる物で，食品又は添加物を授受する場合そのままで引き渡すものをいう。

6 この法律で食品衛生とは，食品，添加物，器具及び容器包装を対象とする飲食に関する衛生をいう。

7 この法律で営業とは，業として，食品若しくは添加物を採取し，製造し，輸入し，加工し，調理し，貯蔵し，運搬し，若しくは販売すること又は器具若しくは容器包装を製造し，輸入し，若しくは販売することをいう。ただし，農業及び水産業における食品の採取業は，これを含まない。

8 この法律で営業者とは，営業を営む人又は法人をいう。

9 この法律で登録検査機関とは，第33条第1項の規定により厚生労働大臣の登録を受けた法人をいう。

第2章 食品及び添加物

（清潔衛生の原則）

第5条 販売（不特定又は多数の者に対する販売以外の授与を含む。以下同じ。）の用に供する食品又は添加物の採取，製造，加工，使用，調理，貯蔵，運搬，陳列及び授受は，清潔で衛生的に行われなければならない。

（不衛生食品等の販売等の禁止）

第6条 次に掲げる食品又は添加物は，これを販売し（不特定又は多数の者に授与する販売以外の場合を含む。以下同じ。），又は販売の用に供するために，採取し，製造し，輸入し，加工し，使用し，調理し，貯蔵し，若しくは陳列してはならない。

① 腐敗し，若しくは変敗したもの又は未熟であるもの。ただし，一般に人の健康を損なうおそれがなく飲食に適すると認められているものは，この限りでない。

② 有毒な，若しくは有害な物質が含まれ，若しくは付着し，又はこれらの疑いがあるもの。ただし，人の健康を損なうおそれがない場合として厚生労働大臣が定める場合においては，この限りでない。

③ 病原微生物により汚染され，又はその疑いがあり，人の健康を損なうおそれがあるもの。

④ 不潔，異物の混入又は添加その他の事由により，人の健康を損なうおそれがあるもの。

第9章 営業

（食品衛生管理者）

第48条 乳製品，第10条の規定により厚生労働大臣が定めた添加物その他製造又は加工の過程において特に衛生上の考慮を必要とする食品又は添加物であって政令で定めるものの製造又は加工を行う営業者は，その製造又は加工を衛生的に管理させるため，その施設ごとに，専任の食品衛生管理者を置かなければならない。ただ

し，営業者が自ら食品衛生管理者となって管理する施設については，この限りでない。
2 営業者が，前項の規定により食品衛生管理者を置かなければならない製造業又は加工業を2以上の施設で行う場合において，その施設が隣接しているときは，食品衛生管理者は，同項の規定にかかわらず，その2以上の施設を通じて1人で足りる。
3 食品衛生管理者は，当該施設においてその管理に係る食品又は添加物に関してこの法律又はこの法律に基づく命令若しくは処分に係る違反が行われないように，その食品又は添加物の製造又は加工に従事する者を監督しなければならない。
4 食品衛生管理者は，前項に定めるもののほか，当該施設においてその管理に係る食品又は添加物に関してこの法律又はこの法律に基づく命令若しくは処分に係る違反の防止及び食品衛生上の危害の発生の防止のため，当該施設における衛生管理の方法その他の食品衛生に関する事項につき，必要な注意をするとともに，営業者に対し必要な意見を述べなければならない。
5 営業者は，その施設に食品衛生管理者を置いたときは，前項の規定による食品衛生管理者の意見を尊重しなければならない。
6 次の各号のいずれかに該当する者でなければ，食品衛生管理者となることができない。
① 医師，歯科医師，薬剤師又は獣医師
② 学校教育法（昭和22年法律第26号）に基づく大学，旧大学令（大正7年勅令第388号）に基づく大学又は旧専門学校令（明治36年勅令第61号）に基づく専門学校において医学，歯学，薬学，獣医学，畜産学，水産学又は農芸化学の課程を修めて卒業した者
③ 厚生労働大臣の登録を受けた食品衛生管理者の養成施設において所定の課程を修了した者
④ 学校教育法に基づく高等学校若しくは中等教育学校若しくは旧中等学校令（昭和18年勅令第36号）に基づく中等学校を卒業した者又は厚生労働省令で定めるところによりこれらの者と同等以上の学力があると認められる者で，第1項の規定により食品衛生管理者を置かなければならない製造業又は加工業において食品又は添加物の製造又は加工の衛生管理の業務に3年以上従事し，かつ，厚生労働大臣の登録を受けた講習会の課程を修了した者
7 前項第4号に該当することにより食品衛生管理者たる資格を有する者は，衛生管理の業務に3年以上従事した製造業又は加工業と同種の製造業又は加工業の施設においてのみ，食品衛生管理者となることができる。
8 第1項に規定する営業者は，食品衛生管理者を置き，又は自ら食品衛生管理者となったときは，15日以内に，その施設の所在地の都道府県知事に，その食品衛生管理者の氏名又は自ら食品衛生管理者となった旨その他厚生労働省令で定める事項を届け出なければならない。食品衛生管理者を変更したときも同様とする。

❹ 健康増進関係
健康増進法（抄）

(平成14年8月2日法律第103号)
(最終改正　平成19年4月23日法律第30号)

第1章　総則
（目的）
第1条　この法律は，我が国における急速な高齢化の進展及び疾病構造の変化に伴い，国民の健康の増進の重要性が著しく増大していることにかんがみ，国民の健康の増進の総合的な推進に関し基本的な事項を定めるとともに，国民の栄養の改善その他の国民の健康の増進を図るための措置を講じ，もって国民保健の向上を図ることを目的とする。

（国民の責務）
第2条　国民は，健康な生活習慣の重要性に対する関心と理解を深め，生涯にわたって，自らの健康状態を自覚するとともに，健康の増進に努めなければならない。

(国及び地方公共団体の責務)
第3条 国及び地方公共団体は,教育活動及び広報活動を通じた健康の増進に関する正しい知識の普及,健康の増進に関する情報の収集,整理,分析及び提供並びに研究の推進並びに健康の増進に係る人材の養成及び資質の向上を図るとともに,健康増進事業実施者その他の関係者に対し,必要な技術的援助を与えることに努めなければならない。

第5章 特定給食施設等
第1節 特定給食施設における栄養管理
(特定給食施設の届出)
第20条 特定給食施設(特定かつ多数の者に対して継続的に食事を供給する施設のうち栄養管理が必要なものとして厚生労働省令で定めるものをいう。以下同じ。)を設置した者は,その事業の開始の日から1月以内に,その施設の所在地の都道府県知事に,厚生労働省令で定める事項を届け出なければならない。

2 前項の規定による届出をした者は,同項の厚生労働省令で定める事項に変更を生じたときは,変更の日から1月以内に,その旨を当該都道府県知事に届け出なければならない。その事業を休止し,又は廃止したときも,同様とする。

(特定給食施設における栄養管理)
第21条 特定給食施設であって特別の栄養管理が必要なものとして厚生労働省令で定めるところにより都道府県知事が指定するものの設置者は,当該特定給食施設に管理栄養士を置かなければならない。

2 前項に規定する特定給食施設以外の特定給食施設の設置者は,厚生労働省令で定めるところにより,当該特定給食施設に栄養士又は管理栄養士を置くように努めなければならない。

3 特定給食施設の設置者は,前2項に定めるもののほか,厚生労働省令で定める基準に従って,適切な栄養管理を行わなければならない。

(指導及び助言)
第22条 都道府県知事は,特定給食施設の設置者に対し,前条第1項又は第3項の規定による栄養管理の実施を確保するため必要があると認めるときは,当該栄養管理の実施に関し必要な指導及び助言をすることができる。

(勧告及び命令)
第23条 都道府県知事は,第21条第1項の規定に違反して管理栄養士を置かず,若しくは同条第3項の規定に違反して適切な栄養管理を行わず,又は正当な理由がなくて前条の栄養管理をしない特定給食施設の設置者があるときは,当該特定給食施設の設置者に対し,管理栄養士を置き,又は適切な栄養管理を行うよう勧告をすることができる。

2 都道府県知事は,前項に規定する勧告を受けた特定給食施設の設置者が,正当な理由がなくてその勧告に係る措置をとらなかったときは,当該特定給食施設の設置者に対し,その勧告に係る措置をとるべきことを命ずることができる。

(立入検査等)
第24条 都道府県知事は,第21条第1項又は第3項の規定による栄養管理の実施を確保するため必要があると認めるときは,特定給食施設の設置者若しくは管理者に対し,その業務に関し報告をさせ,又は栄養指導員に,当該施設に立ち入り,業務の状況若しくは帳簿,書類その他の物件を検査させ,若しくは関係者に質問させることができる。

2 前項の規定により立入検査又は質問をする栄養指導員は,その身分を示す証明書を携帯し,関係者に提示しなければならない。

3 第1項の規定による権限は,犯罪捜査のために認められたものと解釈してはならない。

❺ 製造物責任関係
製造物責任法(PL法)(抄)

(平成6年7月1日法律第85号)

(目的)
第1条 この法律は,製造物の欠陥により人の生命,身体又は財産に係る被害が生じた場合における製造業者等の損害賠償の責任について定め

ることにより，被害者の保護を図り，もって国民生活の安定向上と国民経済の健全な発展に寄与することを目的とする。

（定義）
第2条　この法律において「製造物」とは，製造又は加工された動産をいう。

2　この法律において「欠陥」とは，当該製造物の特性，その通常予見される使用形態，その製造業者等が当該製造物を引き渡した時期その他の当該製造物に係る事情を考慮して，当該製造物が通常有すべき安全性を欠いていることをいう。

3　この法律において，「製造業者等」とは，次のいずれかに該当する者をいう。

①　当該製造物を業として製造，加工又は輸入した者（以下単に「製造業者」という。）

②　自ら当該製造物の製造業者として当該製造物にその氏名，商号，商標その他の表示（以下「氏名等の表示」という。）をした者又は当該製造物にその製造業者と誤認させるような氏名等の表示をした者

③　前号に掲げる者のほか，当該製造物の製造，加工，輸入又は販売に係る形態その他の事情からみて，当該製造物にその実質的な製造業者と認めることができる氏名等の表示をした者

（製造物責任）
第3条　製造業者等は，その製造，加工，輸入又は前条第3項第2号若しくは第3号の氏名等の表示をした製造物であって，その引き渡したものの欠陥により他人の生命，身体又は財産を侵害したときは，これによって生じた損害を賠償する責めに任ずる。ただし，その損害が当該製造物についてのみ生じたときは，この限りでない。

（免責事由）
第4条　前条の場合において，製造業者等は，次の各号に掲げる事項を証明したときは，同条に規定する賠償の責めに任じない。

①　当該製造物をその製造業者等が引き渡した時における科学又は技術に関する知見によっては，当該製造物にその欠陥があることを認識することができなかったこと。

②　当該製造物が他の製造物の部品又は原材料として使用された場合において，その欠陥が専ら当該他の製造業者が行った設計に関する指示に従ったことにより生じ，かつ，その欠陥が生じたことにつき過失がないこと。

（期間の制限）
第5条　第3条に規定する損害賠償の請求権は，被害者又はその法定代理人が損害及び賠償義務者を知った時から3年間行わないときは，時効によって消滅する。その製造業者等が当該製造物を引き渡した時から10年を経過したときも，同様とする。

2　前項後段の期間は，身体に蓄積した場合に人の健康を害することとなる物質による損害又は一定の潜伏期間が経過した後に症状が現れる損害については，その損害が生じた時から起算する。

（民法の適用）
第6条　製造物の欠陥による製造業者等の損害賠償の責任については，この法律の規定によるほか，民法（明治29年法律第89号）の規定による。

Memo：割烹料理店で出されたイシガキダイ料理を食べたところ，含まれていた毒のために嘔吐やしびれの症状が出て休職などを余儀なくされたとして，食中毒にかかった客が店の経営者に損害賠償を求めた訴訟の判決があり，「出された料理は製造物責任法（PL法）の「製造物」に当たるとし，毒が含まれていたことは製造物の欠陥で店は製造物責任を負う」と，経営者に支払いを命じた判例がある。

　　アレルギー食をはじめとして，食事箋の指示の見誤りや調理における過誤を防止することが責務である

❻ 感染症関係
感染症の予防及び感染症の患者に対する医療に関する法律（抄）

（平成10年10月2日法律第114号）
（最終改正　平成18年12月8日法律第106号）

　人類は，これまで，疾病，とりわけ感染症により，多大の苦難を経験してきた。ペスト，痘そう，コレラ等の感染症の流行は，時には文明を存亡の危機に追いやり，感染症を根絶することは，正に人類の悲願と言えるものである。

　医学医療の進歩や衛生水準の著しい向上により，多くの感染症が克服されてきたが，新たな感染症の出現や既知の感染症の再興により，また，国際交流の進展等に伴い，感染症は，新たな形で，今なお人類に脅威を与えている。

　一方，我が国においては，過去にハンセン病，後天性免疫不全症候群等の感染症の患者等に対するいわれのない差別や偏見が存在したという事実を重く受け止め，これを教訓として今後に生かすことが必要である。

　このような感染症をめぐる状況の変化や感染症の患者等が置かれてきた状況を踏まえ，感染症の患者等の人権を尊重しつつ，これらの者に対する良質かつ適切な医療の提供を確保し，感染症に迅速かつ適確に対応することが求められている。

　ここに，このような視点に立って，これまでの感染症の予防に関する施策を抜本的に見直し，感染症の予防及び感染症の患者に対する医療に関する総合的な施策の推進を図るため，この法律を制定する。

第一章　総則
（目的）
第1条　この法律は，感染症の予防及び感染症の患者に対する医療に関し必要な措置を定めることにより，感染症の発生を予防し，及びそのまん延の防止を図り，もって公衆衛生の向上及び増進を図ることを目的とする。

（基本理念）
第2条　感染症の発生の予防及びそのまん延の防止を目的として国及び地方公共団体が講ずる施策は，これらを目的とする施策に関する国際的動向を踏まえつつ，保健医療を取り巻く環境の変化，国際交流の進展等に即応し，新感染症その他の感染症に迅速かつ適確に対応することができるよう，感染症の患者等が置かれている状況を深く認識し，これらの者の人権を尊重しつつ，総合的かつ計画的に推進されることを基本理念とする。

（国及び地方公共団体の責務）
第3条　国及び地方公共団体は，教育活動，広報活動等を通じた感染症に関する正しい知識の普及，感染症に関する情報の収集，整理，分析及び提供，感染症に関する研究の推進，病原体等の検査能力の向上並びに感染症の予防に係る人材の養成及び資質の向上を図るとともに，社会福祉等の関連施策との有機的な連携に配慮しつつ感染症の患者が良質かつ適切な医療を受けられるように必要な措置を講ずるよう努めなければならない。この場合において，国及び地方公共団体は，感染症の患者等の人権を尊重しなければならない。

2　国及び地方公共団体は，地域の特性に配慮しつつ，感染症の予防に関する施策が総合的かつ迅速に実施されるよう，相互に連携を図らなければならない。

3　国は，感染症及び病原体等に関する情報の収集及び研究並びに感染症に係る医療のための医薬品の研究開発の推進，病原体等の検査の実施等を図るための体制を整備し，国際的な連携を確保するよう努めるとともに，地方公共団体に対し前2項の責務が十分に果たされるように必要な技術的及び財政的援助を与えることに努めなければならない。

（国民の責務）
第4条　国民は，感染症に関する正しい知識を持ち，その予防に必要な注意を払うよう努めるとともに，感染症の患者等の人権が損なわれることがないようにしなければならない。

（医師等の責務）
第5条　医師その他の医療関係者は，感染症の予防に関し国及び地方公共団体が講ずる施策に協

力し，その予防に寄与するよう努めるとともに，感染症の患者等が置かれている状況を深く認識し，良質かつ適切な医療を行うとともに，当該医療について適切な説明を行い，当該患者等の理解を得るよう努めなければならない。
2 病院，診療所，病原体等の検査を行っている機関，老人福祉施設等の施設の開設者及び管理者は，当該施設において感染症が発生し，又はまん延しないように必要な措置を講ずるよう努めなければならない。

（獣医師等の責務）
第5条の2 獣医師その他の獣医療関係者は，感染症の予防に関し国及び地方公共団体が講ずる施策に協力するとともに，その予防に寄与するよう努めなければならない。
2 動物等取扱業者（動物又はその死体の輸入，保管，貸出し，販売又は遊園地，動物園，博覧会の会場その他不特定かつ多数の者が入場する施設若しくは場所における展示を業として行う者をいう。）は，その輸入し，保管し，貸出しを行い，販売し，又は展示する動物又はその死体が感染症を人に感染させることがないように，感染症の予防に関する知識及び技術の習得，動物又はその死体の適切な管理その他の必要な措置を講ずるよう努めなければならない。
第6条 この法律において「感染症」とは，一類感染症，二類感染症，三類感染症，四類感染症，五類感染症，指定感染症及び新感染症をいう。
2 この法律において「一類感染症」とは，次に掲げる感染性の疾病をいう。
　① エボラ出血熱
　② クリミア・コンゴ出血熱
　③ 痘そう
　④ 南米出血熱
　⑤ ペスト
　⑥ マールブルグ病
　⑦ ラッサ熱
3 この法律において「二類感染症」とは，次に掲げる感染性の疾病をいう。
　① 急性灰白髄炎
　② 結核
　③ ジフテリア

　④ 重症急性呼吸器症候群（病原体がコロナウイルス属SARSコロナウイルスであるものに限る。）
4 この法律において「三類感染症」とは，次に掲げる感染性の疾病をいう。
　① コレラ
　② 細菌性赤痢
　③ 腸管出血性大腸菌感染症
　④ 腸チフス
　⑤ パラチフス
5 この法律において「四類感染症」とは，次に掲げる感染性の疾病をいう。
　① E型肝炎
　② A型肝炎
　③ 黄熱
　④ Q熱
　⑤ 狂犬病
　⑥ 炭疽
　⑦ 鳥インフルエンザ
　⑧ ボツリヌス症
　⑨ マラリア
　⑩ 野兎病
　⑪ 前各号に掲げるもののほか，既に知られている感染性の疾病であって，動物又はその死体，飲食物，衣類，寝具その他の物件を介して人に感染し，前各号に掲げるものと同程度に国民の健康に影響を与えるおそれがあるものとして政令で定めるもの
6 この法律において「五類感染症」とは，次に掲げる感染性の疾病をいう。
　① インフルエンザ（鳥インフルエンザを除く。）
　② ウイルス性肝炎（E型肝炎及びA型肝炎を除く。）
　③ クリプトスポリジウム症
　④ 後天性免疫不全症候群
　⑤ 性器クラミジア感染症
　⑥ 梅毒
　⑦ 麻しん
　⑧ メチシリン耐性黄色ブドウ球菌感染症
　⑨ 前各号に掲げるもののほか，既に知られている感染性の疾病（四類感染症を除く。）であって，前各号に掲げるものと同程度に国民

の健康に影響を与えるおそれがあるものとして厚生労働省令で定めるもの

7 この法律において「指定感染症」とは，既に知られている感染性の疾病（一類感染症，二類感染症及び三類感染症を除く。）であって，第3章から第6章までの規定の全部又は一部を準用しなければ，当該疾病のまん延により国民の生命及び健康に重大な影響を与えるおそれがあるものとして政令で定めるものをいう。

8 この法律において「新感染症」とは，人から人に伝染すると認められる疾病であって，既に知られている感染性の疾病とその病状又は治療の結果が明らかに異なるもので，当該疾病にかかった場合の病状の程度が重篤であり，かつ，当該疾病のまん延により国民の生命及び健康に重大な影響を与えるおそれがあると認められるものをいう。

9 この法律において「疑似症患者」とは，感染症の疑似症を呈している者をいう。

10 この法律において「無症状病原体保有者」とは，感染症の病原体を保有している者であって当該感染症の症状を呈していないものをいう。

11 この法律において「感染症指定医療機関」とは，特定感染症指定医療機関，第一種感染症指定医療機関，第二種感染症指定医療機関及び結核指定医療機関をいう。

12 この法律において「特定感染症指定医療機関」とは，新感染症の所見がある者又は一類感染症若しくは二類感染症の患者の入院を担当させる医療機関として厚生労働大臣が指定した病院をいう。

13 この法律において「第一種感染症指定医療機関」とは，一類感染症又は二類感染症の患者の入院を担当させる医療機関として都道府県知事が指定した病院をいう。

14 この法律において「第二種感染症指定医療機関」とは，二類感染症の患者の入院を担当させる医療機関として都道府県知事が指定した病院をいう。

15 この法律において「結核指定医療機関」とは，結核患者に対する適正な医療を担当させる医療機関として都道府県知事が指定した病院若しくは診療所（これらに準ずるものとして政令で定めるものを含む。）又は薬局をいう。

16 この法律において「病原体等」とは，感染症の病原体及び毒素をいう。

17 この法律において「毒素」とは，感染症の病原体によって産生される物質であって，人の生体内に入った場合に人を発病させ，又は死亡させるもの（人工的に合成された物質で，その構造式がいずれかの毒素の構造式と同一であるもの（以下「人工合成毒素」という。）を含む。）をいう。

18 この法律において「特定病原体等」とは，一種病原体等，二種病原体等，三種病原体等及び四種病原体等をいう。

19 この法律において「一種病原体等」とは，次に掲げる病原体等（薬事法（昭和35年法律第145号）第14条第1項の規定による承認を受けた医薬品に含有されるものその他これに準ずる病原体等（以下「医薬品等」という。）であって，人を発病させるおそれがほとんどないものとして厚生労働大臣が指定するものを除く。）をいう。

① アレナウイルス属ガナリトウイルス，サビアウイルス，フニンウイルス，マチュポウイルス及びラッサウイルス

② エボラウイルス属アイボリーコーストエボラウイルス，ザイールウイルス，スーダンエボラウイルス及びレストンエボラウイルス

③ オルソポックスウイルス属バリオラウイルス（別名痘そうウイルス）

④ ナイロウイルス属クリミア・コンゴヘモラジックフィーバーウイルス（別名クリミア・コンゴ出血熱ウイルス）

⑤ マールブルグウイルス属レイクビクトリアマールブルグウイルス

⑥ 前各号に掲げるもののほか，前各号に掲げるものと同程度に病原性を有し，国民の生命及び健康に極めて重大な影響を与えるおそれがある病原体等として政令で定めるもの

20 この法律において「二種病原体等」とは，次に掲げる病原体等（医薬品等であって，人を発病させるおそれがほとんどないものとして厚生労働大臣が指定するものを除く。）をいう。

① エルシニア属ペスティス（別名ペスト菌）

② クロストリジウム属ボツリヌム（別名ボツリヌス菌）
③ コロナウイルス属SARSコロナウイルス
④ バシラス属アントラシス（別名炭疽菌）
⑤ フランシセラ属ツラレンシス種（別名野兎病菌）亜種ツラレンシス及びホルアークティカ
⑥ ボツリヌス毒素（人工合成毒素であって、その構造式がボツリヌス毒素の構造式と同一であるものを含む。）
⑦ 前各号に掲げるもののほか、前各号に掲げるものと同程度に病原性を有し、国民の生命及び健康に重大な影響を与えるおそれがある病原体等として政令で定めるもの

21 この法律において「三種病原体等」とは、次に掲げる病原体等（医薬品等であって、人を発病させるおそれがほとんどないものとして厚生労働大臣が指定するものを除く。）をいう。
① コクシエラ属バーネッティイ
② マイコバクテリウム属ツベルクローシス（別名結核菌）（イソニコチン酸ヒドラジド及びリファンピシンに対し耐性を有するものに限る。）
③ リッサウイルス属レイビーズウイルス（別名狂犬病ウイルス）
④ 前3号に掲げるもののほか、前3号に掲げるものと同程度に病原性を有し、国民の生命及び健康に影響を与えるおそれがある病原体等として政令で定めるもの

22 この法律において「四種病原体等」とは、次に掲げる病原体等（医薬品等であって、人を発病させるおそれがほとんどないものとして厚生労働大臣が指定するものを除く。）をいう。
① インフルエンザウイルスA属インフルエンザAウイルス（血清亜型がH2N2、H5N1又はH7N7であるものに限る。）
② エシェリヒア属コリー（別名大腸菌）（腸管出血性大腸菌に限る。）
③ エンテロウイルス属ポリオウイルス
④ クリプトスポリジウム属パルバム（遺伝子型が1型又は2型であるものに限る。）
⑤ サルモネラ属エンテリカ（血清亜型がタイフィ又はパラタイフィAであるものに限る。）
⑥ 志賀毒素（人工合成毒素であって、その構造式が志賀毒素の構造式と同一であるものを含む。）
⑦ シゲラ属（別名赤痢菌）ソンネイ、デイゼンテリエ、フレキシネリー及びボイデイ
⑧ ビブリオ属コレラ（別名コレラ菌）（血清型がO1又はO139であるものに限る。）
⑨ フラビウイルス属イエローフィーバーウイルス（別名黄熱ウイルス）
⑩ マイコバクテリウム属ツベルクローシス（前項第2号に掲げる病原体を除く。）
⑪ 前各号に掲げるもののほか、前各号に掲げるものと同程度に病原性を有し、国民の健康に影響を与えるおそれがある病原体等として政令で定めるもの

（指定感染症に対するこの法律の準用）
第7条 指定感染症については、1年以内の政令で定める期間に限り、政令で定めるところにより次条、第3章から第6章まで及び第8章から第10章までの規定の全部又は一部を準用する。
2 前項の政令で定められた期間は、当該政令で定められた疾病について同項の政令により準用することとされた規定を当該期間の経過後なお準用することが特に必要であると認められる場合は、1年以内の政令で定める期間に限り延長することができる。
3 厚生労働大臣は、前2項の政令の制定又は改廃の立案をしようとするときは、あらかじめ、厚生科学審議会の意見を聴かなければならない。

（疑似症患者及び無症状病原体保有者に対するこの法律の適用）
第8条 一類感染症の疑似症患者又は二類感染症のうち政令で定めるものの疑似症患者については、それぞれ一類感染症の患者又は二類感染症の患者とみなして、この法律の規定を適用する。
2 一類感染症の無症状病原体保有者については、一類感染症の患者とみなして、この法律の規定を適用する。

第2章 基本指針等
（基本指針）
第9条 厚生労働大臣は、感染症の予防の総合的

な推進を図るための基本的な指針（以下「基本指針」という。）を定めなければならない。
2 　基本指針は，次に掲げる事項について定めるものとする。
① 　感染症の予防の推進の基本的な方向
② 　感染症の発生の予防のための施策に関する事項
③ 　感染症のまん延の防止のための施策に関する事項
④ 　感染症に係る医療を提供する体制の確保に関する事項
⑤ 　感染症及び病原体等に関する調査及び研究に関する事項
⑥ 　感染症に係る医療のための医薬品の研究開発の推進に関する事項
⑦ 　病原体等の検査の実施体制及び検査能力の向上に関する事項
⑧ 　感染症の予防に関する人材の養成に関する事項
⑨ 　感染症に関する啓発及び知識の普及並びに感染症の患者等の人権の尊重に関する事項
⑩ 　特定病原体等を適正に取り扱う体制の確保に関する事項
⑪ 　緊急時における感染症の発生の予防及びまん延の防止並びに医療の提供のための施策（国と地方公共団体及び地方公共団体相互間の連絡体制の確保を含む。）に関する事項
⑫ 　その他感染症の予防の推進に関する重要事項
3 　厚生労働大臣は，感染症の予防に関する施策の効果に関する評価を踏まえ，少なくとも 5 年ごとに基本指針に再検討を加え，必要があると認めるときは，これを変更するものとする。
4 　厚生労働大臣は，基本指針を定め，又はこれを変更しようとするときは，あらかじめ，関係行政機関の長に協議するとともに，厚生科学審議会の意見を聴かなければならない。
5 　厚生労働大臣は，基本指針を定め，又はこれを変更したときは，遅滞なく，これを公表しなければならない。

（予防計画）
第10条　都道府県は，基本指針に即して，感染症の予防のための施策の実施に関する計画（以下この条において「予防計画」という。）を定めなければならない。
2 　予防計画は，次に掲げる事項について定めるものとする。
① 　地域の実情に即した感染症の発生の予防及びまん延の防止のための施策に関する事項
② 　地域における感染症に係る医療を提供する体制の確保に関する事項
③ 　緊急時における感染症の発生の予防及びまん延の防止並びに医療の提供のための施策（国との連携及び地方公共団体相互間の連絡体制の確保を含む。）に関する事項
④ 　感染症に関する研究の推進，人材の養成，知識の普及その他地域の実情に即した感染症の予防のための施策に関する重要事項
3 　都道府県は，基本指針が変更された場合には，予防計画に再検討を加え，必要があると認めるときは，これを変更するものとする。都道府県が予防計画の実施状況に関する調査，分析及び評価を行い，必要があると認めるときも，同様とする。
4 　都道府県は，予防計画を定め，又はこれを変更しようとするときは，あらかじめ，市町村及び診療に関する学識経験者の団体の意見を聴かなければならない。
5 　都道府県は，予防計画を定め，又はこれを変更したときは，遅滞なく，これを厚生労働大臣に提出するとともに，公表しなければならない。

（特定感染症予防指針）
第11条　厚生労働大臣は，感染症のうち，特に総合的に予防のための施策を推進する必要があるものとして厚生労働省令で定めるものについて，当該感染症に係る原因の究明，発生の予防及びまん延の防止，医療の提供，研究開発の推進，国際的な連携その他当該感染症に応じた予防の総合的な推進を図るための指針（次項において「特定感染症予防指針」という。）を作成し，公表するものとする。
2 　厚生労働大臣は，特定感染症予防指針を作成し，又はこれを変更しようとするときは，あらかじめ，厚生科学審議会の意見を聴かなければならない。

第3章　感染症に関する情報の収集及び公表

（医師の届出）

第12条　医師は，次に掲げる者を診断したときは，厚生労働省令で定める場合を除き，第1号に掲げる者については直ちにその者の氏名，年齢，性別その他厚生労働省令で定める事項を，第2号に掲げる者については7日以内にその者の年齢，性別その他厚生労働省令で定める事項を最寄りの保健所長を経由して都道府県知事に届け出なければならない。

① 一類感染症の患者，二類感染症，三類感染症又は四類感染症の患者又は無症状病原体保有者及び新感染症にかかっていると疑われる者

② 厚生労働省令で定める五類感染症の患者（厚生労働省令で定める五類感染症の無症状病原体保有者を含む。）

2　前項の規定による届出を受けた都道府県知事は，同項第1号に掲げる者に係るものについては直ちに，同項第2号に掲げる者に係るものについては厚生労働省令で定める期間内に当該届出の内容を厚生労働大臣に報告しなければならない。

3　都道府県知事は，その管轄する区域外に居住する者について第1項の規定による届出を受けたときは，当該届出の内容を，その者の居住地を管轄する都道府県知事に通報しなければならない。

4　厚生労働省令で定める慢性の感染症の患者を治療する医師は，毎年度，厚生労働省令で定めるところにより，その患者の年齢，性別その他厚生労働省令で定める事項を最寄りの保健所長を経由して都道府県知事に届け出なければならない。

5　第2項及び第3項の規定は，前項の規定による届出について準用する。この場合において，第2項中「同項第1号に掲げる者に係るものについては直ちに，同項第2号に掲げる者に係るものについては厚生労働省令で定める期間内」とあるのは，「厚生労働省令で定める期間内」と読み替えるものとする。

6　第1項から第3項までの規定は，医師が第1項各号に規定する感染症により死亡した者（当該感染症により死亡したと疑われる者を含む。）の死体を検案した場合について準用する。

（獣医師の届出）

第13条　獣医師は，一類感染症，二類感染症，三類感染症又は四類感染症のうちエボラ出血熱，マールブルグ病その他の政令で定める感染症ごとに当該感染症を人に感染させるおそれが高いものとして政令で定めるサルその他の動物について，当該動物が当該感染症にかかり，又はかかっている疑いがあると診断したときは，直ちに，当該動物の所有者（所有者以外の者が管理する場合においては，その者。以下この条において同じ。）の氏名その他厚生労働省令で定める事項を最寄りの保健所長を経由して都道府県知事に届け出なければならない。

2　前項の政令で定める動物の所有者は，獣医師の診断を受けない場合において，当該動物が同項の政令で定める感染症にかかり，又はかかっている疑いがあると認めたときは，同項の規定による届出を行わなければならない。

3　前2項の規定による届出を受けた都道府県知事は，直ちに，当該届出の内容を厚生労働大臣に報告しなければならない。

4　都道府県知事は，その管轄する区域外において飼育されていた動物について第1項又は第2項の規定による届出を受けたときは，当該届出の内容を，当該動物が飼育されていた場所を管轄する都道府県知事に通報しなければならない。

5　第1項及び前2項の規定は獣医師が第1項の政令で定める動物の死体について当該動物が同項の政令で定める感染症にかかり，又はかかっていた疑いがあると検案した場合について，前3項の規定は所有者が第1項の政令で定める動物の死体について当該動物が同項の政令で定める感染症にかかり，又はかかっていた疑いがあると認めた場合について準用する。

（感染症の発生の状況及び動向の把握）

第14条　都道府県知事は，厚生労働省令で定めるところにより，開設者の同意を得て，五類感染症のうち厚生労働省令で定めるもの又は二類感染症，三類感染症，四類感染症若しくは五類感染症の疑似症のうち厚生労働省令で定めるもの

の発生の状況の届出を担当させる病院又は診療所（以下この条において「指定届出機関」という。）を指定する。
2　指定届出機関の管理者は，当該指定届出機関の医師が前項の厚生労働省令で定める五類感染症の患者（厚生労働省令で定める五類感染症の無症状病原体保有者を含む。以下この項において同じ。）若しくは前項の二類感染症，三類感染症，四類感染症若しくは五類感染症の疑似症のうち厚生労働省令で定めるものの患者を診断し，又は同項の厚生労働省令で定める五類感染症により死亡した者の死体を検案したときは，厚生労働省令で定めるところにより，当該患者又は当該死亡した者の年齢，性別その他厚生労働省令で定める事項を当該指定届出機関の所在地を管轄する都道府県知事に届け出なければならない。
3　前項の規定による届出を受けた都道府県知事は，厚生労働省令で定めるところにより，当該届出の内容を厚生労働大臣に報告しなければならない。
4　指定届出機関は，30日以上の予告期間を設けて，その指定を辞退することができる。
5　都道府県知事は，指定届出機関の管理者が第2項の規定に違反したとき，又は指定届出機関が同項の規定による届出を担当するについて不適当であると認められるに至ったときは，その指定を取り消すことができる。

（感染症の発生の状況，動向及び原因の調査）
第15条　都道府県知事は，感染症の発生を予防し，又は感染症の発生の状況，動向及び原因を明らかにするため必要があると認めるときは，当該職員に一類感染症，二類感染症，三類感染症，四類感染症若しくは五類感染症の患者，疑似症患者及び無症状病原体保有者，新感染症の所見がある者又は感染症を人に感染させるおそれがある動物若しくはその死体の所有者若しくは管理者その他の関係者に質問させ，又は必要な調査をさせることができる。
2　厚生労働大臣は，感染症の発生を予防し，又はそのまん延を防止するため緊急の必要があると認めるときは，当該職員に一類感染症，二類感染症，三類感染症，四類感染症若しくは五類感染症の患者，疑似症患者及び無症状病原体保有者，新感染症の所見がある者又は感染症を人に感染させるおそれがある動物若しくはその死体の所有者若しくは管理者その他の関係者に質問させ，又は必要な調査をさせることができる。
3　一類感染症，二類感染症，三類感染症，四類感染症若しくは五類感染症の患者，疑似症患者及び無症状病原体保有者，新感染症の所見がある者又は感染症を人に感染させるおそれがある動物若しくはその死体の所有者若しくは管理者その他の関係者は，前2項の規定による質問又は必要な調査に協力するよう努めなければならない。
4　第1項及び第2項の職員は，その身分を示す証明書を携帯し，かつ，関係者の請求があるときは，これを提示しなければならない。
5　都道府県知事は，厚生労働省令で定めるところにより，第1項の規定により実施された質問又は必要な調査の結果を厚生労働大臣に報告しなければならない。
6　都道府県知事は，第1項の規定を実施するため特に必要があると認めるときは，他の都道府県知事又は厚生労働大臣に感染症の治療の方法の研究，病原体等の検査その他の感染症に関する試験研究又は検査を行っている機関の職員の派遣その他同項の規定による質問又は必要な調査を実施するため必要な協力を求めることができる。
7　第4項の規定は，前項の規定により派遣された職員について準用する。
8　第4項の証明書に関し必要な事項は，厚生労働省令で定める。

第4章　健康診断，就業制限及び入院
（健康診断）
第17条　都道府県知事は，一類感染症，二類感染症又は三類感染症のまん延を防止するため必要があると認めるときは，当該感染症にかかっていると疑うに足りる正当な理由のある者に対し当該感染症にかかっているかどうかに関する医師の健康診断を受け，又はその保護者（親権を行う者又は後見人をいう。以下同じ。）に対し当該感染症にかかっていると疑うに足りる正当

な理由のある者に健康診断を受けさせるべきことを勧告することができる。
2　都道府県知事は，前項の規定による勧告を受けた者が当該勧告に従わないときは，当該勧告に係る感染症にかかっていると疑うに足りる正当な理由のある者について，当該職員に健康診断を行わせることができる。
3　都道府県知事は，第1項に規定する健康診断の勧告をし，又は前項に規定する健康診断の措置を実施する場合には，同時に，当該勧告をし，又は当該措置を実施する理由その他の厚生労働省令で定める事項を書面により通知しなければならない。ただし，当該事項を書面により通知しないで健康診断の勧告をし，又は健康診断の措置を実施すべき差し迫った必要がある場合は，この限りでない。
4　都道府県知事は，前項ただし書の場合においては，当該健康診断の勧告又は措置の後相当の期間内に，同項の理由その他の厚生労働省令で定める事項を記載した書面を交付しなければならない。

（就業制限）
第18条　都道府県知事は，一類感染症の患者及び二類感染症又は三類感染症の患者又は無症状病原体保有者に係る第12条第1項の規定による届出を受けた場合において，当該感染症のまん延を防止するため必要があると認めるときは，当該者又はその保護者に対し，当該届出の内容その他の厚生労働省令で定める事項を書面により通知することができる。
2　前項に規定する患者及び無症状病原体保有者は，当該者又はその保護者が同項の規定による通知を受けた場合には，感染症を公衆にまん延させるおそれがある業務として感染症ごとに厚生労働省令で定める業務に，そのおそれがなくなるまでの期間として感染症ごとに厚生労働省令で定める期間従事してはならない。
3　前項の規定の適用を受けている者又はその保護者は，都道府県知事に対し，同項の規定の適用を受けている者について，同項の対象者ではなくなったことの確認を求めることができる。
4　都道府県知事は，前項の規定による確認の求めがあったときは，当該請求に係る第2項の規定の適用を受けている者について，同項の規定の適用に係る感染症の患者若しくは無症状病原体保有者でないかどうか，又は同項に規定する期間を経過しているかどうかの確認をしなければならない。
5　都道府県知事は，第1項の規定による通知をしようとするときは，あらかじめ，当該患者又は無症状病原体保有者の居住地を管轄する保健所について置かれた第24条第1項に規定する協議会の意見を聴かなければならない。ただし，緊急を要する場合で，あらかじめ，当該協議会の意見を聴くいとまがないときは，この限りでない。
6　前項ただし書に規定する場合において，都道府県知事は，速やかに，その通知をした内容について当該協議会に報告しなければならない。

（入院）
第19条　都道府県知事は，一類感染症のまん延を防止するため必要があると認めるときは，当該感染症の患者に対し特定感染症指定医療機関若しくは第一種感染症指定医療機関に入院し，又はその保護者に対し当該患者を入院させるべきことを勧告することができる。ただし，緊急その他やむを得ない理由があるときは，特定感染症指定医療機関若しくは第一種感染症指定医療機関以外の病院若しくは診療所であって当該都道府県知事が適当と認めるものに入院し，又は当該患者を入院させるべきことを勧告することができる。
2　都道府県知事は，前項の規定による勧告をする場合には，当該勧告に係る患者又はその保護者に対し適切な説明を行い，その理解を得るよう努めなければならない。
3　都道府県知事は，第1項の規定による勧告を受けた者が当該勧告に従わないときは，当該勧告に係る患者を特定感染症指定医療機関又は第一種感染症指定医療機関（同項ただし書の規定による勧告に従わないときは，特定感染症指定医療機関若しくは第一種感染症指定医療機関以外の病院又は診療所であって当該都道府県知事が適当と認めるもの）に入院させることができる。
4　第1項及び前項の規定に係る入院の期間は，

第3章 関連法規（感染症の予防及び感染症の患者に対する医療に関する法律）

72時間を超えてはならない。
5 都道府県知事は，緊急その他やむを得ない理由があるときは，第1項又は第3項の規定により入院している患者を，当該患者が入院している病院又は診療所以外の病院又は診療所であって当該都道府県知事が適当と認めるものに入院させることができる。
6 第1項又は第3項の規定に係る入院の期間と前項の規定に係る入院の期間とを合算した期間は，72時間を超えてはならない。
7 都道府県知事は，第1項の規定による勧告又は第3項の規定による入院の措置をしたときは，遅滞なく，当該患者が入院している病院又は診療所の所在地を管轄する保健所について置かれた第24条第1項に規定する協議会に報告しなければならない。

第20条 都道府県知事は，一類感染症のまん延を防止するため必要があると認めるときは，当該感染症の患者であって前条の規定により入院しているものに対し10日以内の期間を定めて特定感染症指定医療機関若しくは第一種感染症指定医療機関に入院し，又はその保護者に対し当該入院に係る患者を入院させるべきことを勧告することができる。ただし，緊急その他やむを得ない理由があるときは，10日以内の期間を定めて，特定感染症指定医療機関若しくは第一種感染症指定医療機関以外の病院若しくは診療所であって当該都道府県知事が適当と認めるものに入院し，又は当該患者を入院させるべきことを勧告することができる。
2 都道府県知事は，前項の規定による勧告を受けた者が当該勧告に従わないときは，10日以内の期間を定めて，当該勧告に係る患者を特定感染症指定医療機関又は第一種感染症指定医療機関（同項ただし書の規定による勧告に従わないときは，特定感染症指定医療機関若しくは第一種感染症指定医療機関以外の病院又は診療所であって当該都道府県知事が適当と認めるもの）に入院させることができる。
3 都道府県知事は，緊急その他やむを得ない理由があるときは，前2項の規定により入院している患者を，前2項の規定により入院したときから起算して10日以内の期間を定めて，当該患者が入院している病院又は診療所以外の病院又は診療所であって当該都道府県知事が適当と認めるものに入院させることができる。
4 都道府県知事は，前3項の規定に係る入院の期間の経過後，当該入院に係る患者について入院を継続する必要があると認めるときは，10日以内の期間を定めて，入院の期間を延長することができる。当該延長に係る入院の期間の経過後，これを更に延長しようとするときも，同様とする。
5 都道府県知事は，第1項の規定による勧告又は前項の規定による入院の期間を延長しようとするときは，あらかじめ，当該患者が入院している病院又は診療所の所在地を管轄する保健所について置かれた第24条第1項に規定する協議会の意見を聴かなければならない。
6 都道府県知事は，第1項の規定による勧告をしようとする場合には，当該患者又はその保護者に，適切な説明を行い，その理解を得るよう努めるとともに，都道府県知事が指定する職員に対して意見を述べる機会を与えなければならない。この場合においては，当該患者又はその保護者に対し，あらかじめ，意見を述べるべき日時，場所及びその勧告の原因となる事実を通知しなければならない。
7 前項の規定による通知を受けた当該患者又はその保護者は，代理人を出頭させ，かつ，自己に有利な証拠を提出することができる。
8 第6項の規定による意見を聴取した者は，聴取書を作成し，これを都道府県知事に提出しなければならない。

第5章 消毒その他の措置
（感染症の病原体に汚染された場所の消毒）
第27条 都道府県知事は，一類感染症，二類感染症，三類感染症又は四類感染症の発生を予防し，又はそのまん延を防止するため必要があると認めるときは，厚生労働省令で定めるところにより，当該感染症の患者がいる場所又はいた場所，当該感染症により死亡した者の死体がある場所又はあった場所その他当該感染症の病原体に汚染された場所又は汚染された疑いがある場所について，当該患者若しくはその保護者又はその場所の管理をする者若しくはその代理

する者に対し，消毒すべきことを命ずることができる。

2　都道府県知事は，前項に規定する命令によっては一類感染症，二類感染症，三類感染症又は四類感染症の発生を予防し，又はそのまん延を防止することが困難であると認めるときは，厚生労働省令で定めるところにより，当該感染症の患者がいる場所又はいた場所，当該感染症により死亡した者の死体がある場所又はあった場所その他当該感染症の病原体に汚染された場所又は汚染された疑いがある場所について，市町村に消毒するよう指示し，又は当該都道府県の職員に消毒させることができる。

（ねずみ族，昆虫等の駆除）

第28条　都道府県知事は，一類感染症，二類感染症，三類感染症又は四類感染症の発生を予防し，又はそのまん延を防止するため必要があると認めるときは，厚生労働省令で定めるところにより，当該感染症の病原体に汚染され，又は汚染された疑いがあるねずみ族，昆虫等が存在する区域を指定し，当該区域の管理をする者又はその代理をする者に対し，当該ねずみ族，昆虫等を駆除すべきことを命ずることができる。

2　都道府県知事は，前項に規定する命令によっては一類感染症，二類感染症，三類感染症又は四類感染症の発生を予防し，又はそのまん延を防止することが困難であると認めるときは，厚生労働省令で定めるところにより，当該感染症の病原体に汚染され，又は汚染された疑いがあるねずみ族，昆虫等が存在する区域を指定し，当該区域を管轄する市町村に当該ねずみ族，昆虫等を駆除するよう指示し，又は当該都道府県の職員に当該ねずみ族，昆虫等を駆除させることができる。

（物件に係る措置）

第29条　都道府県知事は，一類感染症，二類感染症，三類感染症又は四類感染症の発生を予防し，又はそのまん延を防止するため必要があると認めるときは，厚生労働省令で定めるところにより，当該感染症の病原体に汚染され，又は汚染された疑いがある飲食物，衣類，寝具その他の物件について，その所持者に対し，当該物件の移動を制限し，若しくは禁止し，消毒，廃棄その他当該感染症の発生を予防し，又はそのまん延を防止するために必要な措置をとるべきことを命ずることができる。

2　都道府県知事は，前項に規定する命令によっては一類感染症，二類感染症，三類感染症又は四類感染症の発生を予防し，又はそのまん延を防止することが困難であると認めるときは，厚生労働省令で定めるところにより，当該感染症の病原体に汚染され，又は汚染された疑いがある飲食物，衣類，寝具その他の物件について，市町村に消毒するよう指示し，又は当該都道府県の職員に消毒，廃棄その他当該感染症の発生を予防し，若しくはそのまん延を防止するために必要な措置をとらせることができる。

第6章　医療

（入院患者の医療）

第37条　都道府県は，都道府県知事が第19条若しくは第20条（これらの規定を第26条において準用する場合を含む。）又は第46条の規定により入院の勧告又は入院の措置を実施した場合において，当該入院に係る患者（新感染症の所見がある者を含む。以下この条において同じ。）又はその保護者から申請があったときは，当該患者が感染症指定医療機関において受ける次に掲げる医療に要する費用を負担する。

① 　診察

② 　薬剤又は治療材料の支給

③ 　医学的処置，手術及びその他の治療

④ 　病院への入院及びその療養に伴う世話その他の看護

2　都道府県は，前項に規定する患者若しくはその配偶者又は民法（明治29年法律第89号）第877条第1項に定める扶養義務者が前項の費用の全部又は一部を負担することができると認められるときは，同項の規定にかかわらず，その限度において，同項の規定による負担をすることを要しない。

3　第1項の申請は，当該患者の居住地を管轄する保健所長を経由して都道府県知事に対してしなければならない。

（結核患者の医療）

第37条の2　都道府県は，結核の適正な医療を普及するため，その区域内に居住する結核患者又

はその保護者から申請があったときは，当該結核患者が結核指定医療機関において厚生労働省令で定める医療を受けるために必要な費用の100分の95に相当する額を負担することができる。

2　前項の申請は，当該結核患者の居住地を管轄する保健所長を経由して都道府県知事に対してしなければならない。

3　都道府県知事は，前項の申請に対して決定をするには，当該保健所について置かれた第24条第1項に規定する協議会の意見を聴かなければならない。

4　第1項の申請があってから6月を経過したときは，当該申請に基づく費用の負担は，打ち切られるものとする。

(感染症指定医療機関)

第38条　特定感染症指定医療機関の指定は，その開設者の同意を得て，当該病院の所在地を管轄する都道府県知事と協議した上，厚生労働大臣が行うものとする。

2　第一種感染症指定医療機関，第二種感染症指定医療機関及び結核指定医療機関の指定は，厚生労働大臣の定める基準に適合する病院（結核指定医療機関にあっては，病院若しくは診療所（第6条第15項の政令で定めるものを含む。）又は薬局）について，その開設者の同意を得て，都道府県知事が行うものとする。

3　感染症指定医療機関は，厚生労働大臣の定めるところにより，前2条の規定により都道府県が費用を負担する感染症の患者及び新感染症の所見がある者の医療を担当しなければならない。

4　特定感染症指定医療機関は，第37条第1項各号に掲げる医療のうち新感染症の所見がある者並びに一類感染症及び二類感染症の患者に係る医療について，厚生労働大臣が行う指導に従わなければならない。

5　第一種感染症指定医療機関は，第37条第1項各号に掲げる医療のうち一類感染症及び二類感染症の患者に係る医療について，厚生労働省令で定めるところにより都道府県知事が行う指導に従わなければならない。

6　第二種感染症指定医療機関は，第37条第1項各号に掲げる医療のうち二類感染症の患者に係る医療について，厚生労働省令で定めるところにより都道府県知事が行う指導に従わなければならない。

7　結核指定医療機関は，前条第1項に規定する医療について，厚生労働省令で定めるところにより都道府県知事が行う指導に従わなければならない。

8　感染症指定医療機関は，その指定を辞退しようとするときは，辞退の日の1年前（結核指定医療機関にあっては，30日前）までに，特定感染症指定医療機関については厚生労働大臣に，第一種感染症指定医療機関，第二種感染症指定医療機関及び結核指定医療機関については都道府県知事にその旨を届け出なければならない。

9　感染症指定医療機関が，第3項から第7項までの規定に違反したとき，その他前2条に規定する医療を行うについて不適当であると認められるに至ったときは，特定感染症指定医療機関については厚生労働大臣，第一種感染症指定医療機関，第二種感染症指定医療機関及び結核指定医療機関については都道府県知事は，その指定を取り消すことができる。

(他の法律による医療に関する給付との調整)

第39条　第37条第1項又は第37条の2第1項の規定により費用の負担を受ける感染症の患者（新感染症の所見がある者を除く。）が，健康保険法（大正11年法律第70号），国民健康保険法（昭和33年法律第192号），船員保険法（昭和14年法律第73号），労働者災害補償保険法（昭和22年法律第50号），国家公務員共済組合法（昭和33年法律第128号。他の法律において準用し，又は例による場合を含む。），地方公務員等共済組合法（昭和37年法律第152号），老人保健法（昭和57年法律第80号）又は介護保険法（平成9年法律第123号）の規定により医療に関する給付を受けることができる者であるときは，都道府県は，その限度において，第37条第1項又は第37条の2第1項の規定による負担をすることを要しない。

2　第37条第1項又は第37条の2第1項の規定は，戦傷病者特別援護法（昭和38年法律第168号）の規定により医療を受けることができる結

核患者については，適用しない。

3　第37条第1項又は第37条の2第1項の規定による費用の負担を受ける結核患者が，児童福祉法（昭和22年法律第164号）の規定による療育の給付を受けることができる者であるときは，当該患者について都道府県が費用の負担をする限度において，同法の規定による療育の給付は，行わない。

(診療報酬の請求，審査及び支払)

第40条　感染症指定医療機関は，診療報酬のうち，第37条第1項又は第37条の2第1項の規定により都道府県が負担する費用を，都道府県に請求するものとする。

2　都道府県は，前項の費用を当該感染症指定医療機関に支払わなければならない。

3　都道府県知事は，感染症指定医療機関の診療内容及び診療報酬の請求を随時審査し，かつ，感染症指定医療機関が第1項の規定によって請求することができる診療報酬の額を決定することができる。

4　感染症指定医療機関は，都道府県知事が行う前項の規定による決定に従わなければならない。

5　都道府県知事は，第3項の規定により診療報酬の額を決定するに当たっては，社会保険診療報酬支払基金法（昭和23年法律第129号）に定める審査委員会，国民健康保険法に定める国民健康保険診療報酬審査委員会その他政令で定める医療に関する審査機関の意見を聴かなければならない。

6　都道府県は，感染症指定医療機関に対する診療報酬の支払に関する事務を，社会保険診療報酬支払基金，国民健康保険団体連合会その他厚生労働省令で定める者に委託することができる。

7　第3項の規定による診療報酬の額の決定については，行政不服審査法による不服申立てをすることができない。

(診療報酬の基準)

第41条　感染症指定医療機関が行う第37条第1項各号に掲げる医療又は第37条の2第1項に規定する厚生労働省令で定める医療に関する診療報酬は，健康保険の診療報酬の例によるものとする。

2　前項に規定する診療報酬の例によることができないとき，及びこれによることを適当としないときの診療報酬は，厚生労働大臣の定めるところによる。

(緊急時等の医療に係る特例)

第42条　都道府県は，第19条若しくは第20条（これらの規定を第26条において準用する場合を含む。以下この項において同じ。）若しくは第46条の規定により感染症指定医療機関以外の病院若しくは診療所に入院した患者（新感染症の所見がある者を含む。以下この条において同じ。）が，当該病院若しくは診療所から第37条第1項各号に掲げる医療を受けた場合又はその区域内に居住する結核患者（第26条において読み替えて準用する第19条又は第20条の規定により入院した患者を除く。以下この項において同じ。）が，緊急その他やむを得ない理由により，結核指定医療機関以外の病院若しくは診療所（第6条第15項の政令で定めるものを含む。）若しくは薬局から第37条の2第1項に規定する厚生労働省令で定める医療を受けた場合においては，その医療に要した費用につき，当該患者又はその保護者の申請により，第37条第1項又は第37条の2第1項の規定によって負担する額の例により算定した額の療養費を支給することができる。第19条若しくは第20条若しくは第46条の規定により感染症指定医療機関に入院した患者が感染症指定医療機関から第37条第1項各号に掲げる医療を受けた場合又はその区域内に居住する結核患者が結核指定医療機関から第37条の2第1項に規定する厚生労働省令で定める医療を受けた場合において，当該医療が緊急その他やむを得ない理由により第37条第1項又は第37条の2第1項の申請をしないで行われたものであるときも，同様とする。

2　第37条第3項の規定は，前項の申請について準用する。

3　第1項の療養費は，当該患者が当該医療を受けた当時それが必要であったと認められる場合に限り，支給するものとする。

(報告の請求及び検査)

第43条　都道府県知事（特定感染症指定医療機関

にあっては，厚生労働大臣又は都道府県知事とする。次項において同じ。）は，第37条第1項及び第37条の2第1項に規定する費用の負担を適正なものとするため必要があると認めるときは，感染症指定医療機関の管理者に対して必要な報告を求め，又は当該職員に感染症指定医療機関についてその管理者の同意を得て実地に診療録その他の帳簿書類（その作成又は保存に代えて電磁的記録（電子的方式，磁気的方式その他人の知覚によっては認識することができない方式で作られる記録であって，電子計算機による情報処理の用に供されるものをいう。）の作成又は保存がされている場合における当該電磁的記録を含む。）を検査させることができる。

2　感染症指定医療機関が，正当な理由がなく，前項の報告の求めに応ぜず，若しくは虚偽の報告をし，又は同項の同意を拒んだときは，都道府県知事は，当該感染症指定医療機関に対する診療報酬の支払を一時差し止めるよう指示し，又は差し止めることができる。

（厚生労働省令への委任）

第44条　この法律に規定するもののほか，第37条第1項及び第37条の2第1項の申請の手続，第40条の診療報酬の請求並びに支払及びその事務の委託の手続その他この章で規定する費用の負担に関して必要な事項は，厚生労働省令で定める。

第7章　新感染症

（新感染症に係る健康診断）

第45条　都道府県知事は，新感染症のまん延を防止するため必要があると認めるときは，当該新感染症にかかっていると疑うに足りる正当な理由のある者に対し当該新感染症にかかっているかどうかに関する医師の健康診断を受け，又はその保護者に対し当該新感染症にかかっていると疑うに足りる正当な理由のある者に健康診断を受けさせるべきことを勧告することができる。

2　都道府県知事は，前項の規定による勧告を受けた者が当該勧告に従わないときは，当該勧告に係る新感染症にかかっていると疑うに足りる正当な理由のある者について，当該職員に健康診断を行わせることができる。

3　第17条第3項及び第4項の規定は，都道府県知事が第1項に規定する健康診断の勧告又は前項に規定する健康診断の措置を実施する場合について準用する。

（新感染症の所見がある者の入院）

第46条　都道府県知事は，新感染症のまん延を防止するため必要があると認めるときは，新感染症の所見がある者に対し10日以内の期間を定めて特定感染症指定医療機関に入院し，又はその保護者に対し当該新感染症の所見がある者を入院させるべきことを勧告することができる。ただし，緊急その他やむを得ない理由があるときは，特定感染症指定医療機関以外の病院であって当該都道府県知事が適当と認めるものに入院し，又は当該新感染症の所見がある者を入院させるべきことを勧告することができる。

2　都道府県知事は，前項の規定による勧告を受けた者が当該勧告に従わないときは，10日以内の期間を定めて，当該勧告に係る新感染症の所見がある者を特定感染症指定医療機関（同項ただし書の規定による勧告に従わないときは，特定感染症指定医療機関以外の病院であって当該都道府県知事が適当と認めるもの）に入院させることができる。

3　都道府県知事は，緊急その他やむを得ない理由があるときは，前2項の規定により入院している新感染症の所見がある者を，前2項の規定により入院したときから起算して10日以内の期間を定めて，当該新感染症の所見がある者が入院している病院以外の病院であって当該都道府県知事が適当と認めるものに入院させることができる。

4　都道府県知事は，前3項の規定に係る入院の期間の経過後，当該入院に係る新感染症の所見がある者について入院を継続する必要があると認めるときは，10日以内の期間を定めて入院の期間を延長することができる。当該延長に係る入院の期間の経過後，これを更に延長しようとするときも，同様とする。

5　都道府県知事は，第1項の規定による勧告をしようとする場合には，当該新感染症の所見がある者又はその保護者に，適切な説明を行い，その理解を得るよう努めるとともに，都道府県

知事が指定する職員に対して意見を述べる機会を与えなければならない。この場合においては，当該新感染症の所見がある者又はその保護者に対し，あらかじめ，意見を述べるべき日時，場所及びその勧告の原因となる事実を通知しなければならない。
6　前項の規定による通知を受けた当該新感染症の所見がある者又はその保護者は，代理人を出頭させ，かつ，自己に有利な証拠を提出することができる。
7　第5項の規定による意見を聴取した者は，聴取書を作成し，これを都道府県知事に提出しなければならない。

（新感染症の所見がある者の移送）
第47条　都道府県知事は，前条の規定により入院する新感染症の所見がある者を当該入院に係る病院に移送しなければならない。

（新感染症の所見がある者の退院）
第48条　都道府県知事は，第46条の規定により入院している者について，当該入院に係る新感染症を公衆にまん延させるおそれがないことが確認されたときは，当該入院している者を退院させなければならない。
2　病院の管理者は，都道府県知事に対し，第46条の規定により入院している者について，当該入院に係る新感染症を公衆にまん延させるおそれがない旨の意見を述べることができる。
3　第46条の規定により入院している者又はその保護者は，都道府県知事に対し，当該入院している者の退院を求めることができる。
4　都道府県知事は，前項の規定による退院の求めがあったときは，当該入院している者について，当該入院に係る新感染症を公衆にまん延させるおそれがないかどうかの確認をしなければならない。

■栄養部門における感染症対策

1　**特徴**　栄養管理室は入院患者への食事の提供，下膳後の食器の管理，残食の処理を行うので，患者への感染の直接の原因をつくる可能性がある。そのため，衛生管理には特に注意を要する部門である。

2　**予防対策**　基本的には，入院時食事療養の基準等に定める食品衛生「食事療養に伴う衛生」は，医療法（昭和23年7月30日法律第205号）及び同法施行規則（昭和23年厚生省令第50号）の基準並びに食品衛生法（昭和22年法律第233号）に定める基準以上のものである。

【参考例】
（1）　健康管理
　①職員は，職場の定期健康診断に加えて，定期的に細菌検査（検便）を実施する。細菌検査で病原菌が陽性の者は陰性化するまで給食業務に従事しない。その他，下痢，吐き気等の消化器症状を有する者や手指に外傷を有する者は，職場管理者を通じ施設の責任ある医師（健康管理医）の診察を受け，その指示に従う（消化器症状を疑う者や，手指の外傷を有する者は，それぞれ改善するまで業務を停止する）。
　②調理室および調理機器の拭き取り検査についても，通知に基づいて実施すること。
　③食品納入業者は，定期的に細菌検査（検便）の結果を提出させ，陽性者のいないことを職場管理者が確認する。
（2）　衛生管理
　①調理室の出入りは，担当職員以外は禁止する。
　②職員は出入りに際して，手洗い（方法は総論に準ずる）を励行する。手洗いの場所は調理用とは別に設け，水栓は手以外で操作できることが望ましい。手洗い後の手指の拭き

取りは，ディスポーザブルのペーパータオルやエアータオルの使用が望ましい。
③調理室内は専用の履物を用い，出入り口で履き替える。
④清潔区域と不潔区域を明確に区別する。厨芥等の廃棄するものは専用の容器を用い調理台より離して設置する。
⑤調理室内で作業をする者は，帽子，マスク，ガウン（または専用の上下そろいの白衣）を着用する。
⑥調理台，調理室の清掃は各食調理後に行う。調理室内で掃除機を使用する場合は無菌室対応の機器を用いる。
⑦調理器具などの器材は，使用後に洗浄し消毒する。食器の保管は専用のものを使用し，食器以外の物品を入れない。
⑧調理室および付属の諸室（倉庫，事務室，休憩室等）は昆虫等の小動物の駆除を定期的に行う。
⑨トイレは調理職員専用とし，部外者の使用を禁ずる。

3 **MRSA対策**　上記の対策を励行すれば，調理を担当する職員がMRSA保菌者でも感染源となる可能性は低いと考えられる。ただし，多くの保菌者では鼻咽喉にMRSAが存在しており，鼻孔周辺を触れた手指がMRSAを媒介すると考えられるので，特にマスク着用と手洗いの励行は重要である。

　　MRSA陽性患者の食器は，通常の洗浄消毒で十分である。

4 **衛生管理規則**　「大規模食中毒対策等について」平成9年3月24日付衛食第85号厚生省生活衛生局長通知による（大量調理施設衛生管理マニュアル）衛生管理点検表において確認等を行う必要がある。さらに，院内に明文化した規則を設け，定期的な衛生管理上の検査・確認等を行う必要がある。院内感染対策委員会の管理監督のもとで行われることが好ましい。

❼ 調理師関係

調理師法（抄）

（昭和33年5月10日法律第147号）
（最終改正　平成19年6月27日法律第96号）

（目的）
第1条　この法律は，調理師の資格等を定めて調理の業務に従事する者の資質を向上させることにより調理技術の合理的な発達を図り，もって国民の食生活の向上に資することを目的とする。

（定義）
第2条　この法律で「調理師」とは，調理師の名称を用いて調理の業務に従事することができる者として都道府県知事の免許を受けた者をいう。

（調理師の設置）
第8条の2　多数人に対して飲食物を調理して供与する施設又は営業で厚生労働省令の定めるものの設置者又は営業者は，当該施設又は営業における調理の業務を行わせるため，当該施設又は営業の施設ごとに，調理師を置くように努めなければならない。

調理師法施行規則（抄）

（昭和33年12月13日厚生省令第46号）
（最終改正　平成19年3月30日厚生労働省令第43号）

（施設又は営業の指定）
第4条　法第3条第1項第2号（略），法第5条の2第1項（略）及び法第8条の2（略）に規定する厚生労働省令で定める施設又は営業は，次のとおりとする。

① 寄宿舎，学校，病院等の施設であって飲食物を調理して供与するもの
② 食品衛生法施行令（昭和28年政令第229号）第35条第1号（略），第14号（略）又は第32号（略）に掲げる営業

❽ 個人情報保護関係

医療介護関係事業者における個人情報保護の適切な取扱いのためのガイドライン（抄）

（平成16年12月24日厚生労働省，平成18年4月21日改正）

Ⅰ　本ガイドラインの趣旨，目的，基本的考え方

1．本ガイドラインの趣旨

本ガイドラインは，「個人情報の保護に関する法律」（平成15年法律第57号。以下「法」という。略）第6条及び第8条の規定に基づき，法の対象となる病院，診療所，薬局，介護保険法に規定する居宅サービス事業を行う者等の事業者等が行う個人情報の適正な取扱いの確保に関する活動を支援するためのガイドラインとして定めるものであり，厚生労働大臣が法を執行する際の基準となるものである。

2．本ガイドラインの構成及び基本的考え方

個人情報の取扱いについては，法第3条において，「個人情報が，個人の人格尊重の理念の下に慎重に取り扱われるべきものである」とされていることを踏まえ，個人情報を取り扱うすべての者は，その目的や態様を問わず，個人情報の性格と重要性を十分認識し，その適正な取扱いを図らなければならない。

特に，医療分野は，「個人情報の保護に関する基本方針」（平成16年4月2日閣議決定。以下「基本方針」という。）及び国会における附帯決議において，個人情報の性質や利用方法等から，特に適正な取扱いの厳格な実施を確保する必要がある分野の一つであると指摘されており，各医療機関等における積極的な取組が求められている。

また，介護分野においても，介護関係事業者は，多数の利用者やその家族について，他人が容易には知り得ないような個人情報を詳細に知りうる立場にあり，医療分野と同様に個人情報の適正な取扱いが求められる分野と考えられる。

このことを踏まえ，本ガイドラインでは，法の趣旨を踏まえ医療・介護関係事業者における個人情報の適正な取扱いが確保されるよう，遵守すべき事項及び遵守することが望ましい事項をできる限り具体的に示しており，各医療・介護関係事業者においては，法令，基本方針及び本ガイドラインの趣旨を踏まえ，個人情報の適正な取扱いに取り組む必要がある。

具体的には，医療・介護関係事業者は，本ガイドラインの【法の規定により遵守すべき事項等】のうち，「しなければならない」等と記載された事項については，法の規定により厳格に遵守することが求められる。また，【その他の事項】については，法に基づく義務等ではないが，達成できるよう努めることが求められる。

3．本ガイドラインの対象となる「医療・介護関係事業者」の範囲

本ガイドラインが対象としている事業者の範囲は，①病院，診療所，助産所，薬局，訪

問看護ステーション等の患者に対し直接医療を提供する事業者（以下「医療機関等」という。）、②介護保険法に規定する居宅サービス事業、介護予防サービス事業、地域密着型サービス事業、地域密着型介護予防サービス事業、居宅介護支援事業、介護予防支援事業、及び介護保険施設を経営する事業、老人福祉法に規定する老人居宅生活支援事業及び老人福祉施設を経営する事業その他高齢者福祉サービス事業を行う者（以下「介護関係事業者」という。）であり、いずれについても、個人情報保護に関する他の法律や条例が適用される、国、地方公共団体、独立行政法人等が設置するものを除く。ただし、医療・介護分野における個人情報保護の精神は同一であることから、これらの事業者も本ガイドラインに十分配慮することが望ましい。

なお、検体検査、患者等や介護サービス利用者への食事の提供、施設の清掃、医療事務の業務など、医療・介護関係事業者から委託を受けた業務を遂行する事業者においては、本ガイドラインのⅢ4.（略）に沿って適切な安全管理措置を講ずることが求められるとともに、当該委託を行う医療・介護関係事業者は、業務の委託に当たり、本ガイドラインの趣旨を理解し、本ガイドラインに沿った対応を行う事業者を委託先として選定するとともに委託先事業者における個人情報の取扱いについて定期的に確認を行い、適切な運用が行われていることを確認する等の措置を講ずる必要がある。

また、法令上、「個人情報取扱事業者」としての義務等を負うのは医療・介護関係事業者のうち、識別される特定の個人の数の合計が過去6ヶ月以内のいずれの日においても5,000を超えない事業者（小規模事業者）を除くものとされている。

しかし、医療・介護関係事業者は、個人情報を提供して医療・介護関係事業者からサービスを受ける患者・利用者等から、その規模等によらず良質かつ適切な医療・介護サービスの提供が期待されていること、そのため、良質かつ適切な医療・介護サービスの提供のために最善の努力を行う必要があること、また、患者・利用者の立場からは、どの医療・介護関係事業者が法令上の義務を負う個人情報取扱事業者に該当するかが分かりにくいこと等から、本ガイドラインにおいては個人情報取扱事業者としての法令上の義務等を負わない医療・介護関係事業者にも本ガイドラインを遵守する努力を求めるものである。

4. 本ガイドラインの対象となる「個人情報」の範囲

法令上「個人情報」とは、生存する個人に関する情報であり、個人情報取扱事業者の義務等の対象となるのは、生存する個人に関する情報に限定されている。本ガイドラインは、医療・介護関係事業者が保有する生存する個人に関する情報のうち、医療・介護関係の情報を対象とするものであり、また、診療録等の形態に整理されていない場合でも個人情報に該当する。

なお、当該患者・利用者が死亡した後においても、医療・介護関係事業者が当該患者・利用者の情報を保存している場合には、漏えい、滅失又はき損等の防止のため、個人情報と同等の安全管理措置を講ずるものとする。

5. 大臣の権限行使との関係等

本ガイドライン中、【法の規定により遵守すべき事項等】に記載された内容のうち、医療・介護関係事業者の義務とされている内容を個人情報取扱事業者としての義務を負う医療・介護関係事業者が遵守しない場合、厚生労働大臣は、法第34条の規定に基づき、「勧告」及び「命令」を行うことがある。また、法の適用除外とされている小規模事業者については、努力義務として本ガイドラインの遵守が求められる。

また、法第51条及び「個人情報の保護に関する法律施行令」（平成15年12月10日政令第507号。以下「令」という。略）第11条において、法第32条から第34条に規定する主務大臣の権限に属する事務は、個人情報取扱事業者が行う事業であって当該主務大臣が所管するものについての報告の徴収、検査、勧告等に係る権限に属する事務の全部又は一部が、

他の法令の規定により地方公共団体の長その他の執行機関が行うこととされているときは、当該地方公共団体の長等が法に基づく報告の徴収、助言、勧告及び命令を行うことがある。

6. 医療・介護関係事業者が行う措置の透明性の確保と対外的明確化

法第3条では、個人の人格尊重の理念の下に個人情報を慎重に扱うべきことが指摘されている。

医療・介護関係事業者は、個人情報保護に関する考え方や方針に関する宣言(いわゆる、プライバシーポリシー、プライバシーステートメント等)及び個人情報の取扱いに関する明確かつ適正な規則を策定し、それらを対外的に公表することが求められる。また、患者等から当該本人の個人情報がどのように取り扱われているか等について知りたいという求めがあった場合は、当該規則に基づき、迅速に情報提供を行う等必要な措置を行うものとする。

個人情報保護に関する考え方や方針に関する宣言の内容としては、医療・介護関係事業者が個人の人格尊重の理念の下に個人情報を取り扱うこと及び関係法令及びガイドライン等を遵守すること等、個人情報の取扱いに関する規則においては、個人情報に係る安全管理措置の概要、本人等からの開示等の手続、第三者提供の取扱い、苦情への対応等について具体的に定めることが考えられる。

なお、利用目的等を広く公表することについては、以下のような趣旨があることに留意すべきである。

①医療・介護関係事業者で個人情報が利用される意義について患者・利用者等の理解を得ること。
②医療・介護関係事業者において、法を遵守し、個人情報保護のため積極的に取り組んでいる姿勢を対外的に明らかにすること。

7. 責任体制の明確化と患者・利用者窓口の設置等

医療・介護関係事業者は、個人情報の適正な取扱いを推進し、漏えい等の問題に対処する体制を整備する必要がある。このため、個人情報の取扱いに関し、専門性と指導性を有し、事業者の全体を統括する組織体制・責任体制を構築し、規則の策定や安全管理措置の計画立案等を効果的に実施できる体制を構築するものとする。

また、患者・利用者等に対しては、受付時、利用開始時に個人情報の利用目的を説明するなど、必要に応じて分かりやすい説明を行う必要があるが、加えて、患者・利用者等が疑問に感じた内容を、いつでも、気軽に問い合わせできる窓口機能等を確保することが重要である。また、患者・利用者等の相談は、医療・介護サービスの内容とも関連している場合が多いことから、個人情報の取扱いに関し患者・利用者等からの相談や苦情への対応等を行う窓口機能等を整備するとともに、その窓口がサービスの提供に関する相談機能とも有機的に連携した対応が行える体制とするなど、患者・利用者等の立場に立った対応を行う必要がある。

なお、個人情報の利用目的の説明や窓口機能等の整備、開示の求めを受け付ける方法を定める場合等に当たっては、障害のある患者・利用者等にも配慮する必要がある。

8. 遺族への診療情報の提供の取扱い

法は、OECD8原則の趣旨を踏まえ、生存する個人の情報を適用対象とし、個人情報の目的外利用や第三者提供に当たっては本人の同意を得ることを原則としており、死者の情報は原則として個人情報とならないことから、法及び本ガイドラインの対象とはならない。しかし、患者・利用者が死亡した際に、遺族から診療経過、診療情報や介護関係の諸記録について照会が行われた場合、医療・介護関係事業者は、患者・利用者本人の生前の意思、名誉等を十分に尊重しつつ、特段の配慮が求められる。このため、患者・利用者が死亡した際の遺族に対する診療情報の提供については、「診療情報の提供等に関する指針」(「診療情報の提供等に関する指針の策定について」(平成15年9月12日医政発第0912001

号))の9において定められている取扱いに従って、医療・介護関係事業者は、同指針の規定により遺族に対して診療情報・介護関係の記録の提供を行うものとする。

9．個人情報が研究に活用される場合の取扱い

近年の科学技術の高度化に伴い、研究において個人の診療情報等や要介護認定情報等を利用する場合が増加しているほか、患者・利用者への診療や介護と平行して研究が進められる場合もある。

法第50条第1項においては、憲法上の基本的人権である「学問の自由」の保障への配慮から、大学その他の学術研究を目的とする機関等が、学術研究の用に供する目的をその全部又は一部として個人情報を取り扱う場合については、法による義務等の規定は適用しないこととされている。従って、この場合には法の運用指針としての本ガイドラインは適用されるものではないが、これらの場合においても、法第50条第3項により、当該機関等は、自主的に個人情報の適正な取扱いを確保するための措置を講ずることが求められており、これに当たっては、医学研究分野の関連指針（別表5参照。略）とともに本ガイドラインの内容についても留意することが期待される。

なお、治験及び市販後臨床試験における個人情報の取扱いについては、本ガイドラインのほか、薬事法及び関係法令（「医薬品の臨床試験の実施の基準に関する省令」（平成9年厚生省令第28号）等）の規定や、関係団体等が定める指針に従うものとする。また、医療機関等が企業から研究を受託して又は共同で実施する場合における個人情報の取扱いについては、本ガイドラインのほか、別表5に掲げる指針や、関係団体等が定める指針に従うものとする。

10．遺伝情報を診療に活用する場合の取扱い

遺伝学的検査等により得られた遺伝情報については、本人の遺伝子・染色体の変化に基づく体質、疾病の発症等に関する情報が含まれるほか、その血縁者に関わる情報でもあり、その情報は生涯変化しないものであることから、これが漏えいした場合には、本人及び血縁者が被る被害及び苦痛は大きなものとなるおそれがある。したがって、遺伝学的検査等により得られた遺伝情報の取扱いについては、UNESCO国際宣言等（別表6参照。略）、別表5に掲げる指針及び関係団体等が定める指針を参考とし、特に留意する必要がある。

また、検査の実施に同意している場合においても、その検査結果が示す意味を正確に理解することが困難であったり、疾病の将来予測性に対してどのように対処すればよいかなど、本人及び家族等が大きな不安を持つ場合が多い。したがって、医療機関等が、遺伝学的検査を行う場合には、臨床遺伝学の専門的知識を持つ者により、遺伝カウンセリングを実施するなど、本人及び家族等の心理社会的支援を行う必要がある。

11．他の法令等との関係

医療・介護関係事業者は、個人情報の取扱いにあたり、法、基本方針及び本ガイドラインに示す項目のほか、個人情報保護又は守秘義務に関する他の法令等（刑法、関係資格法、介護保険法等）の規定を遵守しなければならない。

また、病院等の管理者の監督義務（医療法第15条）や業務委託（医療法第15条の2等）に係る規定、介護関係事業者における個人情報保護に係る規定等を遵守しなければならない。

また、医療分野については、すでに「診療情報の提供等に関する指針」が定められている。これは、インフォームド・コンセントの理念等を踏まえ、医療従事者等が診療情報を積極的に提供することにより、医療従事者と患者等とのより良い信頼関係を構築することを目的としており、この目的のため、患者等からの求めにより個人情報である診療情報を開示する場合は、同指針の内容に従うものとする。

12．認定個人情報保護団体における取組

法第37条においては、個人情報取扱事業者

の個人情報の適正な取扱いの確保を目的とする業務を行う法人等は主務大臣の認定を受けて認定個人情報保護団体となることができることとされている。認定個人情報保護団体となる医療・介護関係の団体等は，傘下の医療・介護関係事業者を対象に，個人情報保護に係る普及・啓発を推進するほか，法の趣旨に沿った指針等を自主的なルールとして定めたり，個人情報の取扱いに関する患者・利用者等のための相談窓口を開設するなど，積極的な取組を行うことが期待されている。

Ⅱ 用語の定義等

1. 個人情報（法第2条第1項）

「個人情報」とは，生存する個人に関する情報であって，当該情報に含まれる氏名，生年月日，その他の記述等により特定の個人を識別することができるもの（他の情報と容易に照合することができ，それにより特定の個人を識別することができることとなるものを含む。）をいう。「個人に関する情報」は，氏名，性別，生年月日等個人を識別する情報に限られず，個人の身体，財産，職種，肩書き等の属性に関して，事実，判断，評価を表すすべての情報であり，評価情報，公刊物等によって公にされている情報や，映像，音声による情報も含まれ，暗号化されているか否かを問わない。

また，例えば診療録には，患者について客観的な検査をしたデータもあれば，それに対して医師が行った判断や評価も書かれている。これら全体が患者個人に関する情報に当たるものであるが，あわせて，当該診療録を作成した医師の側からみると，自分が行った判断や評価を書いているものであるので，医師個人に関する情報とも言うことができる。したがって，診療録等に記載されている情報の中には，患者と医師等双方の個人情報という二面性を持っている部分もあることに留意が必要である。

なお，死者に関する情報が，同時に，遺族等の生存する個人に関する情報でもある場合には，当該生存する個人に関する情報となる。

本ガイドラインは，医療・介護関係事業者が保有する医療・介護関係個人情報を対象とするものであり，診療録等の形態に整理されていない場合でも個人情報に該当する。

（例）下記については，記載された氏名，生年月日，その他の記述等により特定の個人を識別することができることから，匿名化されたものを除き，個人情報に該当する。（医療・介護関係法令において医療・介護関係事業者に作成・保存が義務づけられている記録例は別表1参照。略）

○医療機関等における個人情報の例：診療録，処方せん，手術記録，助産録，看護記録，検査所見記録，エックス線写真，紹介状，退院した患者に係る入院期間中の診療経過の要約，調剤録等

○介護関係事業者における個人情報の例：ケアプラン，介護サービス提供にかかる計画，提供したサービス内容等の記録，事故の状況等の記録等

2. 個人情報の匿名化

当該個人情報から，当該情報に含まれる氏名，生年月日，住所等，個人を識別する情報を取り除くことで，特定の個人を識別できないようにすることをいう。顔写真については，一般的には目の部分にマスキングすることで特定の個人を識別できないと考えられる。なお，必要な場合には，その人と関わりのない符号又は番号を付すこともある。

このような処理を行っても，事業者内で医療・介護関係個人情報を利用する場合は，事業者内で得られる他の情報や匿名化に際して付された符号又は番号と個人情報との対応表等と照合することで特定の患者・利用者等が識別されることも考えられる。法においては，「他の情報と容易に照合することができ，それにより特定の個人を識別することができることとなるもの」についても個人情報に含まれるものとされており，匿名化に当たっては，当該情報の利用目的や利用者等を勘案した処理を行う必要があり，あわせて，本人の

同意を得るなどの対応も考慮する必要がある。

　また，特定の患者・利用者の症例や事例を学会で発表したり，学会誌で報告したりする場合等は，氏名，生年月日，住所等を消去することで匿名化されると考えられるが，症例や事例により十分な匿名化が困難な場合は，本人の同意を得なければならない。

　なお，当該発表等が研究の一環として行われる場合にはⅠ9．に示す取扱いによるものとする。

3．個人情報データベース等（法第2条第2項），個人データ（法第2条第4項），保有個人データ（法第2条第5項）

　「個人情報データベース等」とは，特定の個人情報をコンピュータを用いて検索することができるように体系的に構成した個人情報を含む情報の集合体，又はコンピュータを用いていない場合であっても，紙面で処理した個人情報を一定の規則（例えば，五十音順，生年月日順など）に従って整理・分類し，特定の個人情報を容易に検索することができるよう，目次，索引，符号等を付し，他人によっても容易に検索可能な状態においているものをいう。

　「個人データ」とは，「個人情報データベース等」を構成する個人情報をいう。

　「保有個人データ」とは，個人データのうち，個人情報取扱事業者が，開示，内容の訂正，追加又は削除，利用の停止，消去及び第三者への提供の停止を行うことのできる権限を有するものをいう。ただし，①その存否が明らかになることにより，公益その他の利益が害されるもの，②6ヶ月以内に消去する（更新することは除く。）こととなるものは除く。

　診療録等の診療記録や介護関係記録については，媒体の如何にかかわらず個人データに該当する。

　また，検査等の目的で，患者から血液等の検体を採取した場合，それらは個人情報に該当し，利用目的の特定等（Ⅲ1．参照），利用目的の通知等（Ⅲ2．参照）等の対象となることから，患者の同意を得ずに，特定された利用目的の達成に必要な範囲を超えて検体を取り扱ってはならない。また，これらの検査結果については，診療録等と同様に検索可能な状態として保存されることから，個人データに該当し，第三者提供（Ⅲ5．参照。略）や開示（Ⅲ7．参照。略）の対象となる。

4．本人の同意

　法は，個人情報の目的外利用や個人データの第三者提供の場合には，原則として本人の同意を得ることを求めている。これは，法の基本となるOECD8原則のうち，利用制限の原則の考え方の現れであるが，医療機関等については，患者に適切な医療サービスを提供する目的のために，当該医療機関等において，通常必要と考えられる個人情報の利用範囲を施設内への掲示（院内掲示）により明らかにしておき，患者側から特段明確な反対・留保の意思表示がない場合には，これらの範囲内での個人情報の利用について同意が得られているものと考えられる。（Ⅲ5．(3)(4) 参照。略）

　また，患者・利用者が，意識不明ではないものの，本人の意思を明確に確認できない状態の場合については，意識の回復にあわせて，速やかに本人への説明を行い本人の同意を得るものとする。

　なお，これらの場合において患者・利用者の理解力，判断力などに応じて，可能な限り患者・利用者本人に通知し，同意を得るよう努めることが重要である。

5．家族等への病状説明

　法においては，個人データを第三者提供する場合には，あらかじめ本人の同意を得ることを原則としている。一方，病態によっては，治療等を進めるに当たり，本人だけでなく家族等の同意を得る必要がある場合もある。家族等への病状説明については，患者（利用者）への医療（介護）の提供に必要な利用目的（Ⅲ1．(1) 参照）と考えられるが，本人以外の者に病状説明を行う場合は，本人に対し，あらかじめ病状説明を行う家族

等の対象者を確認し，同意を得ることが望ましい。この際，本人から申出がある場合には，治療の実施等に支障の生じない範囲において，現実に患者（利用者）の世話をしている親族及びこれに準ずる者を説明を行う対象に加えたり，家族の特定の人を限定するなどの取扱いとすることができる。

一方，意識不明の患者の病状や重度の認知症の高齢者の状況を家族等に説明する場合は，本人の同意を得ずに第三者提供できる場合と考えられる（Ⅲ5．（2）②参照。略）。この場合，医療・介護関係事業者において，本人の家族等であることを確認した上で，治療等を行うに当たり必要な範囲で，情報提供を行うとともに，本人の過去の病歴，治療歴等について情報の取得を行う。本人の意識が回復した際には，速やかに，提供及び取得した個人情報の内容とその相手について本人に説明するとともに，本人からの申出があった場合，取得した個人情報の内容の訂正等，病状の説明を行う家族等の対象者の変更等を行う。

なお，患者の判断能力に疑義がある場合は，意識不明の患者と同様の対応を行うとともに，判断能力の回復にあわせて，速やかに本人への説明を行い本人の同意を得るものとする。

Ⅲ 医療・介護関係事業者の義務等

1．利用目的の特定等（法第15条，第16条）

> （利用目的の特定）
> 法第15条　個人情報取扱事業者は，個人情報を取り扱うに当たっては，その利用の目的（以下「利用目的」という。）をできる限り特定しなければならない。
> 2　個人情報取扱事業者は，利用目的を変更する場合には，変更前の利用目的と相当の関連性を有すると合理的に認められる範囲を超えて行ってはならない。
>
> （利用目的による制限）
> 法第16条　個人情報取扱事業者は，あらかじめ本人の同意を得ないで，前条の規定により特定された利用目的の達成に必要な範囲を超えて，個人情報を取り扱ってはならない。
> 2　個人情報取扱事業者は，合併その他の事由により他の個人情報取扱事業者から事業を承継することに伴って個人情報を取得した場合は，あらかじめ本人の同意を得ないで，承継前における当該個人情報の利用目的の達成に必要な範囲を超えて，当該個人情報を取り扱ってはならない。
> 3　前2項の規定は，次に掲げる場合については，適用しない。
> ①　法令に基づく場合
> ②　人の生命，身体又は財産の保護のために必要がある場合であって，本人の同意を得ることが困難であるとき。
> ③　公衆衛生の向上又は児童の健全な育成の推進のために特に必要がある場合であって，本人の同意を得ることが困難であるとき。
> ④　国の機関若しくは地方公共団体又はその委託を受けた者が法令の定める事務を遂行することに対して協力する必要がある場合であって，本人の同意を得ることにより当該事務の遂行に支障を及ぼすおそれがあるとき。

（1）利用目的の特定及び制限

医療・介護関係事業者が医療・介護サービスを希望する患者・利用者から個人情報を取得する場合，当該個人情報を患者・利用者に対する医療・介護サービスの提供，医療・介護保険事務，入退院等の病棟管理などで利用することは患者・利用者にとって明らかと考えられる。

これら以外で個人情報を利用する場合は，患者・利用者にとって必ずしも明らかな利用目的とはいえない。この場合は，個人情報を取得するに当たって明確に当該利用目的の公表等の措置が講じられなければならない。（Ⅲ2．参照）

医療・介護関係事業者の通常の業務で想定される利用目的は別表２（略）に例示されるものであり，医療・介護関係事業者は，これらを参考として，自らの業務に照らして通常必要とされるものを特定して公表（院内掲示等）しなければならない。（Ⅲ２．参照）

また，別表２に掲げる利用目的の範囲については，法第15条第２項に定める利用目的の変更を行うことができると考えられる。ただし，変更された利用目的については，本人へ通知又は公表しなければならない。（Ⅲ２．参照）

（２）利用目的による制限の例外

医療・介護関係事業者は，あらかじめ本人の同意を得ないで法第15条の規定により特定された利用目的の達成に必要な範囲を超えて個人情報を取り扱ってはならないが（法第16条第１項），同条第３項に掲げる場合については，本人の同意を得る必要はない。具体的な例としては以下のとおりである。

①法令に基づく場合

医療法に基づく立入検査，介護保険法に基づく不正受給者に係る市町村への通知，児童虐待の防止等に関する法律に基づく児童虐待に係る通告等，法令に基づいて個人情報を利用する場合であり，医療・介護関係事業者の通常の業務で想定される主な事例は別表３（略）のとおりである。

根拠となる法令の規定としては，刑事訴訟法第197条第２項に基づく照会，地方税法第72条の63（個人の事業税に係る質問検査権，各種税法に類似の規定あり）等がある。

警察や検察等の捜査機関の行う刑事訴訟法第197条第２項に基づく照会（同法第507条に基づく照会も同様）は，相手方に報告すべき義務を課すものと解されている上，警察や検察等の捜査機関の行う任意捜査も，これへの協力は任意であるものの，法令上の具体的な根拠に基づいて行われるものであり，いずれも「法令に基づく場合」に該当すると解されている。

②人の生命，身体又は財産の保護のために必要がある場合であって，本人の同意を得ることが困難であるとき

（例）
・意識不明で身元不明の患者について，関係機関へ照会したり，家族又は関係者等からの安否確認に対して必要な情報提供を行う場合
・意識不明の患者の病状や重度の認知症の高齢者の状況を家族等に説明する場合
・大規模災害等で医療機関に非常に多数の傷病者が一時に搬送され，家族等からの問い合わせに迅速に対応するためには，本人の同意を得るための作業を行うことが著しく不合理である場合

③公衆衛生の向上又は児童の健全な育成の推進のために特に必要がある場合であって，本人の同意を得ることが困難であるとき

（例）
・健康増進法に基づく地域がん登録事業による国又は地方公共団体への情報提供
・がん検診の精度管理のための地方公共団体又は地方公共団体から委託を受けた検診機関に対する精密検査結果の情報提供
・児童虐待事例についての関係機関との情報交換
・医療安全の向上のため，院内で発生した医療事故等に関する国，地方公共団体又は第三者機関等への情報提供のうち，氏名等の情報が含まれる場合

④国の機関若しくは地方公共団体又はその委託を受けた者が法令の定める事務を遂行することに対して協力する必要がある場合であって，本人の同意を得ることに

より当該事務の遂行に支障を及ぼすおそれがあるとき
（例）
- 国等が実施する，統計報告調整法の規定に基づく統計報告の徴集（いわゆる承認統計調査）及び統計法第8条の規定に基づく指定統計以外の統計調査（いわゆる届出統計調査）に協力する場合
- 災害発生時に警察が負傷者の住所，氏名や傷の程度等を照会する場合等，公共の安全と秩序の維持の観点から照会する場合

【法の規定により遵守すべき事項等】
- 医療・介護関係事業者は，個人情報を取り扱うに当たって，その利用目的をできる限り特定しなければならない。
- 医療・介護関係事業者は，利用目的を変更する場合には，変更前の利用目的と相当の関連性を有すると合理的に認められる範囲を超えて行ってはならない。
- 医療・介護関係事業者は，あらかじめ本人の同意を得ないで，特定された利用目的の達成に必要な範囲を超えて個人情報を取り扱ってはならない。なお，本人の同意を得るために個人情報を利用すること（同意を得るために患者・利用者の連絡先を利用して電話をかける場合など），個人情報を匿名化するために個人情報に加工を行うことは差し支えない。
- 個人情報を取得する時点で，本人の同意があったにもかかわらず，その後，本人から利用目的の一部についての同意を取り消す旨の申出があった場合は，その後の個人情報の取扱いについては，本人の同意が取り消されなかった範囲に限定して取り扱う。
- 医療・介護関係事業者は，合併その他の事由により他の事業者から事業を承継することに伴って個人情報を取得した場合は，あらかじめ本人の同意を得ないで，承継前における当該個人情報の利用目的の達成に必要な範囲を超えて，当該個人情報を取り扱ってはならない。
- 利用目的の制限の例外（法第16条第3項）に該当する場合は，本人の同意を得ずに個人情報を取り扱うことができる。（利用目的を変更する場合の取扱いについてはⅢ2．を参照）

【その他の事項】
- 利用目的の制限の例外に該当する「法令に基づく場合」等であっても，利用目的以外の目的で個人情報を取り扱う場合は，当該法令等の趣旨をふまえ，その取り扱う範囲を真に必要な範囲に限定することが求められる。
- 患者が未成年者等の場合，法定代理人等の同意を得ることで足りるが，一定の判断能力を有する未成年者等については，法定代理人等の同意にあわせて本人の同意を得る。
- 意識不明の患者や重度の認知症の高齢者などで法定代理人がいない場合で，緊急に診療が必要な場合については，上記（2）②に該当し，当該本人の個人情報を取り扱うことができる。

2．利用目的の通知等（法第18条）

（取得に際しての利用目的の通知等）

法第18条　個人情報取扱事業者は，個人情報を取得した場合は，あらかじめその利用目的を公表している場合を除き，速やかに，その利用目的を，本人に通知し，又は公表しなければならない。

2　個人情報取扱事業者は，前項の規定にかかわらず，本人との間で契約を締結することに伴って契約書その他の書面（電子的方式，磁気的方式その他人の知覚によっては認識することができない方式で作られる記録を含む。以下この項において同じ。）に記載された当該本人の個人情報を取得する場合その他本人から直接書面に記載された当該本人の個人情報を取得する場合は，あらかじめ，本人に対し，その利用目的を明示しなければならない。ただし，人の生命，身体又は財産

第3章 関連法規（医療介護関係事業者における個人情報保護の適切な取扱いのためのガイドライン）

の保護のために緊急に必要がある場合は，この限りでない。
3　個人情報取扱事業者は，利用目的を変更した場合は，変更された利用目的について，本人に通知し，又は公表しなければならない。
4　前3項の規定は，次に掲げる場合については，適用しない。
① 利用目的を本人に通知し，又は公表することにより本人又は第三者の生命，身体，財産その他の権利利益を害するおそれがある場合
② 利用目的を本人に通知し，又は公表することにより当該個人情報取扱事業者の権利又は正当な利益を害するおそれがある場合
③ 国の機関又は地方公共団体が法令の定める事務を遂行することに対して協力する必要がある場合であって，利用目的を本人に通知し，又は公表することにより当該事務の遂行に支障を及ぼすおそれがあるとき。
④ 取得の状況からみて利用目的が明らかであると認められる場合

【法の規定により遵守すべき事項等】
・医療・介護関係事業者は，個人情報を取得するに当たって，あらかじめその利用目的を公表しておくか，個人情報を取得した場合，速やかに，その利用目的を，本人に通知し，又は公表しなければならない。
・利用目的の公表方法としては，院内や事業所内等に掲示するとともに，可能な場合にはホームページへの掲載等の方法により，なるべく広く公表する必要がある。
・医療・介護関係事業者は，受付で患者に保険証を提出してもらう場合や問診票の記入を求める場合など，本人から直接書面に記載された当該本人の個人情報を取

得する場合は，あらかじめ，本人に対し，その利用目的を院内掲示等により明示しなければならない。ただし，救急の患者で緊急の処置が必要な場合等は，この限りでない。
・医療・介護関係事業者は，利用目的を変更した場合は，変更された利用目的について，本人に通知し，又は公表しなければならない。
・取得の状況からみて利用目的が明らかであると認められる場合など利用目的の通知等の例外に該当する場合は，上記内容は適用しない。（「利用目的が明らか」な場合についてはⅢ1.（1）を参照）

【その他の事項】
・利用目的が，本規定の例外である「取得の状況からみて利用目的が明らかであると認められる場合」に該当する場合であっても，患者・利用者等に利用目的をわかりやすく示す観点から，利用目的の公表に当たっては，当該利用目的についても併せて記載する。
・院内や事業所内等への掲示に当たっては，受付の近くに当該内容を説明した表示を行い，初回の患者・利用者等に対しては，受付時や利用開始時において当該掲示についての注意を促す。
・初診時や入院・入所時等における説明だけでは，個人情報について十分な理解ができない患者・利用者も想定されることから，患者・利用者が落ち着いた時期に改めて説明を行ったり，診療計画書，療養生活の手引き，訪問介護計画等のサービス提供に係る計画等に個人情報に関する取扱いを記載するなど，患者・利用者が個人情報の利用目的を理解できるよう配慮する。
・患者・利用者等の希望がある場合，詳細の説明や当該内容を記載した書面の交付を行う。

■栄養部門における個人情報保護法

1. **帳票類**　栄養管理室内で用いた患者が特定される帳票類，調理師（室）への指示票は回収し，シュレッダー等で廃棄処理を行う。
   - 調理室において，患者氏名が明記される一覧表（病棟一覧表，食事変更者一覧，禁止項目一覧表，コメント一覧表等）は，シュレッダー等で廃棄する。
   - 食札は，患者氏名と疾患名が明記されており，患者自ら保存する場合は管理外とするが，下膳とともに返却されたものについては，シュレッダー等で廃棄する。
   - 選択食のオーダー用紙は，他の患者氏名が見られることのないよう配慮が必要。

2. **指導関係**　集団指導会場において，担当者が出欠を確認するため患者氏名を呼ぶ場合，あるいは連記する出欠票は，双方とも患者氏名と疾患名が明らかになることから控える。個票による出欠票とするほうが望ましい。
   - 個人・集団指導にて用いたデータの写しは，すべてシュレッダー処理とする。

3. **電話相談**　これまでは，指導を受けた患者や患者家族からの電話による相談や問い合わせについて対応可能であったが，本人確認や本人が情報共有を認めた家族かを確認する手段がないため，今後の対応は困難である。

【例】院内掲示用の「各病院の方針」

個人情報保護方針（プライバシーポリシー）

　当院は信頼の医療に向けて，患者さんによい医療を受けていただけるよう日々努力を重ねております。「患者さんの個人情報」につきましても適切に保護し管理することが非常に重要であると考えております。そのために当院では，以下の個人情報保護方針を定め確実な履行に努めます。

1. **個人情報の収集について**
　　当院が患者さんの個人情報を収集する場合，診療・看護および患者さんの医療に関わる範囲で行います。その他の目的に個人情報を利用する場合は，利用目的をあらかじめお知らせし，ご了解を得た上で実施いたします。ウェブサイトで個人情報を必要とする場合も同様にいたします。

2. **個人情報の利用および提供について**
　　当院は，患者さんの個人情報の利用につきましては以下の場合を除き，本来の利用目的の範囲を超えて使用いたしません。
   - ◎　患者さんの了解を得た場合
   - ◎　個人を識別あるいは特定できない状態に加工[*1]して利用する場合
   - ◎　法令等により提供を要求された場合

　　当院は，法令の定める場合等を除き，患者さんの許可なく，その情報を第三者[*2]に提供いたしません。

3. **個人情報の適正管理について**
　　当院は，患者さんの個人情報について，正確かつ最新の状態に保ち，患者さんの個人情報の漏えい，紛失，破壊，改ざんまたは患者さんの個人情報への不正なアクセスを防止するこ

とに努めます。
4．個人情報の確認・修正等について
　　当院は，患者さんの個人情報について患者さんが開示を求められた場合には，遅滞なく内容を確認し，当院の「患者情報の提供等に関する指針」に従って対応いたします。また，内容が事実でない等の理由で訂正を求められた場合も，調査し適切に対応いたします。
5．問い合わせの窓口
　　当院の個人情報保護方針に関してのご質問や患者さんの個人情報のお問い合わせは下記の窓口でお受けいたします。
　　　　　窓　口　「個人情報保護相談窓口」
6．法令の遵守と個人情報保護の仕組みの改善
　　当院は，個人情報の保護に関する日本の法令，その他の規範を遵守するとともに，上記の各項目の見直しを適宜行い，個人情報保護の仕組みの継続的な改善を図ります。

　　　　　　　　　　　　　　　　　　　　　　　　　　　　　平成〇〇年〇月〇日
　　　　　　　　　　　　　　　　　　　　　　　　　　　　　　〇〇〇〇病院
　　　　　　　　　　　　　　　　　　　　　　　　　　　　　院長　　〇〇〇〇

[1] 単に個人の名前などの情報のみを消し去ることで匿名化するのではなく，あらゆる方法をもってしても情報主体を特定できない状態にされていること。
[2] 第三者とは，情報主体および受領者（事業者）以外をいい，本来の利用目的に該当しない，または情報主体によりその個人情報の利用の同意を得られていない団体または個人を指す。
※この方針は，患者さんのみならず，当院の職員および当院と関係のあるすべての個人情報についても上記と同様に取り扱います。

【例】院内掲示用の「各病院の利用目的」
　　　　　当院では患者さんの個人情報の保護に万全の体制を採っています
　当院では，患者さんの個人情報については下記の目的に利用し，その取り扱いには万全の体制で取り組んでいます。なお，疑問などがございましたら担当窓口にお問い合わせください。
　　　　　　　　　　　　　　　　　　　　　　　　　　　　〇〇〇〇病院　院長

当院での患者さんの個人情報の利用目的は
1．院内での利用
　①患者さんに提供する医療サービス
　②医療保険事務
　③入退院等の病棟管理
　④会計・経理
　⑤医療事故等の報告
　⑥当該患者さんへの医療サービスの向上
　⑦院内医療実習への協力
　⑧医療の質の向上を目的とした院内症例研究
　⑨その他，患者さんに関わる管理運営業務

2．院外への情報提供としての利用

①他の病院，診療所，助産院，薬局，訪問看護ステーション，介護サービス事業者等との連携

②他の医療機関等からの照会への回答

③患者さんの診療等のため，外部の医師等の意見・助言を求める場合

④検体検査業務等の業務委託

⑤ご家族等への病状説明

⑥保険事務の委託

⑦審査支払機関へのレセプトの提供

⑧審査支払機関または保険者からの照会への回答

⑨事業者等から委託を受けた健康診断に係る，事業者等へのその結果通知

⑩医師賠償責任保険等に関わる，医療に関する専門の団体や保険会社等への相談または届出等

⑪その他，患者さんへの医療保険事務に関する利用

3．その他の利用

①医療・介護サービスや業務の維持・改善のための基礎資料

②外部監査機関への情報提供

※上記のうち，他の医療機関等への情報提供について同意しがたい事項がある場合には，その旨を担当窓口までお申し出ください。お申し出がないものについては，同意していただけたものとして取り扱わせていただきます。なお，これらのお申し出は，後からいつでも撤回，変更等をすることができます。

【例】患者手渡し用の「各病院のリーフレット」（表面）

患者さんの個人情報の保護についてのお知らせ

　当院では，患者さんに安心して医療を受けていただくために，安全な医療をご提供するとともに，患者さんの個人情報の取り扱いにも，万全の体制で取り組んでいます。

個人情報の利用目的について

　当院では，患者さんの個人情報を別記の目的で利用させていただくことがございます。これら以外の目的で利用させていただく必要が生じた場合には，改めて患者さんから同意をいただくことにしております。

個人情報の開示・訂正・利用停止について

　当院では，患者さんの個人情報の開示・訂正・利用停止等につきましても「個人情報の保護に関する法律」の規定に従って進めております。

＊

　手続きの詳細のほか，ご不明な点につきましては，窓口までお気軽におたずねください。

○○○○病院　院長

【例】患者手渡し用の「各病院のリーフレット」(裏面)

別　記

当院における患者さんの個人情報の利用目的は

1．院内での利用

　①患者さんに提供する医療サービス

　②医療保険事務

　③入退院等の病棟管理

　④会計・経理

　⑤医療事故等の報告

　⑥当該患者さんへの医療サービスの向上

　⑦院内医療実習への協力

　⑧医療の質の向上を目的とした院内症例研究

　⑨その他，患者さんに関わる管理運営業務

2．院外への情報提供としての利用

　①他の病院，診療所，助産院，薬局，訪問看護ステーション，介護サービス事業者などとの連携

　②他の医療機関等からの照会への回答

　③患者さんの診療等のため，外部の医師等の意見・助言を求める場合

　④検体検査業務等の業務委託

　⑤ご家族等への病状説明

　⑥保険事務の委託

　⑦審査支払機関へのレセプトの提出

　⑧審査支払機関または保険者からの照会への回答

　⑨事業者等から委託を受けた健康診断に関わる，事業者等へのその結果通知

　⑩医師賠償責任保険等に関わる，医療に関する専門の団体や保険会社等への相談または届出等

　⑪その他，患者さんへの医療保険事務に関する利用

3．その他の利用

　①医療・介護サービスや業務の維持・改善のための基礎資料

　②外部監査機関への情報提供

※上記のうち，他の医療機関等への情報提供について同意しがたい事項がある場合には，その旨を担当窓口までお申し出ください。お申し出がないものについては，同意していただけたものとして取り扱わせていただきます。なお，これらのお申し出は，後からいつでも撤回，変更等をすることができます。

第4章 医療保険制度の概要

　通常は2年に1度，診療報酬の改正が行われる。「医療制度改革大綱」のもと，平成18年改定は「今後の医療経営の方向性を示唆する重要な改定」ということで，患者の視点をキーワードに医療費の透明化が図られた。これにより，わかりにくいとされていた医療費の内容が，領収証で開示することになった。また，医療費配分の中で効率化余地があると思われる領域に，慢性期入院医療や入院時の食事，検査等が挙げられ，抜本的な適正化が図られた。

　平成20年度においては，後期高齢者（75歳以上）医療制度において，負担の公平化・透明化を通した負担についての仕組みや役割が，改正の根幹になると考えられる。

4-1 保険診療の仕組みと診療報酬

❶ 診療報酬の算定の仕組み

　医科診療報酬点数表は，「基本診療料」と「特掲診療料」に大きく分けられ，計14の診療行為ごとに算定できる点数が収載されている。告示に基づく点数の区分数は，診療報酬体系の簡素化が改定の柱の1つになった平成18年度診療報酬改定で，1,800区分から1,750区分へ整理された。

　算定の仕組みは，診療行為を行う上で必ずいずれかの点数を算定する基本診療料をベースに，必要に応じて実施する特掲診療料の各点数を積み上げていく，「個別出来高払い方式」が原則になっている。なお，最近の傾向としては，検査や投薬などあらかじめ決められた診療行為の対価を一括して支払う「包括払い方式」の点数が増える傾向にある。その理由として，出来高払い方式の短所とされる過剰診療の防止や請求・審査・支払い事務の煩雑化を是正すること，さらに疾病ごとの医療費の標準化を図ることなどが挙げられている。

　なお，日本の医療保険制度では，保険診療と保険外診療（自由診療）が混在する「混合診療」を原則的に禁止している。しかし，差額を自己負担しても保険給付を超える特別なサービスを受けたいという患者のニーズに応えるため，差額ベッドや予約診療など一部の医療サービスについては，患者から医療機関が設定した料金を別途請求することが認められている。

❷ 保険医および保険医療機関療養担当規則

　保険医や保険医療機関が保険診療を行う際に守らなければならない基本ルールを具体的に定めた厚生労働省令で，一般的に「療養担当規則」と呼ばれている。療養担当規則は，支払基金やレセプト審査を行う際の法的な根拠としても利用されている。

❸ 中医協

　中医協の正式名称は「中央社会保険医療協議会」で，社会保険審議会および社会保険医療協議会法という法律に基づいて，昭和25年4月1日に設置された厚生労働大臣の諮問機関である。主な役割は，診療報酬額および薬価基準算定方法の改定，療養担当規則の改正などに関する審議であるが，厚生労働大臣は中医協の意見を聴いて診療報酬改定等の告示を行わなければならないことになっている。ただし，改定率への関与や点数改定の決定など権限が一極に集中していたことから，中医協の機

能や役割，委員構成のあり方などを検討する「中医協の在り方に関する有識者会議」を平成17年2月に厚生労働省内へ新設，同年7月に平成18年度改定に関する方向性が示された。

具体的には，①改定率は内閣で決定する，②改定に関わる基本的な医療政策の審議は社会保障審議会の医療保険部会および医療部会が担当する，③中医協は，社会保障審議会が取りまとめた改定の基本方針に沿って，内閣が決定する改定率を前提に，具体的な診療報酬点数の設定に関する審議を行う，④中医協は，診療報酬点数改定案を作成する過程において，パブリックコメントや公聴会を開いて広く国民の意見を募集する手続きをとること，とされた。

また，平成18年の第164回通常国会へ，医療制度改革関連法案の一環として社会保険医療協議会法改正案が提出され，6月14日に可決・成立したことから，平成19年3月に中医協改革が実施された。これにより，委員構成はこれまでの支払い側8人，診療側8人，公益4人から，それぞれ7人，7人，6人に改められた。また，委員を任命する場合は，「地域医療と密接な関係がある関係者の意見に配慮する」との規定が設けられたほか，運営に関する重要事項は会長と公益委員が協議して決定，答申や建議を行う場合にも，あらかじめ改定項目の動向について検証して公表することとなった。

4-2 食事療養制度と保険請求

食事療養制度については次の項で述べるため，ここでは保険請求について簡単に記す。

保険請求は，保険医が保険診療を保険者との約束に従って行う責任がある。この約束を明示したものが，「保険医療機関及び保険医療養担当規則」である。保険医療機関においては，定められた診療方針に沿って，使用できる医薬品等を用い医療行為を行うこととなる。これらの医療行為については必ず診療録の記載，整備を行う必要がある。

診療録には保険診療に関する必要な事項を記載し，診療録は診療の完結した日から5年間，その他の帳簿，記録は3年間保存しなければならないとされている。したがって，保険請求は，診療録（カルテ）等に記載された診療行為を「診療報酬点数表」「薬価基準」等を用いて点数（金額）に換算し，「診療報酬明細書（レセプト）」の様式に記載し，審査機関を通じて保険者に請求する。

レセプトは患者ごとに作成し，また1か月ごとに作成する。なお，法令により定められた様式で記載する。レセプトの提出後，審査機関はレセプトの審査を行い，不備が発見された場合減点するか，「返戻」といってレセプトが医療機関へ返却される。このようにして医療費が保険者から医療機関へ支払われる。

診療報酬の算定方法の制定等に伴う実施上の留意事項について（抄）

（平成18年3月6日保医発0306001）

第1部　医学管理等
　B001　特定疾患治療管理料
　　9　外来栄養食事指導料
　　（1）外来栄養食事指導料は，入院中の患者以外の患者であって，別に厚生労働大臣が定める特別食を医師が必要と認めた者等に対し，当該保険医療機関の管理栄養士が医師の指示せんに基づき，患者ごとにその生活条件，し好を勘案し，食品構成に基づく食事計画案又は少なくとも数日間の具体的な献立を示した栄養食事指導せんを交付し，概ね15分以上指導した場合に算定する。

　　（2）管理栄養士への指示事項は，当該患者ごとに適切なものとするが，少なくとも熱量・熱量構成，蛋白質量，脂質量・脂質構成（不飽和脂肪酸／飽和脂肪酸比）についての具体的な指示を含まなければ

ならない。
(3) 管理栄養士は常勤である必要はなく，要件に適合した指導が行われていれば算定できる。
(4) 外来栄養食事指導料は初回の指導を行った月にあっては1月に2回を限度として，その他の月にあっては1月に1回を限度として算定する。ただし，初回の指導を行った月の翌月に2回指導を行った場合であって，初回と2回目の指導の間隔が30日以内の場合は，初回の指導を行った翌月に2回算定することができる。
(5) 特別食には，心臓疾患及び妊娠中毒症等の患者に対する減塩食，十二指腸潰瘍の患者に対する潰瘍食，侵襲の大きな消化管手術後の患者に対する潰瘍食，クローン病及び潰瘍性大腸炎等により腸管の機能が低下している患者に対する低残渣食並びに高度肥満症（肥満度が＋40％以上又はBMIが30以上）の患者に対する治療食を含む。なお，高血圧症の患者に対する減塩食（塩分の総量が7.0グラム以下のものに限る。）及び小児食物アレルギー患者（9歳未満の小児に限る。）に対する小児食物アレルギー食については，入院時食事療養（Ⅰ）又は入院時生活療養（Ⅰ）の特別食加算の場合と異なり，特別食に含まれる。
(6) 医師は，診療録に管理栄養士への指示事項を記載する。また，管理栄養士は，患者ごとに栄養指導記録を作成するとともに，当該栄養指導記録に指導を行った献立又は食事計画の例についての総カロリー，栄養素別の計算及び指導内容の要点を明記する。

10 入院栄養食事指導料
(1) 入院栄養食事指導料は，入院中の患者であって，別に厚生労働大臣が定める特別食を医師が必要と認めた者に対し，当該保険医療機関の管理栄養士が医師の指示せんに基づき，患者ごとにその生活条件，し好を勘案し，食品構成に基づく食事計画案又は少なくとも数日間の具体的な献立を示した栄養食事指導せん又は食事計画案を交付し，概ね15分以上指導した場合に入院中2回を限度として算定する。ただし，1週間に1回を限度とする。
(2) 入院栄養食事指導料と退院指導料を同一日にあわせて算定することはできない。
(3) 入院栄養食事指導料を算定するに当たって，上記以外の事項は外来栄養食事指導料における留意事項の例による。

11 集団栄養食事指導料
(1) 集団栄養食事指導料は，別に厚生労働大臣が定める特別食を医師が必要と認めた者に対し，当該保険医療機関の管理栄養士が医師の指示に基づき，複数の患者を対象に指導を行った場合に，患者1人につき月1回に限り所定点数を算定する。
(2) 集団栄養食事指導料は，入院中の患者については，入院期間が2か月を超える場合であっても，入院期間中に2回を限度として算定する。
(3) 入院中の患者と入院中の患者以外の患者が混在して指導が行われた場合であっても算定できる。
(4) 1回の指導における患者の人数は15人以下を標準とする。
(5) 1回の指導時間は40分を超えるものとする。
(6) それぞれの算定要件を満たしていれば，集団栄養食事指導料と外来栄養食事指導料又は入院栄養食事指導料を同一日に併せて算定することができる。
(7) 集団栄養食事指導料を算定する医療機関にあっては，集団による指導を行うのに十分なスペースをもつ指導室を備えるものとする。ただし，指導室が専用であることを要しない。
(8) 集団栄養食事指導料を算定するに当たって，上記以外の事項は外来栄養食事指導料における留意事項の例による。ただし，同留意事項の（5）の小児食物アレ

ルギー患者（9歳未満の小児に限る。）に対する特別食の取扱いを除く。

第2部　在宅医療

C009　在宅患者訪問栄養食事指導料

（1）在宅患者訪問栄養食事指導料は，居宅で療養を行っており，疾病，負傷のために通院による療養が困難な患者について，医師が当該患者に「特掲診療料の施設基準等」に規定する特別食を提供する必要性を認めた場合であって，当該医師の食事せんに基づき，管理栄養士が患家を訪問し，患者の生活条件，し好等を勘案した食品構成に基づく食事計画案又は具体的な献立を示した栄養食事指導せんを患者又はその家族等に対して交付するとともに，当該指導せんに従った調理を介して実技を伴う指導を30分以上行った場合に算定する。

（2）「注2」に規定する交通費は実費とする。

（3）上記以外の点に関しては，外来栄養食事指導料における留意事項の例による。

4-3 入院時食事療養および入院時生活療養　（図4-1，表4-1）

　平成6年10月1日より入院時食事療養において，点数制から「円」に改正された。それ以前においては，診療報酬の基本の中で入院患者の食事に対する負担は免除されていたが，「円」に改正されたことを契機に入院患者の定額一部自己負担が開始され，さらに，平成18年4月1日より1日単位で負担していたものを，1食単位での負担に改正された。

　入院時食事療養費は，病院給食を計画する上で経理上の基本，基準となることから重要である。また，適正代という視点から改定が重ねられているため，その変化や今後の予測に注意する。

入院時食事療養の患者定額負担額

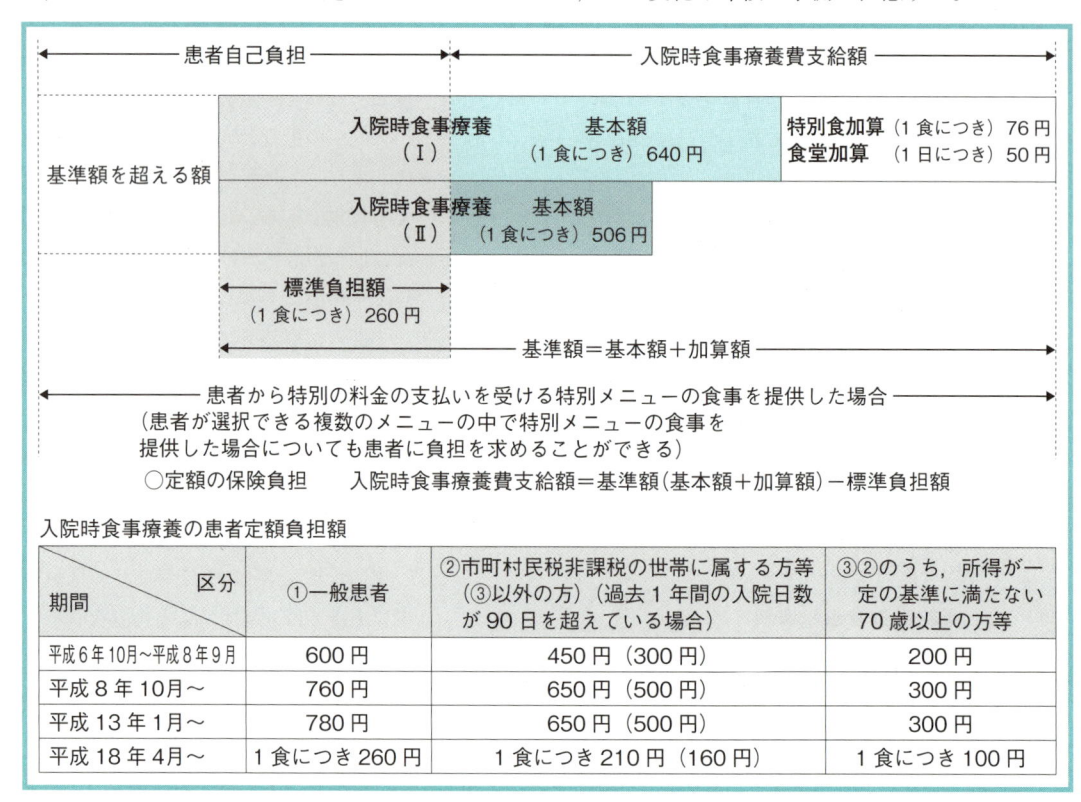

期間＼区分	①一般患者	②市町村民税非課税の世帯に属する方等（③以外の方）（過去1年間の入院日数が90日を超えている場合）	③②のうち，所得が一定の基準に満たない70歳以上の方等
平成6年10月～平成8年9月	600円	450円（300円）	200円
平成8年10月～	760円	650円（500円）	300円
平成13年1月～	780円	650円（500円）	300円
平成18年4月～	1食につき260円	1食につき210円（160円）	1食につき100円

図4-1　入院時食事療養費の額の基本構造（平成18年4月1日）

表4-1　入院時食事療養費と指導料（平成18年4月1日改正）

入院時食事療養費		
入院時食事療養（Ⅰ）	1食につき	640円
特別食加算	1食につき	76円
食堂加算	1日につき	50円
入院時食事療養（Ⅱ）	1食につき	506円
入院時食事療養費の患者標準負担額	1食につき	260円
指導料		
栄養管理実施加算 　入院患者の栄養管理計画の作成および当該計画に基づく栄養管理の実施を要件として，個々の患者の栄養状態，健康状態等に着目した栄養管理を実際に行った場合について，入院基本料に対し加算する。	1日につき	12点
外来における栄養食事指導料 （初回月2回，他月1回，概ね15分以上）	1回につき	130点
入院における栄養食事指導料 （入院中2回を限度）	1回につき	130点
集団栄養食事指導料 （月1回を限度，15人以上，40分以上）		80点
在宅患者訪問栄養食事指導料 （月2回を限度，1回30分）		530点
寝たきり老人訪問栄養食事指導料 （月2回を限度）		530点

＊退院時指導は平成9年4月1日より栄養士単独では不可。

入院時食事療養費に係る食事療養及び入院時生活療養費に係る生活療養の費用の額の算定に関する基準

（平成18年3月6日厚生労働省告示第99号）
（最終改正　平成18年9月8日厚生労働省告示第485号）

健康保険法（大正11年法律第70号）第85条第2項（同法第149条において準用する場合を含む。）及び老人保健法（昭和57年法律第80号）第31条の2第2項の規定に基づき，入院時食事療養費に係る食事療養の費用の額の算定に関する基準を次のように定め，平成18年4月1日から適用し，入院時食事療養費に係る食事療養の費用の額の算定に関する基準（平成6年厚生省告示第237号）及び老人入院時食事療養費に係る食事療養の費用の額の算定に関する基準（平成6年厚生省告示第253号）は，平成18年3月31日限り廃止する。

ただし，同日以前に行われた入院時食事療養の費用の額の算定については，なお，従前の例による。

入院時食事療養費に係る食事療養及び入院時生活療養費に係る生活療養の費用の額の算定に関する基準（平成18年厚生労働省告示第485号改称）

入院時食事療養費に係る食事療養及び入院時生活療養費に係る生活療養の費用の額は，別表により算定した額とする。

別表　食事療養及び生活療養の費用額算定表
第一　食事療養
　1　入院時食事療養（Ⅰ）（1食につき）640円
　　注1　別に厚生労働大臣が定める基準に適合しているものとして地方社会保険事務局長に届け出て当該基準による食事療養を行う保険医療機関に入院している患者について，当該食事療養を行ったときに，1日につき3食を限度として算定する。
　　　2　別に厚生労働大臣が定める特別食を提供したときは，1食につき76円を，1日につき3食を限度として加算する。
　　　3　当該患者（療養病棟に入院する患者

を除く。）について，食堂における食事療養を行ったときは，1日につき50円を加算する。
　2　入院時食事療養（Ⅱ）（1食につき）506円
　　注　入院時食事療養（Ⅰ）を算定する保険医療機関以外の保険医療機関に入院している患者について，食事療養を行ったときに，1日につき3食を限度として算定する。
第二　生活療養
　1　入院時生活療養（Ⅰ）
　（1）健康保険法第63条第2項第2号イ及び老人保健法第17条第2項第2号イに掲げる療養（以下「食事の提供たる療養」という。）（1食につき）　554円
　（2）健康保険法第63条第2項第2号ロ及び老人保健法第17条第2項第2号ロに掲げる療養（以下「温度，照明及び給水に関する適切な療養環境の形成たる療養」という。）（1日につき）　398円
　　注1　別に厚生労働大臣が定める基準に適合しているものとして地方社会保険事務局長に届け出て当該基準による生活療養を行う保険医療機関に入院している患者について，当該生活療養を行ったときに，（1）に掲げる療養については1日につき3食を限度として算定する。
　　　2　別に厚生労働大臣が定める特別食を提供したときは，（1）に掲げる療養について，1食につき76円を，1日につき3食を限度として加算する。
　　　3　当該患者（療養病棟に入院する患者を除く。）について，食堂における（1）に掲げる療養を行ったときは，1日につき50円を加算する。
　2　入院時生活療養（Ⅱ）
　（1）食事の提供たる療養（1食につき）420円
　（2）温度，照明及び給水に関する適切な療養環境の形成たる療養（1日につき）398円
　　注　入院時生活療養（Ⅰ）を算定する保険医療機関以外の保険医療機関に入院している患者について，生活療養を行ったときに，（1）に掲げる療養については1日につき3食を限度として算定する。

入院時食事療養及び入院時生活療養の食事の提供たる療養の基準等

（平成6年8月5日厚生省告示第238号）
（最終改正　平成18年9月12日厚生労働省告示第497号）

　入院時食事療養費に係る食事療養の費用の額の算定に関する基準（平成6年8月厚生省告示第237号）に基づき，入院時食事療養の基準等を次のように定め，平成6年10月1日から適用する。

入院時食事療養及び入院時生活療養の食事の提供たる療養の基準等（平成18年厚生労働省告示第497号改称）

1　**入院時食事療養（Ⅰ）を算定すべき食事療養及び入院時生活療養（Ⅰ）を算定すべき生活療養の基準**
（1）原則として，当該保険医療機関を単位として行うものであること。
（2）入院時食事療養及び入院時生活療養の食事の提供たる療養は，管理栄養士又は栄養士によって行われていること。
（3）患者の年齢，病状によって適切な栄養量及び内容の入院時食事療養及び入院時生活療養の食事の提供たる療養が適時に，かつ適温で行われていること。
（4）地方社会保険事務局長に対して当該届出を行う前6月間において当該届出に係る事項に関し，不正又は不当な届出（法令の規定に基づくものに限る。）を行ったことがないこと。
（5）地方社会保険事務局長に対して当該届出を行う前6月間において療担規則及び薬担規則並びに療担基準に基づき厚生労働大臣が定める掲示事項等（平成18年厚生労働省告示第107号）第3に規定する基準に違反したことがなく，かつ，現に違反していないこと。
（6）地方社会保険事務局長に対して当該届出を行う時点において，厚生労働大臣の定める入院患者数の基準及び医師等の員数の基準並び

に入院基本料の算定方法（平成18年厚生労働省告示第104号）に規定する入院患者数の基準に該当する保険医療機関又は医師等の員数の基準に該当する保険医療機関でないこと。
（7）地方社会保険事務局長に対して当該届出を行う前6月間において，健康保険法（大正11年法律第70号）第78条第1項の規定に基づく検査等の結果，診療内容又は診療報酬の請求に関し，不正又は不当な行為が認められたことがないこと。

2　入院時食事療養及び入院時生活療養の食事の提供たる療養に係る特別食

疾病治療の直接手段として，医師の発行する食事せんに基づき提供された適切な栄養量及び内容を有する腎臓食，肝臓食，糖尿食，胃潰瘍食，貧血食，膵臓食，高脂血症食，痛風食，フェニールケトン尿症食，楓糖尿症食，ホモシスチン尿症食，ガラクトース血症食，治療乳，無菌食及び特別な場合の検査食（単なる流動食及び軟食を除く。）

4-4 食事の提供たる療養の実際

入院時食事療養の目的や必要条件，さらに求められる条件は変更される。時代の流れとともに，焦点は集団から個へと移っており，個人オーダーメイドの方向に向かっている。

❶ 入院時食事療養および入院時生活療養の趣旨

【通知】

食事は医療の一環として提供されるべきものであり，それぞれ患者の病状に応じて必要とする栄養量が与えられ，食事の質の向上と患者サービスの改善を目指して行われるべきものである。

また，生活療養の温度，照明及び給水に関する療養環境は医療の一環として形成されるべきものであり，それぞれの患者の病状に応じて適切に行われるべきものである。

（平成18年3月6日保医発0306009号1の（1））
（最終改正　平成18年9月29日保医発0929002号）

【解説】　平成6年7月に行われた医療保険制度の改正により，食事に関する給付が，療養の給付の一部から入院時食事療養費に改編されることとなった。

食事の提供は，医療の重要な一部門であり，保険医療機関が入院患者の病状に応じて適切な食事を提供し栄養状態の改善を図るとともに，治癒あるいは病状回復の促進を図ることは当然である。

このうち，厚生労働大臣が定める基準を満たしているものとして，地方社会保険事務局長に届け出て当該基準による食事療養を行ったときには，入院時食事療養（Ⅰ）を算定するものである。

❷ 食事療養部門および食事療養担当者

【通知】

患者への食事提供については，病棟関連部門と食事療養部門との連絡が十分とられていることが必要である。

（平成18年3月6日保医発0306009号1の（3））

【解説】　食事療養は医療の重要な部門の1つであり，食事療養を担当する部門が独立し，病棟における栄養管理など他部門との連絡が十分とられることが，食事療養を行う上で必要なことである。

【参考】

1．食事療養を担当する部門の業務としては，次のようなものが考えられる。

①食事療養業務の企画，運営，実施に関すること。
②食事療養施設，人事，事務等の管理に関すること。
③食事療養施設，食品，器具，環境等の衛生に関すること。

④栄養指導に関すること。

⑤食事療養の効果判定に関すること。

⑥他部門との連絡に関すること。

⑦その他の食事療養に関すること。

2．平成14年4月に栄養士法の一部改正により，栄養士法において管理栄養士の業務が「傷病者に対する療養のため必要な栄養の指導，個人の身体の状況，栄養状態等に応じた高度の専門的知識及び技術を要する健康の保持増進のための栄養の指導並びに特定多数人に対して継続的に食事を供給する施設における利用者の身体の状況，栄養状態，利用の状況等に応じた特別の配慮を必要とする給食管理及びこれらの施設に対する栄養改善上必要な指導等を行うことを業とする者」と明確化された。

　また，平成15年5月に施行された健康増進法第21条第1項の規定により，都道府県知事（保健所を設置する市又は特別区にあっては，市長又は区長）により指定された「医学的な管理を必要とする者に食事を供給する特定給食施設であって，継続的に1回300食以上，1日750食以上の食事を供給する施設」にあっては，管理栄養士を置かなければならないことが規定されている。指定施設以外の特定給食施設にあっても，当該特定給食施設に栄養士または管理栄養士を置くように努めることが規定されている。健康増進法において，特定給食施設は適切な栄養管理を行わなければならないとする規定が設けられ，その省令において栄養管理基準が定められている。

【参考】　健康増進法施行規則

（栄養管理基準）
第9条　法第21条第3項の厚生労働省令で定める基準は，次のとおりとする。
　①　当該特定給食施設を利用して食事の供給を受ける者（以下「利用者」という。）の身体の状況，栄養状態，生活習慣等（以下「身体の状況等」という。）を定期的に把握し，これらに基づき，適当な熱量及び栄養素の量を満たす食事の提供及びその品質管理を行うとともに，これらの評価を行うよう努めること。
　②　食事の献立は，身体の状況等のほか，利用者の日常の食事の摂取量，嗜好等に配慮して作成するよう努めること。
　③　献立表の掲示並びに熱量及びたんぱく質，脂質，食塩等の主な栄養成分の表示等により，利用者に対して栄養に関する情報の提供を行うこと。
　④　献立表その他必要な帳簿等を適正に作成し，当該施設に備え付けること。
　⑤　衛生の管理については，食品衛生法（昭和22年法律第233号）その他関係法令の定めるところによること。

【解説】　なお，食事療養を担当するには何人くらいが適当であるかは保険医療機関の実情，すなわち入院患者数，厨房等の設備，機械器具の状況，特別食の数等よりみて，それらを勘案し，一概にはいえないが1回の食数25～30食に1人の割合で配置されていることが望ましい。ただし，この数はあくまでも標準的な規模の医療機関の一般食の提供の場合の基準であって，規模が小さくなるほど相対的に必要数は増え，特別食の提供を行う施設にあっては，さらに増員が必要となってくる。

第4章 医療保険制度の概要

【通知】

病院である保険医療機関にあっては入院時食事療養及び入院時生活療養の食事の提供たる療養を担当する部門が組織化されており，常勤の管理栄養士又は栄養士が入院時食事療養及び入院時生活療養の食事の提供たる療養部門の指導者又は責任者となっていること。また，診療所にあっては管理栄養士又は栄養士が入院時食事療養及び入院時生活療養の食事の提供たる療養の指導を行っている。

(平成18年3月6日保医発0306010号別添の2(1)ア)
(最終改正　平成18年6月30日保医発0630001号)

【解説】　入院時食事療養（Ⅰ）の届出を行う保険医療機関では，さらに，食事療養を担当する部門は独立したものであって，その組織が診療補助部門系統の組織の中に位置付けられ，指導者または責任者には食事療養に深い経験を有し，かつ栄養管理の知識に富む管理栄養士または栄養士を当てることが求められている。また，従来の基準給食では，病院である保険医療機関のみが対象とされていたが，入院時食事療養費の創設に伴い，入院時食事療養（Ⅰ）の基準を満たす診療所においても，その費用を算定することができることとなった。病院と診療所における要件の相違は，診療所は病院に比べ規模が小さく，食事療養の部門を組織化するまでに至らないことが多いことを勘案したものである。

食事療養の指導は，医療機関による医療の一環として，患者に対する適切な医療を提供する観点から，保健医療機関の職員である管理栄養士または栄養士が行う必要がある。

❸ 食事提供業務の委託

【通知】

食事の提供に関する業務は保険医療機関自らが行うことが望ましいが，保険医療機関の管理者が業務遂行上必要な注意を果たし得るような体制と契約内容により，食事療養の質が確保される場合には，保険医療機関の最終的責任の下で第三者に委託することができる。なお，業務の委託にあたっては，医療法（昭和23年法律第205号）及び医療法施行規則（昭和23年厚生省令第50号）の規定によること。食事提供業務の第三者への一部委託については「医療法の一部を改正する法律の一部の施行について」（平成5年2月15日健政発第98号厚生省健康政策局通知の第3）及び「病院，診療所等の業務委託について」（平成5年2月15日指第14号厚生省健康政策局指導課長通知）に基づき行うこと。

(平成18年3月6日保医発0306009号1の(2))

【解説】　平成8年3月26日医療法施行規則の一部改正により，病院給食の院外調理方法が認められることになった。

❹ 食事療養業務

【通知】

（1）一般食における栄養補給量

一般食を提供している患者の栄養補給量については，患者個々に算定された医師の食事せん又は栄養管理計画による栄養補給量を用いることを原則とするが，これらによらない場合には，「日本人の食事摂取基準の策定について」（平成16年12月18日健発第1228001号厚生労働省健康局長通知）の別添表中の推定エネルギー必要量及び栄養素（脂質，たんぱく質，ビタミンA，ビタミンB_1，ビタミンB_2，ビタミンC，カルシウム，鉄，ナトリウム（食塩）及び食物繊維）の食事摂取基準の数値を適切に用いるも

のとすること。
　なお，患者の体位，病状，身体活動レベル等を考慮すること。

また，推定エネルギー必要量は治療方針にそって身体活動レベルや体重の増減等を考慮して適宜増減することが望ましいこと。

（平成18年3月6日保医発0306010号別添の2（1）ウ）

【解説】　一般食とは，特別食以外で患者に提供される食事である。特別食の対象となっている疾病以外の患者においても，患者個々人の疾病，栄養状態，摂食，嚥下の状態等を把握し，適切な栄養補給量の提供と食形態への配慮が必要である。したがって，一般食を提供している患者の栄養補給量については，患者の栄養状態等の把握に基づいた，患者個々に算定された医師の食事箋または栄養管理計画による栄養補給量を用いることが原則となる。

　これらによらない場合には「日本人の食事摂取基準」を用いることになるが，推定エネルギー必要量は身体活動レベルや体重の増減を考慮して使用することとされている。

　さらに，「日本人の食事摂取基準」を用いる場合でも，あくまで献立作成の目安であり，食事の提供に際しては，病状，身体活動レベル，栄養状態，アレルギー等の個々の患者特性について考慮する必要がある。

　なお，「日本人の食事摂取基準」の数値等については，算定根拠等を理解して適切に活用する必要がある（「日本人の食事摂取基準（2005年版）」（平成16年10月厚生労働省）参照）。

【参考】　一般食

　一般食とは，特別食以外の患者食で，その食形態により常食，軟食，流動食等に区分する。

①常食：常食は，概ね普通の社会生活を営むことができる程度の患者を対象とする食事であり，米飯または軟飯とこれに相当する副食が用いられるが，消化しやすいものであることが必要である。

②軟食：軟食とは，全粥，7分粥食，5分粥食，3分粥食，1分粥食（おまじり）等がある。このうち，一般に用いられる軟食は，3分粥，5分粥，全粥で，例えば，3分粥食は，重湯7：全粥3の割合に，副食は卵，切麩，豆腐，はんぺん等を用いたもの，あるいは軟らかく調理した根菜，葉菜などを添えたものなどである。

　このように，軟食は，常食に比し主食の形態が粥であり，しかも，副食は，消化器系統に機械的刺激が少なく，かつ消化吸収の容易なものでなければならない。

③流動食：流動食とは，流動体のもので構成され，残渣あるいは不消化物，刺激性調味料を含まず，かつ機械的刺激の存するようなものであってはならない。通常用いられる流動食には汁物，重湯，葛湯，牛乳，卵黄，アイスクリーム，果汁，ゼリー，清涼飲料などがあり，特に病状，食欲，消化状態，嗜好などを加味して適合した食事をその都度献立，調理する必要がある。

【通知】

（2）特別食

　ア　特別食提供の原則
　　患者の病状等により，特別食を必要とする患者については，医師の発行する食事せんに基づき，適切な特別食が提供されていること。

（平成18年3月6日保医発0306009号2の（4））

【解説】　入院時食事療養（Ⅰ）を届け出ている保険医療機関においては，特別食を必要とする患者に対して，医師の食事箋に基づいて，適切な特別食が提供された場合には，特別食加算が算定できる。

【通知】

イ 特別食加算

特別食加算は，入院時食事療養（Ⅰ）又は入院時生活療養費（Ⅰ）の届出を行った保険医療機関において，患者の病状等に対応して医師の発行する食事せんに基づき，「入院時食事療養及び入院時生活療養の食事の提供たる療養の基準等」（平成6年厚生省告示第238号）の第2号に示された特別食が提供された場合に，1食単位で1日3食を限度として算定する。なお，当該加算を行う場合は，特別食の献立表が作成されている必要がある。
（平成18年3月6日保医発0306009　3の（1））
（最終改正　平成18年9月29日保医発0929002）

加算の対象となる特別食は，疾病治療の直接手段として，医師の発行する食事せんに基づいて提供される患者の年齢，病状等に対応した栄養量及び内容を有する治療食，無菌食及び特別な場合の検査食をいうものであり，治療乳を除く乳児の人工栄養のための調乳，離乳食，幼児食等並びに治療食のうちで単なる流動食及び軟食は除かれる。
（平成18年3月6日保医発0306009号3の（2））

治療食とは，腎臓食，肝臓食，糖尿食，胃潰瘍食，貧血食，膵臓食，高脂血症食，痛風食，フェニールケトン尿症食，楓糖尿症食，ホモシスチン尿症食，ガラクトース血症食及び治療乳をいうが，胃潰瘍食については流動食を除くものである。また，治療乳とは，いわゆる乳児栄養障害症（離乳を終らない者の栄養障害症）に対する酸乳，バター穀粉乳のように直接調整する治療乳をいい，治療乳既製品（プレミルク等）を用いる場合及び添加含水炭素の選定使用等は含まない。

ここでは努めて一般的な名称を用いたが，各医療機関での呼称が異なっていてもその実質内容が告示したものと同等である場合は加算の対象となる。ただし，混乱を避けるため，できる限り告示の名称を用いることが望ましい。
（平成18年3月6日保医発0306009号3の（3））

心臓疾患，妊娠中毒症等に対して減塩食療法を行う場合は，腎臓食に準じて取り扱うことができるものである。なお，高血圧症に対して減塩食療法を行う場合は，このような取り扱いは認められない。
（平成18年3月6日保医発0306009号3の（4））

腎臓食に準じて取り扱うことができる心臓疾患，妊娠中毒症等の減塩食については，食塩相当量が総量（1日量）7.0g以下の減塩食をいう。
（平成18年3月6日保医発0306009号3の（5））

肝臓食とは，肝庇護食，肝炎食，肝硬変食，閉鎖性黄疸食（胆石症及び胆嚢炎による閉鎖性黄疸の場合も含む）等をいう。
（平成18年3月6日保医発0306009号3の（6））

十二指腸潰瘍の場合も胃潰瘍食として取り扱って差し支えない。手術前後に与える高カロリー食は加算の対象としないが，侵襲の大きな消化管手術の術後において胃潰瘍食に準ずる食事を提供する場合は，特別食の加算が認められる。また，クローン病，潰瘍性大腸炎等により腸管の機能が低下している患者に対する低残渣食については，特別食として取り扱って差し支えない。
（平成18年3月6日保医発0306009号3の（7））

高度肥満症（肥満度が＋70％以上又はBMIが35以上）に対して食事療法を行う場合は，高脂血症食に準じて取り扱うことができる。
（平成18年3月6日保医発0306009号3の（8））

特別な場合の検査食とは，潜血食をいう。
（平成18年3月6日保医発0306009号3の（9））

大腸X線検査・大腸内視鏡検査のために特に残渣の少ない調理済食品を使用した場合は，「特別な場合の検査食」として取り扱って差し支えない。ただし，外来患者に提供した場合は，保険給付の対象外である。
（平成18年3月6日保医発0306009号3の（10））

特別食として提供される高脂血症食の対象となる患者は，空腹時定常状態における血清総コレステロール値が220mg/dl以上である者又は血清中性脂肪値が150mg/dl以上である者である。
（平成18年3月6日保医発0306009号3の（11））

　特別食として提供される貧血食の対象となる患者は，血中ヘモグロビン濃度が10g/dl以下であり，その原因が鉄分の欠乏に由来する患者である。
（平成18年3月6日保医発0306009号3の（12））

　特別食として提供される無菌食の対象となる患者は，無菌治療室管理加算を算定している患者である。
（平成18年3月6日保医発0306009号3の（13））

【解説】
1. 治療食
　①腎臓食，肝臓食，糖尿食，膵臓食：これらは，腎臓病食，肝臓病食，糖尿病食，膵臓病食ともいわれるものである。腎臓食は，一般に腎炎食あるいはネフローゼ食といわれるものをいう。同様に，肝臓食は肝庇護食あるいは肝炎食，肝硬変食および閉鎖性黄疸食（胆石症および胆嚢炎による閉鎖性黄疸の場合も含む）といわれるものをいう。糖尿食は，糖尿病の治療食である。膵臓食は，膵庇護食であって，脂肪を制限し，良質のたんぱく質と炭水化物を中心としたものである。
　②フェニールケトン尿症食，楓糖尿症食，ホモシスチン尿症食，ガラクトース血症食：先天性代謝異常症食で，フェニールケトン尿症に対する低フェニールアラニン食等をいう。
　③痛風食：尿酸塩の豊富な材料となるプリン体を制限したものである。
　④胃潰瘍食：潰瘍食ともいわれ，十二指腸潰瘍の場合も含まれる。胃潰瘍食として提供されたものであっても，「単なる流動食，軟食は加算対象から除かれる」ため，単なる流動食や軟食の場合には加算の対象とならない。副食物においても胃潰瘍食としての配慮がなされていることが必要である。
　⑤手術食：手術の前後に与える高エネルギー（高たんぱく）食は，加算対象とならない。侵襲の大きな消化管手術，いいかえれば食道，胃，腸の大手術の術後食として胃潰瘍食に準ずる食事を提供する場合は特別食加算が認められる。ただし，この場合も胃潰瘍食と同様で，単なる流動食は対象から除かれることになる（④胃潰瘍食参照）。
　⑥治療乳（付・小児食）：加算対象となる治療乳とは，いわゆる乳児栄養障害症（離乳を終わらない者の栄養障害症のことで，生後1年未満と限るわけではない）に対する酸乳，バター穀粉乳のような直接調整する治療乳をいう。同じく治療乳であっても，既成の治療乳（プレミルク等）を用いる場合および添加炭水化物の選定使用（ショ糖に代えて滋養糖その他の糖質を稀釈乳に添加するような場合等）は加算の対象とならない。
　　治療乳を除く乳児の人工栄養のための調乳，離乳食，幼児食等のいわゆる小児食は，加算の対象とならない。小児食は一般食とは別に調理され手数のかかるものであり，また，小児の消化不良症や栄養失調症の場合の治療食となるものであるが，健康な小児に対しては一般食であって，疾病治療の直接手段としてみなすことはできないためである。しかし，小児食であっても前記の腎臓食，肝臓食等に属する治療食は加算の対象となる。

2. 検査食

検査食のうち加算の対象となるものは，潜血食と，大腸X線・内視鏡検査食として残渣の少ない調理済食品を使用した場合である。乾燥食や坂口食等は加算の対象とならない。そのほか，特殊な検査のために特殊な食事を用意される場合もありうるが，これらは加算の対象となっていない。

【通知】
（3）帳簿等について
　普通食（常食）患者年齢構成表及び給与栄養目標量については，必要に応じて見直しを行っていること。

（平成18年3月6日保医発0306009号2の（2））

【解説】　患者の栄養補給量は，医師の食事箋または栄養管理計画によるもの，もしくは「日本人の食事摂取基準」により適用するものであるが，実際に提供する食事への展開については，エネルギー量や栄養素量等によっていくつかの食種の献立を作成することになる。これらの献立作成の目安となる給与栄養目標量は，各患者の特性をふまえ，施設ごとに定期的に必要に応じて見直しを行う必要がある。

　なお，栄養管理の適否は，提供された食事が給与栄養目標量に一致しているということで判定されるものではなく，実際に提供された食事の患者の喫食量を把握することにより必要な栄養補給量が確保されているかどうか，また栄養状態の維持，改善が図られているかどうかにより行われる必要がある。

　また，献立に沿った適切な調理，喫食者と食種の適合，異物が混入していないかなどの確認が重要であり，配食前に確認し記録しておくとよい。

【通知】
　食事の提供に当たっては，喫食調査等を踏まえて，また，必要に応じて食事せん，献立表，患者入退院簿及び食料品消費日計表等の食事療養関係帳簿を使用して食事の質の向上に努めること。

（平成18年3月6日保医発0306009号2の（3））

　提供食数（日報，月報），食事せん，献立表，患者入退院簿，食料品消費日計表等の入院時食事療養及び入院時生活療養の食事の提供たる療養関係の帳簿が整備されている。ただし，これらの名称及び様式については当該保険医療機関の実情に適したものを採用して差し支えない。なお，関係事務業務の省力化を図るために，食品納入・消費・在庫等に関する諸帳簿は，各保険医療機関の実情を勘案しできる限り一本化を図るなどして，簡素合理化に努める。

（平成18年3月6日保医発0306010号別添2の（1）カ）

（最終改正　平成18年9月29日保医発0929002）

【解説】　入院時食事療養（Ⅰ）または入院時生活療養（Ⅰ）を届け出た保険医療機関においては，通知に示されたように，帳簿等を整備し，それらを利用することによって入院時食事療養の質的向上に努めること。

　食事療養関係の諸帳簿は，患者の食事内容，食事の材料，金銭出納を明確にし，各種の報告を誤りのないよう作成するために必要なものである。特に，食事療養における事務管理は，できるだけ能率よく簡素化し，しかも食事療養の実態が明確化されていることが必要であって，一般に事務量が多くなることは避けなくてはならない。

　食事療養事務に関する基礎帳簿としては次のような帳簿類が必要である。なお，この場合個々の帳簿の名称および様式は違っていても，内容が同様のものであれば差し支えない。

・提供食数（日報，月報）
・食事箋
・献立表
・患者入退院簿
・食料品消費日計表
・その他

そのほか，食事療養運営上必要なもの，例えば，給食日誌，食事療養従事者健康管理簿，食事療養関係者勤務表等も備えておくほうがよい。

1．献立表

献立表は，食事の提供を行うための作業工程として必要なものである。したがって，献立表は，給与栄養目標量，食形態，食品市場，調理技術，設備等を考慮して食事療養担当者が立案，作成し，管理者の承認を得ておくことが必要であり，また，食事療養従事者は，この献立表（予定献立表）に示された通りの操作（食品の入手，仕込み，調理，盛り付け等）を行わなければならない。そして，食事の提供が完了した後は，実施報告書（実施献立表）として記録整理し，保存しておかなければならない。なお，予定献立表通り食事提供ができない場合，従事者は，その旨担当者に報告して献立表を検討する必要がある。

2．食料品消費日計表

食料品消費日計表は，運営の円滑を図るために，食事材料の出納を明確にし，材料管理を的確に行うための記録である。しかし，材料中，その日に使用しない食品，すなわち在庫を生ずる穀類，調味料，乾物，缶詰等については食品別記録，また，即日消費する材料については食事材料日計表などにより記録することが望ましい。

3．患者入退院簿

入院患者数が変われば，それによって食数も変わってくる。したがって，食事療養部門においても患者の入退院数は常に正確に把握しておかなければならないが，医療機関では，普通事務部門に入退院簿が備えられてあるので，特に同じような帳簿を食事療養部門におく必要はない。しかし，食事療養部門でも，患者の入退院，食事変更に伴う食事伝票および変更伝票を作成するとともに，食数一覧表をつくることが必要である。

4．食事箋

食事箋中，特に特別食の食事箋は，食事療養開始日，終了日を明確に記載するとともに，途中で食事箋が変更された場合は，最初からの経過がよくわかるよう整理すること，また，加算の対象となる食事箋については，加算のない特別食とは別に整理保存されることが望ましい。

【参考】 食事箋とは，患者の病状および栄養状態に応じ，どれだけのエネルギー，たんぱく質，脂肪などを含む食事を与えるかという食事基準を決めるものであって，医師が発行するものである。この食事箋のうち，ある特定の疾病の，またはある特定の病状に対し，あらかじめエネルギー何kcal，たんぱく質何g等と決めてあるものを約束食事箋という。

約束食事箋は，発行するほうも，またこれに基づいて実際に献立をつくり調理をするほうも，非常に手間が省ける利があるが，反面，患者に対して一律の食事箋となりやすい欠点がある。これに対し，必要の度に食事箋を発行する方法は，患者の病状のほか，性，年齢，体格あるいは病状の微

妙な変化に即応して，その都度食事を指示できるので，治療効果はあるが，業務が非常に繁雑となる。したがって，理想的には後者の方法がよいが，実際には，食事作業員の十分でない現在，前者の方法をとることもやむを得ない。要は，患者に治療効果の上がる食事を供給しうるような食事箋であることが必要である。

【通知】
（4）食事療養の内容の検討
　食事療養の内容については，当該保険医療機関の医師を含む会議において検討が加えられていること。

（平成18年3月6日保医発0306009号1の（9））

【解説】　栄養管理委員会
　食事が，患者の症状や嗜好，希望などを無視して一方的に行われる場合，いたずらに非難を招くだけで，病気の治療に必要な栄養量を十分供給することが困難になる。このため，食事の効果を十分上げるよう，保険医療機関の医師，管理栄養士，栄養士，看護師その他の食事関係者をもって構成する栄養管理委員会を設置し，栄養管理の体制，食事計画，調査，改善等，食事に関する必要な事項を検討することが必要である。

【通知】
（5）検食
　医師，管理栄養士又は栄養士による検食が毎食行われ，その所見が検食簿に記入されていること。

（平成18年3月6日保医発0306009号2の（1））

【解説】　検食とは，患者に提供する食事について，患者の治療方針，栄養的観点から，その量および質が適当であるかどうか，食品衛生の見地から衛生的に取り扱われているか否かを調べるとともに，経済的または嗜好的に適当であるかどうかなど，調理に対する評価を含め総合的な評価を受けるために実施するものであり，入院時食事療養（Ⅰ）の届出を行っている保険医療機関においては必須の要件の1つである。

　検食を行ったものは，すべて検食簿に意見を記録の上，院長に報告すること。

　検食の方法は，原則として1人前を試食することが必要であるが，食種数などの関係でできないときは，一部試食でも差し支えない。また，検食の時期については，患者に提供する以前に行うことが望ましい。

【通知】
（6）調理方法，盛付け，配膳及び補食等
　調理方法，味付け，盛付け，配膳等について患者の嗜好を配慮した食事が提供されており，嗜好品以外の飲食物の摂取（補食）は，原則として認められないこと。
　なお，果物類，菓子類等病状に影響しない程度の嗜好品を適当量摂取することは差し支えないこと。

（平成18年3月6日保医発0306009号1の（5））

【解説】
1．献立について
　献立は，各食事担当者の創作であり，四季を通じて，また，地域的にいろいろな食品が出回るので，理論的には無数に献立をつくることができる。しかし，実際には，立案者の好みが強く出て，時には1週間ごとや10日ごとに，同じような献立をつくるというマンネリズムに陥ることもある。したがって，献立の作成には十分注意を払い，例えば，他の医療機関との間でお互いの献

立の改善点や意見交換を行うなど，常に変化のある意欲的なものをつくる必要がある。

献立は，患者に必要な栄養量を供給するとともに，その嗜好を満足させ，偏食を矯正するものであるから，なるべく計画的に週単位で前もって作成しておくことが大切である。

なお，献立の作成に当たっては次の諸点に留意する必要がある。

①給与栄養目標量に沿ったものであること。

②患者の実情に適応した献立であること。例えば，患者の咀嚼力あるいは消化能力が十分でない場合には，それに応じた食物の硬さ，大きさ等を考慮した献立がつくられていなければならない。

③毎日の食事に変化を与えるような献立であること。

④栄養的かつ衛生的に適当であると思われるような食品の組み合わせ，および選択が行われていること。

⑤設備，労力等を考慮して調理，配食に可能なものであること。

なお，特別食の献立は，管理栄養士，栄養士によって作成され，しかもその献立は患者個々につくられた食事箋に基づいて行われること。また，約束食事箋に基づき献立を作成する場合にも，習慣的にならず常に患者の病状に応じた調理がなされていることが必要である。

2．調理について

調理は管理栄養士，栄養士の十分な監督のもとになされなければならない。いくら立派な食事箋が出され，それに基づいた献立ができていても，実際に食べるものが違っていたのでは，効果のある食事療法は期待できない。常に調理は献立に正しく従い，栄養的に，しかも衛生的に細心の注意を払って行うことが必要であり，このため調理作業については，次の点に留意しなければならない。

①献立表に基づいて調理が行われていること。

②調理技術については，たえずその向上に努めること。

③調理作業を合理的，かつ，科学的に行うために，調理機械器具の整備，配置などについても，たえず研究すること。

④調理従業員が作業をする際には，作業日誌，作業予定表等を作成し，能率よく作業する習慣をつけること。

⑤調理従業員は，栄養および衛生の知識を十分身につけるように努めること。

3．盛り付けおよび配膳

盛り付けは，患者の食欲をそそり調理された食事をあますところなく食べてもらい，治療効果を上げるため必要なもので，きれいな食器，おいしそうな盛り方，適度な温度は，盛り付けの欠くべからざる条件となっている。したがって，盛り付けについては，調理担当者が自ら行うか，またこれらの人の適当なる指導，監督のもとになされなければならない。配膳を誰が行うかは，病院の人員，施設，設備などによって考慮されることであるが，患者の摂食状況の観察は，病棟の看護師等によって行われるべきである。そして，この場合は，常に食事部門との連絡および協力が十分にとられるような態勢としておくことが必要である。

なお，特別食については，一般食とは別個に行い，各病棟ごと，しかも各症例ごとに取りまとめ，間違いのないよう配膳する必要がある。

さらに盛り付け，配膳については，次のような点に注意しなければならない。

①調理終了後はなるべく短時間に配膳し，調理の温度や味を損なわないようにすること。特に衛生上，調理場と配膳室は区別し，大規模の医療機関で各病棟が離れている場合は，病棟ごとに配膳室を置くことが望ましい。

②盛り付けは，実際的かつ栄養的な配分を行うため，性，年齢，食欲の多少，病状などによっても盛り付け量を加減しなければならない。なお，盛り付けを正確に行うには計量が必要であるが，中央配膳等を考慮すると食器の大，中，小等により量の加減を行うことも1つの方法である。また，盛り付け技術についても常に工夫することが望ましい。

❺ 適時適温

平成18年4月より，適時適温の食事提供が新たに入院時食事療養（Ⅰ）および入院時生活療養（Ⅰ）の要件とされた。

【通知】

ア　適時の食事提供について
　適時の食事提供が行われている。
　なお，夕食に関しては午後6時以降に提供されている。

（平成18年3月6日保医発0306010号
別添の2の(1)キ）

　適時の食事の提供に際しては，実際に病棟で患者に夕食が配膳される時間が，原則として午後6時以降とする。ただし，病床数が概ね500床以上であって，かつ，当該保健医療機関の構造上，厨房から病棟への配膳車の移動にかなりの時間を要するなどの当該保健医療機関の構造上等の特別な理由により，やむを得ず午後6時以降の病棟配膳を厳守すると不都合が生ずると認められる場合には，午後6時を中心として各病棟で若干のばらつきを生じることはやむを得ない。この場合においても，最初に病棟において患者に夕食が配膳される時間は午後5時30分より後である必要がある。また，全ての病棟で速やかに午後6時以降に配膳できる体制を整備するよう指導に努められたい。

（平成18年3月6日保医発0306009号2の(5)）

【解説】　朝食，昼食について適切な時間に提供されており，さらに，夕食について午後6時以降に提供されていることを評価する。午後6時以降の提供とは，患者のもとに配膳される時間が午後6時以降であることを示しており，この時間は，1年を通じて確保されていなければならない。

【通知】

イ　適温の食事提供について
　保温食器等を用いた適温の食事の提供が行われている。
　即ち，適温の食事の提供のために，保温・保冷配膳車，保温配膳車，保温トレイ，保温食器，食堂いずれかを用いており，入院患者全員に適温の食事を提供する体制が整っている。
　なお，電子レンジ等で一度冷えた食事を温めた場合は含まない。また，食堂における適温の食事の提供とは，その場で調理を行っているか，又は保温庫等を使用している場合をいう。保温食器は名称・材質の如何を問わず，保温機能を有する食器であれば差し支えない。
　また，クックチル，クックフリーズ，真空調理（真空パック）法により料理を行う過程において急速冷却し，提供する際に再度加熱する場合は，電子レンジ等で一度冷えた食事を温めた場合にはあたらない。

（平成18年3月6日保医発0306010号別添の2(1)ク）

【解説】　特に，厨房で盛り付けられた食事を保温された状態で患者に提供するための器具，設備を備えており，実際にすべての患者に提供できる体制を評価したものである。したがって，保温食器が茶碗・汁椀しかなく，副食の保温ができない場合や，一部の患者にしか保温給食の提供ができな

い場合は，算定できない。また，保温器具に関しては，あくまでも厨房の温度をそのまま保ったまま提供することを想定しており，一度冷えたものを電子レンジで温め直すことについては，衛生上の観点からも，基準に該当するとは認められないものである。適温の手段として，病院ないしは病棟に備え付けられた食堂で行われた適温給食も認めているが，ここにおいてもその場で盛り付けて提供を行っているか，保温庫等の器具を用いているものを評価しており，電子レンジでの温め直しは認められないものである。

ただし，病院外の調理加工施設で調理したものを病院において再加熱後提供する形態，いわゆるクックチル，クックフリーズ，真空調理（真空パック）法等による院外調理については，温め直しにあたらないものである。

院外調理を行うにあたっては，①食事の運搬，保存に際して，原則として，冷蔵（3℃以下）もしくは冷凍（−18℃以下）であること。ただし，2時間以内に喫食する場合にあっては，65℃以上を保っても差し支えないこと，②HACCP（危害分析重要管理点）の概念に基づく適切な衛生管理を行うこと等院内調理以上に厳密な衛生管理を行う必要がある。なお，衛生管理の方法については，「院外調理における衛生管理指針（ガイドライン）」（平成8年4月24日指第24号健康政策局指導課長通知）や「大規模食中毒対策等について」（平成9年3月24日衛食第85号生活衛生局長通知）等に示されているので十分留意されたい。

【通知】
ウ　特殊疾患入院施設管理加算等を算定している病棟における例外規定について
　　障害者施設等入院基本料を算定している病棟，又は特殊疾患入院施設管理加算若しくは特殊疾患療養病棟入院料を算定している病棟（療養病棟であって，平成18年6月30日において特殊疾患入院施設管理加算又は特殊疾患療養病棟入院料を算定している病棟については，平成20年3月31日までの間に限る）については，個々の患者の病状に応じた食事の提供が行われている場合には，必ずしもキ（省略）の要件を満たす必要はないものとする。

（平成18年3月6日保医発0306010号別添の2（1）サ）
（最終改正　平成18年6月30日保医発0630001）

【解説】　障害者施設等一般病棟，特殊疾患入院施設管理加算病棟および特殊疾患療養病棟は，主として脊髄損傷等の重度障害者・筋ジストロフィー患者または神経難病患者が入院する病棟であり，当該病棟においての食事療養については，準備，摂取に格別な配慮を要する。したがって，上記適時の食事の提供を一般の病棟と同様に実施することには困難を伴うことも多いと考えられ，例外規定を設けたものである。しかし，当然ではあるが，自ら摂食可能な患者については，適時の食事の提供が確保されなければならない。

❻ 食堂加算

【通知】
（1）　食堂加算は，入院時食事療養（Ⅰ）又は入院時生活療養（Ⅰ）の届出を行っている保険医療機関であって，下記（2）の要件を満たす食堂を備えている病棟又は診療所に入院している患者（療養病棟に入院している患者を除く。）について，食事の提供が行われた時に1日につき病棟又は診療所単位で算定する。

（2）　他の病棟に入院する患者との共用，談話室等との兼用は差し支えない。ただし，当該加算の算定に該当する食堂の床面積は，内法で当該食堂を利用する病棟又は診療所

に係る病床1床当たり0.5平方メートル以上とする。
（3） 診療所療養病床療養環境加算1，精神療養病棟入院料等の食堂の設置が要件の一つとなっている点数を算定している場合は，食堂加算をあわせて算定することはできない。
（4） 食堂加算を算定する病棟を有する保険医療機関は，当該病棟に入院している患者のうち，食堂における食事が可能な患者については，食堂において食事を提供するように努めること。

（平成18年3月6日保医発0306009号4）
（最終改正　平成18年9月29日保医発0929002）

〔問〕食堂加算を算定する場合，当該病棟の食堂利用者の利用率に基準はあるのか。

（答）利用率についての基準は特にない。

〔問〕食堂加算を算定する場合は，実際に食堂を利用した者のみが算定の対象となるのか。

（答）食堂加算は，当該加算の要件を満たしている病棟に入院している患者であって，食堂を利用しなかった者も含め，食事を提供した者すべてが加算の対象となる。

〔問〕食堂加算は病棟単位または診療所単位で行うこととなるが，例えば，A病棟に患者食堂があり，B病棟には患者食堂がない場合は，A病棟の患者だけが食堂加算の対象となるのか。また，複数階を有する医療機関で，食堂が1つしかない場合は，どのような取り扱いとなるのか。

（答）食堂をAとBの病棟で共用している場合であって，食堂面積がAとB病棟の病床数の和に$0.5m^2$を乗じた数以上である場合は，両病棟の患者に対して算定できる。ただし，A病棟の病床数に対する必要面積しかない場合には，AもBもどちらも算定できない。また，複数階の場合も同様である。

❼ 鼻腔栄養との関係

【通知】

（1） 患者が経口摂取不能のために鼻腔栄養を行った場合は，下記のとおり算定する。
　ア　薬価基準に収載されている高カロリー薬を経鼻経管的に投与した場合は，診療報酬の算定方法（平成18年厚生労働省告示第92号）医科診療報酬点数表区分「J120」鼻腔栄養の手技料及び薬剤料を算定し，食事療養に係る費用又は生活療養の食事の提供たる療養に係る費用及び投薬料は別に算定しない。
　イ　薬価基準に収載されていない流動食を提供した場合は，区分「J120」鼻腔栄養の手技料及び食事療養に係る費用又は生活療養の食事の提供たる療養に係る費用を算定する。
　イの場合において，特別食の算定要件を満たしているときは特別食の加算を算定して差し支えない。薬価基準に収載されている高カロリー薬及び薬価基準に収載されていない流動食を併せて投与及び提供した場合は，ア又はイのいずれかのみにより算定する。
（2） 食道癌を手術した後，胃瘻より流動食を点滴注入した場合は，鼻腔栄養に準じて取り扱う。

（平成18年3月6日保医発0306009号5）

❽ 食品衛生

【通知】

食事療養に伴う衛生は，医療法及び医療法施行規則の基準並びに食品衛生法（昭和22年法律第233号）に定める基準以上のものであること。

なお，食事の提供に使用する食器等の消毒も適正に行われていること。

（平成18年3月6日保医発0306009号1の（8））

【解説】　衛生管理については，食事療養従業員に対する管理，食品に対する管理，および食品倉庫・冷蔵庫・消毒槽・排水汚物および防蠅・防鼠など，施設・設備・環境に対する管理の3つに分けられる。食事療養従業員の衛生管理については，まず第一に，これら従業員が急性伝染病，開放性結核，性病，化膿性疾患などの疾病にかかっていないことが条件となる。このため，少なくとも年に1回の健康診断を行い，これらの疾病の有無を調べるとともに，咳，発熱，下痢等の症状がある者については，衛生管理の徹底という観点から，それらの症状がなくなるまで，食物に直接触れる業務につくことを禁止することも，考慮すべきである。また，従業員の家族にも伝染病に罹患しているものがいるかどうかについて十分注意をはらわねばならない。

　その他調理担当者，食事療養施設，食品の衛生的取り扱いについては，次の諸点に十分注意しなければならない。

1. 調理担当者の衛生

　調理担当者は，次の事項を守らなければならない。

　①自己またはその同居者，家族等が次の疾病にかかった場合は，調理業務に従事しないこと。

　　　a　赤痢（疫痢を含む），腸チフス，パラチフス，コレラ，ジフテリア，しょうこう，流行性脳脊髄膜炎，ペスト，日本脳炎，開放性結核，その他の伝染病。

　　　b　無症状病原体保有者。

　　　c　化膿性創傷，伝染性皮膚疾患。

　②近隣に伝染病発生の場合は，速やかに申し出て，責任者の指示を受けること。

　③常に被服，頭髪，手指，爪等の清潔に留意すること。

　④就業前，用便後，休息後，電話使用後および食品受領に立ち会った場合は，その都度手指の洗浄消毒を行うこと。

　⑤調理場で更衣，喫煙，休息，放痰等の不潔な行為をしないこと。

　⑥調理作業中は，調理専用の作業衣，帽子，履物，前掛等を使用し，作業に携わらない時はこれらを着用しないこと。

　⑦下処理室にて使用する履物，ゴム前掛等を着用のまま調理作業に従事しないこと。

　⑧業務上必要がある場合は，必ずマスクを着用すること。

　⑨調理作業中は，手または食品を取り扱う器具で，髪，鼻，口または耳等に触れないこと。

2. 食事療養施設の衛生

　食事担当者は，食事療養施設の建物自体を衛生的に保つため，次の事項を守らなければならない。

　①調理場，調乳室およびその周辺は常に清潔に保ち，食品および食品取扱器具を衛生的に保つこと。

　②冷蔵庫は常に清潔に管理し，能力が十分発揮できる状態に保ち，適切な温度管理を行うこと。

　③調理場は，特に天井，窓，壁，床を清潔にしておくこと。

　④戸棚，蠅帳，扉は随時薬液にて擦拭し，その後熱湯で拭き清めること。

　⑤調理場の床は常に乾燥状態を保ち，また排水溝に汚物を滞溜することのないよう留意すること。

⑥手洗い設備にはブラシ，石けん，逆性石けん，ペーパータオル等を備え付けること。

⑦米，野菜，乾物，漬物，調味料等の倉庫，食品棚等食品格納施設は，防鼠，防虫上，常に完全な状態が保たれ，かつ塵挨，湿度等についても留意すること。また，喫食後返却された残渣は調理場内（非汚染区域内）に持ち込まないこと。

⑧床穴，鼠の破損，壁土の落剥等，防鼠上不備が生じた場合は，ただちに補修すること。

⑨残滓の一時貯溜箱およびその周辺は，特に清潔に留意するとともに，残滓の投入口および取出口は有蓋とすること。

⑩調理担当者以外の者を調理場に入れないこと。ただし，職員等で特に食事療養業務に関し必要がある場合はこの限りでない。

⑪前項ただし書による調理担当者以外の者を調理場に入れる時は，必ず履物を履きかえ，清潔な外衣を着用させること。

⑫調理場および食品倉庫には，直接作業に関係のないもの，または不用の器具および殺虫剤等の薬品を置かないこと。

3．食品の衛生

食品の購入後，保存，調理，加工，配膳の過程を通じて衛生的に取り扱うため，次の事項に留意しなければならない。

①倉庫等に保存する食品は，必ず防虫，防鼠上，完全な屋内施設に格納するとともに，その施設の温度，湿度，保存の状況等を適正ならしめ，腐敗予防上十分な考慮を払うこと。

②生で食べる野菜の処理は，下洗いした後，薬液消毒を行い，仕上げ洗いをすること。

③加熱処理する魚の調理に使用した調理器具を，ただちに刺身等生で食べる魚の調理に使用しないこと。

④調理した食品には覆蓋をなし，その取り扱いは清潔な箸，匙，杓子その他衛生上適当な器具によって行うこと。

⑤食品は，直接床上に置かないこと。

⑥食品の腐敗変質を発見した時は，速やかに責任者に届け出ること。

⑦保存食は，原材料および調理済み食品を食品ごとに50g程度ずつ清潔な容器（ビニール袋等）に入れ，密封し，−20℃以下で2週間以上保存すること。

4．食品添加物

食品添加物は，次の事項を守らなければならない。

①食品添加物は，食品衛生法に基づく検査に合格したものを使用しなければならない。

②食品添加物の使用に関しては，食品衛生法に定められた基準に従って用いなければならない。

5．食器および食品取扱器具の衛生

①食器は，使用後十分洗浄した後，熱湯，蒸気または衛生的に無害かつ有効な消毒液で消毒しなければならない。

②消毒は，次の要領により確実に行わなければならない。

　a　熱湯消毒の場合は，摂氏80度以上の熱湯に5分間以上浸漬すること。

　b　蒸気消毒の場合は，摂氏100度以上の熱に10分間以上触れさせること。

c　薬液消毒の場合は，有効な消毒薬に必要な時間浸漬すること。
③食器消毒設備には，温度計を備え付けなければならない。
④伝染病患者の使用した食器は，所定の場所に置いて厳重な消毒を施さなければならない。
⑤前項の消毒は，熱湯消毒においては摂氏95度以上の熱湯に20分間以上，蒸気消毒においては摂氏100度以上の熱に15分間以上触れさせなければならない。
⑥消毒後の食器は，次の使用時まで食器棚またはこれに類する清潔な設備箇所に保管しなければならない。
⑦食器および食品取扱器具は，使用の都度十分洗浄し，次の使用時まで衛生的に安全な状態に置いて保管しなければならない。
⑧食器および食品取扱器具は，洗浄の容易なものを使用し，赤さびを生じたものまたは破損したものを使用してはならない。また，魚，肉，野菜等の調理に使用するまな板，包丁等の食品取扱器具は，各々その使用目的以外に使用してはならない。
⑨ふきんは清潔な白布を用い，煮沸清洗（100℃で5分間以上）し，乾燥したものを使用しなければならない。
⑩包丁はさびを生じないよう研いでおくとともに，使用後流水に洗浄殺菌し，後に自然乾燥させなければならない。
⑪仕込み室にて使用する包丁は，調理室において使用する包丁と区分しなければならない。
⑫調理機は最低1日1回以上，分解して洗浄・消毒し，乾燥させるとともに，プレート等刃物の取り扱いは包丁に準じて行うこと。

6．水道水以外の使用水は常に飲用適であるよう水質検査を励行すること

　　検査は年2回以上行い，検査結果は1年間保管すること。また，始業前および調理作業終了後，色・濁り・におい・異物・遊離残留塩素（0.1mg/L以上）について毎日検査すること。

❾ 特別料金の支払いを受けることによる食事の提供

【通知】

　入院患者に提供される食事に関して多様なニーズがあることに対応して，患者から特別の料金の支払を受ける特別メニューの食事（以下「特別メニューの食事」という。）を別に用意し，提供した場合は，下記の要件を満たした場合に妥当な範囲内の患者の負担は差し支えない。

（1）特別メニューの食事の提供に際しては，患者への十分な情報提供を行い，患者の自由な選択と同意に基づいて行われる必要があり，患者の意に反して特別メニューの食事が提供されることのないようにしなければならない。また，あらかじめ提示した金額以上に患者から徴収してはならない。なお，患者の同意がない場合は食事療養標準負担額及び生活療養標準負担額の支払を受けることによる食事（以下「標準食」という。）を提供しなければならない。

（2）患者の選択に資するために，各病棟内の見やすい場所に特別メニューの食事のメニュー及び料金を掲示するとともに，文書を交付し，わかりやすく説明するなど，患者が自己の選択に基づき特定の日にあらかじめ特別のメニューの食事を選択できるようにする。

（3）特別メニューの食事は，通常の入院時食事療養又は入院時生活療養費の食事の提供たる療養の費用では提供が困難な高価な材料を使用し特別な調理を行う場合や標準食の材料と同程度の価格であるが，異なる材料を用いるため別途費用が掛かる場合などであって，その内容が入院時食事療養又は入院時生活療養

の食事の提供たる療養の費用の額を超える特別の料金の支払いを受けるのにふさわしいものでなければならない。また，特別メニューの食事を提供する場合は，当該患者の療養上支障がないことについて，主治医の確認を得る必要がある。なお，複数メニューの選択については，あらかじめ決められた基本となるメニューと患者の選択により代替可能なメニューのうち，患者が後者を選択した場合に限り，基本メニュー以外のメニューを準備するためにかかる追加的な費用として，1食あたり17円を標準として社会的に妥当な額の支払いを受けることができること。この場合においても，入院時食事療養又は入院時生活療養の食事の提供たる療養に当たる部分については，入院時食事療養費及び入院時生活療養費が支給されること。

(4)当該保険医療機関は，特別メニューの食事を提供することにより，それ以外の食事の内容及び質を損なうことがないように配慮する。

(5)栄養量については，当該保険医療機関においては，患者ごとに栄養記録を作成し，医師との連携の下に管理栄養士又は栄養士により個別的な医学的・栄養学的管理が行われることが望ましい。また，食堂の設置，食器への配慮等食事の提供を行う環境の整備についてもあわせて配慮がなされていることが望ましい。

(6)特別メニューの食事の提供を行っている保険医療機関は，毎年7月1日現在で，その内容及び料金などを入院時食事療養及び入院時生活療養に関する報告とあわせて地方社会保険事務局長に報告する。

(平成18年3月6日保医発0306009号6)
(最終改正　平成18年9月29日保医発0929002号)

[問]　特別メニューの同意書は決められた書式があるか。

(答)　決められた書式はない。

❿ 掲　示

【通知】

　特別のメニューの食事を提供している保険医療機関は，各々次に掲げる事項を病棟内等の患者に見えやすい場所に掲示するものとする。

(1)当該保険医療機関においては毎日，又は予め定められた日に，予め患者に提示したメニューから，患者の自己負担により特別メニューの食事を患者の希望により選択できること。

(2)特別メニューの食事の内容及び特別料金

　具体的には，例えば1週間分の食事のメニューの一覧表（複数メニューを含む特別のメニューの食事については，基本メニューと区分して，特別料金を示したもの等）。あわせて，文書等を交付しわかりやすく説明すること。

(平成18年3月6日保医発0306009号7)

⓫ その他

【通知】

(1)　食事の区分

　職員に提供される食事と患者に提供される食事との区分が明確になっている。

　なお，患者に提供される食事とそれ以外の食事の提供を同一の組織で行っている場合においては，その帳簿類，出納及び献立盛付けなどが明確に区別されている。

(平成18年3月6日保医発0306010号別添の2の(1)ケ)

【解説】　職員に提供される食事と患者に提供される食事とが明確に区分されている必要がある。

【通知】

（2）栄養指導

　医師の指示の下，医療の一環として，患者に十分な栄養指導を行うこと。

(平成18年3月6日保医発0306009号2の（6））

【解説】　保険医療機関における食事は，患者の疾病治療の直接的ないし間接的手段であるべきものであるから，患者の病状，食欲，嗜好などに応じた食事が提供されるべきである。しかし，現実には，経費，人員，施設等に制限があるので，すべて一律の食事の提供を行っている病院もある。このため，長期入院患者などでは，しばしば食事に倦怠を覚え，食欲不振に陥ったりしがちである。したがって，食事の提供の効果を高めるため，患者の十分な理解を得なければならない。患者に対する栄養指導は，この理解と協力を得るために欠くことのできないものであり，管理栄養士・栄養士は積極的に患者に接し，栄養に対する関心を高めて，食事療養の必要性を十分に納得させ，できるだけ提供した食事を，完全に，しかも喜んで食べられるようにすることが必要である。なお，栄養指導をした場合には記録すること。さらに，医師あるいは看護師と絶えず連絡を取りながら患者の病状や食事の摂取状況に気をつけ，また，特別食を提供されている患者等においては提供した食事以外のものを食べることのないよう注意を払わなければならない。

【通知】

（3）標準負担額

［問］生後1か月の新生児に対しミルクを与えた場合であっても，標準負担額を徴収することは可能か。

　（答）通常，出産後は母親が母乳を与えるが，特に医師が必要と認め，院内で調理したミルクを与えた場合は，標準負担額を徴収することとなる。

［問］同種腎移植術の請求に当たって，従来は，給食料も含め提供者に関わる療養上の費用は，すべて移植者が負担することとなっていたが，今回，入院時食事療養費が創設されたことに伴い，提供者の食事に関わる費用の取り扱いはどのようになるのか。

　（答）腎提供者に関わる入院時食事療養費の請求については，腎提供者の療養上の費用に関わる点数，および食事療養に要した費用の額を10除して得た点数につき1点未満の端数を四捨五入して得た点数を合算した点数を請求する。

［問］入院時食事療養費の標準負担額は，課税（消費税）の対象となるのか。また，入院時食事療養費の標準負担額は，高額療養費の対象となるのか。

　（答）消費税は課税されない。また，高額療養費の対象にもならない。

4-5 医事課との連携

　社会保険診療報酬の改定については，概ね2年に1度大きな改定作業が行われているが，各施設においては改定に伴う算定システムの更新作業を行うこととなる。栄養部門と医事課との連携において最も重要な要件は，診療部門からのオーダー情報（栄養食事指導オーダー，食事供与等に関わるオーダー等）が栄養部門に正確な情報として伝わり，依頼オーダー実施後の情報が医事課システムに正確に反映されることである。

　そこで，算定もれ等の不都合を限りなくなくすためには，栄養部門および医事課各部門システムがそれぞれ把握している情報を突合させることにより，適・不適の検証作業を行う必要が生じてくる。

　具体的な作業としては，1か月ごとの「入院時食事療養」「特別食加算」「食堂加算」「特別メニュー加算」「栄養食事指導（個人・集団）」各件数およびデイ・ケア（デイ・ナイト・ケア含む）における「精神食事加算」「重度認知症患者加算」や，平成18年度より新設された「栄養管理実施加算」件数などについて，月初めの時期に前月1か月分の突合作業を行うことになる。

　なお，実施件数の検証後において，双方の件数に乖離がある場合は，速やかにその原因がどこにあるのかを確認することとなる。そのためにも，医事課職員と栄養部門職員が絶えず連絡体制を図れる環境整備は不可欠となる。

　診療報酬を正しく算定するため，また特別メニューなど患者からの自己負担金を正確に算出するため，栄養部門と医事部門との連携が欠かせない。オーダリングや電子カルテなどシステムを利用する項目の場合は問題はないが，伝票制の項目は連絡もれがないよう定期的にチェックできるような体制を医事部門と検討するとよい。1か月ごとに入院時食事療養費，特別食加算，食堂加算，栄養管理実施加算，栄養食事指導料（個人・集団）などの算定情報をもらい，栄養部門の診療報酬額を把握することが必要である。

■チェックポイント

1) 入院時食事療養費

　1食ごとの算定のため，入院，禁食，外泊，退院など正しい情報を病棟からもらう。特に食事が緊急に必要または不要の場合は電話連絡となるため，あとからのシステム入力や食事箋提出の確認が必要である。また，調乳や濃厚流動食など1日分を1回にまとめて配食する場合や，1日1食あるいは2食の食種の場合など，正しく算定するために医事部門と詳細を取り決めておく。食事箋を運用する場合，患者個々の食事提供一覧表を栄養部門システムで定期的に出力して医事部門と確認する。

2) 栄養食事指導料（個人・集団）

　栄養部門では算定条件を十分に理解し，医事へ連絡する。特に外来の栄養食事指導の場合，会計票への記載が必要となる。

4-6 入院時食事療養制度と変遷

　表4-2，4-3に示した。

表4-2 社会保険診療報酬給食料・入院時食事療養

	改訂 年月 項目			昭和33 10	36 7	36 12	40 1	40 11	42 12	45 2	47 2	49 2	49 10	51 4	53 2	56 6	58 2	59 3	60 3	61 4	63 4	平成元4	2 4	4 4
入院	給食料			15点	17	17	20	20	23	30	40	55	70	80	100	115	115	120	127	134	135	136	137	142
	基準給食	基準給食加算		5	5	5	8	8	9	11	15	20	25	28	31	40	40	41	43	44	46	46	47	47
		特別食加算		·	·	5	5	8	9	11	11	15	20	25	28	30	30	30	30	30	31	31	33	35
		医療用食品加算		·	·	·	·	·	·	·	·	·	·	·	10	14	14	14	15	15	16	16	17	18
		特別管理加算		·	·	·	·	·	·	·	·	·	·	·	·	·	·	·	·	·	·	·	·	10
外来	人工腎臓	透析中食事		·	·	·	·	·	·	·	·	·	·	·	·	50	50	50	50	60	60	61	62	63
		医療用食品加算		·	·	·	·	·	·	·	·	·	·	·	·	10	10	10	10	10	10	10	10	10
	ディ・ケア	精神給食加算		·	·	·	·	·	·	·	·	·	·	·	·	40	40	40	40	45	45	46	46	47
		老人給食加算		·	·	·	·	·	·	·	·	·	·	·	·	·	·	40	40	40	45	45	46	46	47
		重度痴呆患者加算		·	·	·	·	·	·	·	·	·	·	·	·	·	·	·	·	·	45	46	46	47
	ナイト・ケア	精神給食加算		·	·	·	·	·	·	·	·	·	·	·	·	·	·	·	·	45	45	46	46	47
特別食加算食種		肝臓		·	·	○	○	○	○	○	○	○	○	○	○	○	○	○	○	○	○	○	○	○
		糖尿		·	·	○	○	○	○	○	○	○	○	○	○	○	○	○	○	○	○	○	○	○
		胃潰瘍		·	·	○	○	○	○	○	○	○	○	○	○	○	○	○	○	○	○	○	○	○
		腎臓		·	·	○	○	○	○	○	○	○	○	○	○	○	○	○	○	○	○	○	○	○
		高血圧（心臓，妊娠中毒）		·	·	○	○	○	○	○	○	○	○	○	○	○	○	○	○	○	○	○	○	○
		濃厚流動（経管）		·	·	○	○	○	○	○	○	○	○	○	○	○	○	○	○	○	○	○	○	○
		検査	潜血	·	·	○	○	○	○	○	○	○	○	○	○	○	○	○	○	○	○	○	○	○
			大腸検査	·	·	·	·	·	·	·	·	·	·	·	·	·	·	·	·	○	○	○	○	○
		治療乳		·	·	○	○	○	○	○	○	○	○	○	○	○	○	○	○	○	○	○	○	○
		手術（侵襲大）		·	·	·	·	·	·	·	·	·	·	·	·	·	·	·	·	○	○	○	○	○
		膵臓		·	·	·	·	·	·	·	·	·	·	○	○	○	○	○	○	○	○	○	○	○
		フェニールケトン尿症		·	·	·	·	·	·	·	·	·	·	○	○	○	○	○	○	○	○	○	○	○
		痛風		·	·	·	·	·	·	·	·	·	·	·	○	○	○	○	○	○	○	○	○	○
		高脂血症		·	·	·	·	·	·	·	·	·	·	·	·	·	·	·	·	○	○	○	○	○
		楓糖尿症		·	·	·	·	·	·	·	·	·	·	·	·	·	·	·	·	○	○	○	○	○
		ヒスチジン血症		·	·	·	·	·	·	·	·	·	·	·	·	·	·	·	·	○	○	○	○	○
		ホモシスチン尿症		·	·	·	·	·	·	·	·	·	·	·	·	·	·	·	·	○	○	○	○	○
		ガラクトース血症		·	·	·	·	·	·	·	·	·	·	·	·	·	·	·	·	○	○	○	○	○
		貧血		·	·	·	·	·	·	·	·	·	·	·	·	·	·	·	·	·	○	○	○	○
		無菌食		·	·	·	·	·	·	·	·	·	·	·	·	·	·	·	·	·	·	○	○	○
		低残渣食		·	·	·	·	·	·	·	·	·	·	·	·	·	·	·	·	·	·	·	·	·
		高度肥満症*		·	·	·	·	·	·	·	·	·	·	·	·	·	·	·	·	·	·	·	·	·
非基準給食				15	17	17	20	20	23	30	40	55	70	80	100	115	115	120	127	134	135	136	137	142
入院時食事療養費の患者標準負担額																								

*高度肥満症（肥満度が+40%以上またはBMIが30以上）に対する治療食。

第4章 医療保険制度の概要

			入 院 時 食 事 療 養（Ⅰ）							
6 4	平成 年 月 日	6.10.1	8.4.1	8.10.1	9.4.1	10.4.1	13.1.1	14.4.1	18.4.1	
143	入院時食事療養	1,900円	1,900円	1,900円	1,920円	1,920円	1,920円	1,920円	640円*	*1日単位から1食当たりに変更（1日につき3食を限度として算定する）。
47	特別食加算	350円	350円	350円	350円	350円	350円	350円	76円*	*1日単位から1食当たりに変更（1日につき3食を限度として算定する）。
35	医療用食品加算	180円	8.4.30廃止							
18	特別管理加算	200円	200円	200円	200円	200円	200円	200円	廃止*	*入院時食事療養（Ⅰ）の要件とされた。
10	選択メニュー加算	50円	50円	50円	50円	50円	50円	50円	廃止*	*選択メニューの提供は、「特別メニューの食事」として患者から別途に費用を徴収できる扱いとなる。
	食堂加算	50円	50円	50円	50円	50円	50円	50円	50円*	*変更なし（1日につき）。
63	人工腎臓 透析中食事加算	63点	63	63	63	63	63	63		
10	人工腎臓 医療用食品加算	10点	8.4.30廃止							
47	精神デイ・ケア食事加算	48点	48	48	48	48	48	48	48	
47	老人デイ・ケア食事加算	48点	48	48	48		廃止			
47	重度認知症デイ・ケア食事加算	48点	48	48	48	48	48	48	48	
47	精神ナイト・ケア食事加算 1食	48点	48	48	48	48	48	48	48	
	精神デイ・ナイトケア食事加算 2食	96点	96	96	96	96	96	96	96	
	精神デイ・ナイト・ケア食事加算 3食	130点	130	130	130	130	130	130	130	
○		○	○	○	○	○	○	○	○	
○		○	○	○	○	○	○	○	○	
○		○	○	○	○	○	○	○	○	
○		○	○	○	○	○	○	○	○	
○			○	○	○	○	10.4.1 特別食加算から外れる*			*栄養食事指導料は従来通り加算として取れる。
○			○	○	○	○	○	○	廃止*	*濃厚流動食でも，単なる経管栄養のためのものではなく特別食加算の対象となる食事であれば加算できる。
○		○	○	○	○	○	○	○	○	
○		○	○	○	○	○	○	○	○	
○		○	○	○	○	○	○	○	○	
○		○	○	○	○	○	○	○	○	
○		○	○	○	○	○	○	○	○	
○		○	○	○	○	○	○	○	○	
○		○	○	○	○	○	○	○	○	
・						6.4.1 削除				
○		○	○	○	○	○	○	○	○	
○		○	○	○	○	○	○	○	○	
○		○	○	○	○	○	○	○	○	
○		○	○	○	○	○	○	○	○	
・		○	○	○	○	○	○	○	○	
○	*H6.8.5高脂血症に準じる	○	○	○	○	○	○	○		
143		1,500円	1,500円	1,500円	1,520円	1,520円	1,520円	1,520円	506円*	*1日単位から1食当たりに変更。
	入院時食事療養費の入院患者標準負担額	600円	600円	760円	760円	760円	780円	780円	260円*	*1日単位から1食当たりに変更。

表4-3 栄養食事指導料，慢性疾患指導管理料の推移（1回当たりの点数）

特掲診療指導項目	改定年月 算定期間	昭和 53.2	56.6	58.2	59.3	60.3	61.4	63.4	平成 元.4	2.4	4.4	平成6年10月より入院時食事療養（Ⅰ）
				基 準 給 食								
慢性疾患指導料	2週間	50点+5点										
慢性疾患指導管理料	1か月	―	200+20									
慢性疾患指導管理料Ⅰ	1か月	―	―	240+20	240+20	260+20	235+25					
慢性疾患指導管理料Ⅱ	1か月	―	―	200+20	200+20	220+20	275+25					
生活指導管理料（老人）Ⅰ	1か月				260+20	260+20	280+20	255+25				
生活指導管理料（老人）Ⅱ	1か月				220+20	220+20	240+20	295+25				
栄養食事指導料（外来）	1か月							30	30	35	70	

項目	改定年月	平成 6.10	8.4	8.10	9.4	10.4
		入院時食事療養（Ⅰ）・栄養食事指導料				
外来栄養食事指導料		100	100	100	100	130
入院栄養食事指導料		100	100	100	100	130
集団栄養食事指導料			70	70	70	80
在宅患者訪問栄養食事指導料（月2回）		500	530	530	530	530
退院時指導料		150 240	160	160	9.4より栄養士単独では不可	

注） 入院・外来・集団栄養食事指導料の高度肥満症（肥満度+40％以上，またはBMI30以上）の患者に対する治療食を含む。なお，高血圧症の患者に対する減塩食（塩分の総量が7.0g以下のものに限る）は入院時食事療養の特別食加算の場合と異なり，特別食に含まれる。

●外来栄養食事指導料：入院中の患者以外の患者であって，別に厚生労働大臣が定める特別食を必要とするものに対して，医師の指示に基づき管理栄養士が具体的な献立によって指導を行った場合に，初回の指導を行った月にあっては月2回に限り，その他の月にあっては月1回に限り算定する。

●入院栄養食事指導料：入院中の患者であって，別に厚生労働大臣が定める特別食を必要とするものに対して，医師の指示に基づき管理栄養士が具体的な献立によって指導を行った場合に，入院中2回を限度として算定する。

●集団栄養食事指導料：別に厚生労働大臣が定める特別食を必要とする複数の患者に対して，医師の指示に基づき管理栄養士が栄養指導を行った場合に，患者1人につき月1回に限り算定する。

●在宅患者訪問栄養食事指導料：居宅において療養を行っている通院困難な患者であって，別に厚生労働大臣が定める特別食を必要とするものに対して，診療に基づき計画的な医学管理を継続して行い，かつ，管理栄養士が訪問して具体的な献立によって実技を伴う指導を行った場合は，月2回に限り算定する。在宅患者訪問栄養食事指導に要した交通費は，患家の負担とする。

●外来栄養食事指導料，入院栄養食事指導料，集団栄養食事指導料，在宅患者訪問栄養食事指導料に規定する特別食：腎臓食，肝臓食，糖尿食，胃潰瘍食，貧血食，膵臓食，高脂血症食，痛風食，フェニールケトン尿症食，楓糖尿症食，ホモシスチン尿症食，ガラクトース血症食，治療乳，無菌食，小児食物アレルギー食（9歳未満の小児に限る。外来栄養食事指導料および入院栄養食事指導料に限る），特別な場合の検査食（単なる流動食および軟食を除く）

参考

・仲野豊：すぐ分かる診療報酬2006 医科＆調剤等医療費の仕組み300問300答（2006） デンドライトジャパン株式会社

・川上雪彦：看護関連施設基準・食事療養等の実際 28版（2006） 社会保険研究所

第 II 部

実務編

病院栄養士が行う業務

第5章 業務管理

　栄養部門は，すべての治療の基本となる栄養管理を行う部門として，患者個々の疾病や症状，栄養状態に応じ，安全で満足度の高い食事の提供を通し栄養療法を実践している。この章では，食事を中心とした栄養療法の実際の管理について述べる。

5-1 栄養管理業務フローチャート

　栄養部門の業務は，栄養スクリーニング・アセスメント・プランニング・実施・モニタリング・再アセスメントという一連の流れを繰り返し進める入院患者の栄養管理業務，栄養療法を実践させる食事の提供およびサービス業務，患者やその家族へ行う栄養教育である栄養食事指導業務がある。この中で食事の提供はより人員を多く必要とし，献立管理・食材料管理・食数管理業務から成り立っている。衛生管理，安全管理（危機管理）については，どの業務に対しても常に行わなければならない。栄養部門全体のフローチャートを図5-1に示した。以下に，各業務の詳細について説明を加える。

5-2 給食業務管理

5-2-1 給食業務の実際

❶ 院内食事基準（栄養管理指針）

　病院の食事は一般治療食（一般食），特別治療食（特別食）に大別される。一般食は，患者の年齢，性別，体格，身体活動レベル，摂取能力に応じて「日本人の食事摂取基準（2005年版）」に基づき，院内食事基準を作成する。特別食は，医師の治療方針や各学会のガイドラインに準じて作成する。いずれも食種別に食品構成を作成する。食事基準は病態別栄養管理法と成分別栄養管理法があるが，厨房作業の効率化にもつながるため，最近では成分別栄養管理法が多い。なお，食事の種類は施設の診療内容によって異なる。総合病院の一般的な院内食事基準例を表5-1に示す。5年ごとに見直される「日本人の食事摂取基準」の改定や疾病の治療方針に伴い，院内食事基準も適切な時期に改定していくことが必要である。

❷ 食品群別荷重平均栄養量

　食品構成を作成する際，食品群別荷重平均栄養量を使用するが，これは施設で実際に使用している食品から算出する。その方法は，求める食種の一定期間（春夏秋冬1か月分ずつの計4か月分または1か月分またはサイクルメニュー日数等）に使用した実際の食品重量を食品群ごとに集計し，各使用食品の割合を求め，その割合から栄養価を算出するのである。例えば，魚介類の荷重平均栄養量を算出する場合，常食と脂質コントロール食では使用する魚の種類および頻度が異なるため，栄養量も異なる（表5-2）。

　国立病院・療養所では，平成14年の共同研究で常食の食品群別荷重平均栄養量の改定を行っている

第5章 業務管理

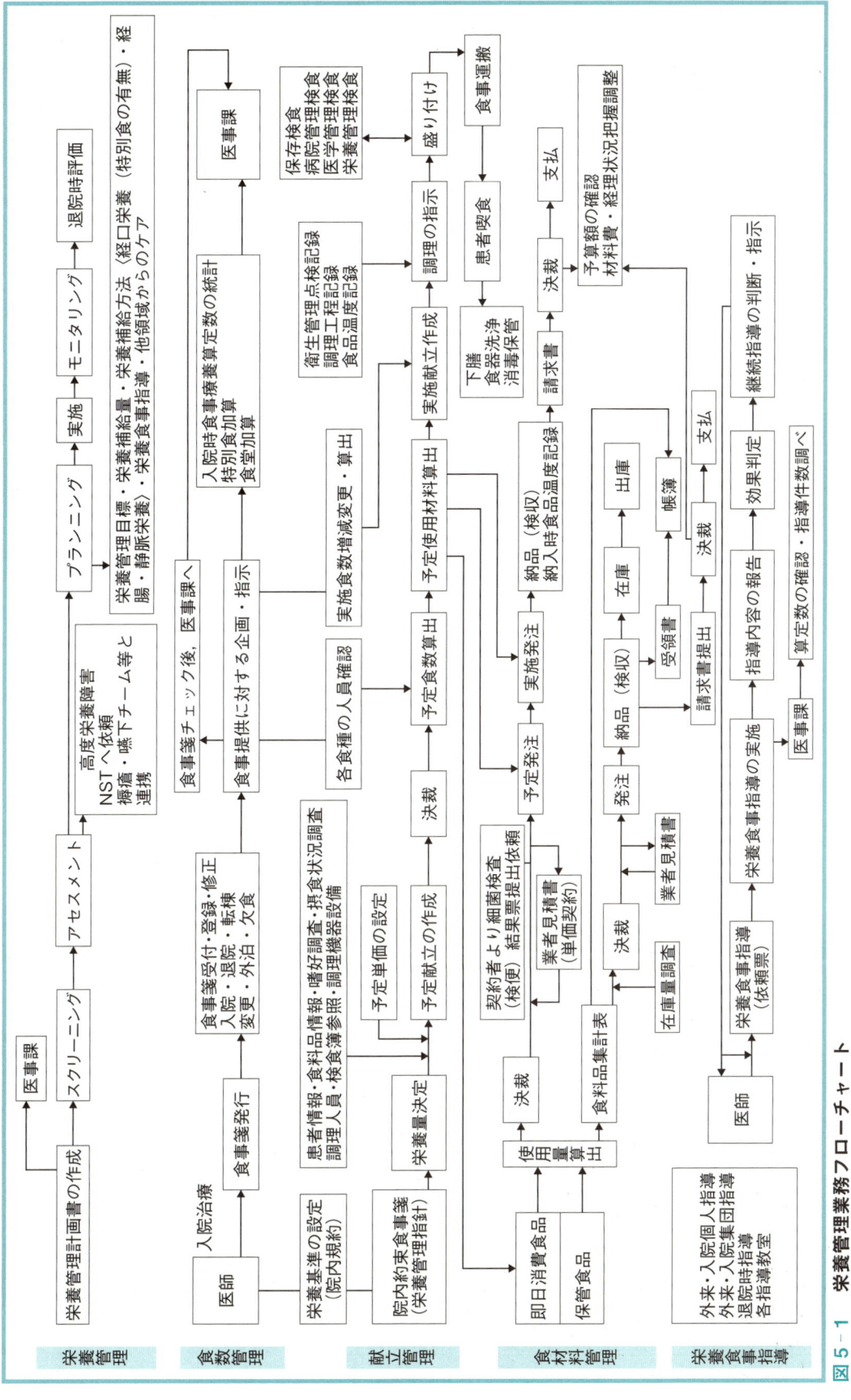

図5-1 栄養管理業務フローチャート

表 5-1　食事基準一覧

【一般食】

食種名	エネルギー (kcal)	水分 (mL)	たんぱく質 (g)	脂質 (g)	塩分 (g)	備考
常食Ⅰ	1,400	1,700	60	35	10以下	米飯100g。なお，水分量には，お茶3回分とみそ汁の水分，計600mL含む
常食Ⅱ	1,800	1,750	70	40	10以下	米飯180g。なお，水分量には，お茶3回分とみそ汁の水分，計600mL含む
常食Ⅲ	2,200	1,900	80	45	10以下	米飯250g。なお，水分量には，お茶3回分とみそ汁の水分，計600mL含む
全粥食Ⅰ	1,300	1,900	60	40	10以下	
全粥食Ⅱ	1,500	2,100	65	40	10以下	
7分粥食	1,200	1,900	60	30	10以下	
5分粥食	1,100	1,900	60	30	10以下	
3分粥食	1,000	1,700	55	30	10以下	
流動食	700	1,500	20	20	10以下	
妊婦食	2,100	1,900	75	50	10以下	
授乳婦食	2,500	2,100	80	50	10以下	

【小児食】

食種名	エネルギー (kcal)	水分 (mL)	たんぱく質 (g)	脂質 (g)	塩分 (g)		備考
離乳食初期	80	150	1	0.5	10以下	全粥	対象：5～6か月。原則として1日1回
離乳食中期	500	800	10	5	10以下	全粥	対象：7～8か月。原則として1日2回
離乳食後期	800	1,000	20	10	10以下	全粥	対象：9～11か月。原則として1日3回
幼児食Ⅰ	600	600	10	5	10以下	流動食	対象：幼児。下痢・発熱等の開始食。おやつなし
幼児食Ⅱ	1,300	1,300	40	20	10以下	5分粥	対象：幼児。開始食の次の食事。おやつ付
幼児食Ⅲ	1,600	1,800	70	40	10以下	米飯・全粥	対象年齢：1～2歳。おやつ付
幼児食Ⅳ	1,800	1,900	75	40	10以下	米飯・全粥	対象年齢：3～5歳。おやつ付
学童食Ⅰ	2,200	1,900	70	50	10以下	米飯・全粥	対象年齢：6～10歳。おやつ付
学童食Ⅱ	2,500	2,100	80	55	10以下	米飯・全粥	対象年齢：11～15歳。おやつ付

【特別食】

（1）エネルギー調整食

食種名	エネルギー (kcal)	水分 (mL)	たんぱく質 (g)	脂質 (g)	塩分 (g)		備考	対象症例
E-1	1,000	1,200	50	25	10以下	塩分5，7gも可		糖尿病・肥満・脂質異常症・心疾患・高血圧・妊娠高血圧症候群等
E-2	1,200	1,400	50	30	10以下	塩分5，7gも可		
E-3	1,400	1,600	65	40	10以下	塩分5，7gも可		
E-4	1,600	1,600	70	40	10以下	塩分5，7gも可。主食が粥の場合は量の一部を他のもので調整		
E-5	1,800	1,700	80	50	10以下	塩分5，8gも可。主食が粥の場合は量の一部を他のもので調整		
E-6	2,000	1,800	85	50	10以下	塩分5，9gも可。主食が粥の場合は量の一部を他のもので調整		

（2）たんぱく質・ナトリウム調整食

食種名	エネルギー (kcal)	水分 (mL)	たんぱく質 (g)	脂質 (g)	塩分 (g)		備考	対象症例
PN-1	2,000	1,000	30	45	7以下	低たんぱくご飯・粥	1. 塩分3gも対応可 2. 原則としてPN-1，2にはみそ汁，お茶はなし 3. K制限，P制限，水分制限等も対応可 4. PN-1～4まではエネルギー補給のために，補食付 5. 塩分のみの制限の場合は，PN-5	腎不全・腎炎・ネフローゼ・心疾患・高血圧・妊娠高血圧症候群等
PN-2	1,900	1,000	40	35	7以下	低たんぱくご飯・粥		
PN-3	1,800	1,600	50	35	7以下			
PN-4	1,800	1,600	60	30	7以下			
PN-5	1,900	1,900	70	45	7以下			

（3）脂肪調整食

食種名	エネルギー (kcal)	水分 (mL)	たんぱく質 (g)	脂質 (g)	塩分 (g)		備考	対象症例
L-1	500	1,300	5	1	7以下	流動食	1. 塩分3，5gも対応可 2. 水分制限等も対応可 3. たんぱく制限が必要な場合は（4）のEP食 4. C型肝炎における鉄制限（6mg以下）も対応可 5. 肝硬変における夜食（LES）も対応可	肝炎・肝硬変・肝不全・胆のう炎・胆石・膵炎　等
L-2	900	1,400	35	5	7以下	5分粥		
L-3	1,400	2,100	50	10	7以下	全粥		
L-4	1,500	2,100	50	20	7以下	全粥		
L-5	1,700	1,900	60	30	7以下	米飯		
L-6	1,800	1,900	65	40	7以下	米飯		

（4）エネルギー・たんぱく質調整食

食種名	エネルギー (kcal)	水分 (mL)	たんぱく質 (g)	脂質 (g)	塩分 (g)		備考	対象症例
EP-1	1,400	2,000	35	30	7以下	米飯・全粥	1. 塩分3，5，10g，K制限・水分制限等も対応可 2. エネルギー補給のための補食付	糖尿病性腎症・肝硬変等
EP-2	1,600	2,000	45	30	7以下	米飯・全粥		

（5）食道・胃術後食

食種名	エネルギー (kcal)	水分 (mL)	たんぱく質 (g)	脂質 (g)	塩分 (g)		備考	対象症例
食道・胃術後食1	80	300	1	5	10以下	流動食1／2量	1. 1日6回の分割食（食道・胃術後食1を除く） 2. 塩分制限，形態調整の対応可 3. エネルギー制限等の対応可	食道・胃切除
食道・胃術後食2	700	1,000	20	10	10以下	流動食		
食道・胃術後食3	800	1,100	30	10	10以下	3分粥		
食道・胃術後食4	1,200	1,300	50	30	10以下	5分粥		
食道・胃術後食5	1,200	1,400	50	30	10以下	7分粥		
食道・胃術後食6	1,500	1,800	60	30	10以下	全粥		
食道・胃術後食7	1,800	1,800	70	30	10以下	米飯		

(6) 潰瘍食およびその他消化管術後食

食種名	エネルギー(kcal)	水分(mL)	たんぱく質(g)	脂質(g)	塩分(g)	備考		対象症例
潰瘍・消術1	800	1,200	20	20	10以下	流動食	全食,分割食はなし。1日3食で対応	潰瘍および胃切除以外の消化管術後
潰瘍・消術2	1,100	1,400	40	20	10以下	3分粥		
潰瘍・消術3	1,200	1,400	50	30	10以下	5分粥		
潰瘍・消術4	1,300	1,400	50	30	10以下	7分粥		
潰瘍・消術5	1,500	2,000	60	35	10以下	全粥		
潰瘍・消術6	1,800	2,000	65	35	10以下	米飯		

(7) 形態調整食

食種名	エネルギー(kcal)	水分(mL)	たんぱく質(g)	脂質(g)	塩分(g)		備考
ムース食1・一般	1,200	1,800	40	30	10以下	全粥	必要に応じ増粘剤を供与
ムース食2・特食	1,100	1,800	40	25	7以下	全粥	原則としてエネルギー量・塩分等は指示量に調整。必要に応じ増粘剤を供与
きざみ食1・一般	1,300	2,000	60	40	10以下	全粥	おやつ付。必要に応じ増粘剤を供与
きざみ食2・一般	1,600	2,100	70	40	10以下	全粥	おやつ付。必要に応じ増粘剤を供与
きざみ食3・特食	1,300	2,000	60	40	7以下	全粥	原則としてエネルギー量・塩分等は指示量に調整
ミキサー食1・一般	1,300	2,000	60	40	10以下	全粥	おやつ付。必要に応じ増粘剤を供与
ミキサー食2・一般	1,600	2,100	70	40	10以下	全粥	おやつ付。必要に応じ増粘剤を供与
ミキサー食3・特食	1,300	2,000	60	40	7以下	全粥	原則としてエネルギー量・塩分等は指示量に調整

(8) 食物アレルギー食

食種名	エネルギー(kcal)	水分(mL)	たんぱく質(g)	脂質(g)	塩分(g)	備考
卵アレルギー食・幼Ⅲ	1,600	1,900	60	40	10以下	対象:幼児。おやつ付
卵アレルギー食・幼Ⅳ	1,800	2,000	70	40	10以下	対象:幼児。おやつ付
卵アレルギー食・学Ⅰ	2,000	2,000	70	50	10以下	対象:学童。おやつ付
卵アレルギー食・学Ⅱ	2,400	2,100	80	50	10以下	対象:学童。おやつ付
卵アレルギー食・常Ⅱ	1,800	1,800	70	40	10以下	対象:成人。おやつなし
卵アレルギー食・常Ⅲ	2,100	1,900	70	40	10以下	対象:成人。おやつなし
乳アレルギー食・幼Ⅲ	1,400	1,500	60	30	10以下	対象:幼児。おやつ付
乳アレルギー食・幼Ⅳ	1,600	1,700	60	30	10以下	対象:幼児。おやつ付
乳アレルギー食・学Ⅰ	1,900	1,700	70	40	10以下	対象:学童。おやつ付
乳アレルギー食・学Ⅱ	2,200	1,900	75	40	10以下	対象:学童。おやつ付
乳アレルギー食・常Ⅱ	1,700	1,700	65	30	10以下	対象:成人。おやつなし
乳アレルギー食・常Ⅲ	2,000	1,800	70	35	10以下	対象:成人。おやつなし
卵・乳アレルギー食・幼Ⅲ	1,500	1,800	65	30	10以下	対象:幼児。おやつ付
卵・乳アレルギー食・幼Ⅳ	1,700	1,800	70	30	10以下	対象:幼児。おやつ付
卵・乳アレルギー食・学Ⅰ	1,900	1,900	60	40	10以下	対象:学童。おやつ付
卵・乳アレルギー食・学Ⅱ	2,300	2,100	70	40	10以下	対象:学童。おやつ付
卵・乳アレルギー食・常Ⅱ	1,800	1,900	60	35	10以下	対象:成人。おやつなし
卵・乳アレルギー食・常Ⅲ	2,100	2,100	65	35	10以下	対象:成人。おやつなし

(9) 嚥下訓練食

食種名	エネルギー(kcal)	水分(mL)	たんぱく質(g)	脂質(g)	備考
嚥下訓練食Ⅰ	20	194	0	0	開始食1(ゼリーのみ。1日1回)
嚥下訓練食Ⅱ	100	252	6.2	0	開始食2(ゼリーと高たんぱくゼリーのみ。1日1回)
嚥下訓練食Ⅲ	180	362	8.3	0	開始食3(1日1回)
嚥下訓練食Ⅳ	1,000	1,133	34.5	15	全粥+おかず(ミキサー食2品)+水ゼリー+増粘剤付×1日3回
嚥下訓練食Ⅴ	1,300	1,193	60	40	全粥+おかず(ミキサー食)+水ゼリー+増粘剤付×1日3回

(10) 検査食・その他の食事

食種名	エネルギー(kcal)	水分(mL)	たんぱく質(g)	脂質(g)	塩分(g)	備考
注腸検査食	410	900	13	3	10以下	「ボンコロン」使用
ヨード制限食	「コメント」で対応。エネルギー・たんぱく質等は,検査前指示食と同様とする					
加熱食						
貧血食	2,000	1,800	70	40	10以下	鉄20mg
低残渣食	1,100	1,900	60	30	10以下	
遅延食1	600				7分粥以上	表示の栄養量は1食当たりのもの
遅延食2	400				5分粥以下	表示の栄養量は1食当たりのもの
遅延食3					DM対応	表示の栄養量は1食当たりのもの

(11) 濃厚流動食(製品100mL当たり)

食種名	エネルギー(kcal)	水分(mL)	たんぱく質(g)	脂質(g)	備考
＊＊＊＊＊	100	85	4	3	1mL=1kcal。経管用
△△△△△	100	85.1	3.5	3.3	1mL=1kcal。経管用。逆流性食道炎予防
○○○○	150	52	4	3	1mL=1.5kcal。経管用
××××	200	70	6	8.5	1mL=2kcal。経管用
◎◎◎◎◎	100	84.5	5.6	2.8	1mL=1kcal。経管用。免疫賦活
□□□□	100	84.5	4	4.5	1mL=1kcal。経管用。DM対応

(11) 濃厚流動食（製品100mL当たり）（続き）

食種名	エネルギー (kcal)	水分 (mL)	たんぱく質 (g)	脂質 (g)	備考
▼▼▼▼▼	100	84	5	2.2	1 mL＝1 kcal。経管用。褥瘡対応
######	100	84	5.5	2.8	1 mL＝1 kcal。経管用。低Na・褥瘡対応
☆□☆□☆□	160	75.2	0.6	7.1	1 mL＝1.6kcal。経管用。腎疾患対応
▲○▲○▲○	160	75.2	2.4	7.1	1 mL＝1.6kcal。経管用。腎疾患対応
■■■■■■	150	78.6	6.2	9.2	1 mL＝1.6kcal。経管用。閉塞性肺疾患対応
●□●□●□	150	64	4.5	4.5	1 mL＝1.6kcal。経管用。半固形
●○△●○△	160	75	5.8	6	1 mL＝1.6kcal。経口用
×◎×◎×◎	160	76.1	6	6	1 mL＝1.6kcal。経口用

【セット食】

●胃切除

①1日上がり

1日目	2日目	3日目	4日目	5日目	6日目	7日目
胃術後食1	胃術後食2	胃術後食3	胃術後食4	胃術後食5	胃術後食6	胃術後食7

②2日上がり

1日目	2日目	3日目	4日目	5日目	6日目	7日目	8日目	9日目	10日目	11日目	12日目	13日目	14日目
胃術後食1		胃術後食2		胃術後食3		胃術後食4		胃術後食5		胃術後食6		胃術後食7	

③自由食
※状態に合わせ，任意でUPしていく。

●その他の消化管術後

①1日上がり

1日目	2日目	3日目	4日目	5日目	6日目
その他消化管術後食1	その他消化管術後食2	その他消化管術後食3	その他消化管術後食4	その他消化管術後食5	その他消化管術後食6

②2日上がり

1日目	2日目	3日目	4日目	5日目	6日目	7日目	8日目	9日目	10日目	11日目	12日目
その他消化管術後食1		その他消化管術後食2		その他消化管術後食3		その他消化管術後食4		その他消化管術後食5		その他消化管術後食6	

●その他の術後

①1食上がり

1食目	2食目	3食目	4食目	5食目	6食目
流動食	3分粥食	5分粥食	7分粥食	全粥食	常食（Ⅰ・Ⅱ・Ⅲ）

②2食上がり

1食目	2食目	3食目	4食目	5食目	6食目	7食目	8食目	9食目	10食目	11食目	12食目
流動食		3分粥食		5分粥食		7分粥食		全粥食		常食（Ⅰ・Ⅱ・Ⅲ）	

③-1　1日上がり

1日目	2日目	3日目	4日目	5日目	6食目
流動食	3分粥食	5分粥食	7分粥食	全粥食	常食（Ⅰ・Ⅱ・Ⅲ）

③-2　1日上がり

1日目	2日目	3日目	4食目
流動食	5分粥食	全粥食	常食

④-1　2日上がり

1日目	2日目	3日目	4日目	5日目	6日目	7日目	8日目	9日目	10日目	11日目	12日目
流動食		3分粥食		5分粥食		7分粥食		全粥食		常食（Ⅰ・Ⅱ・Ⅲ）	

④-2　2日上がり

1日目	2日目	3日目	4日目	5日目	6日目	7日目	8日目
流動食		5分粥食		全粥食		常食	

●嚥下訓練食

①嚥下訓練食A

1日目	3日目	6日目	9日目	12日目
嚥下訓練食Ⅰ	嚥下訓練食Ⅱ	嚥下訓練食Ⅲ	嚥下訓練食Ⅳ	全粥・5分菜

②嚥下訓練食B

1日目	3日目	6日目	9日目	12日目	15日目	18日目
嚥下訓練食Ⅰ	嚥下訓練食Ⅱ	嚥下訓練食Ⅲ	嚥下訓練食Ⅳ	嚥下訓練食Ⅴ	全粥食・ムース食	全粥・5分菜

●誤嚥予防食

1日目	2日目	3日目	4日目	5日目	6日目
嚥下訓練食3	ムース食		ミキサー食		きざみ食

表5-2 食品群別荷重平均成分表（2月）

【常食】

	数量	割合	エネルギー	水分	たんぱく質	脂質	炭水化物	無機質					ビタミン			
								ナトリウム	カリウム	カルシウム	リン	鉄	当量レチノール	B$_1$	B$_2$	C
	(g)	(%)	(kcal)	(%)	(g)	(g)	(mg)	(mg)	(mg)	(mg)	(mg)	(mg)	(μg)	(mg)	(mg)	(mg)
[No.1 魚介類（生）]																
080250 かたくちいわし（生）	77.0	4.7	9.0	3.21	0.86	0.57	0.01	4.0	14.1	2.8	11.3	0.04	0.5	0.001	0.008	0.0
080641 開きす（天ぷら用25g）	25.0	1.5	1.3	1.19	0.29	0.01	0.00	1.8	5.3	0.6	3.3	0.00	0.2	0.001	0.001	0.0
080774 生さけ 70g	140.0	8.6	11.4	6.22	1.92	0.35	0.01	5.7	30.1	1.2	20.6	0.04	0.9	0.013	0.018	0.1
080805 銀さけ 70g	70.0	4.3	8.8	2.84	0.84	0.55	0.01	2.1	15.1	0.5	12.5	0.01	1.5	0.006	0.006	0.0
080843 さば 70g	210.0	12.8	25.9	8.41	2.65	1.55	0.04	17.9	41.0	1.2	29.4	0.14	3.1	0.019	0.036	0.0
080947 さわら 70g	140.0	8.6	15.2	5.90	1.73	0.83	0.01	5.6	42.1	1.1	18.9	0.07	1.0	0.008	0.030	0.0
081052 めだい 70g	70.0	4.3	8.3	2.84	0.93	0.46	0.01	2.4	20.2	0.5	10.3	0.01	0.5	0.015	0.004	0.0
081054 めだい 35g	70.0	4.3	8.3	2.84	0.93	0.46	0.01	2.4	20.2	0.5	10.3	0.01	0.5	0.015	0.004	0.0
081130 たら 70g	71.4	4.4	3.5	3.54	0.80	0.01	0.00	5.7	15.4	1.8	11.9	0.02	2.5	0.003	0.006	0.0
081131 たら 35g	35.0	2.1	1.7	1.69	0.38	0.00	0.00	2.7	7.4	0.9	5.7	0.01	1.2	0.001	0.003	0.0
081415 ぶり 70g	70.0	4.3	11.1	2.56	0.92	0.76	0.01	1.4	16.3	0.2	5.6	0.06	2.2	0.010	0.015	0.1
081442 ほき 70g	70.0	4.3	3.6	3.46	0.73	0.06	0.00	6.9	14.2	0.9	6.9	0.01	1.8	0.001	0.007	0.0
081602 むつ 70g	210.0	12.8	24.2	8.92	2.14	1.61	0.00	10.9	49.9	3.2	23.0	0.06	1.0	0.004	0.020	0.0
081604 むつ 35g	70.0	4.3	8.1	3.00	0.72	0.54	0.00	3.7	16.8	1.1	7.7	0.02	0.3	0.001	0.007	0.0
081620 メルルーサ 70g	70.0	4.3	3.3	3.49	0.73	0.03	0.00	6.0	13.8	0.5	6.5	0.01	0.2	0.004	0.002	0.0
082064 いか（松笠30g）	30.0	1.8	1.6	1.42	0.33	0.02	0.01	5.4	4.9	0.3	4.5	0.00	0.2	0.001	0.001	0.0
082066 いか（輪切）	20.0	1.2	1.1	0.95	0.22	0.01	0.00	3.6	3.2	0.2	3.0	0.00	0.1	0.000	0.001	0.0
082230 大正えび（生）	14.1	0.9	0.7	0.72	0.17	0.00	0.00	2.1	2.1	0.6	1.9	0.00	0.0	0.000	0.000	0.0
082341 かに缶（ズワイガニ）	2.8	0.2	0.1	0.16	0.03	0.00	0.00	1.3	0.0	0.1	0.2	0.00	0.0	0.000	0.000	0.0
083041 めかじき 80g	80.0	4.9	6.9	3.61	0.90	0.33	0.00	3.0	21.1	0.1	12.3	0.02	2.5	0.002	0.004	0.0
083042 めかじき 40g	40.0	2.4	3.4	1.77	0.44	0.16	0.00	1.5	10.3	0.1	6.0	0.01	1.2	0.001	0.002	0.0
084011 むきえび（冷）L	50.0	3.1	2.6	2.46	0.58	0.01	0.00	7.8	8.1	1.7	8.4	0.03	0.2	0.001	0.002	0.1
合　計	1,635.3	100	160	71.2	19.2	8.3	0.1	103	371	20	220	0.6	22	0.11	0.18	0

【脂質20】

	数量	割合	エネルギー	水分	たんぱく質	脂質	炭水化物	無機質					ビタミン			
								ナトリウム	カリウム	カルシウム	リン	鉄	当量レチノール	B$_1$	B$_2$	C
	(g)	(%)	(kcal)	(%)	(g)	(g)	(mg)	(mg)	(mg)	(mg)	(mg)	(mg)	(μg)	(mg)	(mg)	(mg)
[No.1 魚介類（生）]																
080024 あこうだい 70g	140.0	6.5	6.0	5.19	1.09	0.15	0.01	4.9	20.2	1.0	11.1	0.02	1.7	0.007	0.003	0.0
080774 生さけ 70g	210.0	9.8	13.0	7.09	2.19	0.40	0.01	6.5	34.3	1.4	23.5	0.05	1.1	0.015	0.021	0.1
080830 さけ水煮缶	210.0	9.8	15.3	6.83	2.03	0.71	0.01	35.3	29.4	10.8	31.4	0.15	0.0	0.015	0.013	0.0
080942 さわら 40g	40.0	1.9	3.4	1.30	0.38	0.18	0.00	1.2	9.3	0.2	4.2	0.02	0.2	0.002	0.007	0.0
081052 めだい 70g	280.0	13.1	25.4	8.66	2.84	1.41	0.01	7.3	61.6	1.4	31.4	0.03	1.4	0.045	0.012	0.0
081130 たら 70g	280.0	13.1	10.3	10.53	2.37	0.03	0.01	17.0	45.9	5.4	35.4	0.05	7.3	0.009	0.018	0.0
081445 ほき 70g	280.0	13.1	11.0	10.53	2.23	0.17	0.00	21.0	43.2	2.6	21.0	0.04	5.6	0.004	0.021	0.0
081612 めばる 70g	140.0	6.5	7.1	5.02	1.18	0.23	0.00	4.9	22.8	5.2	13.0	0.03	0.7	0.005	0.011	0.1
081620 メルルーサ 70g	210.0	9.8	7.5	7.95	1.67	0.06	0.00	13.7	31.4	1.2	14.7	0.02	0.5	0.009	0.004	0.0
082230 大正えび（生）	14.1	0.7	0.6	0.56	0.13	0.00	0.00	1.1	1.6	0.5	1.5	0.00	0.0	0.000	0.000	0.0
082999 めぬけだい 70g	140.0	6.5	6.0	5.19	1.09	0.15	0.01	4.9	20.2	1.0	11.1	0.02	1.7	0.007	0.003	0.0
083040 めかじき 70g	140.0	6.5	9.2	4.78	1.19	0.44	0.01	4.0	28.0	0.2	16.3	0.02	3.4	0.003	0.005	0.1
084011 むきえび（冷）L	60.0	2.8	2.3	2.22	0.52	0.01	0.00	7.0	7.3	1.6	7.6	0.03	0.2	0.001	0.002	0.1
合　計	2,144.1	100	117	75.8	18.9	3.9	0.1	129	355	32	222	0.5	24	0.12	0.12	0

表5-3 食品群別荷重平均成分表

(可食部 100g)

		食品群区分	エネルギー (kcal)	水分 (%)	たんぱく質 (g)	脂質 (g)	炭水化物 (g)	無機質 ナトリウム (mg)	カリウム (mg)	カルシウム (mg)	リン (mg)	鉄 (mg)	ビタミン レチノール当量 (μg)	B1 (mg)	B2 (mg)	ナイアシン (mg)	C (mg)	無機質 マグネシウム (mg)	亜鉛 (mg)	銅 (mg)	ビタミン D (μg)	E (mg)	K (μg)	脂肪酸 飽和 (g)	一価不飽和 (g)	多価不飽和 (g)	コレステロール (mg)	食物繊維 (g)	食塩相当量 (g)
魚介類	1	生	141	73.0	19.1	6.3	0.2	137	339	30	227	0.8	72	0.09	0.18	5.4	1	35	1.0	0.12	8	1.5	0	1.42	2.18	1.23	90	(0)	0.4
	2	味付 (缶詰・佃煮)	228	54.5	22.0	12.0	7.9	741	303	290	359	2.5	224	0.16	0.23	8.6	0	42	1.6	0.18	9	3.6	120	2.75	3.54	3.98	120	(0)	1.9
	3	塩・生干し・干物	202	57.8	30.6	7.7	0.3	835	406	98	389	1.6	41	0.24	0.24	15.4	3	45	1.4	0.14	14	1.8	157	1.64	2.43	1.87	157	(0)	2.1
	4	水産ねり製品	112	71.8	11.9	2.0	11.8	840	103	30	83	0.6	1	0.03	0.05	0.7	0	14	0.3	0.04	1	0.4	0	0.35	0.41	0.67	22	(0)	2.1
肉卵豆類	5	肉類	171	69.6	19.3	9.5	0.4	135	322	5	193	0.8	90	0.36	0.21	5.7	5	22	2.5	0.07	3	0.3	13	3.14	3.96	0.92	74	(0)	0.3
	6	卵類	151	75.8	12.2	10.4	0.4	200	124	65	189	1.7	150	0.06	0.41	0.1	0	11	1.3	0.08	3	1.1	12	2.88	3.62	1.34	398	(0)	0.5
	7	豆腐	73	86.8	6.4	4.2	1.9	16	141	106	102	1.0	0	0.08	0.03	0.1	0	36	0.6	0.15	0	0.5	13	0.74	0.86	2.10	0	0.7	0.0
	8	その他の大豆製品	241	60.2	16.4	17.5	4.3	48	227	242	221	3.5	0	0.06	0.16	0.4	0	91	1.8	0.33	0	1.9	239	3.04	3.60	9.21	0	2.4	0.1
	9	豆類乾燥	395	13.2	30.0	13.8	38.7	46	1685	183	506	8.1	1	0.67	0.25	2.1	0	186	3.0	0.87	0	2.6	17	1.67	2.26	6.68	0	17.4	0.1
	10	煮豆	255	39.2	9.1	3.7	46.2	275	240	54	136	3.3	0	0.04	0.02	0.3	0	36	0.8	0.24	0	1.2	6	0.44	0.60	1.86	0	6.0	0.7
乳類	11	牛乳	67	87.4	3.3	3.8	4.8	41	150	110	93	0.0	39	0.04	0.15	0.1	1	10	0.4	0.01	0	0.1	1	2.32	0.87	0.12	12	(0)	0.1
	12	乳製品	71	83.9	2.3	1.6	11.7	34	101	78	63	0.0	16	0.02	0.09	0.0	0	8	0.4	0.00	1	0.0	6	0.99	0.39	0.05	6	(0)	0.1
藻類	13	藻類	65	61.1	6.8	0.8	24.0	1286	1499	269	120	6.3	464	0.16	0.36	1.6	22	175	0.7	0.09	0	0.6	172	0.09	0.06	0.16	2	11.8	3.3
野菜類	14	緑黄色野菜類	31	90.5	1.7	0.2	6.6	17	361	46	40	0.9	607	0.08	0.10	0.7	33	25	0.4	0.07	0	1.4	94	0.02	0.01	0.05	0	2.7	0.0
	15	その他の野菜類	25	92.2	1.2	0.2	5.8	9	226	28	35	0.3	12	0.04	0.04	0.6	16	14	0.3	0.06	0	0.2	24	0.01	0.01	0.03	0	2.0	0.0
	16	漬物	46	82.0	1.5	0.2	11.0	1723	235	52	47	0.8	69	0.10	0.05	0.7	21	22	0.2	0.07	0	0.3	45	0.00	0.00	0.01	0	2.9	4.4
果実類	17	柑橘類	42	88.0	0.8	0.1	10.7	1	144	20	18	0.2	59	0.08	0.04	0.3	40	11	0.1	0.05	0	0.4	0	0.01	0.01	0.01	0	1.0	0.0
	18	その他の果実類	59	83.3	0.8	0.1	15.3	1	239	8	19	0.2	21	0.04	0.02	0.4	21	16	0.1	0.07	0	0.3	0	0.00	0.00	0.01	0	1.1	0.0
	19	加糖加工品	58	84.8	0.4	0.1	14.5	3	96	6	8	0.3	33	0.04	0.01	0.2	13	6	0.1	0.03	0	0.1	0	0.01	0.01	0.01	0	0.4	0.0
穀類	20	米類	356	15.5	6.1	0.9	77.1	1	88	5	94	0.8	0	0.08	0.02	1.2	0	23	1.4	0.22	0	0.2	0	0.29	0.21	0.31	0	0.5	0.0
	21	パン	297	33.8	9.3	7.7	47.6	483	109	34	86	0.7	10	0.08	0.05	1.2	0	21	0.8	0.11	0	0.8	0	0.55	0.84	0.88	16	2.2	1.2
	22	めん類 (ゆで)	129	69.4	3.6	0.7	25.9	102	25	7	44	0.3	0	0.03	0.01	0.3	0	11	0.2	0.06	0	0.1	0	0.16	0.09	0.34	0	1.2	0.2
	23	めん類 (乾燥)	378	12.2	13.0	2.2	72.2	2	200	18	130	1.4	2	0.19	0.06	2.3	0	55	1.5	0.28	0	0.4	0	0.51	0.20	1.12	0	2.7	0.0
	24	他の穀類	362	15.6	11.7	3.1	69.0	133	132	26	100	1.3	0	0.14	0.04	1.2	0	28	0.8	0.17	0	0.4	0	0.69	0.67	1.30	0	2.9	0.3
いも類	25	いも類	92	75.8	1.5	0.1	21.6	2	444	11	42	0.5	1	0.08	0.03	1.0	24	19	0.2	0.12	0	0.3	0	0.01	0.00	0.03	0	1.6	0.0
	26	こんにゃく類	5	97.0	0.1	0.0	2.5	10	27	52	6	0.4	0	0.00	0.00	0.0	0	3	0.1	0.02	0	0.0	0	0.00	0.00	0.00	0	2.4	0.0
油脂類	27	植物油脂	830	5.1	2.1	88.9	2.7	204	46	77	52	0.7	134	0.04	0.03	0.6	0	26	0.5	0.12	0	17.3	133	9.80	36.99	36.76	16	0.9	0.5
	28	動物性脂類	745	15.5	0.5	81.0	0.2	750	28	16	16	0.2	521	0.00	0.03	0.0	0	2	0.2	0.00	2	1.6	17	51.45	20.90	2.43	210	(0)	1.9
調味料類	29	砂糖類	369	5.0	0.0	0.0	95.0	2	8	2	1	0.0	0	0.00	0.00	0.0	1	0	0.0	0.01	0	0.0	0	0.00	0.00	0.00	0	0.1	0.0
	30	ルウ	444	16.4	6.3	29.3	38.5	3515	277	69	93	2.7	57	0.10	0.06	0.3	1	24	0.4	0.11	0	2.0	16	12.36	12.15	1.27	16	2.9	9.0
	31	食塩	0	0.0	0.0	0.0	0.0	39000	100	22	0	0.0	0	0.00	0.00	0.0	0	18	0.0	0.01	0	0.0	0	0.00	0.00	0.00	0	(0)	99.1
	32	しょうゆ	69	67.4	7.4	0.0	9.8	5786	380	28	156	1.6	0	0.05	0.16	1.3	0	63	0.9	0.01	0	0.0	0	0.87	0.99	3.20	0	(0)	14.7
	33	みそ	195	45.0	12.0	5.4	24.7	4508	383	102	168	3.9	0	0.03	0.10	1.5	0	69	1.1	0.35	0	1.1	10	0.99	3.20	4.9	11.4		
	34	その他の調味料	123	68.0	2.0	0.0	20.0	1536	96	13	26	0.3	15	0.02	0.02	0.6	1	7	0.1	0.05	0	0.3	1	0.00	0.00	0.3	3.9		
35.		調理食品または加工食品	207	60.2	8.0	10.8	19.4	428	233	26	83	1.1	33	0.10	0.12	1.3	5	3	0.0	0.01	0	0.7	3	2.22	2.72	2.05	17	0.2	1.1

第5章 業務管理

[食品分類内容]

食品群	区分		廃棄率(%)	食品分類内容および割合（各食品群内におけるその食品が占める割合）
魚・肉・卵・豆類	魚介類	1 生	29	さけ(7.8), かれい(6.8), いか(6.6), さば(5.4), さわら(5.0), あじ(4.6), まだい(4.3), はまち(3.8), あこうだい(3.7), 車えび(3.7), きはだ(3.6), さばみ(3.1), ほたて(3.1), さんま他(4.3)
		2 味付（缶詰・佃煮）	0	まぐろフレーク油漬(19.9), まぐろフレーク水煮(16.8), さば(5.3), うなぎ蒲焼(14.5), いわし味付(7.8), さんま味付(7.1), かつおフレーク味付(5.0), えび佃煮(5.0), さば佃煮(4.7), 田作り他(4.3), さんま他(19.9)
		3 塩・生干し・干物	12	かつお節(15.5), 塩さけ(15.2), しらす干し(9.3), たらこ(9.3), あじ開き(7.5), くらげ塩抜き(5.3), かます(5.2), ほっけ開き(4.9), さば開き他(27.8)
		4 水産ねり製品	0	かまぼこ(37.9), 焼ちくわ(25.2), さつま揚げ(21.8), はんぺん(7.6), たらこ(3.5), つみれ(2.7), 伊達巻他(1.3)
	肉類	5 肉類	2	鶏肉もも(22.4), 豚ちくわ(14.0), 豚肉もも(12.2), 牛肉もも(11.5), 牛肉かた(8.4), 鶏肉むね(4.9), 豚肉ヒレ(4.3), 鶏肉手羽(3.4), 豚肉ハム他(18.9)
	卵類	6 卵類	12	鶏卵(83.7), だし巻き卵(6.3), たまご豆腐(5.5), チーズ(2.7), うずら卵他(1.8)
	豆類	7 豆腐	0	木綿豆腐(57.2), 絹ごし豆腐(19.7), 焼豆腐(13.5), 沖縄豆腐(3.8), おから(3.8), 充填豆腐他(2.1)
		8 その他の大豆製品	0	生揚げ(37.0), 糸引き納豆(23.8), 油揚げ(20.6), がんもどき(13.4), 凍り豆腐他(5.3)
		9 豆類乾燥	0	大豆(61.6), あずき(15.2), いんげん豆(10.6), そらまめ(6.6), ささげ他(6.0)
		10 煮豆	0	うずら豆(51.4), ぶどう豆(30.4), おたふく豆(15.5), あずきゆで他(2.8)
乳製品類		11 牛乳	0	普通牛乳(99.2), 加工乳(0.8)
		12 乳製品	0	乳酸菌飲料(52.5), ヨーグルト(37.7), 乳飲料コーヒー他(9.9)
		13 藻類	8	わかめ(21.3), 昆布佃煮(18.3), もずく(16.9), 昆布素干し(10.2), ところてん(9.7), ひじき(8.0), 焼きのり他(15.8)
野菜果実類		14 緑黄色野菜類	10	にんじん(21.8), ほうれん草(15.9), たかな(8.4), トマト(7.5), かぼちゃ(6.7), さやいんげん(6.3), チンゲンサイ(5.4), ブロッコリー(4.9), さやいんげん他(19.2)
		15 その他の野菜類	10	大根(16.9), たまねぎ(13.7), キャベツ(12.3), 白菜(11.3), きゅうり(10.8), なす(6.1), もやし(3.2), ねぎ他(25.7)
		16 漬物	2	大根漬け(16.9), 白菜塩漬(10.3), きゅうりぬか漬け(7.2), 福神漬(6.2), なす塩漬(5.1), しば漬(4.9), たかな漬け(4.5), しょうが酢漬(4.1), らっきょう酢漬(3.9), 梅干し(3.8), きゅうり塩漬け他(33.1)
		17 柑橘類	31	オレンジ(33.1), みかん(28.7), グレープフルーツ(17.8), いよかん(6.4), レモン(4.7), はっさく他(4.0)
		18 その他の果実類	31	バナナ(30.3), リンゴ(14.1), メロン(12.6), すいか(8.6), パインアップル(7.6), キウイフルーツ(5.9), ぶどう(5.6), いちご(5.5), かき他(9.8)
		19 加糖加工品	0	りんごジュース(27.8), みかんジュース(24.8), みかん缶詰(22.0), パインアップル缶詰(13.8), 桃缶詰(11.6)
穀い・もめ類		20 米類	0	精白米(100)
		21 パン	0	食パン(47.8), ロールパン(32.9), ぶどうパン(7.4), クロワッサン(7.2), あんパン他(4.7)
		22 めん類（ゆで）	0	うどん(42.9), そうめん(19.7), そば(16.1), 中華めん(15.7), 干しそばゆで他(5.6)
		23 めん類（乾燥）	0	マカロニ・スパゲッティ(100)
		24 他の穀類	0	小麦粉(57.5), パン粉(23.9), 焼麩(11.1), 生麩(4.0), ビーフン他(3.4)
		25 いも類	10	じゃがいも(52.7), さといも(20.9), さつまいも(11.4), ながいも(9.0), でんぷん(3.2), はるさめ他(2.0)
		26 こんにゃく類	0	こんにゃく(72.7), しらたき(27.3)
油脂類		27 植物油脂	0	植物油(59.8), マヨネーズ(23.9), マーガリン(7.2), 夏みかん(9.1)
		28 動物油脂	0	バター(100)
調味料類		29 砂糖類	0	砂糖(87.7), いちごジャム(7.9), マーマレード(4.4)
		30 ルウ	0	カレールー(68.9), シチュー(17.5), ハヤシルー他(13.6)
		31 食塩	0	食塩(100)
		32 しょうゆ	0	しょうゆ濃口(85.7), しょうゆ薄口(14.3)
		33 みそ	0	淡色辛みそ(60.3), みりん(23.7), 赤色辛みそ(20.0), 清酒(14.9), 甘みそ他(19.7)
		34 その他の調味料	0	酢(31.5), みりん(23.7), ケチャップ(12.9), コロッケ(14.2), ソース(10.7), 風味調味料(6.3)
		35 調理済または加工食品	0	シュークリーム(22.6), ミートボール(15.3), ハンバーグ(8.8), フライドポテト(7.5), えびフライ(6.9), 餃子(9.0), コーンクリームスープ(5.0), コロッケ他(10.7)

資料）国立病院・療養所共同研究報告（栄養）2002.3発表

が，これを算出するために，北海道から九州にわたり約90施設の春夏秋冬それぞれの季節1か月間の常食実施献立表から食品群別に使用食品量を算出し，平均値を求めている。食品分類割合と食品群別荷重平均栄養量を表5-3に示す。

常食の食品群別荷重平均栄養量は，食品構成作成だけでなく，後述にある1人1日当たり給与栄養量表の作成にも使用する。

❸ 食事箋

食事箋とは，患者の病状や年齢，体格に応じ，医師が食事のエネルギー，たんぱく質，脂質，塩分等栄養成分や食形態を指示する食事処方箋のことである。食事箋には患者氏名，生年月日，性，疾患名，主治医名，身長，体重，食事基準に基づく食種名や食事開始日，終了日，変更日などが記載される。その他，食物アレルギーや宗教上の禁止食品，特記事項など，食事に関わる重要な内容もすべて記載される（表5-4）。また，食事箋は入院時食事療養に関わる食事療養の費用を算定するため，医事部門へも連絡される。施設によっては栄養管理計画書と食事箋を組み合わせるなど，伝票を工夫している施設もある。また，最近はオーダリングシステムや電子カルテなどのシステム化が進み，伝票運用の施設は少なくなっているが，医師の指示で食事が提供されていることを明確にしておく必要がある（表5-5）。

❹ 食数管理の実際

食事箋あるいは食事オーダリングシステムで患者個々の食事情報が栄養部門に伝えられたあと，栄養部門では，個々の食事情報から食事の提供を効率よく行うために集計作業を行い，食数表（食種別食数集計表，主食集計表，禁止コメント一覧表，表5-6）や食札（表5-7）等の帳票類を作成する。これらは各施設の調理作業に合わせて書式，色，文字の大きさなど，わかりやすく工夫し，作業の効率化とともに誤配膳の事故防止に努める。

食事変更は，締め切り時間を設け，食数表・食札は調理作業に合わせた時間に調理室へ提出する。施設によっては予定と確定の2段階に分けて帳票類を作成する場合がある。しかし，締め切り時間を過ぎても急な変更はあるため，臨機応変に対応する。入院時食事療養費は1食単位で算定するため，禁食・外泊・退院等，正確な食事内容を連絡してもらうよう病棟と連携をとることが必要である。食事内容に関しては，病態に応じた食種であるか，特別食加算・非加算が適正であるかなど，管理栄養士・栄養士がチェックしていくことも必要である。また，医事部門とも連携し，入院時食事療養数，特別食加算食数が適正か確認する。食数表は1食単位のほか，日・月・年単位でもまとめ，特別加算食の比率等も求め，実績を会議等で報告する（表5-8）。

食材の発注の際は，日ごろの食数の動向をもとに食種ごとに予定患者数を設定する。急性期の病院等は，日内変動や週末の変動の動向も加味し予測することが必要である。食種ごとの患者数が日々大きく変動する施設では，さらに納品前日に，その時点での患者数から予測される食数に微調整し，過不足のない購入を心がける。

❺ 常食患者年齢構成表および荷重平均の食事摂取基準

常食患者の給与栄養量については各施設の院内食事基準に定めているが，入院患者の年齢構成は入院時期により異なるため，必要に応じて（少なくても6か月に1回）前月15日現在の常食喫食患者の人数を性別，各年齢階級別に集計し，一般食の食事摂取基準に基づいて1人1日当たりの荷重平均の食事摂取基準量を算出する。一般食患者の食事摂取基準は，各施設の常食入院患者個々の体格（身

表5-4　食事箋

患者 ID
氏名
生年月日
性別
病棟

主治医		提出者	☐医師 ☐看護師

入院	開始	禁食	外泊	帰院	変更	転棟　　　　　　　　　　　　　　　　　へ
月　　日（朝・昼・夕）より　　　　　月　　日（朝・昼・夕）まで							

変更前	（食種）　　　　　　　　　　（主食）

病　　　名		
糖尿病	腎臓疾患	肝臓疾患
心臓疾患	高血圧症	高脂血症
胃・十二指腸潰瘍		胃・食道・腸切除
膵臓疾患	その他（　　　　　　　　）	

※特別食オーダー時は、上記に必ず○印をつけて下さい

身長　　　　　cm　　　　　体重　　　　　kg

	食　種　名		食　種　名		食　種　名		食　種　名
一般食	常食Ⅰ（1,400kcal）	たんぱく質・ナトリウム調整食	PN1（たんぱく質30g）	形態調整食	ムース1（一般）	食物アレルギー食	卵アレルギー（幼児Ⅲ 1,600kcal）
	常食Ⅱ（1,800kcal）		PN2（たんぱく質40g）		ムース2（特食）		卵アレルギー（幼児Ⅳ 1,800kcal）
	常食Ⅲ（2,200kcal）		PN3（たんぱく質50g）		きざみ1（1,300kcal）		卵アレルギー（学童Ⅰ 2,000kcal）
	妊婦食		PN4（たんぱく質60g）		きざみ2（1,600kcal）		卵アレルギー（学童Ⅱ 2,400kcal）
	授乳婦食		PN5（たんぱく質70g）		きざみ3（特食）		卵アレルギー（常食Ⅱ 1,800kcal）
	全粥Ⅰ（1,300kcal）	脂質調整食	L1（流動食・脂質1g）		ミキサー1（1,300kcal）		卵アレルギー（常食Ⅲ 2,100kcal）
	全粥Ⅱ（1,500kcal）		L2（5分・脂質5g）		ミキサー2（1,600kcal）		乳アレルギー（幼児Ⅲ 1,400kcal）
	7分粥食		L3（全粥・脂質10g）		ミキサー3（特食）		乳アレルギー（幼児Ⅳ 1,600kcal）
	5分粥食		L4（全粥・脂質20g）	嚥下訓練食	嚥下Ⅰ（開始1）		乳アレルギー（学童Ⅰ 1,900kcal）
	3分粥食		L5（米飯・脂質30g）		嚥下Ⅱ（開始2）		乳アレルギー（学童Ⅱ 2,200kcal）
	流動食		L6（米飯・脂質40g）		嚥下Ⅲ（開始3）		乳アレルギー（常食Ⅱ 1,700kcal）
調乳・離乳食・小児食	調乳	エネルギー・たんぱく質調整食	EP1（1,400kcalたんぱく質35g）		嚥下Ⅳ（5分）		乳アレルギー（常食Ⅲ 2,000kcal）
	離乳食　初期				嚥下Ⅴ（全粥）		卵乳アレルギー（幼児Ⅲ 1,500kcal）
	離乳食　中期		EP2（1,600kcal たんぱく質45g）		濃流・△△△△△ 300mL・400mL		卵乳アレルギー（幼児Ⅳ 1,700kcal）
	離乳食　後期				濃流（＊＊＊＊＊） 1mL＝1kcal・200mL		卵乳アレルギー（学童Ⅰ 1,900kcal）
	幼児Ⅰ（流動食）	食道・胃術後食	食・胃術1（流動1/2量）				卵乳アレルギー（学童Ⅱ 2,300kcal）
	幼児Ⅱ（5分菜）		食・胃術2（流動）		濃流（○○○○） 1mL＝1.5kcaL・200mL		卵乳アレルギー（常食Ⅱ 1,800kcal）
	幼児Ⅲ（1～2歳）		食・胃術3（3分）				卵乳アレルギー（常食Ⅲ 2,100kcal）
	幼児Ⅳ（3～5歳）		食・胃術4（5分）		濃流（××××） 1mL＝2kcal　200mL	検査食・その他の食事	注腸検査食
	学童Ⅰ（6～10歳）		食・胃術5（7分）				低残渣食
	学童Ⅱ（11～15歳）		食・胃術6（全粥）		濃流・免疫（★★★★★） 250mL		貧血食
エネルギー調整食	E1（1,000kcal）		食・胃術7（米飯）				個別対応食
	E2（1,200kcal）	潰瘍食・その他消化管術後食	潰瘍・その他消化術1（流動）		濃流・褥瘡（▼▼▼▼▼） 200mL	遅延食	遅延食（7分以上）
	E3（1,400kcal）		潰瘍・その他消化術2（3分）		濃流・DM（□□□□）200mL		遅延食（5分以下）
	E4（1,600kcal）		潰瘍・その他消化術3（5分）		濃流・腎臓（☆□☆□） Pro. 1本＝0.75g 125mL		遅延食（DM用）
	E5（1,800kcal）		潰瘍・その他消化術4（7分）		濃流・腎臓（▲○▲○） Pro. 1本＝3g 125mL		
	E6（2,000Kcal）		潰瘍・その他消化術5（全粥）		濃流・高Na高Pro.（######） 200mL		
			潰瘍・その他消化術6（米飯）		濃流COPD（AAAAA） 1mL＝1.6kcal 250mL		
					濃流（＊＊＊□＊＊＊□） 1mL＝1.5kcal半固型200mL		
					濃流（○○★○○★） 1mL＝1.6kcal　125mL		
					濃流（×◎×◎×◎） 1mL＝1.6kcal　125mL		

（備考・コメント）

表5-5　オーダリング食事箋

病棟-病室 理由（前病棟-前病室） 禁止事項 調乳指示 注入製品名 病名	食堂利用	患者氏名 開始日 終了日 濃度 1mL当たりのエネルギー ミルク製品名 1日の必要エネルギー	性別	患者番号 ［前回食種］ 主食（朝）：主食（昼）：主食（夕） 1本の必要量 朝の必要量	生年月日	主治医 →今回食種 →主食（朝）：主食（昼）：主食（夕） 1日の必要量 昼の必要量	入力者 特別指示 フリーコメント 夕の必要量	入力日時 身長 体重
東4-421号 変更 青魚禁		岩○△△ 3月9日昼～	男	2589637 ［高脂血症1,600 米飯150g：米飯150g	昭41.11.17	森○△△　加算 →高脂血症1,600 →全粥300g：全粥300g：全粥300g	○○　○美	2007/3/9　8:56 167.1cm 60.0kg
高脂血症（cho）								
東2-207号 退院		山○△△ 3月9日昼～	男	2590497 ［エネルギー1,400	昭08.03.13	田○△△ →退院時食止め	○○　△江	2007/3/9　9:06 157.5cm 63.4kg
循セン-512号 変更		松○△△ 3月9日昼～	男	2591474 ［Naたんぱく70 全粥300g：全粥300g	昭11.10.02	中○△△　加算 →Naたんぱく70 →米飯200g：米飯200g：米粥200g	○○　△恵	2007/3/9　9:11 167.2cm 68.3kg
心疾患								
東3-321号 外泊		川○△△ 3月10日昼～3月11日夕	男	2592435 ［エネルギー1,400	昭23.10.30	東○△△ →外泊食止め	○○　△夫	2007/3/9　9:45 167.1cm 60.0kg
東2-208号 変更		鈴○△△ 3月9日昼～	女	2592927 ［5分粥 5分粥250g：5分粥250g	昭29.05.09	西○△△　加算 →7分粥 →7分粥250g：7分粥250g：7分粥250g	○○　△子	2007/3/9　9:52 152.3cm 64.3kg
西1-163号 入院	◎	高○△△ 3月9日昼～	女	2593018 ［入院	昭18.04.18	南○△△ →常食 →米飯200g：米飯200g：米飯200g	○○　△雄	2007/3/9　10:23 162.2cm 62.0kg
循セン-502号 退院		佐○△△ 3月9日昼～	男	2594620 ［高脂血症A1,400	昭27.12.01	北○△△ →退院時食止め	○○　△彦	2007/3/9　10:38 167.1cm 60.0kg

表 5-6 食数表

【一般食食数表】

食種＼病棟	東1	西1	東2	西2	東3	西3	東4	循セン	合計
常食A									
常食ハーフA									
計									
常食B									
常食ハーフB									
計									
粥食									
粥食ハーフ									
計									
合計									

【特別食食数表】

食種＼病棟	東1	西1	東2	西2	東3	西3	東4	循セン	合計
PN　　　計									
80									
70									
50-E1,600									
40-E1,400									
30-E1,400									
エネルギー　計									
800									
1,200									
1,400									
1,600									
1,800									
脂質　　　計									
30									
20									
15									

【分粥食食数表】

食種＼病棟	東1	西1	東2	西2	東3	西3	東4	循セン	合計
7分粥食　　計									
7分粥									
潰瘍　7分粥									
術後　7分粥									
5分粥食　　計									
5分粥									
潰瘍　5分粥									
術後　5分粥									
3分粥食　　計									
3分粥									
潰瘍　3分粥									
術後　3分粥									
流動食　　　計									
流動食									
潰瘍　流動食									
術後　流動食A									
術後　流動食B									

【一般食主食表】

食　種		東1	西1	東2	西2	東3	西3	東4	循セン	合計
米飯	100g									
	150g									
	200g									
おにぎり	100g									
	150g									
	200g									
パン	1枚									
	2枚									
全粥	150g									
	200g									
	300g									
めん	250g									

【特別食主食表】

食　種		東1	西1	東2	西2	東3	西3	東4	循セン	合計
米飯	50g									
	80g									
	100g									
	150g									
	200g									
	220g									
	250g									
おにぎり	80g									
	100g									
	150g									
	200g									
	220g									
	250g									
パン	1枚									
	2枚									
全粥	100g									
	160g									
	200g									
	300g									
	350g									
めん	120g									
	180g									
	240g									
低たんぱく米	90g									
	180g									
低たんぱく粥	180g									
	360g									

＊いずれも該当者がいない時は，項目を表記しないよう工夫するとよい。

【禁止コメント一覧表】

魚禁	東4	00268976	○○	○○	潰瘍（全粥）	全粥・全粥・全粥
青魚禁	西3	01941845	○○	○○	7分粥	7分・7分・7分
さば禁	西3	00629498	○○	○○	きざみ食1	全粥・全粥・全粥
カニアレルギー	西3	01941845	○○	○○	7分粥	7分・7分・7分
肉禁	東2	01245400	○○	○○	エネルギー1,400	パン・米飯・米飯
牛肉禁	西3	00629498	○○	○○	きざみ食2	粥小・粥小・粥小
卵アレルギー	東2	00769916	○○	○○	常食アレルギー	パン・米飯・米飯
牛乳ヨーグ禁	西2	01986596	○○	○○	術後（5分）	5分・5分・5分
乳製品禁	東2	00666637	○○	○○	PN－70	米飯・米飯・米飯
パン禁	東4	02061157	○○	○○	脂質－30	米飯・米飯・米飯
ブロッコリー禁	循セン	02336637	○○	○○	エネルギー1,400	米飯・米飯・米飯
キザミ	東2	01704004	○○	○○	エネルギー1,600	米飯・米飯・米飯
カリウム制限	東4	02368317	○○	○○	NaP－40E1,400	米飯・米飯・低蛋
トロミ剤1本	東3	01175598	○○	○○	きざみ食1	粥小・粥小・粥小
トロミ剤2本	東2	00449768	○○	○○	PN－70	米飯・米飯・米飯
トロミ剤3本	東2	01704004	○○	○○	エネルギー1,600	米飯・米飯・米飯

表5-7 食札

東 ○　405号室 △/○（月）夕　○○　○○様	東 ○　405号室 △/○（月）夕　○○　○○様	東 ○　405号室 △/○（月）夕　○○　○○様
常　食　　　米飯　200g 青魚禁	全　粥　食　　　全粥　300g	E　1,400kcal　　米飯　140g 鶏肉禁
東 ○　406号室 △/○（月）夕　○○　○○様	東 ○　406号室 △/○（月）夕　○○　○○様	東 ○　406号室 △/○（月）夕　○○　○○様
PN－70　　　米飯　200g 納豆禁　　　塩分　7g	脂質　30　　　米飯　200g	5分粥食　　　5分　250g 牛乳禁ヨーグルト

表5-8 年間食種別給食数

		平成18年度	4月	5月	6月	7月	8月	9月	10月	11月	12月	1月	2月	3月	合計	平成17年同期合計	平均	平成17年同期平均
		普通食	8,226	8,315	7,940	8,190	8,857	8,144	9,325	9,909	9,006	8,084	8,559	9,355	103,910	112,635	8,659	9,386
特別食	加算	腎臓食	602	604	857	958	1,163	860	645	490	626	383	408	385	7,981	6,605	665	550
		肝臓食	1,597	1,295	1,157	1,500	1,161	1,205	1,277	1,158	1,843	1,913	1,564	1,493	17,163	16,772	1,430	1,398
		糖尿食	2,541	3,749	3,598	4,048	3,655	3,344	3,227	2,268	2,940	3,374	2,665	2,809	38,218	28,022	3,185	2,335
		潰瘍食	454	197	384	435	574	453	607	493	397	474	315	547	5,330	4,696	444	391
		心臓食	2,198	2,342	1,857	1,875	2,031	2,126	2,281	2,250	2,108	2,345	2,226	1,949	25,588	28,053	2,132	2,338
		手術食	489	659	320	239	265	288	415	586	394	472	323	641	5,091	6,809	424	567
		膵臓食	0	2	0	0	0	0	0	0	14	0	0	0	16	1	1	0
		検査食	0	3	7	1	1	0	5	1	0	1	0	0	23	51	2	452
		痛風食	0	0	0	0	0	0	0	0	0	0	0	0	0	0	0	4
		高脂血症食	682	578	669	434	333	537	676	642	477	404	504	616	6,552	5,300	546	442
		貧血食	13	31	0	81	37	5	27	51	3	23	30	10	311	287	26	24
		高度肥満症食	0	0	0	0	0	85	0	0	0	0	0	0	85	57	7	5
		妊娠高血圧症候群（妊娠中毒症）	0	0	0	0	0	0	0	0	0	0	0	0	0	0	0	0
		小計	8,576	9,460	8,849	9,571	9,220	8,907	9,160	7,939	8,802	9,389	8,035	8,450	106,358	102,075	8,863	8,506
		比率	46.2%	47.4%	47.2%	48.7%	45.9%	46.4%	43.2%	39.2%	42.5%	46.1%	41.1%	40.2%	44.4%	42.7%	44.4%	42.7%
	非加算	高血圧食（加算以外）	277	338	454	365	160	484	365	187	627	603	406	140	4,406	2,880	367	240
		手術食（加算以外）	49	4	30	7	25	30	22	28	15	50	27	30	317	588	26	49
		乳児食（加算以外）	406	433	353	176	253	440	481	423	605	360	323	639	4,892	4,723	408	394
		濃厚流動食	0	4	0	16	1	6	6	1	23	109	98	0	264	0	22	0
		形態調整食	728	1,273	826	1,009	1,143	604	1,198	1,309	1,295	1,429	1,571	1,751	14,136	13,837	1,178	1,153
		その他	314	151	291	333	436	590	636	472	360	327	550	667	5,127	2,279	427	190
		小計	1,774	2,203	1,954	1,906	2,018	2,154	2,708	2,420	2,925	2,878	2,975	3,227	29,142	24,307	2,429	2,026
		比率	9.5%	11.0%	10.4%	9.7%	10.0%	11.2%	12.8%	11.9%	14.1%	14.1%	15.2%	15.3%	12.2%	10.2%	12.2%	10.2%
		特別食合計	10,350	11,663	10,803	11,477	11,238	11,061	11,868	10,359	11,727	12,267	11,010	11,677	135,500	126,382	11,292	10,532
		比率	55.7%	58.4%	57.6%	58.4%	55.9%	57.6%	56.0%	51.1%	56.6%	60.3%	56.3%	55.5%	56.6%	52.9%	56.6%	52.9%
		総合計	18,576	19,978	18,743	19,667	20,095	19,205	21,193	20,268	20,733	20,351	19,569	21,032	239,410	239,017	19,951	19,918

表5-9 常食患者の食事摂取基準表

区分 年齢	性別	エネルギー (kcal)	たんぱく質 (g)	脂質 (エネルギー%比)	ビタミンA (μgRE)	ビタミンB₁ (mg)	ビタミンB₂ (mg)	ビタミンC (mg)	カルシウム (mg)	鉄 (mg)
1～2(歳)	男	1,050	20	20～25	250	0.5	0.6	40	450	5.5
	女	950	20	20～25	250	0.5	0.5	40	400	5
3～5(歳)	男	1,400	25	20～25	300	0.7	0.8	45	550	5
	女	1,250	25	20～25	300	0.7	0.8	45	550	5
6～7(歳)	男	1,650	35	20～25	400	0.9	1.0	60	600	6.5
	女	1,450	30	20～25	350	0.8	0.9	60	600	6
8～9(歳)	男	1,950	40	20～25	450	1.1	1.2	70	700	9
	女	1,800	40	20～25	400	1.0	1.1	70	700	8.5
10～11(歳)	男	2,300	50	20～25	550	1.2	1.4	80	800	10
	女	2,150	50	20～25	500	1.2	1.3	80	800	13
12～14(歳)	男	2,350	60	20～25	700	1.4	1.6	100	900	11.5
	女	2,050	55	20～25	550	1.2	1.4	100	850	13.5
15～17(歳)	男	2,350	65	20～25	700	1.5	1.7	100	650	10.5
	女	1,900	50	20～25	600	1.2	1.3	100	600	11
18～29(歳)	男	2,650	55	20～25	750	1.4	1.6	100	600	7.5
	女	2,100	45	20～25	600	1.1	1.2	100	600	10.5
30～49(歳)	男	2,000	45	20～25	750	1.4	1.6	100	600	7.5
	女	1,750	40	20～25	600	1.1	1.2	100	600	10.5
50～69(歳)	男	2,150	50	20～25	700	1.3	1.4	100	600	7.5
	女	1,700	40	20～25	600	1.0	1.2	100	600	10.5
70以上(歳)	男	1,550	40	20～25	650	1.0	1.1	100	600	6.5
	女	1,350	40	20～25	550	0.8	0.9	100	550	6

長・体重），身体活動レベル等を調査し，各年齢階級別に各施設で栄養量を算出したものを作成しておく（表5-9）。

❻ 食品構成表

常食患者年齢構成から1人1日当たり荷重平均の食事摂取基準量を算出した後，その栄養量に見合った食品構成を作成する（表5-10）。食品構成作成に使用する食品群別荷重平均栄養量は，各施設の常食の給与実績による食品使用量から算出したものを利用するか，都道府県が公表しているものを利用してもよい。この食品構成表に基づいて献立作成を行う。

❼ 給与栄養量表・病院給食食品量表

常食の食事提供が適切に行われているか否かの判断は，1か月間に実施した献立表から，1人1日当たりの給与栄養量表（表5-11）を作成し，食品構成表と比較して行う。また，1か月間の食品使用量から逆算して算出する病院給食食品量表（表5-12）を用いて食品構成と比較することもできる。

いずれも食品構成表と大差ないよう実際の食事が提供できていることが望ましいが，差が出た時は次の献立作成に反映させるよう努める。なお，給与栄養量の適否検討の書類は，管理者の承認（決

表 5-10 食品構成表

平成○○年○月分（目標） （1人1日当たり）

食品群区分			給与量 (g)	エネルギー (kcal)	たんぱく質 (g)	脂質 (g)	炭水化物 (g)	ナトリウム (mg)	カルシウム (mg)	鉄 (mg)	レチノール当量 (μgRE)	ビタミンB₁ (mg)	ビタミンB₂ (mg)	ナイアシン (mg)	ビタミンC (mg)
魚・肉・卵・豆類	魚介類	1 生	65	92	12.4	4.1	0.1	89	20	0.5	47	0.07	0.12	3.5	1
		2 味付（缶詰・佃煮）	9	21	2.0	1.1	0.7	67	26	0.2	20	0.01	0.02	0.8	0
		3 塩・生干し・干物	3	6	0.9	0.2	0.0	25	3	0.0	1	0.01	0.01	0.5	0
		4 水産ねり製品	3	3	0.4	0.1	0.4	25	1	0.0	0	0.00	0.00	0.0	0
		5 肉類	50	86	9.7	4.8	0.2	68	3	0.4	45	0.18	0.11	2.9	3
		6 卵類	25	38	3.1	2.6	0.1	50	16	0.4	38	0.02	0.10	0.0	0
	豆腐	7 豆類	45	33	2.9	1.9	0.9	7	48	0.5	0	0.04	0.01	0.0	0
		8 その他の大豆製品	10	24	1.6	1.8	0.4	5	24	0.4	0	0.01	0.02	0.0	0
		9 豆類乾燥	0	0	0.0	0.0	0.0	0	0	0.0	0	0.00	0.00	0.0	0
		10 煮豆	5	13	0.5	0.2	2.3	14	3	0.2	0	0.00	0.00	0.0	0
乳製品・藻類	乳類	11 牛乳	207	139	6.8	7.9	9.9	85	228	0.0	81	0.08	0.33	0.2	2
		12 乳製品	10	7	0.2	0.2	1.2	3	8	0.0	2	0.00	0.01	0.0	0
		13 藻類	6	4	0.4	0.0	1.4	77	16	0.4	28	0.01	0.02	0.1	1
野菜・果実類	野菜類	14 緑黄色野菜類	160	50	2.7	0.3	10.6	27	74	1.4	971	0.13	0.16	1.1	53
		15 その他の野菜類	200	50	2.4	0.4	11.6	18	56	0.6	24	0.08	0.08	1.2	32
		16 漬物	5	2	0.1	0.0	0.6	86	3	0.0	3	0.01	0.00	0.0	1
	果実類	17 柑橘類	15	6	0.1	0.0	1.6	0	3	0.0	9	0.01	0.01	0.0	6
		18 その他の果実類	60	35	0.5	0.1	9.2	1	5	0.1	13	0.02	0.01	0.2	13
		19 加糖加工品	5	3	0.0	0.0	0.7	0	0	0.0	2	0.00	0.00	0.0	1
穀類・いも類	穀類	20 米類	270	961	16.5	2.4	208.2	3	14	2.2	0	0.27	0.05	3.2	0
		21 パン	10	30	0.9	0.8	4.8	48	3	0.1	1	0.01	0.01	0.1	0
		22 めん類（ゆで）	20	26	0.7	0.1	5.2	20	1	0.1	0	0.01	0.00	0.1	0
		23 めん類（乾燥）	1	4	0.1	0.0	0.7	0	0	0.0	0	0.00	0.00	0.0	0
		24 他の穀類	5	18	0.6	0.2	3.5	7	1	0.1	0	0.00	0.00	0.1	0
	いも類	25 いも類	30	28	0.5	0.0	6.5	1	3	0.2	0	0.02	0.01	0.3	7
		26 こんにゃく類	10	1	0.0	0.0	0.3	1	5	0.0	0	0.00	0.00	0.0	0
油脂類・調味料類	油脂類	27 植物油脂	12	100	0.3	10.7	0.3	0	24	9	0.1	16	0.00	0.00	0.1	0
		28 動物脂類	0	0	0.0	0.0	0.0	0	0	0.0	0	0.00	0.00	0.0	0
	調味料類	29 砂糖類	5	18	0.0	0.0	4.8	0	0	0.0	0	0.00	0.00	0.0	0
		30 ルウ	5	22	0.3	1.5	1.9	176	3	0.1	3	0.01	0.00	0.0	0
		31 食塩	1	0	0.0	0.0	0.0	195	0	0.0	0	0.00	0.00	0.0	0
		32 しょうゆ	25	17	1.9	0.0	2.5	1,447	7	0.4	0	0.01	0.04	0.3	0
		33 みそ	15	29	1.8	0.8	3.7	676	15	0.6	0	0.00	0.02	0.2	0
		34 その他の調味料	20	25	0.4	0.0	4.0	307	3	0.1	3	0.00	0.00	0.1	0
35 調理食品または加工食品			3	6	0.2	0.3	0.6	13	1	0.0	1	0.00	0.00	0.0	0
計			1,315	1,895	70.8	42.3	298.6	3,565	602	9.1	1,307	1.02	1.15	15.3	119

栄養比率		
穀類エネルギー比（％）	54.8	食塩相当量（g） 9.1
動物性たんぱく質比（％）	50.1	
脂質エネルギー比（％）	20.1	
うち動物性脂質比（％）	49.2	

表 5-11 常食 1 人 1 日当たり給与栄養量表

平成○○年○月分（実施）

食品群区分			1人1日当たり使用量 (g)	エネルギー (kcal)	たんぱく質 (g)	脂質 (g)	炭水化物 (g)	ナトリウム (mg)	カルシウム (mg)	鉄 (mg)	レチノール当量 (μgRE)	ビタミンB$_1$ (mg)	ビタミンB$_2$ (mg)	ナイアシン (mg)	ビタミンC (mg)
魚・肉・卵・豆類	魚介類	1 生	65	92	12.4	4.1	0.1	89	20	0.5	47	0.06	0.12	3.5	1
		2 味付（缶詰・佃煮）	9	20	1.9	1.0	0.7	64	25	0.2	19	0.01	0.02	0.7	
		3 塩・生干し・干物	4	8	1.2	0.3	0.0	32	4	0.1	2	0.01	0.01	0.6	0
		4 水産ねり製品	4	5	0.5	0.1	0.5	34	1	0.0	0	0.00	0.00	0.0	
		5 肉類	54	93	10.5	5.2	0.2	73	3	0.4	49	0.20	0.11	3.1	3
		6 卵類	26	39	3.1	2.7	0.1	52	17	0.4	39	0.02	0.11	0.0	
	豆類	7 豆腐	42	30	2.7	1.8	0.8	7	44	0.4			0.03	0.01	0.0	
		8 その他の大豆製品	10	24	1.6	1.7	0.4	5	24	0.3			0.01	0.02	0.0	
		9 豆類乾燥														
		10 煮豆	3	8	0.3	0.1	1.4	8	2	0.1		0.00	0.00	0.0	
乳製品・藻類	乳類	11 牛乳	207	138	6.8	7.9	9.9	85	227		81	0.08	0.31	0.2	2
		12 乳製品	12	8	0.3	0.2	1.4	4	9		2	0.00	0.01		
		13 藻類	9	6	0.6	0.1	2.2	120	25	0.6	43	0.01	0.03	0.1	2
野菜果実類	野菜類	14 緑黄色野菜類	162	50	2.8	0.3	10.7	28	75	1.5	984	0.13	0.16	1.1	53
		15 その他の野菜類	209	52	2.5	0.4	12.1	19	59	0.6	25	0.08	0.08	1.3	33
		16 漬物	4	2	0.1	0.0	0.4	65	2	0.0	3	0.00	0.00	0.0	1
	果実類	17 柑橘類	17	7	0.1	0.0	1.8	0	3	0.0	10	0.01	0.01	0.1	7
		18 その他の果実類	63	37	0.5	0.1	9.6	1	5	0.1	13	0.03	0.01	0.3	13
		19 加糖加工品	4	2	0.0	0.0	0.5	0	0	0.0	1	0.00	0.00	0.0	0
穀いも類	穀類	20 米類	273	972	16.7	2.5	210.5	3	14	2.2		0.22	0.05	3.3	
		21 パン	10	30	0.9	0.8	4.8	48	3	0.1	1	0.01	0.01	0.1	
		22 めん類（ゆで）	23	30	0.8	0.2	6.0	23	2	0.1		0.01	0.00	0.1	
		23 めん類（乾燥）	1	3	0.1	0.0	0.5	0	0	0.0	0	0.00	0.00	0.0	
		24 他の穀類	6	23	0.7	0.2	4.4	8	2	0.1		0.01	0.00	0.1	
	いも類	25 いも類	34	31	0.5	0.0	7.4	1	4	0.2	0	0.03	0.01	0.3	8
		26 こんにゃく類	9	0	0.0		0.2	1	5	0.0					
油脂調味料類	油脂類	27 植物油脂	12	100	0.3	10.7	0.3	24	9	0.1	16	0.00	0.00	0.1	
		28 動物脂類	0	3	0.0	0.3	0.0	3	0	0.0	2	0.00	0.00		
	調味料類	29 砂糖類	5	20			5.2	0	0						0
		30 ルウ	5	20	0.3	1.3	1.8	161	3	0.1	3	0.00	0.00	0.0	0
		31 食塩	1					299	0						
		32 しょうゆ	25	17	1.9		2.5	1,447	7	0.4		0.01	0.04	0.3	
		33 みそ	14	28	1.7	0.8	3.5	643	15	0.6		0.00	0.01	0.2	
		34 その他の調味料	17	21	0.3		3.4	260	2	0.1	3	0.00	0.00	0.1	0
35 調理食品または加工食品			3	6	0.2	0.3	0.6	12	1	0.0	1	0.00	0.00	0.0	0
給与栄養量				1,924	72.3	42.9	303.8	3,619	610	9.3	1,343	0.99	1.16	15.8	124

栄養比率
- 穀類エネルギー比（％）　54.9
- 動物性たんぱく質比（％）　50.8
- 脂質エネルギー比（％）　20.1
- うち動物性脂質比（％）　50.5

食塩相当量（g）　9.2

裁）を得ることが望ましい。

❽ 予定献立表・実施献立表

　献立表は，食事療法を実践するための食事の計画書であり，実際の調理作業は献立表をもとに展開される（**表5-13**）。献立は，各食種の食品構成表，栄養量など院内食事基準に基づき主食，主菜，副菜，小付け，汁物，果物を組み合わせて作成するが，そのほかに季節，金額，料理の頻度や患者の嗜好，衛生管理，作業管理等も考慮する。献立表は朝・昼・夕食の区分ごとに料理名，食品名，1人当たりの純使用量，予定人数に対する廃棄込み使用量等を記載する。最近では多くの施設でコンピュータを利用してサイクルで献立作成を行っているため，連続した日にちを最初から作成することは少なくなっているが，料理や食品の変更など一部分を訂正する際も食品構成や同じ料理の間隔等を考慮して行うことが重要である。また，食事は入院生活の中で楽しみの1つでもあるため，季節の行事に合わせた食事（行事食）や施設のイベントに合わせたものなどを取り入れ，単調にならないよう工夫するとよい。**表5-14**に，献立作成におけるチェックポイントを示す。

　献立作成期間は半月分など一定の期間ごとに作成し，予定献立表として管理者の承認（決裁）を得る（**表5-15**）。

　また，食事を提供したあとは，実施献立表を保存しておくことも必要である。その際，予定では作成していなかった個別対応の献立など，実際に提供した内容はすべて記録してあることが重要である。

❾ 食材料管理

　献立表に記載された内容を実施するためには，食材料の発注，購入，検収，納品，在庫管理など食材料に関する管理を適正に行うことが必要である（**表5-16**）。この管理が不適正であると，計画された栄養管理が実行されないばかりか，調理作業の流れを乱し，衛生管理へも影響を及ぼす。

> **1 食品品質規格基準**　使用する食品は，品質・規格等において適正なものを購入することが原則であり，そのためにあらかじめ食品の品質規格基準を作成する。検収時はその基準に見合ったものか確認する。基準は品質，色，形状，重量，大きさ，産地等について指定する。また，品質規格基準を定めることは，同業者で価格競争した際，同じ品質で少しでも安価なものを購入することができ，食材料費の効率的な運用へつながるとともに，規格の統一された食品は，調理作業を円滑に進め，精度管理や栄養管理を適正に行う必須条件になる（**表5-17，18**）。
>
> **2 食品購入の契約**　食品を購入するには，まず業者と契約を交わす。契約の方法には購入の都度契約する方法と，一定期間の単価契約の方法等があるが，施設により異なる。契約書例を**表5-19**に示す。
>
> **3 食品の発注**　食品を購入するために，業者ごとに食品名，使用日，数量を記載した発注書を作成する（**表5-20**）。数量はさらに朝食，昼食，夕食の区分別，一般食，特別食の区分別に分けると調理作業の効率化につながる。最近では栄養部門ソフトの普及により，コンピュータで発注書を作成する施設が多い。発注は数日分まとめて行う場合と，その都度発注する場合とがあるが，特に入退院の激しい施設でまとめて発注する場合は，納品直前に再度発注数の微調整を行い，食材の過不足が最小限になるよう努める。また，クックチルシステム導入施設は，提供日より前に調理を行うため，発注の日にちも十分注意する。

表5-12 病院給食食品量表

平成〇〇年〇月

食品群別			常食食品量		食品構成表給与量（g）
			1か月純使用量（kg）	1人1日当たり純使用量（g）	
魚・肉・卵・豆類	魚介類	1 生	190.496	65	65
		2 味付（缶詰・佃煮）	25.155	9	9
		3 塩・生干し・干物	11.251	4	3
		4 水産ねり製品	11.993	4	3
		5 肉類	158.965	54	50
		6 卵類	75.465	26	25
	豆類	7 豆腐	121.875	42	45
		8 その他の大豆製品	29.153	10	10
		9 豆類乾燥	0.000		0
		10 煮豆	8.775	3	5
乳製品 藻類	乳類	11 牛乳	604.627	207	207
		12 乳製品	34.057	12	10
		13 藻類	27.200	9	6
野菜類 果実類	野菜類	14 緑黄色野菜類	474.201	162	160
		15 その他の野菜類	611.657	209	200
		16 漬物	11.057	4	5
	果実類	17 柑橘類	49.374	17	15
		18 その他の果実類	183.300	63	60
		19 加糖加工品	10.238	4	5
穀類 いも類	穀類	20 米類	798.525	273	270
		21 パン	29.250	10	10
		22 めん類（ゆで）	67.275	23	20
		23 めん類（乾燥）	1.950	1	1
		24 他の穀類	18.671	6	5
	いも類	25 いも類	99.908	34	30
		26 こんにゃく類	25.350	9	10
油脂類 調味料類	油脂類	27 植物油脂	35.100	12	12
		28 動物脂類	1.092	0	0
	調味料類	29 砂糖類	16.050	5	5
		30 ルウ	13.358	5	5
		31 食塩	2.243	1	1
		32 しょうゆ	73.125	25	25
		33 みそ	41.730	14	15
		34 その他の調味料	49.530	17	20
35 調理食品または加工食品			8.480	3	3
計			3,920.476	1,340	1,315

表 5-13　一般食献立表

平成○○年○月○日　日曜日

区分		料理名	食品名	1人当たり可食量（g）	総使用量
朝	温	米飯	米（精白米）	90	6.75kg
	温	みそ汁	みそ	12	0.90kg
			かつおだし	1	0.075kg
			もやし	30	2.3kg
			にら	10	0.8kg
	冷	納豆	納豆40g（たれ付）	40	75個
	冷	ごま和え	ほうれん草	50	4.26kg
			にんじん	5	0.4kg
			白すりごま	2	0.15kg
			砂糖	1	0.075kg
			しょうゆ	3	0.225kg
	冷	焼のり（袋入り）	焼のり	1	75個
	冷	パックしょうゆ（袋入り）	パックしょうゆ	3	75個
	冷	牛乳	牛乳200mL	207	75本
昼	温	ポークカレーライス	米（精白米）	90	6.75kg
			豚ロース小間スライス	50	0.4kg
			じゃがいも	50	4.2kg
			たまねぎ（皮むき）	60	4.7kg
			にんじん	30	2.3kg
			マッシュルーム缶スライス	10	5缶
			サラダ油	5	0.38kg
			ウスターソース	1	0.08kg
			トマトケチャップ	1	0.08kg
			カレールウ（中辛）	20	1.5kg
	冷		（冷）グリンピース	5	0.4kg
		コールスローサラダ	キャベツ	30	2.7kg
			紫キャベツ	5	0.4kg
			きゅうり	10	0.8kg
			ミニトマト15g	15	75個
			卵	25	38個
	冷	ドレッシング（袋入り）	フレンチドレッシング（袋入り）	15	75個
	冷	福神漬け，らっきょう漬け	福神漬け	15	1.1kg
			らっきょう漬け	15	1.1kg
	冷	ヨーグルト和え	プレーンヨーグルト	40	3.0kg
			フルーツカクテル缶	30	2缶
夕	温	米飯	米（精白米）	90	7.2kg
	温	ほっけの塩焼	ほっけ70g	70	80切
			塩	0.5	0.04kg
	温	添）甘酢しょうが	甘酢しょうが	10	0.8kg
	温	きんぴらごぼう	切りごぼう	40	3.2kg
			にんじん	15	1.2kg
			干ししいたけ	1	0.08kg
			しらたき	20	1.6kg
			サラダ油	3	0.24kg
			かつおだし	1	0.08kg
			砂糖	1	0.08kg
			みりん	2	0.16kg
			しょうゆ	4	0.32kg
			（冷）絹さや	4	0.3kg
	冷	即席漬け	かぶ（葉切り）	50	4.4kg
			かぶ（葉）	5	0.4kg
			塩	0.5	0.04kg
	冷	オレンジ	オレンジ1/4	50	20個

常食（予定人数）：朝（75人），昼（75人），夕（80人）

表 5-14 献立作成チェックポイント

1. 院内食事基準の食品構成，栄養量に準じているか。
2. 予定単価内の金額であるか。
3. 衛生管理を考慮した食材・調理方法であるか。
4. 嗜好調査やアンケート調査，残食調査結果を随時反映させた内容か。
5. 同じ食材を1日（食）の中で使用していないか。
6. 同じ料理または調理方法は間隔をあけて作成しているか。
7. 季節を考慮した内容であるか。
8. 食材の特性を生かした調理方法であるか。
9. 料理どうしの組み合わせに違和感はないか。
10. 彩りを考慮しているか。
11. 購入業者または市場の休み等，食材の納品日を考慮した内容か。
12. 特別食は一般食から展開した内容か。
13. 献立作成は発注から逆算して余裕をもった時期に作成しているか。
14. 施設の調理機器に適した内容か。
15. 調理作業量について，人員，時間等に問題はないか。
16. 食器の種類や回転数を考慮してあるか。
17. 食器のサイズを考慮し，トレー内に収まる組み合わせとしているか。
18. 温冷配膳車を使用の場合，付け合わせは温度を考慮しているか。

表 5-15 予定献立表のための承認依頼書

院　　長	診療部長	内科医長	栄養管理室長	主任栄養士	栄　養　士

平成　　年　　月　　日

予定献立表について

標記について，平成　　年　　月上旬分を下記の内容で実施してよろしいかお伺いします。

記

1. 予定献立（一般食・特別食）

    別紙の通り

2. 常食栄養量（予定）

    エネルギー　　　　　　　　　　　　　　　　　　kcal

    たんぱく質　　　　　　　　　　　　　　　　　　g

3. 消費額（見込み）

    　　　　　　　　　　　　　　　　　　　　　　円

4. 予定単価

    　　　　　　　　　　　　　　　　　　　　　　円

表5-16 食材料管理の流れ

1．各食種の予定人数を設定する。
2．献立の1人当たりの使用量に予定人数を乗じ，廃棄分を加味して総使用量を食品ごとに算出し，食品日計表を作成する。
3．食品納入者と契約を交わす（予定単価，見積もり，契約単価）。
4．食品日計表をもとに各業者の発注書を作成し発注する。数日分まとめて発注する場合，患者数の変動に応じ，納品前に数量の変更を行う。
5．食品の納品に際しては，品質と数量を確認して食品ごとに保管する（生鮮食料品は原則として，使用当日または前日に納品する。保管が可能な食品については数日分をまとめて購入し，倉庫等に保管する。在庫食品については食品受け払い簿に出庫を記載する）。
6．保管食品については，月末に在庫調査をし帳票類と在庫量の突き合わせをする。

表5-17 食品分類ごとの規格基準の共通事項

食品分類	規格基準の共通事項
穀類	・乾燥良好で異臭および害虫，カビ等を認めないこと。 ・異物混入がないこと。 ・産地，銘柄は指定通りのもの。
大豆製品	・品質，形状良好で特有の香味を有するもの。 ・新鮮で異臭なく，異物混入がないこと。
魚介類	・鮮度良好で悪臭のないこと。 ・切り身は規格通りで，大きさが揃っていること。 ・冷凍の場合，冷凍焼けが生じていないこと。 ・「骨なし」については骨を完全除去していること。
獣鳥肉類	・新鮮で，本来の色を呈しているもの。 ・脂肪量が規格通りのもの。 ・切り身は規格通りで，大きさが揃っていること。
卵類	・新鮮な色を呈し，殻に付着物のないもの。 ・表面がざらざらしているもの。 ・サイズが規格通りのもの。
乳類	・容器，包装に破損汚れのないもの。 ・異物混入がないこと。 ・消費期限の新しいものであること。
野菜類	・新鮮で採取後の日数の経過していないもの。 ・異物混入，病害虫のないもの。 ・品質良好でひび割れ，トウ立ち，す入り，腐り，花咲き，また割れ，冷害等のないもの。
果実類	・新鮮で品質本来の色沢を有し，形・サイズの揃っていること。 ・腐り，カビ，あたり，病害虫のないもの。
佃煮，乾物，漬物	・品質，形状，色沢良好なもので特有の香味を有するもの。 ・異臭なく，異物混入がないこと。 ・防腐剤，着色料，人工甘味料等の添加物は，食品衛生法に規定するもの。
調味料，缶詰，びん詰	・JAS規格適合品であること。 ・消費期限以内のもの。 ・防腐剤，着色料，人工甘味料等の添加物は，食品衛生法に規定するもの。

表5-18 食品の品質規格基準例（野菜類）

食品名	規格	品質基準
さつまいも	200g以上	品質，形状，光沢，乾燥が良好なもの。凍傷，腐敗していないもの。
じゃがいも	メークイーン	粒揃いで，腐敗，傷，病害虫のないもの。発芽，緑化，日焼けのないもの。
ながいも	L	泥を取り除き，品質形状が良好なもの。
あさつき		粗皮，ひげを除き，太さ長さを揃えたもの。
いんげん	S　すじ取り	過熟したものを除き，長さの揃ったもの。
うど	L　葉取り	太さが一定のもの，土を落とし折れのないもの。
オクラ	10g	濃緑色で色彩のよいもの。外皮が軟らかく，曲がりのないもの。
えだまめ	枝取り	形状よく，変色してないもの。
カリフラワー	葉茎取り	花しまりの良好なもので損傷のないもの。
かぶ	葉取り　2cm葉付	形状良好で粒揃いのもの。
かぼちゃ	1.5kg程度	品質，形状，色沢良好で完熟したもの。
乾燥食用菊	20g	色彩よいもの。
キャベツ	L　1.5kg程度	結球が良好でよくしまったもの。外葉を2～3枚取り除いたもの。
紫キャベツ	1.2kg程度	結球が良好でよくしまったもの。
きゅうり	M　100g程度	品質，形状良好で曲がりのないもの。
絹さや	すじ取り	過熟したものを除き，長さの揃ったもの。
グリンピース	さや取り	過熟したものを除き，粒揃いのもの。
グリーンアスパラ	25g	緑黄色で曲がりなく，太さ長さの揃ったもの。
みずな		枯葉なく，病害虫のないもの。
小松菜		枯葉なく，病害虫のないもの。
ごぼう	L	風味，品質，形状が良好なもの。肉質が軟らかく，空洞のないもの。土を落としたもの。
ししとう	5g程度	形が揃っているもの。
青しそ	葉	濃緑色で形が揃い，損傷のないもの。
春菊	根切り	枯葉なく，病害虫のないもの。
根しょうが		新鮮で土を落としてあるもの。肉質柔軟で繊維少なく，辛味強いもの。
セロリー		外葉を切り揃えたもの。香りよく緑黄色のもの。
ゆでぜんまい	固形量1kg国産	異臭なく，品質良好なもの。
そらまめ	皮取り	形状よく，変色していないもの。
貝割れ大根		根付で変色なく，むれのないもの。
大根	葉切り　1kg程度	ひげ根を取り除き，よく水洗いしたもの。外皮に傷や「す」が入っていないもの。
たけのこ水煮		異臭なく，品質良好で損傷のないもの。
たまねぎ	L　250g程度	結球乾燥良好で，発芽していないもの。
紫たまねぎ	L　250g程度	結球乾燥良好で，発芽していないもの。
チンゲンサイ		枯葉なく，病害虫のないもの。
冬瓜	1kg程度	色沢，形状の良好なもの。
とうもろこし	ピーターコーンL　250g程度	外葉，ひげ根取り，損傷なく粒揃いで肉質の軟らかいもの。
トマト	桃太郎M　200g程度	奇形，乱形，空洞なく，粒揃いのもの。
ミニトマト	へた取り　15g	未熟や過熟を除いた粒そろいのもの。
なす	M～L	光沢があり，皮が軟らかく熟度良好なもの。

＊同様に肉類，魚介類，乳製品，大豆製品，乾物等の食品分類ごとに基準を作成する。

表 5-19　食品購入時の契約書例

契　　約　　書

　下記食料品購入につき，支出負担行為担当官　○○病院事務部長　△△　△△（以下「甲」という）と株式会社□□　代表取締役　××　××（以下「乙」という）は下記条項により契約を締結する。

第 1 条　契約の品目，規格および契約の単価（消費税等を含まない）は別紙内訳の通りとする。
　　 2 　上記消費税等は，消費税法第28条第 1 項および第29条ならびに地方税法第72条の77および第72条の83の規定に基づき，契約金額に105分の 5 を乗じて得た金額である。

第 2 条　乙はこの契約条項に基づき上記の単価をもって甲の指定する場所に契約食品を納入しなければならない。

　　納 品 場 所　　○○病院（甲の指定する場所）

　　契 約 期 間　自 平成　　年　　月　　日
　　　　　　　　　至 平成　　年　　月　　日

第 3 条　乙は本契約において生ずる権利また義務を甲の承認を得ない限り，第三者に譲渡または承継させてはならない。ただし，債権のうち売掛金債権に限り，本邦内に本店または支店を有する金融機関および信用保証協会に対し譲渡する場合については，この限りではない。

第 4 条　この契約保証金は免除する。

第 5 条　甲は納入数量を文書または口頭で通知し，乙は納入の通知を受けた時はその数量の多少にかかわらず，甲の指定する場所および時間に納入しなければならない。
　　 2 　乙は前項による納入に際しては，納品書とともに数量，品質について甲の検査を受けなければならない。

第 6 条　前条第 2 項による検査に不合格となった食品は，即時に良品と交換しなければならない。

第 7 条　乙は納入食品の代金を請求する場合は，当該契約期間分（ただし，その期間が 1 か月以上に及ぶものは 1 か月分）を取りまとめ，甲の指示する書類（支払い請求書等）を作成し，甲に提出しなければならない。
　　 2 　甲は前項に定める適法な支払い請求書を受理した日から起算して30日以内に乙に代金を支払うものとする。

第 8 条　甲はこの契約に関し，乙が次の各号の一に該当する時は，この契約を解除することができる。
　　一　刑法（明治40年法律第45号）第96条の 3 または同法第198条の規定による刑の容疑により公訴を提起された時（乙の役員またはその使用人が当該公訴を提起された時を含む。）。
　　二　私的独占の禁止および公正取引の確保に関する法律（昭和22年法律第54号。以下「独占禁止法」という。）第 8 条の 4 第 1 項の規定による必要な措置を命ぜられた時，同法第48条第 1 項もしくは第 2 項の規定による勧告を受けた時，同法第48条の 2 第

１項の規定による課徴金の納付を命ぜられた時，または同法48条の規定による審判手続きを開始された時。

第９条　乙は，この契約に関し，次の各号の一に該当する時は，甲がこの契約を解除するか否かを問わず，賠償金として，甲に生じた実際の損害額またはこの契約が第２条に規定する契約期間の終期まで継続した場合に甲が支払うべき金額（契約期間を定めない場合は契約代金額）の10分の１に相当する額のいずれか多い額を甲の指定する期間内に支払わなければならない。
　　一　第８条第１項の刑が確定した時。
　　二　公正取引委員会が，乙に対して独占禁止法第48条第４項，第53条の３または第54条の規定による審決（同法第54条第３項による該当する事実がなかったと認める場合の審決を除く。）を行い，当該審決が確定した時（独占禁止法第77条の規定により，この審決の取消しの訴えが提起された時を除く。）。
　　三　公正取引委員会が，乙に対して独占禁止法第48条の２第１項の規定による課徴金の納付を命じ，当該課徴金納付命令が同法第48条の２第６項の規定により，確定した審決とみなされた時（独占禁止法第77条の規定により，この審決の取消しの訴えが提起された時を除く。）。
　　四　公正取引委員会が乙に対して行った審決に対し，乙が独占禁止法第77条の規定により提起した審決取消しの訴えについて請求棄却または訴え却下の判決が確定した時。
　２　乙は契約の履行を理由として，前項の賠償金を免れることができない。

第10条　甲は次の各号に該当する場合はこの契約を解除することができる。
　　一　乙が契約上の義務に違反したことにより，契約の目的を達成する見込みがない時。
　　二　甲のやむを得ない理由により契約の解除を必要とする時。

第11条　乙は，甲がこの契約に定める義務に違反したことにより，契約の目的を達する見込みがない時は，この契約を解除することができる。

第12条　甲および乙はこの契約の締結後，著しい経済状況の変動，天変地変等により，この契約に定める条件では契約履行が困難になった時は，甲乙協議の上，この契約に定める条件を変更することができる。

第13条　この契約について定めのない事項および甲乙間に疑義の生じた事項については，その都度，甲乙協議の上，定めるものとする。

　上記契約の締結を証するため，本書２通を作成し，双方記名押印の上，各１通を保有するものとする。

　　平成　　年　　月　　日

　　甲　○○病院　　　住所
　　　　支出負担行為担当官
　　　　　○○病院　事務部長　△△　△△

　　乙　株式会社□□　　住所
　　　　株式会社□□
　　　　　　代表取締役　××　××

表 5-20　発注書

○○○業者　　　　　　　　　　　　　　　　平成　年　月　日　～　平成　年　月　日

食品名	規格	一般食/特別食	1日			2日			3日			4日			5日			6日			7日			合計
			朝	昼	夕	朝	昼	夕	朝	昼	夕	朝	昼	夕	朝	昼	夕	朝	昼	夕	朝	昼	夕	
		一般食																						
		特別食																						
		一般食																						
		特別食																						
		一般食																						
		特別食																						
		一般食																						
		特別食																						
		一般食																						
		特別食																						
		一般食																						
		特別食																						
		一般食																						
		特別食																						
		一般食																						
		特別食																						
		一般食																						
		特別食																						

表 5-21　検収チェックポイント

・鮮度，品質は良好か。
・異物混入はないか。
・包装の破損など衛生的な問題はないか。
・品質規格基準通りであるか。
・品質期限表示に問題ないか。
・数量は発注通りか。
・品温は適正か。
・使用日，朝・昼・夕の区分等正しく食品に表示してあるか。
・生産地の確認はされているか。
・納品時の業者の履物，白衣等は適正か。
・容器は指定のものに入れ替えているか。
・検収時の記録はされているか。

4 **食品の検収**　食品の納入にあたっては，発注した食品・量が適正であるか，品質規格基準に見合った内容か照合し，食品の温度，産地等の確認を点検する（**表5-21**，**図5-2**，**5-3**）。その結果は検収簿へ記録する。万が一，品質規格基準に見合わない場合，納入業者へ交換を指示する。肉類・魚類・野菜類等，生鮮食料品の納品は使用当日または前日納品が原則となる。衛生管理については「大量調理施設衛生管理マニュアル」を遵守する。

5 **食品の納品**　検収後，食材は指定の冷蔵庫や冷凍庫，倉庫へ納品する。冷蔵庫は食品ごとに使い分け，缶詰や乾物も使用日ごとにまとめておく。納品時に業者が持参する納品書から，食品名，数量，食品によっては産地などの記載を確認する。

6 **在庫管理**　乾物，調味料，缶詰等の保管食品については，受け払い管理を適正に行うために，日々の使用量，残高を明確に記載した在庫品受け払い簿を作成する（**表5-22**）。

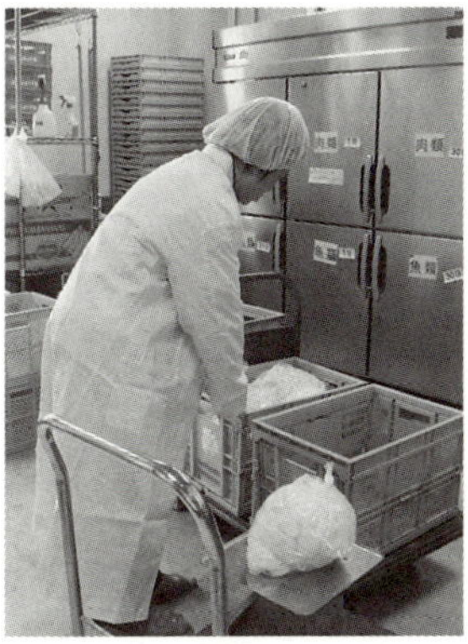

図5-2　野菜の納品

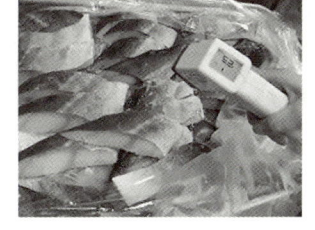

図5-3　品温測定

表5-22　在庫品受け払い簿

食品名										
月	日	区分	単価	購入		払出		残量		備考
				数量	金額	数量	金額	数量	金額	

❿ 検食規程・検食簿

検食は，医師および管理栄養士・栄養士が治療方針，衛生管理，嗜好，量など，総合的な観点から実際に提供する食事を食し，評価することであり，入院時食事療養（Ⅰ）の届出を行っている保険医療機関においては必須の要件である。検食の意義や目的，方法については検食規程に定める（**表 5-23，24**）。検食の評価は検食簿（**表 5-25**）に記載し，その評価をもとに部門内で検討し，より質の高い食事提供を目指していく。

⓫ 保存検食

保存検食は，食中毒が発生した際の原因究明に必要な検体として，原材料および調理済み食品を食品ごとに50g程度ずつ清潔な容器（ビニール袋など）に入れて密封し（**図 5-4**），−20℃以下で2週間以上保存する（**図 5-5**）。なお，原材料は洗浄・殺菌は行わず，購入した状態で保存する。保存，廃棄にあたっては，責任の所在を明確にして管理する。

⓬ 院内会議

病院内において開催される各種会議の種類については，「…委員会」「…会議」「…小委員会」「…ワーキンググループ」「…検討会」など，さまざまな会議が開催される。いずれの会議も栄養部門として専門的かつ前向きな発言を求められるので，示された議題に対して正しく理解した上で発言をする必要がある。

各種会議の終了後，担当者は会議中の内容をまとめた議事録（要旨）を作成し，院内関係者に回覧する。

⓭ 栄養管理委員会

栄養部門が主催し，入院時食事療養の効率的運営や，治療の一環として適正な食事提供のため具体的事項について審議する会議であり，食事療養の実施状況，栄養部門の経理状況，栄養療法に関する調査・研究，部門における運営方針，年間計画，問題点，改善事項について，診療部門（医師），看護部門，事務部門等と検討を定期的に行う。会議内容は議事録（要旨）に残し，重要事項は関係各部門へ連絡し，内容の周知を図る。また，検討内容は業務へ反映させ，改善を図ることで，患者サービスのさらなる向上や，より質の高い栄養管理業務の運営を目指す。規程例を**表 5-26，27**に示す。

⓮ 栄養管理業務日誌

栄養部門の1日の業務内容を把握するために記録し，管理者へ報告する。日誌には食数，勤務状況，栄養食事指導件数，会議や部内研修の実施状況等を記載する（**表 5-28**）。

⓯ 嗜好調査

嗜好調査は，患者のニーズを把握し，喫食率の向上や患者満足度の向上のため，定期的に行う調査である（**表 5-29**）。調査にあたっては，調査日，方法，内容等を事前に関係部署に連絡する。調査は病棟単位や食種別など，調査目的に合わせて行い，その結果は，部門内で十分に検討し，献立内容や調理，その他のサービスなど，業務の改善に反映させる。調査後の改善内容等含めた結果は，関係会議で報告したり，関係部門へ回覧する。

表5-23 検食規程例

○ ○ 病 院 　 検 食 規 程

（目　的）
　第1条　この規程は，○○病院における患者食の検食および保存食について必要な事項を定め，患者食の衛生の確保と適正な栄養管理の向上に資することを目的とする。

（検食の意義）
　第2条　検食は，患者食についての治療方針，栄養管理，食品衛生，嗜好，調理等の他，総合的管理上の観点から行うものとする。

（検食の種類等）
　第3条　検食の種類，目的，検食者および検食の回数は，別表（表5-24）の通りとする。

（検食の方法等）
　第4条　検食は，原則として患者に給食する前に，所定の場所で行うものとする。
　　　　　検食者は，検食後ただちに備え付けの検食簿に必ずその意見を記録しなければならない。

（検食簿の管理ならびに処理）
　第5条　検食簿の管理は，栄養士が行うものとする。
　　　　　栄養士は，原則として毎日検食簿の点検を行うとともに，その内容に基づき適切に処理を行う。

（検食簿の様式）
　第6条　検食簿の様式は，別紙（表5-25）の通りとする。

（保存検食）
　第7条　保存検食は，経口伝染病および食中毒発生時の防疫対策の見地から，原材料および調理済み食品を食品ごとに50g程度ずつ清潔な容器に入れ，−20℃以下で2週間以上保存する。保存検食の管理および処分は，栄養管理室長の管理下で行うものとする。

附　則　この規程は，平成○○年○月○日から施行する。

表5-24　検食の種類

種　類	目　的	検食者	検食の回数
医学管理検食	治療方針上の適否	栄養管理委員長または代行の医師	原則として特別食について毎食
栄養管理検食	栄養管理の総合的見地	栄養管理室長または代行者1名	必要に応じ適当量について原則として毎食
病院管理検食	総合的管理面	病院長 事務部長	一般食の昼食について週1回の交代制

表 5-25　検食簿

		年　月　日　　曜日　　検食時間　時　分　　検食者名				
献立内容						
記入事項	主食の炊き方	ちょうどよい	硬　い		軟らかい	所見
	味付の具合	ちょうどよい	甘　い		からい	
	鮮度	特によい	よ　い		悪　い	
	色彩	特によい	よ　い		悪　い	
	盛り付け	特によい	よ　い		悪　い	
		年　月　日　　曜日　　検食時間　時　分　　検食者名				
献立内容						
記入事項	主食の炊き方	ちょうどよい	硬　い		軟らかい	所見
	味付の具合	ちょうどよい	甘　い		からい	
	鮮度	特によい	よ　い		悪　い	
	色彩	特によい	よ　い		悪　い	
	盛り付け	特によい	よ　い		悪　い	
		年　月　日　　曜日　　検食時間　時　分　　検食者名				
献立内容						
記入事項	主食の炊き方	ちょうどよい	硬　い		軟らかい	所見
	味付の具合	ちょうどよい	甘　い		からい	
	鮮度	特によい	よ　い		悪　い	
	色彩	特によい	よ　い		悪　い	
	盛り付け	特によい	よ　い		悪　い	

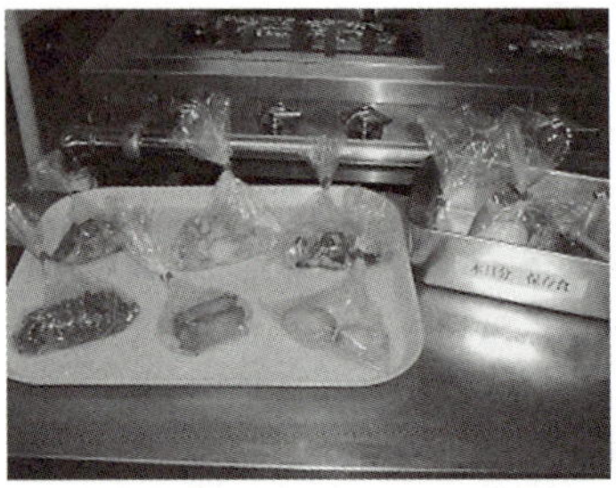

図 5-4　50g程度に取り分けた保存検食

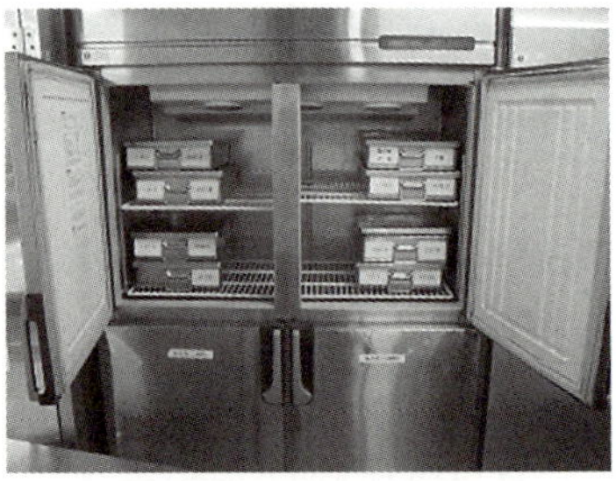

図 5-5　保存検食保管状況

表5-26　栄養管理委員会規程（例1）

（目的）
第1条　○○○○病院栄養管理委員会（以下「委員会」という。）は，入院時食事療養の効率的運営，治療の一環としての適正な食事提供のための具体的事項について審議し，患者の栄養状態の向上に資することを目的とする。

（構成員）
第2条　委員長は特殊病棟部長とする。
2　委員は，庶務課長，栄養管理室長，給食係長，栄養係長，調理師長，主任薬剤師，○○○○病院長の指名する医師4名，副看護部長及び看護師長5名とする。
3　委員長は，必要と認めるときは，関係職員を委員会に出席させることができる。

（審議事項）
第3条　委員会は，次に掲げる事項を審議する。
　（1）　栄養管理計画全般に関する事項
　（2）　給食内容の改善に関する事項
　（3）　栄養指導及び栄養評価，改善に関する事項
　（4）　濃厚流動食品の採用に関する事項
　（5）　給食管理，病態栄養等各種調査研究に関する事項
　（6）　衛生管理に関する事項
　（7）　その他，必要と認める事項

（開催）
第4条　委員会は，奇数月（1月・3月・5月・7月・9月・11月）第4週の水曜日に開催する。
2　委員長は，必要と認めるときは，臨時に委員会を開催することができる。

（栄養サポートチームの設置）
第5条　委員会は，入院患者の栄養状態の改善を図るため，栄養サポートチーム（Nutrition Support Team以下「NST」という）を置く。
2　NSTの運営に必要な事項は，別に定める（p.164参照）。

（庶務）
第6条　庶務は，給食係長が処理する。

附　則
1　この規程は，平成○○年7月1日から施行する。
2　この規程は，平成○○年7月1日に改正する。
3　この規程は，平成○○年4月1日に改正する。

表5-27 栄養管理委員会規程（例2）

（目的）
第1条　本規程は，独立行政法人国立病院機構○○医療センター（以下「○○医療センター」という。）の給食計画，調査改善等合理的，効率的な運営を図るため，栄養管理業務運営上の具体的事項の計画立案について検討する。
　2　治療の一環として医学的に患者給食を行うため，給食内容及び方法等を審議するため栄養管理委員会（以下「委員会」という。）を設置する。

（組織）
第2条　委員会は，次に掲げる職員をもって構成する。
　統括診療部長，事務部長，看護部長，病棟診療部長，企画課長，経営企画室長，医師（内科，外科系）2名，看護師長2名，栄養管理室長，主任栄養士，栄養サポートチームリーダー

（委員）
第3条　役職指定以外の委員は，委員長が病院長の了解を得て指名する。

（任期）
第4条　任期は2年とする。

（委員長・副委員長）
第5条　委員会に委員長を置き，統括診療部長をもってあてる。
　2　委員会に副委員長を置き，事務部長をもってあてる。
　3　委員長は委員を掌握する。
　4　委員長が委員会に出席できないときは，副委員長が委員長を代行する。

（運営）
第6条　委員長は，委員会の審議のため必要があると認める場合は，関係職員を出席させることができる。

（委員会の開催）
第7条　委員会は，原則として毎月第4月曜日に開催するものとする。
　2　委員会は，委員長が招集する。

（庶務）
第8条　委員会の庶務は，主任栄養士が処理する。

（栄養サポートチーム）
第9条　委員会は入院・外来患者の栄養管理状態を評価し，栄養障害を早期発見・早期改善し，疾病早期治癒ならびに合併症の予防やQOLの向上を図るため栄養サポートチーム（Nutrition Support Team，以下「NST」という。）を置く。

第10条　NSTについての運営規程は，別途定める（p.165参照）。

附　則
1　この規程は，平成○○年4月1日より施行する。
2　この規程は，平成○○年10月1日より改定する。
　（改定事項　第9条，第10条「栄養サポートチーム」を追加）
3　この規程は，平成○○年2月1日より改定する。
　（改定事項　第7条，開催日時の変更）

表5-28 栄養管理業務日誌

月　　日（　　）天候：					診療部長	内科医長	栄養管理室長	主任栄養士	栄養士
食数									

区分＼食種	朝	昼	夕	計	記　事	
					個人栄養食事指導　　　件	
一般食						
特別食						
計						

氏名＼区分	栄養士			調理師						計	調理場内温湿度			
	A	B	C	D	E	F	G	H	I	J		時間	室温	時間	湿度
常勤												5：00		10：30	
早出												7：30		12：00	
遅出												10：30		14：00	
週休												12：00			
年休												14：00			
病休												15：30			
半年休												18：00			
祝休															
代休															
特別休暇															

⑯ 喫食量（摂取量）調査

喫食量調査は，集団を対象にしたもの（表5-30）と個人を対象にしたもの（表5-31）があり，前者は食事の評価を行うため，後者は適正な栄養管理を行う際の栄養評価として行う。食事の評価が低い場合，その原因が献立内容にあるのか，味など調理技術に問題があるのかを検討し，改善策を練る。個人の摂取量が少ない場合，摂取量増加のための計画を立て，実施する。経口摂取が進まない場合は，経口以外の栄養補給方法を検討する。

⑰ 非常食管理

非常食は，災害や食中毒等の緊急事態のために準備するものであるため，常時保管され，数量，品質などについて管理しなければならない。賞味期限内に日常の献立で非常食を使用し，購入した新しいものと交換して品質保持に努める。非常食品は高価なものが多いため，交換する数量や時期を的確に把握し，計画的に使用し，食材料費の高騰を防ぐ。

⑱ 行事食

入院中，季節感あふれる食事を味わってもらうため，行事に合わせた行事食を計画し，日常の食事に変化をつける（表5-32）。メッセージカードを添えたり，食器を変えたりするなど工夫をこらし，サービスに努める（図5-6）。

表 5-29 嗜好調査

食事についてのアンケート

平成　年　月　日（　）

　皆様の食事内容を改善するための参考とさせていただきますので，ご協力をお願いいたします。該当するものに○印を，（　）内はご意見をご記入ください。

（　　　病棟　）　（　男　・　女　）　年齢　　歳

1. 主食について
   1) 炊き方はいかがですか。　　　　A. 硬い　　　B. ちょうどよい　　C. 軟らかい
   2) 量はいかがですか。　　　　　　A. 多い　　　B. ちょうどよい　　C. 少ない

2. おかずについて
   1) 味付けはいかがですか。　　　　A. 薄い　　　B. ちょうどよい　　C. しょっぱい
   2) 食べやすい軟らかさですか。　　A. 軟らかい　B. ちょうどよい　　C. 硬い
   3) 盛り付け方はいかがですか。　　A. よい　　　B. ふつう　　　　　C. 悪い
   4) 量はいかがですか。　　　　　　A. 多い　　　B. ちょうどよい　　C. 少ない
   5) 全体的に食べやすいですか。　　A. はい　　　B. いいえ　　　　　C. 体調によってちがう
   6) おいしい，食べやすいと思ったものは何ですか。

   [　　　　　　　　　　　　　　　　　　　　　　　　　　　　　　　　　]

   7) おいしくない，食べにくいと思ったものは何ですか。

   [　　　　　　　　　　　　　　　　　　　　　　　　　　　　　　　　　]
   　　　理由 [　　　　　　　　　　　　　　　　　　　　　　　　　　　　]

3. 食事は全体的にいかがですか。

   満足　　　　　やや満足　　　　　やや不満　　　　　不満

4. その他ご意見・ご希望がありましたらご記入ください。

   [　　　　　　　　　　　　　　　　　　　　　　　　　　　　　　　　　]

　　　　　ご協力ありがとうございました。

○○病院　栄養管理室

表5-30　集団を対象とした喫食量調査票

平成　　年　　月　　日（　）　朝・昼・夕食　　　病棟

料理名＼喫食量	100%	75%	50%	25%	0%	合計	平均　%
	%	%	%	%	%	%	
	%	%	%	%	%	%	
	%	%	%	%	%	%	
	%	%	%	%	%	%	
	%	%	%	%	%	%	
	%	%	%	%	%	%	
	%	%	%	%	%	%	
	%	%	%	%	%	%	
	%	%	%	%	%	%	
	%	%	%	%	%	%	
	%	%	%	%	%	%	

備考

表5-31　個人を対象とした喫食量調査票

　　　　　病棟　　　　　　　　殿

※主食とおかず，それぞれの食べた量に○をつけて下さい。

日にち		月　　日（　）					月　　日（　）					月　　日（　）				
食べた量		全部	$\frac{3}{4}$	$\frac{2}{3}$	$\frac{1}{2}$	$\frac{1}{3}$	$\frac{1}{4}$	全部	$\frac{3}{4}$	$\frac{2}{3}$	$\frac{1}{2}$	$\frac{1}{3}$	$\frac{1}{4}$	全部	$\frac{3}{4}$	$\frac{2}{3}$	$\frac{1}{2}$	$\frac{1}{3}$	$\frac{1}{4}$
朝	主食																	
	汁																	
	主菜																	
	副菜1																	
	副菜2																	
	乳製品																	
昼	主食																	
	主菜																	
	副菜1																	
	副菜2																	
夕	主食																	
	主菜																	
	副菜1																	
	副菜2																	
	果物																	

表5-32 行事食例

1 月	正月料理（おせち料理），七草粥，成人の日（赤飯）
2 月	節分（福豆）
3 月	ひなまつり（ちらし寿司，ひなあられ），春分の日（ぼたもち）
4 月	お花見（桜寿司）
5 月	みどりの日（ピースごはん），子どもの日（柏餅）
7 月	七夕（ちらし寿司），土用の丑（うなぎ蒲焼）
8 月	お盆（精進揚，水ようかん）
9 月	敬老の日（栗ごはん），秋分の日（おはぎ），十五夜（月見団子）
12 月	冬至（かぼちゃ），クリスマス（ローストチキン，ケーキ），大晦日（年越しそば）

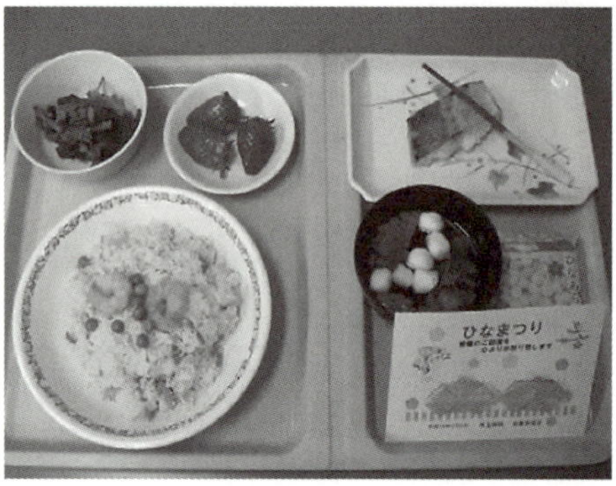

【ひなまつり】 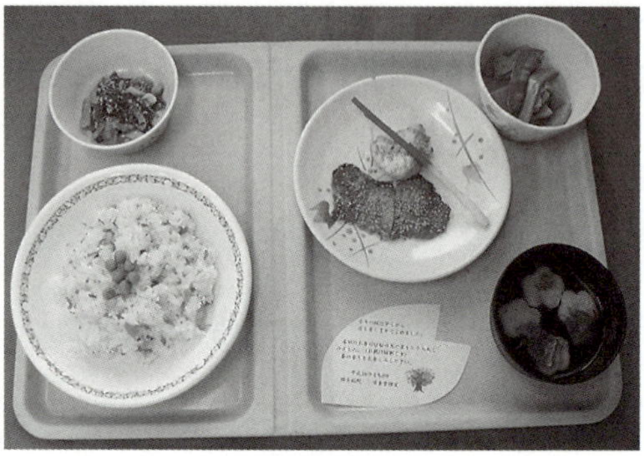　【お花見】

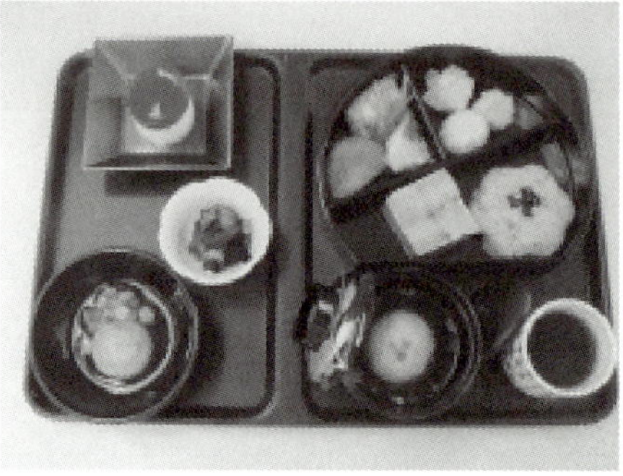

【出産お祝い膳】

図5-6　行事食例

⑲ 調理作業管理

　調理作業は，調理機器や設備，作業人員，配膳方法等に合わせて管理していくが，すべての作業において「大量調理施設衛生管理マニュアル」を遵守し，効率的な方法を工夫する。下処理，調理，盛り付け，配膳までの作業工程表に基づいた人員配置や作業分担等を考慮して作業管理を行う（図5-7）。調理作業については料理ごとのマニュアルを作成し，標準化する。調理の流れは一般食・特別食などの食種別や，主菜，副菜などの調理分類別など，施設に合った方法で行う。

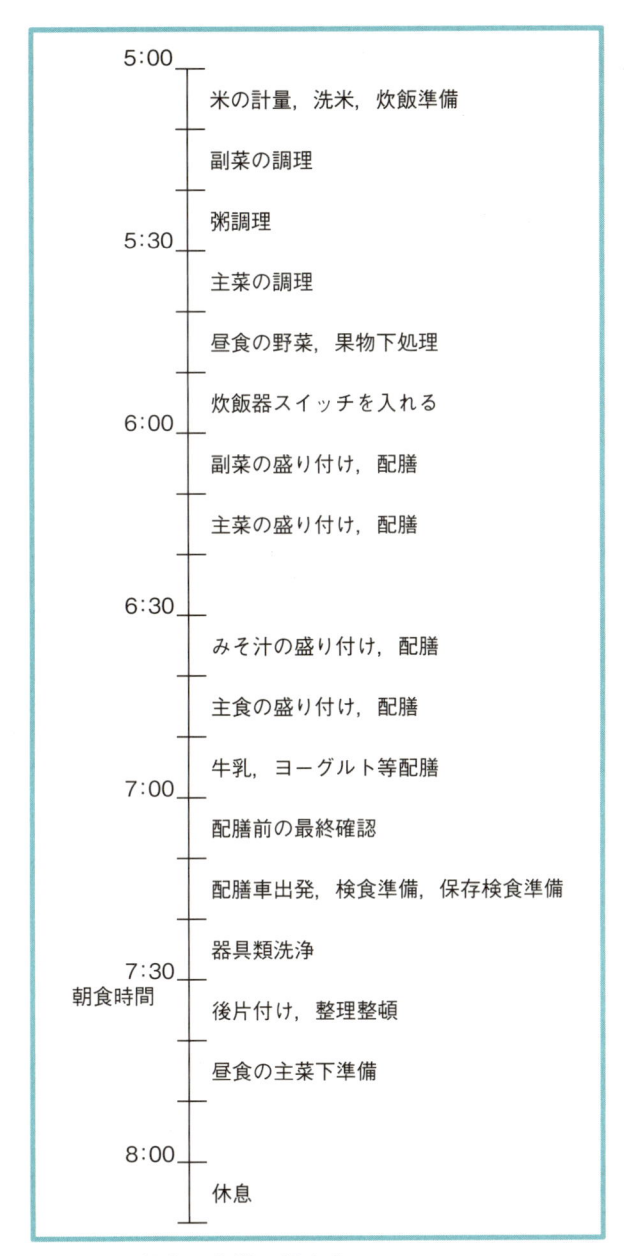

図5-7 朝食の作業工程内容

```
5:00 ─ 米の計量，洗米，炊飯準備
     ─ 副菜の調理
5:30 ─ 粥調理
     ─ 主菜の調理
     ─ 昼食の野菜，果物下処理
6:00 ─ 炊飯器スイッチを入れる
     ─ 副菜の盛り付け，配膳
     ─ 主菜の盛り付け，配膳
6:30 ─
     ─ みそ汁の盛り付け，配膳
     ─ 主食の盛り付け，配膳
     ─ 牛乳，ヨーグルト等配膳
7:00 ─ 配膳前の最終確認
     ─ 配膳車出発，検食準備，保存検食準備
     ─ 器具類洗浄
7:30 ─ 後片付け，整理整頓
朝食時間
     ─ 昼食の主菜下準備
8:00 ─ 休息
```

参考文献

- 全国国立病院管理栄養士協議会編：メディカル管理栄養士のためのステップアップマニュアル（2004）第一出版
- 看護関連施設基準・食事療養等の実際（2006）社会保険研究所

5-2-2 食事提供の形態

　入院のほか，デイ・ケア，デイ・ナイト・ケア等，治療目的で入院されている方々へ第一に安全・安心のできる食事を提供することが必須であると同時に，日々の医療行為は時として肉体的・精神的苦痛を強いられる中で，唯一安らぎを得る時間が1日3回の食事時間と考えられる。

　しかし，昨今，都心部においてはあらゆる職業選択の中から病院調理を行う人材の不足，また地域によっては人材そのものが不足しているのが現状である。どちらをとっても早朝から調理業務を行う人材が減少してきていることは大きな悩みである。

　ここでは，病院における食事提供方式の一部を紹介する。

❶ セントラルキッチン（CK）方式

　現在の急速冷凍・急速加熱機器や冷凍技術の進歩および調理技術の研究により，要望に応じた調理形式が今後ますます研究開発されると考えられる。CK方式についても，地域に合ったCKが今後普及されるであろう。

①CKの厨房において，90分以内に3℃以下に冷却した個々人の病院食を，IH再加熱カートを用いてトレーにセットし，チルド状態で配送車にて医療施設まで搬送し，再加熱して提供するCKシステム。

②CKとSK（サテライトキッチン）を組み合わせたシステムでは，CKにおいて，加熱調理後にブラストチラーで90分以内に3℃以下に急速冷却し，チルド保存を行い，SKまでは自動温度管理された配送車で搬送を行う。SKにおいてトレーに盛り付けをし，IH再加熱カートで芯温管理された中で，食事を提供する。

　SKシステムについても多様性があり，CKで調理された主菜・副菜をバルク方式（調理されたものを容器に入れて搬送する）にて提供先であるSKに搬送し，病院側で汁とご飯を用意し，盛り付ける方法もある。

　CKにおいて，食品工場としてHACCP基準に基づく安全な食事衛生管理の確保とともに，災害時における建物の安全性を確保しつつ，災害時の食事提供にも対応できることは，日々食事提供を必要とする医療施設にとって，コスト面からみても最も難しい問題が1つ解決できる点（非常食を持たなくてよいため）と，どのような状況下においても食事の提供ができることが，高い信頼性とともに大きな安心・安全につながっている。

　しかし，CK事業者の問題としては，設備投資，光熱水費，配送費用の負担が大きい。今後考えられることは，CKの稼働時間を8時間から16時間，さらには24時間の三交代で稼働し，設備投資にかかる負担軽減と受注先の拡大がすべてと理解する。

❷ 食事提供業務の外部委託

　次に，病院における患者等への食事提供業務の外部委託について，経緯の概略を述べておきたい。

1 経緯について

病院における患者等への食事の提供については，平成4年10月に医療審議会より，「病院における給食施設の取扱いについては，給食業務の外部委託の在り方との関連をふまえ，その在り方について十分な検討を行うこと」との答申が出された。

　これを受けて，当時の健康政策局指導課医療関連サービス室において，平成5年3月以来，医療関連サービス基本問題検討会で，病院外での調理加工施設を用いて行う患者給食の調理，いわ

表5-33 「医療法施行規則の一部改正に伴う病院，療養所等の業務委託の基準の一部改正について」の主な項目

1　受託者の選定について
2　患者等の食事の提供の業務について
　　第4　患者等の食事の提供の業務について（令第4条の6第3号関係）
　　　1．受託者業務の一般的な実施方法
　　　　（1）受託責任者
　　　　　ア．備えるべき帳票
　　　　　イ．講習
　　　　（2）従事者の研修
　　　2．院外調理における衛生管理
　　　　（1）衛生面での安全確保
　　　　（2）調理方式
　　　　　ア．クックチル
　　　　　イ．クックフリーズ
　　　　　ウ．クックサーブ
　　　　　エ．真空調理（真空パック）
　　　　（3）HACCP等による衛生管理
　　　　　ア．HACCP（危害分析重要管理点）
　　　　　イ．HACCPによる適切な衛生管理の実施
　　　　　ウ．標準作業書
　　　　　エ．HACCP以外の手法による衛生管理
　　　　（4）食事の運搬及び保管方法
　　　　　ア．食品の保存
　　　　　イ．包装
　　　　　ウ．容器及び器具
　　　　　エ．車両
　　　3．病院の対応
　　　　（1）担当者
　　　　（2）献立の確認
　　　4．病院との契約

ゆる院外調理による患者給食の在り方について，検討を重ねてきた。

　この間，院外調理の問題点について，クックチル方式による院外調理モデル事業等を実施し，慎重に検討を重ねた結果，院外調理による患者給食については，これを認めても差し支えないとの結論に達し，平成7年10月31日に報告書が提出された。

　平成7年3月規制緩和推進計画により「病院給食業務の委託」院外厨房方式の導入について，検討会において院外調理方式を含む給食業務の委託の在り方の検討を行い，結論を得る。

2 報告書の概要　医療法制定（昭和23年）当時の患者給食の目的は，療養に必要な栄養を衛生的な食事により提供することにあった。このため，患者給食は病院内の施設において調理提供することとされており，院外で調理したものを持ち込むことは認められなかった。しかし，近年の調理技術および衛生管理技術の進歩により，運搬，保管も含めて衛生面での不安は解消されたと理解し，現代においては病院内の施設を用いることに限定する必要性は乏しく，病院外の調理加工施設において調理することも認められるとの結論に達した。

　また，患者給食の提供方法について，さまざまな形態の中から選択することが望ましいとされた。

表5-34 「医療法施行規則の一部を改正する省令の施行について」の主な項目

第2　患者等の食事の提供の業務に関する事項（医療法施行規則第9条の10及び第20条関係）（抄）
　4．患者等の食事の提供業務
　　（1）患者等の食事の提供の業務の範囲及び委託方法に関する事項
　　　ア．患者給食業務の範囲
　　　　（ア）患者給食業務の範囲
　　　　（イ）病院が自ら実施しなければならない業務の範囲
　　　イ．委託の方法等
　　　　（ア）院外調理
　　　　（イ）複数業者への委託
　　　　（ウ）受託業務を行う場所
　　　ウ．食品衛生法との関係
　　　エ．調理方式
　　　オ．食事の運搬方法
　　　カ．労働関係法令の遵守
　　　キ．食材
　　（2）人員に関する事項
　　　ア．受託責任者
　　　　（ア）受託責任者の業務
　　　　（イ）食品衛生責任者との関係
　　　　（ウ）複数の病院における患者給食業務の兼務
　　　イ．指導責任者
　　　ウ．栄養士
　　　エ．従事者
　　（3）施設，設備及び食器に関する事項
　　　ア．施設，設備及び食器の衛生管理
　　　イ．必要な給食施設
　　　ウ．病院と老人保健施設等とを併設する場合における病院の給食施設
　　　エ．食器の清潔保持
　　（4）運営に関する事項
　　　ア．業務案内書
　　　イ．患者給食の継続的な提供
　　（5）従事者の健康管理及び研修に関する事項
　　　ア．従事者の健康管理
　　　イ．従事者の研修

3 医療法改正の本文の概要（抄）　指第18号平成8年3月26日付厚生省健康政策局指導課長「医療法施行規則の一部改正に伴う病院，療養所等の業務委託の基準の一部改正について」（表5-33）が公布され，同日に施行された。

また，健政発第263号平成8年3月26日厚生省健康政策局長「医療法施行規則の一部を改正する省令の施行について」（表5-34）が公布され，同日に施行された。

4 労働関係法令の遵守（表5-34の4．（1）カ）　患者給食業務の委託に際しては，病院，患者給食業者双方とも，労働者派遣事業の適正な運営の確保及び派遣労働者の就業条件の整備等に関する法律（昭和60年法律第88号），職業安定法（昭和22年法律第49号），労働安全衛生法（昭和47年法律57号）等，労働関係法令を遵守すること。特に，複数業者への委託や受託した業務の一部を再委託する場合には十分留意すること。

5 院外調理における衛生管理と調理方式

- **クックサーブシステム**　食材を加熱調理後，冷凍または冷蔵せずに運搬し，速やかに提供することを前提とした調理方法である。常温調理のため調理直後に喫食する場合の方法で，調理加工施設が近接している必要がある。この場合には中心温度を65℃以上に保持し，運搬開始から喫食までの時間が3時間を超えてはならないこと。

- **クックフリーズシステム**　食材を加熱調理後，急速冷凍（−35〜−45℃）し，冷凍（−18℃以下）により運搬，保管の上，提供時に中心温度75℃以上で1分間以上再加熱して提供することを前提とした調理方法である。冷凍保存をするため長期保管が可能であるが，料理によって品質の劣化をきたすことがあるので，メニューと調理の研究が求められる（保管期限＝製造と消費の日を含め20〜60日）。

- **クックチルシステム**　食材を加熱調理後，冷水または冷風により急速冷却し（90分以内に中心温度3℃以下まで冷却），冷蔵（3℃以下）により運搬，保管し，提供時に中心温度75℃以上で1分間以上再加熱して提供することを前提とした調理方法。①ブラストチラー，②タンブルチラーの2つの方法があり，保管期限が異なる。

  また，米国でのHACCP（危害分析重要管理点）においては，クックチルシステムは再加熱後，少なくとも15分以内に提供し，残部は全量廃棄など厳しい作業基準が必要となっている。

  ①**ブラストチラー（空冷式）：冷蔵保存**　加熱調理後，急速冷凍機にて急速冷却（芯温0〜3℃）し，0〜3℃で冷蔵庫にて保存する方法（保管期限＝製造と消費の日を含め3〜5日）。

  ②**タンブルチラー（水冷式）：氷温冷蔵保存**　素材調理を充填パッキングし，冷却水が循環するタンク中に入れてタンクを回転させながら急速冷却し，氷温冷蔵庫0〜3℃で冷蔵保存する方法（保管期限＝製造と消費の日を含め30〜45日の長期保管が可能）。

- **真空調理システム（真空パック）**　食材を真空包装の上，低温にて加熱調理後，急速に2時間以内に0〜3℃まで冷却または冷凍して，冷蔵または冷凍により運搬，保管し，提供時に中心温度75℃以上で1分間以上再加熱して提供することを前提とした調理方法（保管期限＝製造と消費の日を含め20〜30日）。

6 給食業務請負契約書関係

栄養部門において業務委託を実施する場合は，**表5-35**のような項目に基づき契約書を作成することとする。また，業務請負契約の締結に伴う仕様書（**表5-36**）を作成する。

表 5-35　業務請負契約書項目（例）

1. 業務名　　栄養部門業務委託一式
2. 履行場所　○○医療センター
3. 契約期間　平成○○年○月○日～平成○○年○月○日（3年契約）
4. 契約金額　総額　　　　円
    （例）　年額　　　　円
    　　　　月額　　　　円
5. 契約保証金　免除

　上記の業務請負について，委託者○○医療センターと受託者○○株式会社は，次の条項により契約を締結する。

　　第1条（総則）
　　第2条（施設等の使用）
　　第3条（監督者，現場責任者の配置）
　　第4条（守秘義務）
　　第5条（権利義務の譲渡の禁止）
　　第6条（再委託の禁止）
　　第7条（遅滞料）
　　第8条（履行の延期）
　　第9条（検査）
　　第10条（契約代金の支払い等）
　　第11条（遅延利息）
　　第12条（契約内容の変更）
　　第13条（危険負担）
　　第14条（瑕疵担保）
　　第15条（業務の代行）
　　第16条（契約条項の遵守）
　　第17条（契約の解除）
　　第18条（契約解除の場合の履行済部分の代価の支払）
　　第19条（契約解除による違約金）
　　第20条（損害賠償）
　　第21条（紛争の解決）
　　第22条（補則）

表5-36 栄養部門業務委託一式・仕様書項目（例）

栄養部門業務委託仕様書においては，請負者は下記仕様に基づき作業を施行するものとする。

1. 履行場所　○○医療センター
2. 目的　入院患者の病態に応じた適切な食事を提供し，その治療または回復に資すること。また，患者食に関わる関連業務の一部を委託することにより，栄養部門全体の作業効率の向上を図り，患者サービスを充実させ，質的向上を図る。
3. 業務日および業務時間
   （自）平成○○年○月○○日
   （至）平成○○年○月○○日（年中無休）
   　　　　5時00分〜20時00分
4. 基本方針
   （1）受託者は，患者の食事の提供業務（以下「栄養食事管理業務」という。）が患者に対する治療行為の一環であることを認識の上，○○医療センター（以下「委託者」という。）の作成した献立に基づき，所要の栄養量および食品衛生の安全が確保される適正な食品材料を使用し，治療食として適確な調理を行うものとする。
   （2）「医療法」等病院の業務委託に関する法令ならびに「入院時食事療養」および「作業手順」等の諸規定を遵守し，栄養食事管理に関わる委託者の運営方針に沿って，その業務を忠実に実践すること。
   （3）受託者は，各作業時間を遵守し，適時・適温食に努める。
5. 業務範囲
   栄養管理，調理作業，食材料管理，設備機器管理，衛生管理，労働安全衛生，研修等の受託側業務
6. 業務内容等
   （1）業務内容
   （2）タイムスケジュール
   （3）食事基準
   （4）日常保守点検
   （5）食事時間等
   ①食事時間

	配膳時間		喫食開始時間	
	開始	終了	開始	終了
朝食	7：10	8：00	7：40	9：00
昼食	11：10	12：00	11：50	13：00
夕食	17：25	18：15	18：05	19：15

　②下膳時間

	配膳車下膳時間		下膳時間	
	開始	終了	開始	終了
朝食	8：30	9：00	9：00	10：00
昼食	12：30	13：00	13：00	14：00
夕食	18：30	19：00	18：50	19：50

　③調乳　　調乳開始時間　13：00
　　　　　　配乳時間　　　15：00
　　　　　　空びん回収　　 9：00　　15：15

7. 受託者の責務
   （1）受託者は，本業務を遂行するにあたって，病院給食関係法令を遵守し，保健衛生上良好な環境整備に努め，受託業務を継続的・安定的に実施しなければならない。
   （2）指導助言者の確保
   　　　次のいずれかの者を指導助言者として，原則として常勤で配置すること。非常勤の場合は，日常的に指導・助言を受けられる体制を整備すること。
   　　　①病院の管理者の経験を有する医師
   　　　②病院の給食部門の管理責任者の経験を有する医師
   　　　③臨床栄養に関する学識経験を有する医師
   　　　④病院における食事，特に特別治療食の調整に5年以上の経験を有する管理栄養士

（3） 受託責任者の配置
　　受託者は，受託業務を円滑に遂行するために，業務現場に管理栄養士の免許を有する責任者（以下「受託責任者」という。）を配置し，委託者側の管理者や担当者等と随時協議させるとともに，受託者側の人事・労務管理，研修・訓練および健康管理，業務の遂行管理，施設整備の衛生管理等の業務に当たらせること。
　　また，委託者および保健所等の実施する諸検査に立ち合うこと。
（4） 人員の配置および資格等
　①受託者は，受託業務を確実に遂行できる質的・数的に適切な従事者を配置すること。
　②受託者は，病院における食事の特性を考慮し，業務現場に専任で常勤の管理栄養士を配置すること。
　③受託者は，給食事務が円滑に行われるよう，事務室に専任で常勤の管理栄養士を配置すること。なお，受託責任者が，これを兼務することができる。
　④調理・業務従事者は調理師または栄養士の資格をもつ者，調乳業務は栄養士の資格をもつ者で，原則として受託履行場所専任の常勤の雇用者とし，当該業務について相当の経験をもつ者であること。
　⑤盛り付け業務については，調理師，栄養士の指示のもとに行うこと。
　⑥これら従事者は，心身ともに健康で，病院給食および保健衛生についての知識ならびに良識を兼ね備えた者であること。
　⑦病院に配置する従事者を頻繁に変えることのないようにすること。やむなく変更する時は，事前に委託者の承諾を得るとともに，業務の質の低下を招かないように配慮すること。
（5） 業務従事者の教育訓練
　①受託者は，業務従事者に対して定期的に管理栄養士および専門知識・技術を有する者による衛生面および技術面の教育・指導・訓練を実施しなければならない。実施に当たっては，年度当初に計画書を提出し，実施後はそれぞれについて実施状況とその成果等の報告書を提出すること。
　②受託者は，業務従事者に調理室および控え室の清掃整理をさせなくてはならない。また，許可なく病棟内に立ち入らせてはならない。
（6） 業務従事者の健康管理
　①受託者は給食による事故防止のため衛生管理に万全を期すとともに，業務従事者の健康管理に努めること。
　②業務従事者またはその同居人が，感染症および食中毒にかかった場合，もしくはその疑いがあると判明した時は業務に従事してはならない。この場合，現場責任者は文書でその旨を栄養管理室の長に届け出ること。
　③受託者は業務従事者について，年2回の健康診断，月2回の病原大腸菌O157を含む検便の実施，および調理器具等10品目・盛り付け各従事者の手指の拭き取り検査を月2回実施し，結果を速やかに委託者に提出すること。
（7） 業務従事者の服務
　①従事者は担当業務に精通するとともに，品位と清潔かつ端正な服装に心がけ，患者等に接する時は言葉等に注意し，明朗，親切にすること。
　　また，業務に際しては，専用の白衣，名札，帽子，履き物，前掛けおよび調理・盛り付け時はディスポ手袋，マスクを使用すること。
　②従事者は契約書および仕様書に基づき業務に従事するとともに，火気の取り締まりおよび安全衛生にも十分注意しなくてはならない。
　　また，病院およびその付近に地震・火災その他の事変が発生した場合は，関係者への連絡等臨機の措置をとらなくてはならない。
（8） 検食結果の受託業務への反映
　　検食簿に記載された改善事項・意見等は十分に検討し，業務実施方法の改善などに反映させること。
（9） 守秘義務
　　受託者は，業務上知り得た守秘を第三者にもらしてはならない。このことは，契約の解除および期間満了後においても同様とすること。
（10） 信用失墜行為の禁止
　　受託者は，委託者の信用を失墜する行為をしてはならない。
（11） 帳票類の持ち出し禁止
　　受託者は，給食業務に関わる帳票類を委託者の許可なく持ち出してはならない。
（12） 業務報告等
　①業務従事者名簿，健康診断結果等の提出
　　　受託者は，受託業務の実施に先立って，業務従事者の名簿および健康診断結果（検便結果を含む。），

ならびに調理師・栄養士・管理栄養士の免許証の「写」を委託者に提出しなければならない。業務従事者を変更する場合においても事前に同様の措置を行うこと。
　　②勤務計画表の提出
　　　　受託者は，毎月の勤務計画表を当該月の前月20日までに委託者に提出すること。また，変更する場合は事前に報告し，委託者の承認を得ること。
　　③業務および残食等の報告の提出
　　　　受託者は，業務（日誌・業務工程表・温度調査表等）および残食等の報告について別途承認を受けた様式により，翌日（翌日が日曜日，休日の場合はその翌日）までに提出すること。なお，委託者の指示とそれに対する対応結果等，必要な帳票類を受託履行場所に備えること。
　　④標準作業計画書の提出
　　　　受託者は，業務の標準作業計画書を提出しなくてはならない。
　　⑤代行時の対応方法の明確化
　　　　受託者は，代行保証会社に依頼する場合の業務内容と連絡方法を掲示するとともに，委託者に提示すること。
　　⑥調査報告および業務改善
　　　　委託者は，この業務に関して，調査または報告を求め，必要がある時は資料の提出および改善を求めることができる。この場合，受託者はただちに提出およびこれに対する報告をしなければならない。
　(13)　代行保証
　　　受託者は，衛生管理に関する事故およびその他の事情により，受託業務の遂行が困難となった場合は危険を担保するため，社団法人日本メディカル給食協会の代行保証制度へ加入していること。または，次により代行保証の体制を整備すること。
　　①給食業務の受託する業務のすべてを代行することができること。
　　②業務が代行できる能力が担保されていること。
　　③代行にあたっての連絡体制が明確であること。
　　④業務を再開できる場合は，代行保証に基づく代行を解除すること。
　(14)　委託者が実施する事業への協力
　　①受託者は，委託者が実施する消防訓練およびその他委託者が必要と認めた事業に協力しなければならない。
　　②受託者は地震・火災等の災害が発生した場合，委託者が設置する災害対策本部より指示を受け，災害用食料等在庫品および食品の確保を行い，入院患者への配食を実施すること。
　(15)　再委託の禁止
　　　受託者は，受託業務を再委託してはならない。
8．費用負担区分および貸与備品
　「別表」（略）により示す。なお，患者食数および患者給食単価については，委託者と受託者が別途契約するものとする。
9．控室
　この業務遂行に必要な控室は無償で貸与し，これにかかる光熱水は委託者の負担とする。なお，貸与する控室の場所は別紙（略）の通り。
10．契約の解除
　本仕様書に記載されている事項を誠実に履行しないと認めた時は，契約期間中であっても契約を解除できる。
11．連絡調整会議の設置
　(1)　受託者は受託業務を遂行するにあたって，当センターに課せられた社会的使命を十分認識し，医療業務の円滑な運営に支障をきたさないよう万全をきたさなければならない。
　　　このことにより，業務の適正化，病院運営の効率化に資するため連絡調整会議（以下「会議」という。）を設置する。
　(2)　会議は次の職員をもって構成する。
　　　委託者：委託業務所管責任者および関係職員
　　　受託者：給食業務受託責任者および関係職員
　(3)　会議の運営その他必要とする事項については，協議の上別途定める。
　(4)　会議の招集は，委託者または受託者の請求により随時行うことができる。
　(5)　会議においては，会議録を2通作成し，委託者と受託者が確認の上，保管する。
12．疑義の解釈
　本仕様書および本契約書の解釈について疑義が生じた場合等不明な事項は，委託者と受託者が協議して決定する。

❸ 咀嚼・嚥下障害者における今後の食事提供に関する課題として

咀嚼・嚥下障害食の対象疾患として，「脳梗塞，認知症，療養型療養病床における高齢者，老人保健施設の入所者，がん口腔内手術後，がん患者末期ケア，重症心身障害（児）者，筋ジストロフィー症」の方々に対する「嚥下訓練食のパターン化」「咀嚼・嚥下障害者用のメニュー集の作成」等々について評価の確立を行うことが急務であり，問題も山積している。

医師が行う「評価方法」の標準化を，その後における食事オーダー → メニューの作成 → 調理技術 → 食事の摂取 → 結果・評価を基にした，さらなる評価方法の標準化につなげる必要がある。

現在の咀嚼・嚥下障害食は，大半が「きざみ食」大小，「ミキサー食」である。きざみ食，ミキサー食における加工方法は，どちらかというと食材の加熱調理後に形態を整えていることが大方であることから，衛生面を考えると問題があると考える。このような状況から，次に記したムース食が回復を促す食事となることと大いに期待する。

■ムース食について

ムース食を提供するのは，現在，一口大，きざみ，極きざみ，ミキサーを提供している食事で，特に極きざみやミキサー食をターゲットとする。

● ムース食の定義：おいしく，衛生的で，料理を確認でき，量が少なく高栄養で，高齢者に優しい食事。

　定義1：見た目で料理がわかり，しっかりとした形がある。「料理を見て食欲がわく」

　定義2：料理に香りがあり，風味を感じる。「料理の香りから食欲がわく」

　定義3：口の中で味を感じ，スムーズに安心・安全に喉を通る。「咀嚼・嚥下の両面から捉える」

　定義4：食事の量が少ないが，一般食と同じ必要栄養量を補う。「少量高栄養」

● ムース食の形状：①加工品タイプと②素材タイプの2タイプがある。

①加工品タイプ

・ハンバーグや肉団子，白身魚淡雪タイプのように加工度の高いもの。

・水分補給やデザートに使用するゼリー。

〈メリット〉

・事業所でほとんど調理することなく使用できる。

・調理作業が容易であり，労力をかけずに品質の高い食事が提供できる。

・硬さや大きさなど調理従事者による違いがなく，一定した料理を提供できる。

・少量で高栄養の食事が提供できる。

②素材タイプ

・魚や肉のペーストのように，各給食施設でさまざまに加工できるもの。

〈メリット〉

・各給食施設で自由に調味ができるため，各給食施設個々の味を提供できる。

・いろいろな料理に形を変えて使用でき，汎用性が高い。

参考文献

・医療関連サービス基本問題検討会における資料

・日清医療食品株式会社資料提供

5-2-3 病院食献立集

　病院で提供される食事の多くは，事前に予定献立として計画され，院内で許可された献立について実施される。献立作成を左右する要素としては，対象患者の年齢，性別，病状，季節，天候等があり，さまざまな条件で評価は変化することを理解する必要がある。

　献立作成手順としては，影響を与える要素について十分調査を行った上，下記のポイントに留意する。

❶ 献立作成留意事項

1. 施設患者の病態，年齢，性別比により推定必要栄養量を把握する。各個人に適応させるために設定すべき幅を決定する。

    通常，治療食指針または食事基準として各施設ごとにその設定を作成しているが，定期的な調査により，適切な基準であることを証明する必要がある。

2. 基準に合わせた食品構成により，献立作成を行う。栄養成分を分析しているという理由から食品構成を無視した献立となっては，栄養食事指導の教材としては不適切である。

3. 入院患者の在院日数により，サイクルメニューを使用する施設が多いが，合理化の面からは否定できない。しかし，季節や市場の変化も大きいことから，それら変化に対応した献立を心がける。

    平均在院日数を意識して献立計画を立てるが，これはあくまで平均であるから，長期入院患者への配慮と工夫について対応が可能となるように注意する。

4. 実施献立の状況を患者の喫食調査や残菜調査，アンケート等により把握し，常に向上心をもって計画を行う。献立作成者はその責任において，調理工程，患者の喫食状況，感想に注意し，改善を繰り返すことが必要となる。

5. 価格面からも同時に目標設定を行い，妥当な計画，実施となっているか定期的に検討を重ねる。

    経理状況においては，年度を通して調整する施設が多いと思われるが，月，日ごとにあまり大きな差が生じないよう注意する。

6. 施設で使用する食器や配膳方法について，可能なシステムを検証し，献立，料理等の組み合わせについて配慮する。

7. 食品構成日計表，予定献立栄養素量について，適正に実施されたか評価する。

❷ 献立基本形式

　主食，主菜，副菜，小皿を基本とし，汁物，果物を適量付加し，1日の献立計画を行う。時には形式を変えた献立も好まれるが，定食形式の基本型をまず身につける（図5-8）。

❸ 栄養成分評価

　食品の栄養素は幅があるため，目標設定の前後3％程度の幅をもたせて概ね達成していることを確認する。

　代表的な各料理レシピを巻末に掲載しているので，各ジャンルから選択し，組み合わせて献立演習を行ってみよう。

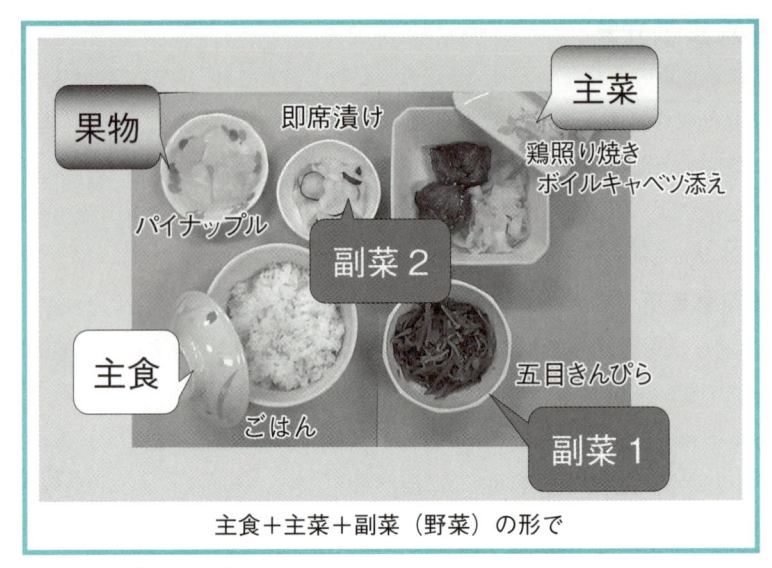

図 5-8　献立基本形式

5-3 臨床栄養管理

　栄養管理はすべての疾病治療において共通する基本的医療行為の1つである。栄養管理をおろそかにすると，治療効果は減退し，または効果を失うこととなる。

　病院，施設における管理栄養士の業務は，すべてがNS（Nutrition Support）であり，現在では，その重要性に着目し，チーム医療として患者の栄養管理を行う考えが主流となった。NST（Nutrition Support Team）活動である。

❶ 栄養アセスメント

　栄養計画とは，現状を正確に認識することからスタートする。そして，評価と実施，再評価を繰り返す。

　患者の栄養評価は，SGA（主観的包括的評価）項目およびODA（客観的栄養評価）項目を用いて各施設に合ったスクリーニングを実施する（図5-9）。

1 SGA（主観的包括的評価）

（1）体重の変化：やせ型であるということのみで栄養状態不良とは判断できないが，体重減少率には注意を要する（表5-37）。

（2）食事量の変化：①平常時と比較して変化はあったか（食事量が減ってきた，食事量が増えてきた），②その変化はいつごろからか，③食事内容や形態に変化はあったか（米飯食がお粥となった，固形物が食べられなくなり流動形態となった）について注意する。

（3）消化器症状について：①2週間以上持続している消化器症状があるか，②どんな症状か（悪心，嘔吐，下痢，便秘，食欲不振など）について注意する。

（4）機能状態の変化（活動性）：①日常生活に支障をきたしていないか，②仕事に支障をきたしていないか，③活動レベルはどの程度か（歩行可能か，寝たきりか）について注意する。

（5）ストレス状況：疾患に伴う代謝需要（ストレス）はどの程度かについて注意する。程度は以下の通り。

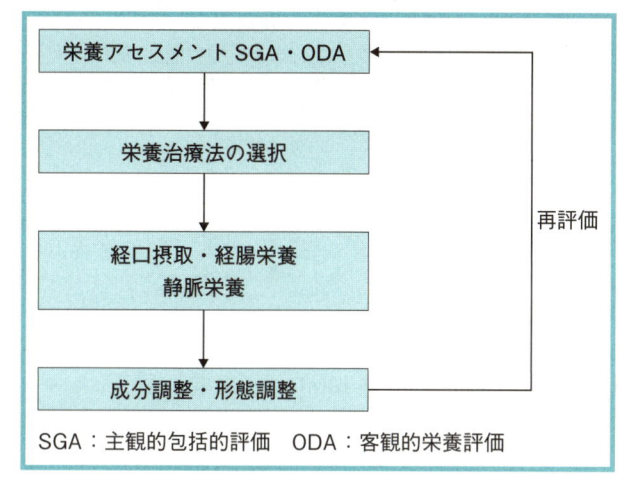

図 5-9 NST栄養ケアプラン

表 5-37 体重の変化

期　間	有意な体重減少	高度な体重減少
1週間	1～2％	≧ 2％
1か月	5％	≧ 5％
3か月	7.5％	≧ 7.5％
6か月	10％	≧ 10％

① なし
② 軽度…軽度の感染症
③ 中等度…肺炎を併発している糖尿病患者
④ 高度…重篤な腹膜炎を併発している患者（高度熱傷患者）

（6）**身体症状**：皮下脂肪の減少，筋肉量の消失，下腿浮腫，仙骨部浮腫，腹水について注意する。

2 ODA（客観的栄養評価）　SGA項目でスクリーニングされた患者についてデータを基に評価する時には，SGA項目と同時に行うこともある。

（1）**肥満指数・BMI**：肥満に関する身体評価指標として利用される場合が多い。算出方法は，
$$BMI = 体重（kg）÷（身長（m））^2$$ である（表5-38）。

（2）**標準体重比・％IBM**：次式により求める（表5-39）。
$$\%IBM = 測定体重（kg）÷標準体重^*（kg）×100$$
　　　＊標準体重（kg）＝身長（m）×身長（m）×22

（3）**静脈経腸栄養ガイドライン**：表5-40の通りである。また，栄養療法の適応基準は表5-41の通りである。

（4）**体構成成分の評価**：全体の構成は，図5-10の通りである。

（5）**総リンパ球数**：免疫能による栄養評価である（表5-42）。感染時には数値が上昇するため，栄養状態は反映されない。

（6）**基礎代謝量推定方法**：一般的には以下の基礎代謝推定簡易式を使用するが，年齢と身長，体

表5-38 BMIによる肥満の判定基準

BMI	判　定
18.5未満	低体重
18.5以上　25.0未満	普通体重
25.0以上　30.0未満	肥満（1度）
30.0以上　35.0未満	肥満（2度）
35.0以上　40.0未満	肥満（3度）
40.0以上	肥満（4度）

資料）日本肥満学会（2000）

表5-39 ％IBMによる標準体重

80～90％	軽度栄養障害
70～79％	中等度栄養障害
0～69％	高度栄養障害

表5-40 静脈経腸栄養ガイドライン

	高度低栄養	中等度低栄養	軽度低栄養	正常
アルブミン	2.0g/dL以下	2.1～3.0g/dL	3.1～3.4g/dL	3.5g/dL以上
プレアルブミン	5.0mg/dL以下	6～10mg/dL	11～15mg/dL	16～40mg/dL
トランスフェリン	100mg/dL以下	101～50mg/dL	151～200mg/dL	201～400mg/dL
レチノール結合たんぱく値				2.7～7.6mg/dL

表5-41 栄養療法の適応基準

窒素出納（N-balance）	負の値が1週間以上継続
％標準体重	80％以下
アルブミン（Alb）	3.0g/dL以下
トランスフェリン（Tf）	200mg/dL以下
総リンパ球数	1,000/μL以下
ツベルクリン皮内反応（PPD）	直径5mm以下

重のみにて推定するので，体構成成分によっては誤差が生じやすい。

・Harris-Benedictの推定式

　女：基礎代謝量（kcal/日）＝655＋9.6Wt＋1.8Ht-4.7A

　男：基礎代謝量（kcal/日）＝66＋13.8Wt＋5Ht-6.8A

・日本人のための簡易推定式

　男：基礎代謝量（kcal/日）＝14.1×Wt＋620

　女：基礎代謝量（kcal/日）＝10.8×Wt＋620

　　　Wt：体重（kg），Ht：身長（cm），A：年齢（歳）

❷ 栄養補給法（フローチャート）

栄養補給ルートは，消化器症状，機能，予測される期間に応じて選択される（**図5-11**）。

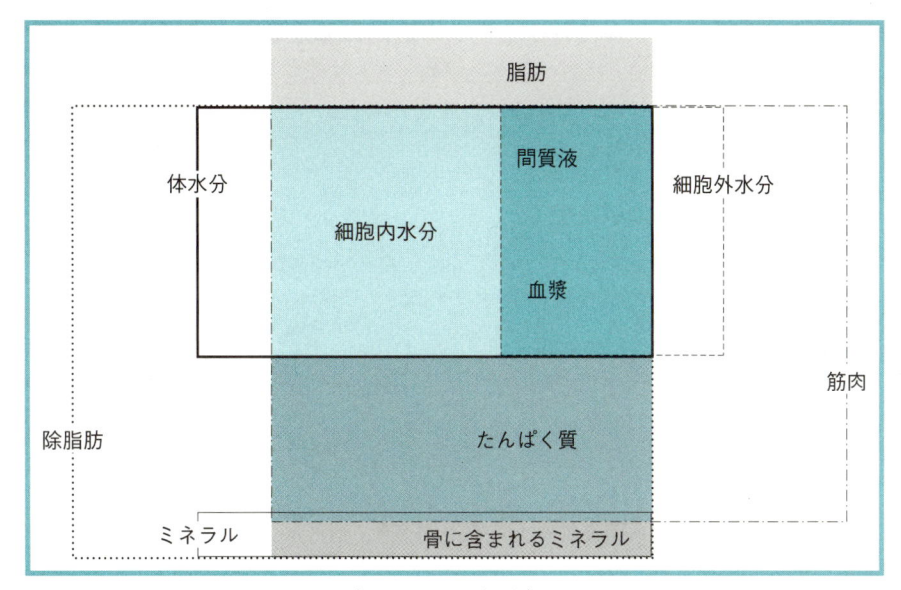

図5-10 Body Composition（体成分・体組成）

表5-42 総リンパ球数による栄養評価

	基準値	軽度不良	中等度不良	高度不良
リンパ球数（／mm^3）	≧1,800	1,500≦＜1,800	900≦＜1,500	＜900

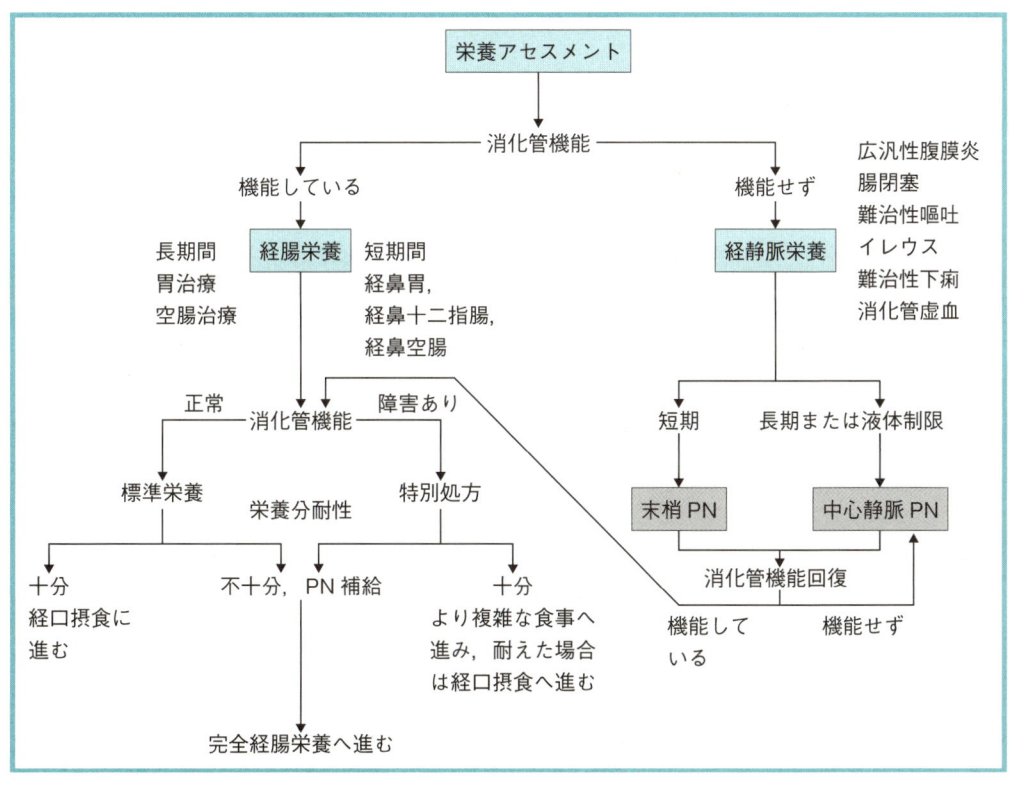

図5-11 栄養補給ルートの選択

❸ NST（栄養管理をチームで行う・チーム活動の部分を中心に）

1 NST活動の目的

・栄養不良患者のスクリーニング，早期発見。
・適切な栄養療法の選択の確認。
・栄養状態の改善による治癒促進。
・合併症防止による経済効果。
・栄養管理向上による患者QOLの向上。
・治癒促進による早期退院，社会復帰。

（1）NST活動

・NSTラウンド，定期回診：栄養アセスメント・栄養療法アドバイス，褥瘡回診や院内感染チームとの連携。
・院内勉強会の企画：情報提供による職員の啓発，チームが感じた弱点や問題点を中心にテーマを絞り企画する。
・NST会議，リンクナース会議（NST看護師担当者会議）の企画：症例検討会など。

（2）栄養アセスメント：施設の対象疾病の特徴や患者状況を把握した上で，次のことに留意する。

・栄養状態を的確・迅速に把握し，栄養不良が問題視されるケースに対して，早期に栄養療法を開始し，治療支援する。
・栄養アセスメントは，経時的に実施し，評価を重ねる。
・栄養アセスメントに用いられる栄養指標は，正確，迅速，簡便，安価，非侵襲的であることが望ましい。

2 各職種の役割

（1）医師

・全身栄養状態の診断。
・栄養評価と原疾患治療を考慮した栄養療法の適応判断。
・静脈・経腸・経口栄養法の決定，施行。
・栄養投与ルートの選択と決定，施行。
・リーダーシップを発揮して，チームメンバーの統一を図る。

（2）管理栄養士

・身体計測・身体構成成分による栄養アセスメント。
・食事摂取状況の把握（栄養成分，形態，量）。
・栄養必要量の推定，決定（エネルギー，たんぱく質，脂質，水分，ビタミン，ミネラル）。
・食事形態，食嗜好に合わせた食事調整（献立作成）。
・経腸栄養剤等の選択，変更の提案，情報提供。
・食事による消化器症状（下痢，便秘，腹痛，腹部膨満感等）の把握と改善のための提案。
・入院前後を含めた栄養指導，相談。

（3）看護師

・入院時の栄養アセスメント，栄養不良・問題例の抽出と提案。
・NST依頼，褥瘡ラウンド依頼および参加。

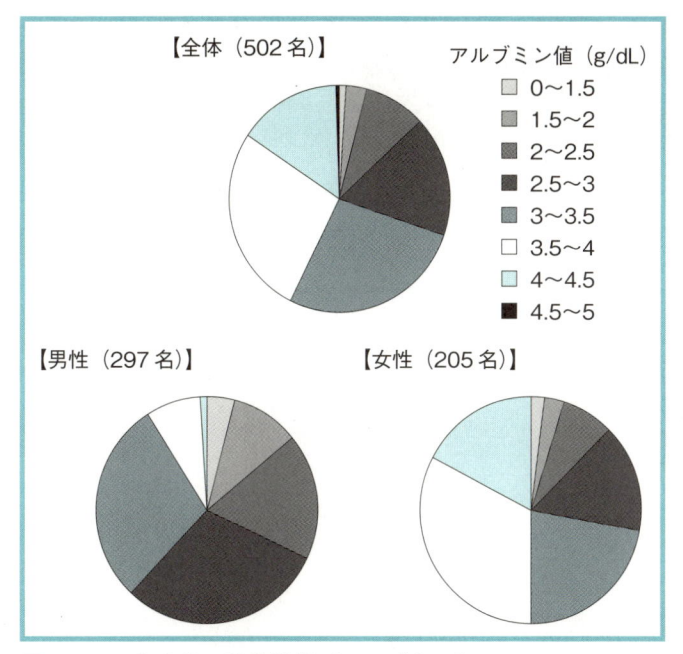

図5-12　全患者の栄養状態（アルブミン）
資料）国立がんセンター中央病院調査（2005.11.21）

- NSTへの患者情報の提供と同行。
- 栄養ルートの実施，経過確認，管理。
- 栄養摂取量の確認。
- 褥瘡，創傷，消化器瘻のケア。

(4) **薬剤師**
- 病態に合わせた輸液の設計提案。
- 製剤成分に関する情報提供。
- 製剤の副作用と相互作用の確認，予防。
- 薬歴確認，データ確認。
- 適正な薬剤投与量設計，提案。
- 患者説明，服薬指導。

(5) **臨床検査技師**
- 検査データからのスクリーニング。
- 個々に合わせた栄養指標の提案，栄養アセスメントのための採血セットの提案。
- 検査内容や結果についての説明。
- 栄養療法の効果判定のためのデータ解析。

3 **チーム医療の推進（NSTの必要性と実際）**　入院患者の多くが低栄養状態（一般総合病院でアルブミン値3.5g/dL以下）にあるといわれており，がん患者ではさらに多いことが示されている（図5-12）。

　栄養状態の改善は，治療効果向上や院内感染防止，医療安全の観点から必須項目と認識されている。栄養状態の改善が褥瘡の発生率を軽減させた例や感染のリスクを軽減させた例は，日本静

表5-43 病院給食栄養管理業務要領（昭和26年6月15日）

病院給食における栄養管理の業務とは，栄養出納，献立調理，分配及び特別食に関する業務をいい，そのほかこれを行うに必要な食糧の入手，貯蔵，保管，施設設備，器具，給食衛生，及び給食事務等について関係者に指導又は助言することをいう。

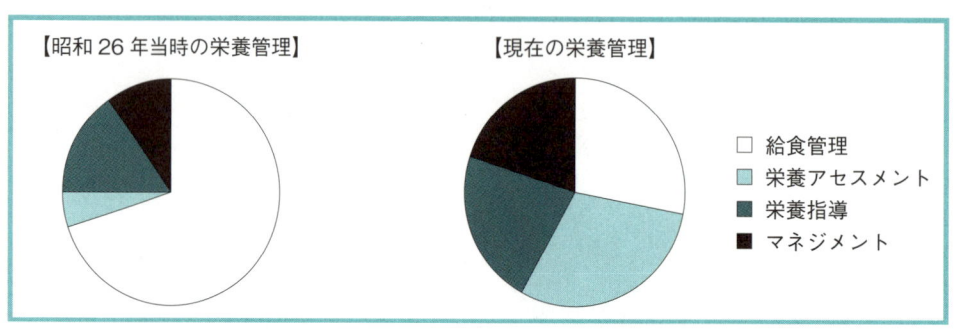

図5-13 栄養管理業務の変遷
資料）国立病院調査（2002）

脈経腸栄養学会や日本臨床栄養学会等で報告されている。

　過去の管理栄養士・栄養士の業務は，給食管理が主体となっていたが，患者栄養管理において，給食業務は一部にすぎない。まず患者自身の栄養状態を評価し，その患者に最良の栄養補給法や栄養給与量を決定し，その手段として給食業務が発生しているのである。もちろん，経口摂取可能な患者が多くを占めるため，給食業務をおろそかにしてはいけないが，給食業務のみにて栄養管理が完結するものでもない。

　㈶日本医療機能評価機構による病院機能評価Ver.5.0においては，その認定取得条件として「栄養管理・支援のための組織（NSTなど）が設置され，栄養ケアが組織横断的に実践されている。」となっており，その必要性については社会のニーズとして高まっているといえる。

　このように，患者の栄養状態を時系列，多面的に介入していくためには，医師，看護師，管理栄養士，薬剤師，検査技師等の多職種の参加が必須であり，チーム医療としての活動が欠かせない。どのような病院の形態や対象疾病であっても，患者の栄養管理が不必要な病院はない。したがって，管理栄養士が中核となって，NST活動を推進することが望まれる。

（1）NSTとは：栄養管理を症例個々や各疾患治療に応じて適切に実施することをNutrition Support（栄養サポート）といい，この栄養サポートを医師，看護師，薬剤師，管理栄養士，臨床検査技師などの多職種で実践する集団（チーム）を，NST（Nutrition Support Team；栄養サポートチーム）という（日本栄養療法推進協議会による）。

（2）管理栄養士・栄養士業務の内容の変化：業務内容は，昭和26年の病院給食栄養管理業務要領（表5-43）当時から大きく変化し，さらに図5-13でも明らかなように，給食業務の比率が減り，患者栄養評価や指導にシフトしていることがわかる。

（3）NST稼動施設認定基準（表5-44）：これを基本に，NST活動の設立企画をするとスムーズである。また，すでに活動している施設は，充実させるために見直しを行うことが望ましい。

表 5-44 NST稼動施設認定基準（日本静脈経腸栄養学会）

1．施設長許可のもとでの運営・活動	8．NST勉強会：定期的に実施
2．NSTの院内規約の作成	9．コンサルテーション：24時間体制で対応
3．栄養評価の実施	10．構成メンバー：医師の参加は必須
4．NST治療計画書の作成	看護師，薬剤師，管理栄養士，検査技師などの各種コ・メディカルのうち3職種以上の参加が必要
5．NST回診：定期的な（週1回以上）病棟回診の実施	
6．NST症例検討会：定期的な（週1回以上）開催	11．メンバーのうち1名以上が学会会員であること
7．経過記録の記載：回診・検討会の内容を記録・保存	12．本学会のNSTプロジェクトに参加していること

＊上記条件を満たすことを目的として計画を立てる。

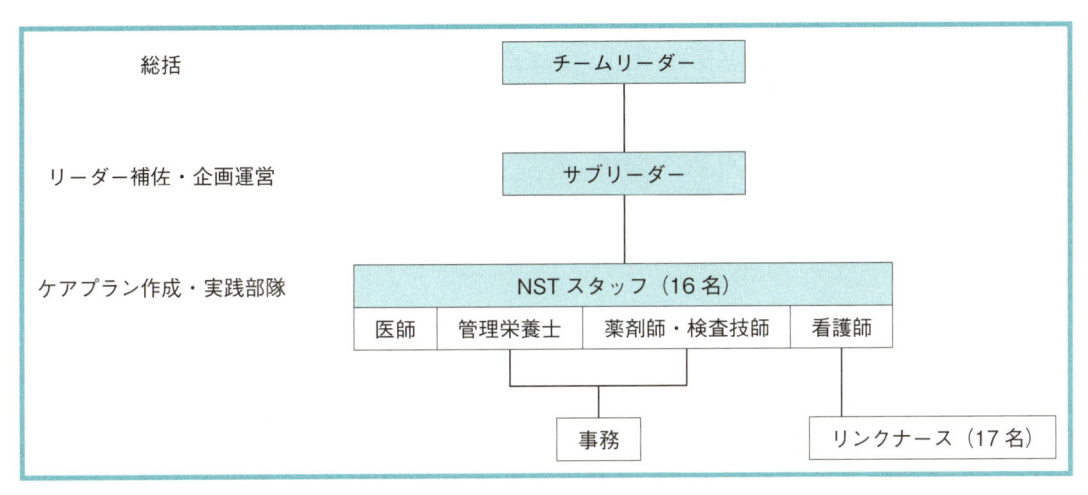

図 5-14 NST組織例

また，この認定（日本静脈経腸栄養学会認定）を得るためには，下記条件を満たす必要がある。

ステップ1：NST稼働に向けての勉強会の開催。
　　　　　　協力医師，コ・メディカルを募る。
　　　　　　TNT（Total Nutrition Therapy）セミナーへの医師の参加と伝達講習。
ステップ2：NSTの規約づくり（院内の正式な活動グループとしての位置付けを得る）。
ステップ3：NST依頼システムや報告システム，ラウンドシステムの整備。
ステップ4：活動を続けながら充実させていく。

（5）NST組織例：組織体系については，NST稼動施設認定基準を参考として，施設に合わせて決定する（図5-14）。施設規模，施設組織，効率，効果等を考慮して組織を結成し，活動後に検証を行い，不備がないか充実を図る。

（6）NST運営規程（表5-45，46）

表5-45 栄養サポートチーム（NST: Nutrition Support Team）運営細則例

（目的）
第1条　本規定は栄養管理委員会規定第5条第2項に基づき，栄養サポートチーム（以下「NST」という）の運営に関する必要事項を定め，当センターにおける入院患者の栄養状態改善のために，患者の栄養状態を評価し，栄養治療計画を立案，指導および提言を行うことを目的とする。

（構成）
第2条　NSTは，医師6名，管理栄養士3名（栄養管理室長，栄養係長，栄養係主任），薬剤師1名，看護師長または副看護師長5名，臨床検査技師，入院係長をもって構成する。
　2　NSTにチームリーダーおよびサブリーダーを置くものとし，チームリーダーは栄養管理委員長が医師の中から指名し，サブリーダーは栄養係長とする。
　　なお，チームリーダーは必要に応じて関係者をNSTに加えることができる。

（業務）
第3条　NSTは，次の各号に掲げる業務を行う。
　一　栄養障害を有する入院患者のスクリーニングに関すること
　二　栄養回診（栄養不良，栄養療法適応患者の抽出，評価）を定期的に行い，診療録に所見を記載すること
　三　栄養不良抽出患者の評価，治療方針の決定を定期的に行い，担当医に報告すること
　四　医療従事者の栄養知識向上のための勉強会，研修会および講演会等の企画・開催に関すること
　五　栄養関連学会および研究会に関すること
　六　NST活動の評価に関すること
　七　その他必要な事項に関すること

（開催）
第4条　NST定例会は，原則月1回開催する。
　2　チームリーダーは，必要が生じた時は，臨時に会を開催することができる。

（報告）
第5条　サブリーダーは，NSTの活動状況および定例会の報告を栄養管理委員会に行う。

（庶務）
第6条　NSTの庶務は，栄養係長が行う。

（附則）
この運用細則は，平成○○年○月○日から施行する。

❹ 栄養管理実施加算の詳細について

　平成18年4月の診療報酬改定により，栄養管理実施加算制度が新設された（**表5-47**）。制度の趣旨をふまえ運用するためには，管理栄養士をはじめとして，医師，看護師，薬剤師その他の医療従事者が共同して栄養管理計画をすべての患者に実施することが必要であり，NST活動と合わせて，強力な患者サポートの構築が望まれる。
　栄養管理実施加算の完全実施は，患者利益はもとより病院運営の経営改善の面からも重要である。

1 病院栄養管理のあるべき姿　「日本人の食事摂取基準（2005年版）」の考え方を，病院給食に取り入れる必要がある。これまでの集団，荷重平均値，充足率等の処理で全体評価を主体としていた問題点がクローズアップされ，真の個人対応を求められているからである。NST活動はそのあるべき姿であり，全入院患者に対して詳細な栄養管理がなされることが望ましい。

表 5-46　栄養サポートチーム（NST: Nutrition Support Team）運営規程（例）

（目的）
第 1 条　○○医療センターは，入院・外来患者の栄養管理に関する評価をチームで行い，疾病治療における合併症の予防やQOLの向上を図り，効率よく質の高い医療の提供を目指すことを目的とする。

（活動内容）
第 2 条　前条の目的を達成するために以下のことを行なう。
　1　栄養不良患者の早期発見
　2　入院・外来患者の栄養改善に向けての評価・計画実施の推進
　3　栄養管理に伴う合併症の予防と早期発見と治療
　4　適切な栄養管理法の提言，指導
　5　各委員会（褥瘡委員会・感染対策委員会等）と連携し，より効果的な栄養管理の推進を図る。
　6　医療従事者の栄養知識向上のため研修会の開催
　7　上記活動について，定期的に経過報告を実施

（組織）
第 3 条　NSTは次のメンバーで構成する。
　1　チームリーダー：医師
　2　サブリーダー：管理栄養士
　3　チームメンバー：医師，看護師長，副看護師長，看護師，管理栄養士，薬剤師，診療放射線技師，臨床検査技師，理学療法士，言語聴覚士，事務

（構成員の招集等）
第 4 条　1　NSTのミーティングは毎週木曜日の定期開催を原則とするが，必要に応じ臨時に構成員を召集することができる。
　2　ミーティングではチームリーダーが会務を総括し，議事記録及びその保管は管理栄養士が行う。
　3　活動状況は，栄養管理委員会にて報告する。

（院内ラウンド）
第 5 条　NSTの構成員は毎週木曜日に，定期的に院内ラウンドを行なう。

（構成員の委嘱及び任期）
第 6 条　1　NSTの構成員は，院長が委嘱する。
　2　NSTの構成員の任期は，1年とする。ただし再任を妨げない。
　3　欠員にて補充された構成員の任期は，前任の残任期間とする。

（情報の取り扱い）
第 7 条　1　構成員は，その職務上知り得た情報について，既に公表されているものを除き，許可なく他に漏らしてはならない。
　2　構成員は，患者のプライバシーを尊重しなければならない。
　3　本条の規程は，関係する職員全てに適用されるものとする。

（附則）
1　この規程は，平成○○年10月1日から施行する。
2　この規程は，平成○○年2月1日から改定する。
　（改定事項　第3条（組織）に言語聴覚士を追加する。）
3　この規程は，平成○○年5月1日から改定する。
　（改定事項　第3条（組織）に看護師と理学療法士を追加する。
　第4条（構成員の招集等），第5条（院内ラウンド）において，定期開催日及び院内ラウンドの定期開催頻度を一部変更する。）

表5-47　栄養管理実施加算条件

1．栄養管理実施加算は，入院患者ごとに作成された栄養管理計画に基づき，関係職種が共同して患者の栄養状態等の栄養管理を行うことを評価したものである。
2．当該加算は，入院基本料，特定入院料または短期滞在手術基本料2を算定している入院患者に対して栄養管理を行った場合に算定できる。
3．管理栄養士をはじめとして，医師，薬剤師，看護師その他の医療従事者が共同して栄養管理を行う体制を整備し，あらかじめ栄養管理手順（栄養スクリーニングを含む栄養状態の評価，栄養管理計画，定期的な評価等）を作成すること。
4．栄養管理は，次に掲げる内容を実施するものとする。
　（1）入院患者ごとの栄養状態に関するリスクを入院時に把握すること（栄養スクリーニング）。
　（2）栄養スクリーニングをふまえて栄養状態の評価を行い，入院患者ごとに栄養管理計画を作成すること。
　（3）栄養管理計画には，栄養補給に関する事項（栄養補給量，補給方法，特別食の有無等），栄養食事相談に関する事項（入院時栄養食事指導，退院時の指導の計画等），その他栄養管理上の課題に関する事項，栄養状態の評価の間隔等を記載すること。
　（4）栄養管理計画を入院患者に説明し，当該栄養管理計画に基づき栄養管理を実施すること。
　（5）栄養管理計画に基づき患者の栄養状態を定期的に評価し，必要に応じて当該計画を見直していること。
5．当該栄養管理の実施体制に関する成果を含めて評価し，改善すべき課題を設定し，継続的な品質改善に努めること。
6．当該保険医療機関以外の管理栄養士等により栄養管理を行っている場合は，算定できない。

資料）点数評価改正点の解説（2006）

しかし，管理栄養士数が十分という施設は皆無で，いかに効率よく効果的に活動するかが求められる。そして，実績を積むことで（栄養管理実施加算の診療報酬面での実績と入院患者の栄養状況改善，入院期間短縮や感染，褥瘡等の危険率の減少での患者自身の利益に寄与する実績），着実にスタッフ数を伸ばしていくことが，さらに活動を充実させることになる。診療報酬増額を見込んで，管理栄養士の採用に踏み切った施設もあったが，公的施設は予測で予算が付くことはないので，実績が評価されるまでの時間はどうしてもスタッフ努力に依存する場合が多い。そのような背景の中，施設（病院）の対応の概略について紹介する。

2 病院での対応例　すべての患者のスクリーニングとNST対象患者の適切な抽出を可能にするシステムを構築することを目的として，栄養管理計画書を作成した（図5-15）。当院は入院定床600床，外来定数800人の特定疾患専門病院であり，オーダリングシステムから電子カルテシステムへ移行中である。「日本人の食事摂取基準（2005年版）」の考え方を考慮し検討した結果，できる限り個人の必要栄養量に近い給与を目指すという目標を掲げたが，少数の管理栄養士で全患者の必要栄養量を個別に決定することは，不可能に近い業務となる。したがって，これらの作業は必然的にシステム化に組み込むことが条件となる。計算に使用される数値は，当院NSTで検討した数値を用いることとした。

　①入院時に入力された身長，体重，性別から推定エネルギー必要量の算定をHarris-Benedictの計算式（p.158参照）で行う。あくまでも第1ステップとして活動係数1.2，ストレス係数1.2として推定エネルギー量を算出する（図5-16）。一般常食患者についても適切に対応できるよう，6分割（1,200～2,200kcal）に食事摂取基準の分類を行う（表5-48）。もちろん疾病コントロール目的にて栄養量が指示される場合は指示が優先する。
　②たんぱく質量の決定については，BMIの低い患者の割合が多く，体重当たりの必要たんぱく質量を採用すると過少に見積もる可能性が高いため，次の式を採用している。

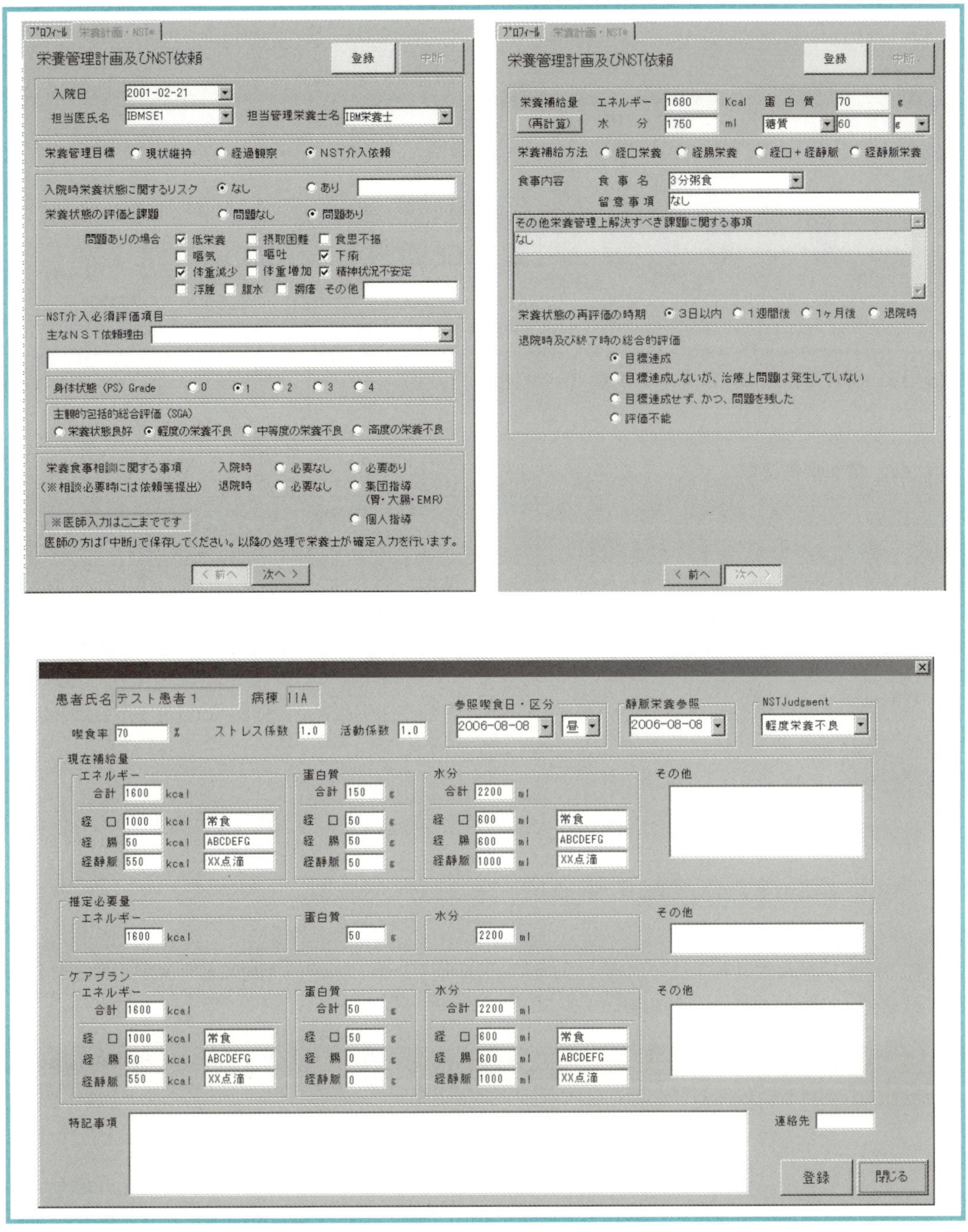

図5-15　栄養管理計画書の例

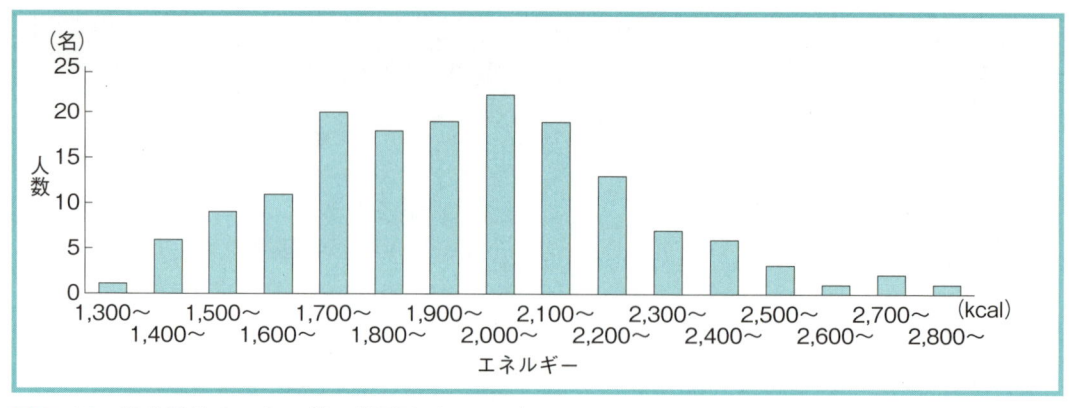

図5-16 常食男性のエネルギー必要量（n=158）

表5-48 常食食事基準

常食	エネルギー (kcal)	たんぱく質 (g〈%〉)	脂質 (g〈%〉)	炭水化物 (g〈%〉)	食物繊維 (g, 1,000kcal当たり)
1,200kcal	1,200	51〈17〉	30〈23〉	182〈60〉	10
1,400kcal	1,400	60〈17〉	40〈25〉	203〈58〉	10
1,600kcal	1,600	65〈16〉	40〈23〉	244〈61〉	10
1,800kcal	1,800	70〈16〉	45〈23〉	275〈61〉	10
2,000kcal	2,000	75〈15〉	50〈23〉	310〈62〉	10
2,200kcal	2,200	85〈15〉	55〈23〉	341〈62〉	10

$$総エネルギー必要量（kcal）÷C/N×6.25^*$$

③水分量は35mL×現体重（kg）として推定する。

ここまでは自動計算で行い，推定必要栄養量を第1提案として栄養補給量を決定する。同時に栄養管理計画書を作成する（**図5-15**）。

次に担当医は，入院時栄養状態のリスクを評価し，その内容もチェックし，栄養管理目標については現状維持，経過観察，NST介入の区分で対応を分ける。

さて，当院の疾病特性により，外科治療，化学療法，放射線療法等の厳しい治療目的での短期入院患者が多く，栄養状態は極めて不良である。定期的全患者スクリーニングでは，平成17年11月でアルブミン3.5g/dL以下は57％である（**p.161，図5-12**）。この状況はNST介入件数が今後膨大に増える可能性をはらんでいるが，対応能力の評価には数か月を要する。

また，ここで使用しているHarris-Benedictの計算式は，筋肉量や脂肪量などの体構成成分によってかなり乖離した数値を出すことがあるため，NST介入となった患者や特に筋肉量が減少

---

*C/Nは，カロリー窒素比。カロリー窒素比（窒素1g＝アミノ酸6.25gに対する付加エネルギー）は，150〜200に保つ。
例） 1,800kcal÷150×6.25＝75g（必要たんぱく質量）
アミノ酸がたんぱく質に合成されるためには，アミノ酸6.25gに対して150〜250kcalの熱量が必要である。概ね一般の代謝が可能な人体については，C/Nは150程度として考える（腎不全 300〜500，外傷 200等）。

表 5-49　クリティカルパスに掲載される主な項目

1．対象者の明記（医療者用・患者用）	7．指導（服薬指導，栄養指導，生活指導等）
2．日時，時間	8．安静度
3．治療目標，看護目標等	9．清潔，排泄
4．治療，処置，薬剤，リハビリ	10．署名
5．検査	11．その他診療課独自の必要項目
6．栄養状況，食事・飲水指示	

した患者については，体構成成分の測定（ボディコンポジションアナライザー：InBody S20BIOSPACE）および安静時エネルギー消費量の測定（呼吸代謝測定装置：AERO MONITORAE-300S）を心がけ，訂正を行っていく。

　計算上求められた必要量と体構成成分測定から推定された必要量と筋肉量の関係を調べてみると，身長，体重からの計算式では，当院の患者はすべて網羅することは難しい。したがって，すべての患者の体構成成分の測定を将来的には実施したいと考えている。さらに呼気分析による安静時代謝量の測定も，可能な患者については実施する。

　栄養補給量，栄養補給方法，食事内容は管理栄養士の提案項目となる。クリティカルパス（次項）で指導を組み込まれる患者においては，この時点で栄養食事指導の種類を指定する。

　すべての患者の栄養状態のスクリーニングと補給量の決定，栄養管理アプローチの介入程度の決定については，担当医，管理栄養士，看護師が必須であり，さらにNST介入患者は，すべてのNSTチームの職種が参加することとなる。

　栄養管理計画書の作成については，これまで活動してきたNSTの実績と全患者の計画を可能にするためのイメージで決定されたものであり，稼動後に治療方法の別によって改定は必要になる。施設にとってよりよいシステムでの多職種の介入を無理なく実施するよう計画する。また，管理栄養士の業務範囲は，あくまでも医療法を越えてはならない。

　NST，栄養管理実施加算の充実については，冷静な判断とシステムの構築が不可欠である。栄養管理計画からNSTへ連携した電子カルテシステム画面は，図5-15を参照のこと。

❺ クリティカルパス

　クリティカルパスは，診療に関わるすべての経過について標準化した計画を立てたもので，パスの利用は，医療の質の向上，効率化，医療安全等に役立っている。最近では，入院中に限定されたクリティカルパスでなく，地域連携を盛り込んだ計画を使用している施設もある。

　クリティカルパスに掲載される主な項目を，表5-49に示す。また，代表的なクリティカルパスの例を，表5-50，51に示す。出典は，クリティカルパスライブラリー（特定非営利活動法人日本医療マネジメント学会財団法人医療情報システム学会センター）による。

参考文献

- 厚生労働省策定日本人の食事摂取基準（2005年版）（2005）第一出版
- 山本茂，由田克士編：日本人の食事摂取基準（2005年版）の活用（2005）第一出版
- 日本病態栄養学会編：認定NSTガイドブック（2004）メディカルレビュー社

表5-50 クリティカルパス例（医療者用）

血糖コントロールクリティカルパス　医療者用

月曜日用

患者氏名／　　　　　　　　　　　　　　　　指示医署名／　　　　　　　　　指示受看護師署名／

時間／項目	1日目（月）	2日目（火）	3日目（水）	4日目（木）	5日目（金）	6日目（土）	7日目（日）
達成目標	1. 糖尿病である自覚を持つ 2. 疾患の理解ができる 3. 血糖コントロールの改善傾向がある						
治療処置薬剤	注射　インスリン	有（　）無 □朝（　）単位 ○昼（　）単位 △夕（　）単位 △眠（　）単位	□朝（　）単位 ○昼（　）単位 △夕（　）単位 △眠（　）単位	□朝（　）単位 ○昼（　）単位 △夕（　）単位 △眠（　）単位	□朝（　）単位 ○昼（　）単位 △夕（　）単位 △眠（　）単位	□朝（　）単位 ○昼（　）単位 △夕（　）単位 △眠（　）単位	□朝（　）単位 ○昼（　）単位 △夕（　）単位 △眠（　）単位
	内服　有・無						
検査	○頭部MRI予約 ○腹部CT予約 ○腹部エコー予約	□検血, 生化, 検尿, HbA₁c UAE, CCR, 尿中CPR, GAD 胸腹腰部X-p, 骨塩量, Fib, CRP apo, Lp (a), LPEP, TSH, f-T4, f-T3	○腹部エコー ○尿中CPR NCV, CV値 ○ホルターECG				
	血糖日内変動	朝前（　）後（　） 昼前（　）後（　） 夕前（　）後（　） 眠前（　）		○SMBG		朝前（　）後（　） 昼前（　）後（　） 夕前（　）後（　） 眠前（　）		SMBG
	評価		優・良・可・不可			優・良・可・不可		
	蓄尿→→→→→→→→→→→→→→→→→→→→→→→→→→→→→→→→→→→						
	○他科受診			○眼科		○循環器科		
安静度						○運動開始		
栄養(食事)	治療食（　）kcal							
		○栄養指導（Ⅰ） ○服薬指導（Ⅰ）		○ビデオ学習（Ⅰ） ○SMBG指導		○やさしい糖尿病教室（Ⅰ）		
教育・指導説明	○入院時オリエンテーション ○生活歴聴取 ○食品交換表購入 ○糖尿病手帳配布 ○入院療養計画 ○処置伝票作成 ○服薬指導伝票提出 ○栄養指導伝票提出 ○集団栄養指導伝票提出							
バリアンス	観察記録 身長（　）cm 体重（　）kg 低血糖有（　）無	有（　）無	有（　）無	有（　）無	有（　）無	有（　）無	有（　）無
		有　無	有　無	有　無	有　無	有　無	有　無
担当看護師署名	○△	□○△	□○△	□○△	□○△	□○△	□○△

時間／項目	8日目（月）	9日目（火）	10日目（水）	11日目（木）	12日目（金）	13日目（土）	14日目（日）
達成目標	1. 合併症およびその治療について理解できる　4. 検査結果が理解できる 2. 自分で血糖測定やインスリン注射ができる　5. 治療法について理解できる 3. 日常生活において血糖コントロールができる　6. 低血糖の適切な対応ができる						
治療処置薬剤	注射　インスリン	有（　）無 □朝（　）単位 ○昼（　）単位 △夕（　）単位 △眠（　）単位	□朝（　）単位 ○昼（　）単位 △夕（　）単位 △眠（　）単位	□朝（　）単位 ○昼（　）単位 △夕（　）単位 △眠（　）単位	□朝（　）単位 ○昼（　）単位 △夕（　）単位 △眠（　）単位	□朝（　）単位 ○昼（　）単位 △夕（　）単位 △眠（　）単位	□朝（　）単位 ○昼（　）単位 △夕（　）単位 △眠（　）単位
	内服　有・無						
検査		○頸動脈エコー	○腹部CT	○頭部MRI			
	血糖日内変動 朝前（　）後（　） 昼前（　）後（　） 夕前（　）後（　） 眠前（　）	SMBG	SMBG	朝前（　）後（　） 昼前（　）後（　） 夕前（　）後（　） 眠前（　）			
	優・良・可・不可				優・良・可・不可		
安静度							
栄養(食事)	治療食（　）kcal						
		○栄養指導（Ⅱ） ○服薬指導（Ⅱ）	○ビデオ学習（Ⅰ）		○やさしい糖尿病教室（Ⅱ）		
教育・指導説明					○次回受診予約票 ○インスリン ○ニードル ○内服薬 ○グルテストセンサー ○在宅指導伝票 ○処置伝票提出		
バリアンス	観察記録 身長（　）cm 体重（　）kg 低血糖有（　）無	有（　）無	有（　）無	有（　）無	有（　）無	有（　）無	有（　）無
		有　無	有　無	有　無	有　無	有　無	有　無
担当看護師署名	○△	□○△	□○△	□○△	□○△	□○△	□○△

表5-51 クリティカルパス例（患者用）

血糖コントロールのために入院された患者様へ

患者様氏名　　　　　　　　　　　　　　　受持医　　　　　　受持看護師

項目		1日目	2日目	3日目	4日目	5日目	6日目	7日目
達成目標		1．糖尿病である自覚を持つことができる 2．病気の理解ができる 3．血糖が安定する						
治療 処置 薬剤	注射 インスリン	有（　）無	朝（　）単位 昼（　）単位 夕（　）単位 眠（　）単位	朝（　）単位 昼（　）単位 夕（　）単位 眠（　）単位	朝（　）単位 昼（　）単位 夕（　）単位 眠（　）単位	朝（　）単位 昼（　）単位 夕（　）単位 眠（　）単位	朝（　）単位 昼（　）単位 夕（　）単位 眠（　）単位	朝（　）単位 昼（　）単位 夕（　）単位 眠（　）単位
	内服　有・無							
検査			検血 検尿 レントゲン検査があります。	腹部エコー 神経伝導速度 心電図検査があります。	24時間心電図検査があります。			
	血糖検査		7回血糖を測ります。毎食前，毎食後2時間，22時	自分で血糖を測ります。 朝食前 朝食後2時間	自分で血糖を測ります。 朝食前 朝食後2時間	7回血糖を測ります。毎食前，毎食後2時間，22時		自分で血糖を測ります。 朝食前 朝食後2時間
	評価		優・良・可・不可		優・良・可・不可			
	蓄尿	14時から開始します。→→→→→→→→→→→→→→→→→→→→→→→→→→→→→→→→→→→→→→14時に終わります。						
	他科受診			眼科受診	循環器科受診			
安静度						運動療法を開始します。		
栄養（食事）	治療食（　　　　　　）kcal							
教育・指導説明		・食品交換表をお持ちでない方は売店にてご購入ください。 ・糖尿病手帳をお渡しします。 ・筆記用具をご準備ください。 ・入院についての説明をします。 ・身長，体重を測定します。	栄養指導があります。 服薬指導があります。	ビデオ学習があります。 ご自分で血糖を測れるように指導を開始します。		午後2時からやさしい糖尿病教室があります。 ・運動療法の許可が出た方は，許可証に記入していただきます。 ・運動靴と洋服をご準備ください。 ・お出かけの際は，看護師に声をかけてください。		

項目		8日目	9日目	10日目	11日目	12日目	13日目	14日目
達成目標		1．合併症およびその治療について理解できる　　4．検査結果が理解できる 2．自分で血糖測定やインスリン注射ができる　　5．治療法について理解できる 3．日常生活において血糖コントロールができる　6．低血糖の適切な対応ができる						
治療 処置 薬剤	注射 インスリン	朝（　）単位 昼（　）単位 夕（　）単位 眠（　）単位	有（　）無 朝（　）単位 昼（　）単位 夕（　）単位 眠（　）単位	朝（　）単位 昼（　）単位 夕（　）単位 眠（　）単位	朝（　）単位 昼（　）単位 夕（　）単位 眠（　）単位	朝（　）単位 昼（　）単位 夕（　）単位 眠（　）単位	朝（　）単位 昼（　）単位 夕（　）単位 眠（　）単位	朝（　）単位 昼（　）単位 夕（　）単位 眠（　）単位
	内服　有・無							
検査			頸動脈エコー検査があります。	腹部CT検査があります。	頭部MRIがあります。			
	血糖測定	7回血糖を測ります。	ご自分で血糖を測ります。	ご自分で血糖を測ります。	7回血糖を測ります。			
		優・良・可・不可			優・良・可・不可			
安静度								
栄養（食事）	治療食（　　　　　　）kcal							
教育・指導説明			栄養指導があります。 服薬指導があります。	ビデオ学習があります。		午後2時からやさしい糖尿病教室があります。 ※退院おめでとうございます。 必要な患者様には，お薬やインスリンをお渡しします。お申し出ください。また，次回の外来受診予約票をお渡しします。 ※午前中の退院となりますので，もし昼食まで必要な患者様は事前にお申し出ください。		

※入院した曜日の違いで検査，血糖測定，栄養指導などの日時が変更になる場合があります。あらかじめご承知おきください。

5-4 栄養食事指導

　平成12年4月「栄養士法の一部改正する法律」（法律第38号）が公布され，管理栄養士が「登録」から「免許」制になった。この法改正で管理栄養士とは「傷病者に対する療養のために必要な栄養の指導，個人の身体の状況，栄養状態に応じた高度の専門的知識および技術を要する健康の保持増進のための栄養の指導，並びに特定多人数に対して継続的に食事を供給する施設における利用者の身体の状況，栄養状態，利用の状況等に応じた特別な配慮を必要とする給食管理，およびこれらの施設に対して栄養改善上必要な栄養指導を業とするものをいう。」と定義付けされた。この中で主たる業務が「傷病者の栄養指導を行う」専門家であると位置付けられたことは，管理栄養士としての専門性が認められたことであり，栄養食事指導においては，傷病者の病状や栄養状態を適正に評価，判定する能力が不可欠となる。改正前の指導では，医師の「指示」を受けて行われたが，改正後は医師の「指導のもと実行される」となった。「指示」は強制力をもつが，「指導」は包括的である。つまり，管理栄養士としての主体的な判断に委ねられることになった。

　病院における栄養食事指導は，医師の指導のもと治療方針に基づき医療の一環としてチーム医療の中で行われる。当然のことながら，栄養食事指導による治療の効果を高めなければ意味がない。治療効果を高めるためには，患者にどのような評価およびどのような根拠（Evidence-Based Medicine：EBM）に基づき指導したか，その指導内容を患者がどのように理解し実行したかを再評価することが重要である。指導後の有効性のみに終始するのではなく，治療の一環として行う以上，上述のような評価がなされて初めて有効性が評価される。この場合，医師や看護師等と連携し，チーム医療として行われることで，より合理的な治療効果が得られる。

　また，医師の発行する栄養食事指導依頼票に基づき，管理栄養士が加算疾病や加算要件を満たす栄養指導を行った場合，栄養食事指導料が算定できる。栄養食事指導は，外来時，入院時，在宅訪問時に分類することができる。また，個人を対象に行う個人指導とグループを対象に行う集団指導がある。両者を組み合わせるとさらに教育効果を上げることができる。

❶ 個人の栄養食事指導（入院・外来）

　個人対象の栄養食事指導は，個々の病態や治療方針，身体状況，検査データ，服薬状況，生活習慣，摂取状況からアセスメントを行い，個々の生活環境や学習能力，心理状態，経済的環境に合わせたケアプランを立て，カウンセリングやコーチングの技法を用いてわかりやすく指導し，実行可能な行動目標を具体的に立案し，患者の行動変容を促す。その効果をさらにアセスメントするという作業を繰り返し，セルフケア能力を支援することで，栄養状態の改善や疾病の治療，疾病の増悪や再発防止を行い，健康を維持・増進させ，QOL（Quality Of Life）の向上を実現させる（**図5-17**）。教育効果を判定し，引き続き行動変容を促していくためには個人指導を継続しなければならない。施設内にとどまらず，地域全体で患者のセルフケア能力を支援していく体制を整えていくことが必要となる。

　個人指導は時間や労力を要するため，指導の予約から依頼票（**表5-55参照**）の提出，診療報酬の算定，報告書（**表5-55参照**）の提出等，一連の流れを施設ごとに工夫しシステム化しておくとよい。指導終了後は報告書をカルテへ添付し，医師や看護師などチームで情報を共有する。病院における個人栄養食事指導は，入院患者および外来患者に対して行われる。

```
┌─────────────────────────────────────────────────┐
│  病態や治療方針，身体状況，検査データ，         │
│  服薬状況，生活習慣，摂取状況からアセスメント   │
│             ↓                                   │
│  生活環境や学習能力，心理状態，経済的環境に     │
│  合わせたケアプラン                  セルフケア能力
│             ↓                         を支援
│  カウンセリングやコーチングの技法を用い，       │
│  わかりやすい媒体を使用した具体的な指導         │
│             ↓                                   │
│  実行可能な行動目標を具体的に立案               │
└─────────────────────────────────────────────────┘
```

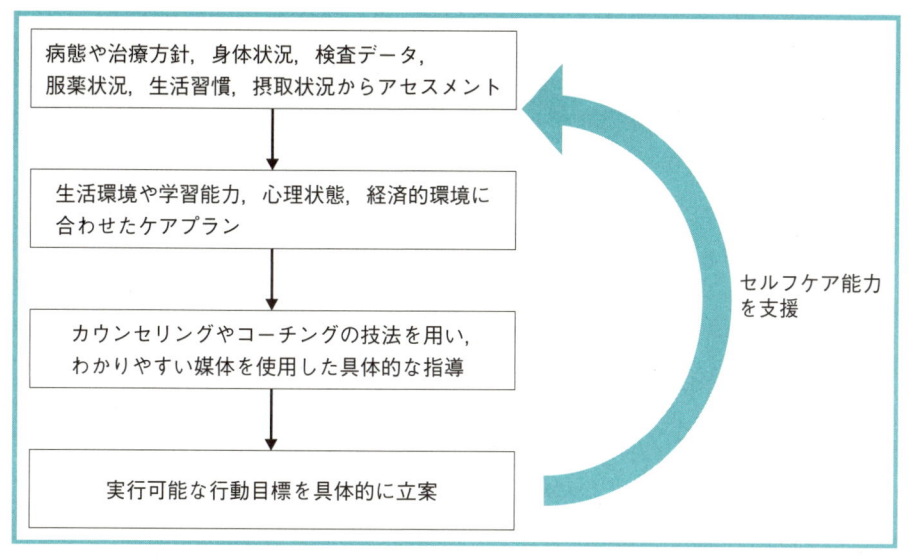

図5-17　栄養食事指導の実際

1 入院栄養食事指導　対象となる患者は，入院中に治療食（特別加算食）が治療上必要であり，医師によって治療食が指示され，医師からの栄養教育の依頼があった患者である。しかしながら，普通食（非加算食）がオーダーされている患者に対しても，管理栄養士は入院時の栄養状態を評価し，栄養状態を改善するために治療食が必要と判断すれば，医師へコンサルトし，治療食へのオーダー変更を行う。そして，栄養教育の必要性もあれば，同様に医師へコンサルトし，看護師らと連携して栄養食事指導日を計画する。入院時の栄養食事指導では，患者が実際に治療食を食べることでその内容を具体的に理解し，味や量など普段の食事内容と比較することができるので，改善点を見出しやすい。また，栄養療法の効果も合わせて体験するため，栄養療法を実践する動機付けにもなりやすい。入院中だけでなく，退院後の実践も支援できるよう，外来通院時も継続して栄養食事指導を行う必要がある。

2 外来栄養食事指導　医師が栄養教育の必要性を認めた患者に対して行われるが，患者自身はまだ食事療法を受け入れる状態ではない場合や，食事療法に対し積極的な場合など，患者の心理状態はさまざまである。外来栄養食事指導は決められた時間の中でアセスメントを行い，実行可能なケアプランを立てて患者に行動変容を促さなければならないため，管理栄養士の高度な技術を要することとなる。短時間でアセスメントを行うためには，あらかじめ食生活を調査するアンケート用紙（**表5-52**）や，食事記録用紙（**表5-53**）を準備し，事前に答えてもらうようなシステムにするとよい。最近では，デジタルカメラを利用した記録方法も増えてきている。しかし，すべての患者が記録できるとは限らないことを頭に置かなければならない。その際は，面接時にフードモデルなどを使用して，普段の食事内容を聴き取り，摂取量を把握する。指導後は，その効果を判定するため，可能な限り継続指導へとつなげ，再評価する。臨床検査結果の改善だけでなく，行動目標の実践度合いを確認し，常にはげましながらセルフケア能力を支援する。

表5-52 食生活調査票

食 生 活 調 査 票

栄養食事相談の際，参考にいたしますので，日常の食生活についてご記入下さい。

氏名＿＿＿＿＿＿＿＿＿＿＿＿　＿＿＿＿歳（男・女）　職業＿＿＿＿＿＿＿＿＿＿＿＿

1　今まで栄養相談を受けたことがありますか？　　　　　　　　（　はい　　いいえ　）

2　はい，と答えた方はその後，食生活を変えることができましたか？（　はい　　いいえ　）

3　食事時間，就寝は？
　　　　朝食（　　　　）時ごろ
　　　　昼食（　　　　）時ごろ　　　間食（　　　　）時ごろ
　　　　夕食（　　　　）時ごろ　　　夜食（　　　　）時ごろ
　　　　就寝（　　　　）時ごろ

4　食事をつくる方は？　　　　　（　私　妻　夫　母　祖母　子ども　他　　　　　　　）

5　食べ方は？　　　　　　（　早い　　普通　　遅い　）

6　主食の量はどのくらいですか？
　　　　ご飯は1回　　（　普通の茶碗で　　1/2杯　　1杯　　2杯　　3杯以上　）
　　　　パンは1回　　（　6枚切食パンで　　1/2枚　　1枚　　2枚　　3枚以上　）

7　朝食で食べる割合の多い方は？
　　（　パン食　　ご飯食　　同じくらい　　どちらも食べない　）

8　肉（ハム，ウインナーを含む）を食べる割合は？
　　（　　ほぼ毎日　　週3～4回　　週1～2回　　時々　　食べない　　）

9　魚を食べる割合は？
　　（　　ほぼ毎日　　週3～4回　　週1～2回　　時々　　食べない　　）

10　卵を食べる割合は？
　　（　　ほぼ毎日　　週3～4回　　週1～2回　　時々　　食べない　　）

11　豆腐や納豆を食べる割合は？
　　（　　ほぼ毎日　　週3～4回　　週1～2回　　時々　　食べない　　）

12　牛乳を飲む割合は？
　　（　　ほぼ毎日　　週3～4回　　週1～2回　　時々　　飲まない　　）

13　ヨーグルトを食べる割合は？
　　（　　ほぼ毎日　　週3～4回　　週1～2回　　時々　　食べない　　）

14　野菜料理を食べる割合は？
　　（　　1日に3回　　2回　　1回　　ほとんど食べない　　）

15　果物を食べる割合は？
　　（　　ほぼ毎日　　週3～4回　　週1～2回　　時々　　食べない　　）

16　揚げ物を食べる割合は？
　　（　　ほぼ毎日　　週3～4回　　週1～2回　　時々　　食べない　　）

17　みそ汁，スープ類を飲む割合は？
　　（　　1日に3杯　　2杯　　1杯　　時々　　ほとんど飲まない　　）

18　漬け物を食べる割合は？
　　（　　1日に3回　　2回　　1回　　時々　　ほとんど食べない　　）

19　味付けの好みは？　　　　（　濃い　　普通　　薄い　）

20　菓子類を食べる割合は？
　　（　　ほぼ毎日　　週3～4回　　週1～2回　　時々　　食べない　　）
　　それはどんなものですか？
　　（　　和菓子　　洋菓子　　パン　　スナック菓子　　せんべい　　他＿＿＿＿＿）

21 よく飲む飲み物はどんなものですか？
 （　お茶　　ジュース　　炭酸飲料　　スポーツドリンク　　コーヒー　　紅茶　　他_____　）

22 アルコールを飲みますか？
 （　ほぼ毎日　　週3～4回　　週1～2回　　時々　　飲まない　　飲んでいたがやめた　）
 　ビール_____mL　日本酒_____合　焼酎_____杯　ウイスキー_____杯　ワイン_____杯　他

23 持ち帰り食品の利用頻度は？（朝・昼・夕）
 （　毎食　　毎日2回　　ほぼ1日1回　　時々　　利用しない　）
 それはどんなものですか？
 （　　おにぎり　　サンドイッチ　　弁当　　総菜　　他_____　）

24 外食の利用頻度は？（朝・昼・夕）
 （　毎食　　毎日2回　　ほぼ1日1回　　時々　　利用しない　）
 （　そば　　ラーメン　　定食　　すし　　ファーストフード　　他_____　）

25 散歩など運動を心がけていますか？
 （　いいえ　　はい　散歩_____分・歩　他_____　）

26 お通じはいかがですか？
 （　普通　　便秘気味　　下痢気味　　他_____　）

27 たばこは吸っていますか？
 （　はい【1日_____本】　いいえ　　吸っていたがやめた　）

28 健康食品やビタミン剤など特別にとっているものはありますか？

29 食事について何か聞きたいことがあればご記入ください

30 普段の食事内容をご記入ください

朝　食	昼　食	夕　食
間　食	間　食	間　食

【例】

朝　食	昼　食	夕　食
トースト 　6枚切食パン　　1枚 　マーガリンぬり ゆで卵　　　　　　1個 カップスープ　　　1杯 バナナ　　　　　　1本	日本そば　　大盛1人前	ビール　　　500mL 1本 さしみ 焼き鳥　　　　　　2本 野菜炒め ご飯　　　　茶碗1杯 漬け物
間　食	間　食	間　食
	せんべい　　　　　2枚 コーヒー　　　　　1杯	和菓子　　　　　　1個 お茶

表 5-53　食事の記録表

　　　様

	月　日（ ）	月　日（ ）	月　日（ ）	月　日（ ）	月　日（ ）	月　日（ ）	月　日（ ）
朝食	時間　：	時間　：	時間　：	時間　：	時間　：	時間　：	時間　：
間食							
昼食	時間　：	時間　：	時間　：	時間　：	時間　：	時間　：	時間　：
間食							
夕食	時間　：	時間　：	時間　：	時間　：	時間　：	時間　：	時間　：
夜食							

　　　　　　　　　　　　　　　　　　　　　　　　　　　　　　　　　　　○○○○病院　栄養管理室

❷ 集団の栄養食事指導（入院・外来）

　集団栄養食事指導は，15人以内，40分以上が「集団栄養食事指導料」の算定条件となる。病院における集団栄養食事指導は，個人栄養指導と同様，入院および外来患者に対して行われる。集団栄養食事指導の性質は，入院患者，外来患者とも同様と考えられるので，ここでは特に入院・外来を分けずに述べる。

　集団対象の栄養教育は，特定の疾患に対し教育目標を立てて定期的に行われる。指導者側からは基本的な内容を１度に複数の患者に行うため，時間や労力を節約することができる。しかし，知識や理解度，年齢など個人の差が大きいと，まとまりにくくなることもある。一方，参加者側からは，仲間同士のはげまし合いや体験談が，不安感や孤独感を解消し，強い動機付けとなるため，個人の栄養教育では得られない効果がある。このような効果は個人の行動変容を強化するため，個人指導と併せて実施すると教育効果は高い（表5-54）。

　集団指導の場合，指導方法が一方的にならないようにし，会話形式での進行や参加型のプログラムの実施でよりよい効果が得られる。また，同じプログラム内容を長年続けているとマンネリ化して参加者の人数も減少するため，定期的にプログラム内容を見直すことも必要である。終了後は個人栄養食事指導と同様，報告書を個々に作成し，カルテ保存しなければならない。

　集団指導に適した疾患は，生活習慣を変えることで改善に結びつく疾患，すなわち生活習慣病（糖尿病・肥満・脂質異常症・心臓病・腎臓病）などであるため，指導時には同一疾患患者を集めることが望ましい。その際，単に腎臓病教室ではなく，透析教室あるいはネフローゼ教室などとし，また，

表5-54　集団栄養食事指導のメリットとデメリット

メリット	1. 同一の疾患を集団化して指導することにより，疾患に対する動機づけが可能となる。 2. 疾患に対する栄養療法についての総論をあらかじめ指導することで，効率よく個人指導につなげられる。 3. 患者同士のコミュニケーションが得られ，患者にとってはげみになる。
デメリット	1. 集団で扱うため，年齢，知識レベル，生活環境などが異なり，専門的な指導が困難である。 2. 患者の個人プライバシーが守りにくい。 3. 1人の患者について，栄養評価をふまえての指導に限界がある。

　肝臓病も対象を肝硬変，C型肝炎などとして病態を一致させると，集団指導の効果は上がりやすい。また，同一治療（胃切除・腸切除・心臓バイパス手術など）を行った集団に対する教室も，患者の予後を考慮した指導が行いやすい。健康教室として公衆栄養的な集団教室を行う場合もあるが（主に保健指導），病院における集団栄養食事指導は，同一疾患を集めた教室にすることが，疾患に対する指導内容の過ちが少なく指導効果も得られやすい。

　集団栄養食事指導は管理栄養士のみの運営も成り立つが，医療チームで行うことが治療全体の認識を高める効果にもつながる。たとえば，糖尿病教室などは，医師が病態について10分，薬剤師が血糖降下薬やインスリンについて10分，看護師がフットケアについて10分，管理栄養士が食事療法について10分というようなプログラムや，1日単位でそれぞれの医療スタッフが担当するサイクル形式のプログラムなどがある。チームで連携をとり，内容の検討はもとより，指導効果もチームで評価することが大切である。

❸ 在宅患者訪問栄養食事指導

　在宅医療とは，通院が難しい患者に対し，疾病の治療や医学的管理を在宅で行う医療を指す。現在の在宅医療は，医師の訪問診療のほかに看護師，管理栄養士・保健師，栄養士，理学療法士，薬剤師らが定期的に訪問し，チームで在宅ケアを行っている。在宅医療の対象者は，寝たきりや病院の通院が困難な方，退院後も常に医学的管理の必要な方，末期がんなど終末期を自宅で過ごす方などである。療養者は生活習慣病，長期透析療法，慢性呼吸不全，栄養障害，食思不振，摂食・嚥下障害，褥瘡，脱水などがあるため，栄養管理は重要となる。また，栄養補給方法も病態，栄養状態，消化機能，必要栄養量，合併症リスクなどを考慮して，経口・経腸・静脈栄養方法を検討する。

　在宅訪問栄養食事指導は，医師が厚生労働大臣の定める特別食を必要と認めた在宅療養者または介護者に対して管理栄養士が30分以上，調理を介した実技を伴う指導を行った場合に算定できる。療養者ならびに介護者の生活状況を十分把握した上でアセスメントを行い，栄養プランを立てることが必要であり，医師をはじめ看護師，理学療法士，言語聴覚士，作業療法士，薬剤師，保健師，ケアマネジャーなどと連携をとり，チームでサポートする。

❹ 栄養食事指導依頼票・報告書

　栄養食事指導の依頼票は，報告書とともに1枚の用紙で運用することが多い（表5-55）。依頼票には主治医名，病名，指示栄養量（少なくともエネルギー量・エネルギー構成，たんぱく質量，脂質量・脂質構成（不飽和脂肪酸，飽和脂肪酸比）の具体的な指示），身長・体重，指導時間，指導者名（管理栄養士）等が必要とされる。報告書は医療スタッフの共通記録様式として広く使用されているPOS（Problem Oriented System：問題志向システム）方式を活用する。記録が適切に行われている

表5-55 栄養食事指導依頼票および報告書

栄養食事指導依頼票　　　①診療録用　②栄養用

カルテNo.		主治医名	
氏　名		□外来　□入院	指導回数　1・2・　　回目
生年月日　　　　性　別		予約日 　　月　　日　：　～	実施日　年　　月　　日 時間　：　～　：
科　　　　　診療年月日		算定区分　□加算　□非加算	担当管理栄養士

〈病名・合併症〉

〈指示事項〉　　　　　　　　　　　　　　　　〈指示栄養量〉
　　　　　　　　　　　　　　　　　　　　　　・エネルギー　　　　kcal　・炭水化物　　　　g
　　　　　　　　　　　　　　　　　　　　　　・たんぱく質　　　　　g　・塩　分　　　　　g
　　　　　　　　　　　　　　　　　　　　　　・脂　　質　　　　　　g　・P／S比

〈データ〉　身長　　　cm　体重　　　kg　標準体重(BMI)　　kg　BMI　　　　血圧　　　　mmHg
TP　　g/dL　Alb　　g/dL　GOT　　U/L　GPT　　U/L　γ-GTP　　U/L　HBA₁c　　％
T-CHO　　mg/dL　TG　　mg/dL　HDL-CHO　　mg/dL　BUN　　mg/dL　Cre　　mg/dL　Hb　　g/dL

〈栄養食事指導記録〉

S

O

A　エネルギー　（ 多　適　少　不明 ）　　　　脂質　（ 多　適　少　不明 ）
　　過剰　　　（ 塩分　米飯　肉　油　果物　菓子　外食　アルコール） 不足 （ 野菜　　　　　　）

P　□食品交換表(糖・腎)　□含有量表(食塩・コレステロール・K・P・アルコール)　　〈指導内容〉
　　□リーフレット(　　　　　　　　) その他(　　　　　　)　□食事療法の必要性
　　　　　　　　　　　　　　　　　　　　　　　　　　　　　　□食事の方針
　　　　　　　　　　　　　　　　　　　　　　　　　　　　　　□食習慣のあり方
　　　　　　　　　　　　　　　　　　　　　　　　　　　　　　□バランスのとれた食事
　　　　　　　　　　　　　　　　　　　　　　　　　　　　　　□1日の食品構成表の配付・説明
　　　　　　　　　　　　　　　　　　　　　　　　　　　　　　□塩分のとり方
　　　　　　　　　　　　　　　　　　　　　　　　　　　　　　□外食の問題点・とる時の注意点
　　　　　　　　　　　　　　　　　　　　　　　　　　　　　　□献立の立て方・調理方法・ポイント
　　　　　　　　　　　　　　　　　　　　　　　　　　　　　　□その他

〈主治医への連絡事項〉

○○○病院

表5-56　プロブレムリスト例

記入年月日	プロブレム（アクティブ）	解決されたプロブレム（インアクティブ）	解決年月日
	♯1. ♯2.	→ 解決	

注）　表の「♯」は，単に「No.」と同意。栄養士独自のマークであってもよい。
　　　栄養プロブレムリストは，一度解決しても，再度問題化する場合があるため，注意が必要である。

と，チームで問題点や治療計画，ケア内容を共有できるため，質の高い医療を進めることができる。

1 POS（Problem Oriented System：問題志向システム）方式 （平成12年政策医療振興財団助成金研究「SOAPに基づいた栄養食事指導記録の記載方式に関する研究」より抜粋）

栄養食事指導へのPOS方式の導入は，患者の食習慣，食生活状況，栄養摂取量等についての問題点を管理栄養士・栄養士の立場から明らかにし，これを整理してその内容を分析し，解決のための計画を立て，実践していくことである。

POSによる問題解決は，次の4つの組み立てからなっている。

①**患者の基礎情報を集める**：最初のステップは「情報収集」となる。POSを始めるにあたって，患者がどのようなプロブレム（健康問題）を抱えているかを明らかにしなければならないが，そのための判断の根拠となる患者情報を収集する必要がある。つまり，データベースの収集ということである。

②**患者の問題を明確にする**：データベースを基に，それらの情報が何を意味しているのか，管理栄養士・栄養士の立場で分析する。たとえば，「菓子類の間食が多い」「食事時間が不規則である」「野菜の摂取が少ない」など，栄養士の目から見て患者の食習慣等において問題となる事項を明らかにする「問題の明確化」という作業を行う。これをプロブレムといい，さしずめ医師であれば「病名」ということになる。

　また，このプロブレムは，責任の所在を明らかにするために，各専門職（医師，看護師等）ごとに別々に作成する。いくつかのプロブレムが明らかになれば，プロブレムごとに栄養食事指導を実施することになるので，目に付きやすいように表形式のリストにする。このリストはPOS独自のもので「プロブレムリスト」という（本に例えれば目次にあたるものである，**表5-56**）。

③**問題解決のための計画を立てる**：プロブレムを1つ1つ解決していくための計画を立案する。具体的には，主治医より栄養食事指導の依頼を受けた場合，初回の相談においては患者の表面的な情報しか把握できないので，初期計画において「おおまか」な計画を立案し，継続指導において情報の追加，分析をすることにより計画を追加・補正していく。

④**計画を実行する**：計画・立案したら実施し，その経過は必ず記録する。指導を進めるにあたって順次初期計画の見直しを図る。

POSは，「情報収集→問題の明確化→計画立案→実施」を繰り返し，プロブレムごとに記録していけばよい。この実施した結果の評価をオーディット（Audit＝監査）という。オーディットとは，計画立案時に「あらかじめ設定した到達目標と，栄養食事指導による患者の変化とを比較する」ことによって，「目標の達成度を判定し，計画の適否を判断する」ことである。

栄養食事指導を実施する時は必ずこの目標を設定する必要がある。また，目標は患者と共有し，現実的なものでなければならない。

2 SOAPによる記録

POSの概念を反映させた記録方法として，SOAP方式がある。経過記録をプロブレムごとにSOAP（ソープ）で記載する。また，問題志向型記録の特徴は，叙述的な書き方により行い，具体的記録としては，物事を順を追って文章にして述べることである。

SOAPというのは以下の頭文字の略称である。

S：Subjective Data（主観的情報）：患者から収集した問題に焦点を当て，そのプロブレムに関連した主観的情報のことである。自覚症状，一般状態，食習慣，食生活状況など，患者が直接訴えた事項や，管理栄養士・栄養士が面接で得た情報を記載する。

O：Objective Data（客観的情報）：管理栄養士・栄養士が収集する客観的情報のことで，患者の病状・病歴・検査成績・身体計測値・栄養素摂取量・常用薬剤など，患者以外から得られる情報を記録する。

A：Assesment（評価）：Assessmentとは「物事の本質を明らかにすること」との意味がある。ここでは，主観的情報（S）と客観的情報（O）から分析・評価をする。食事摂取状況からの栄養学的評価，食生活に関する評価，指導後の評価などを記載する。

P：Plan（計画）：Planとは，問題の原因や誘因に応じて，問題解決のために何をどのように行動し実施すべきかを考えることである。計画は，①診断計画，②治療計画，③教育計画に分類され，これらを整理して記載する。

①診断計画（Diagnostic Plan；Dx）：食事摂取あるいは栄養摂取状況把握のための栄養診断計画で，栄養食事指導を的確に行うための情報収集計画。

②治療計画（Therapeutic Plan, Receipt；Rx）：医師の指示に基づく食事療法を実践するための具体的な実施計画。

③教育計画（Educational Plan；Ex）：患者，家族に対して栄養教育を行うための計画，すなわち栄養指導実施の具体的計画。

以上のように，「患者の訴え」「所見」「評価」「計画」の順に分けて記載していくのが，SOAPによる記録方式である。

3 栄養食事指導記録例

【例1】 6年前に拡張型心筋症と診断され，外来に通院中であったが，うっ血性心不全の増悪をきたし入院となる。糖尿病の既往歴あり，経口血糖降下薬服用。降圧剤服用。入院後，安静，禁食，水分制限，薬物療法にて8日後，体重は68.5kg→60.9kgに減量。症状安定し，1,400kcal，たんぱく質65g，塩分7gの食事開始。経口糖尿病薬服用せず，血糖コントロール良好となり退院となる。飲水量は1,000mLの制限。退院後の食事について主治医から指導依頼される。

病名：うっ血性心不全，年齢：67歳，性別：男性，職業：無職，身長：167cm，体重：59.8kg，指示栄養量エネルギー：1,500kcal，たんぱく質：70g，塩分：7g。飲水量：1,000mL。特記事項（医師より）：今後も再増悪の可能性があることを説明。

S：もともと塩辛いものが好きだったので，塩分には気をつけていたのに，急に入院することになって驚いた。自分では薄味にしていたつもりだが，病院の味付けはもっと薄く，

今回の入院はいい勉強になった。主治医の先生から，どうして塩分のとり過ぎがいけないかを教わったので，退院後注意しなければと思う。また，体重も60kgを超さないよう注意された。水分は1,000mLといわれているが，実際は800mLくらいでおさまっている。

O：入院中の食事摂取量：100％，血圧：130/90mmHg，体重：60.9kg（2/4）→59.8kg（3/1），FBS：113mg/dL，推定塩分摂取量：10～12g（入院前の食事聞き取りより）

A：入院前の食事は塩辛い食品を控えていたようであるが，加工食品，調味料の制限まで実践できておらず，指示塩分より過剰となっていた。また，主食，甘い菓子のとり過ぎで，エネルギーの過剰摂取がみられた。飲水量については自己管理できている。退院後は体重増加に注意。

P：調味料，加工食品の塩分含有量について，目安量を提示した。加工食品は1日1回まで。みそ汁1日1/2杯まで。酸味，香辛料，香味野菜を使用し調理を工夫する。1,500kcalの1日の目安量を参考に，主食を減らす（ご飯，1食150g）。間食は目安量内の乳製品または果物にする（目安量は約束食事箋，食品構成に準じる）。

主治医への連絡事項：外来でも継続フォローし，定期的に塩分量等チェックしたい。

【例2】

手　順	具体例
1．栄養食事指導依頼票の内容確認 　　病名 　　指示栄養量 　　身長，体重 　　服薬状況 　　年齢　性別	 糖尿病，白内障 1,400kcal，たんぱく質 60g，脂質 40g 155.0cm，55kg，BMI 22.9 アマリール3mg 1日1回 66歳，男性
2．カルテの確認 　　既往歴 　　診察までの経緯 　　検査結果確認 　　病名以外に問題点はあるか確認	 なし 眼がよく見えなくなってきたので眼科受診。 血液検査の結果から，血糖コントロールしてから手術する方向で内科依頼となり，内科医からの栄養食事指導依頼となる。 HbA_1c 10.4 γ-GTP 105，T-cho 238
3．今までの食事内容聞き取り	奥様の体の調子が悪いため，食事はご飯以外，すべて買ったもの。焼酎が好きで昼・夕に1合くらいずつ飲んでいる。1升の焼酎は約4日でなくなる。間食する習慣はない。
4．病気や食事に関する考え方の確認 　　積極的な意志をもっているか 　　まだ動機付けが曖昧か	眼の手術を受けたいので何とかしたい。 今日初めて糖尿病といわれた。 どうしたらいいか聞きたい。 →　食事療法の具体的内容へ。 →　考えや感情を丁寧に聞いて，本日の目標を設定。
5．栄養アセスメント	アルコールの摂取過剰，惣菜からの油脂の過剰摂取，野菜不足。
6．食事の一般的な教育	1日の目安量を指導。
7．具体的行動目標を立案， 　　実行可能な目標設定	アルコール禁止，揚げ物の頻度を減らす，油の少ないおかずのとり方の指導。 野菜のおかずを毎食摂取，可能な範囲での散歩の実施。
8．再指導の必要性があれば医師へ連絡	予約次回，再アセスメント。

第6章 安全管理

　医療の安全を確保することは，提供する医療の質に関わる重要な課題であるが，食事の提供者である栄養部門においても，安全な作業管理等を確保することは不可欠な要素である。そのためには，次のことが必要となる。

　①日常作業における現場の情報収集および実態調査の実施：定期的な作業現場の点検，マニュアルの遵守確認等を実施する。

　②ヒヤリ・ハット報告書に基づく原因分析および改善策の再評価：事故発生の原因が，担当者（個人）に由来するものなのか，業務のシステム的欠点が原因かを検証する必要がある。

　③安全管理体制に関する最新情報の把握および職員への伝達・周知

　④安全管理体制に関する教育研修（院内勉強会等）の実施

　⑤ヒヤリ・ハット事例集の作成　等

❶ 定期細菌（検便）検査から食中毒起因菌が検出された場合の対応例

　定期細菌検査実施の根拠については，「大量調理施設衛生管理マニュアル」（平成9年3月24日衛食第85号）のⅢ衛生管理体制（7）「責任者は，調理従事者（臨時職員も含む。）に定期的な健康診断及び月に1回以上の検便を受けさせること。検便検査には，従来の検査に加え，腸管出血性大腸菌O157の検査を含めること。」（p.201参照）による事項が根拠となっている。

　食中毒原因菌の多くは，食水系感染症（食品や水を介して感染し，胃腸炎症状を引き起こす感染症）であり，2類（赤痢，コレラ，腸チフス，パラチフス，等）および3類（腸管出血性大腸菌，等）感染症に分類される。それら原因菌が検出された場合の対応としては，**図6-1**の通りとする。

　なお，腸管出血性大腸菌の確定診断には，糞便からの病原体分離およびベロ毒素の検出によって行われるが，そのためには，便培養による菌の分離および生化学的同定，血清型別，ベロ毒素試験等を行うことが必要となる。便の培養は，現物または100倍程度に希釈した後，直接分離培地に塗抹し，37℃で18～24時間培養する。

　検査の結果，腸管出血性大腸菌が確認された場合，ベロ毒素を産生しているかどうかの検査も必要である。なぜなら，すべての菌がベロ毒素を産生する腸管出血性大腸菌だとは限らないからである。腹痛や血便などの症状がないにもかかわらず，ベロ毒素を産生する菌であることが確認された場合，「無症状病原体保有者」というが，本人に症状がない場合であっても，他人に感染する可能性がある。したがって，法律上は患者と同様に，便の検査でベロ毒素産生菌が陰性になるまでの間は，飲食物に直接接触するような業務につくことが制限されるので，十分注意が必要となる（**表6-1**）。

　また，細菌性食中毒による感染型（サルモネラ菌，腸炎ビブリオ，カンピロバクター，等）や毒素型（ボツリヌス菌，黄色ブドウ球菌，等）が原因で発生した場合については，**図6-2**の手順に従い対応することとする。

　なお，対応手順については，管理者はもちろんのこと，各作業スタッフについても対応手順について各種対応マニュアル綴等を作成し，緊急時の備えとして確認できる体制が必要となる。

```
                    検査科
                     │
        ┌────────────┴────────────┐
    栄養管理室長*1            院内感染防止担当医長
        │                         │
      管理課長                   副院長
        │                         │
      病院幹部                   院長
        │                         │
        └────────────┬────────────┘
                院内感染防止委員会
                     │
        ┌────────────┼────────────┐
    栄養管理室長   管理課長   所轄保健所
                                へ届け出*2
                     │
               入院患者の観察*3
                     │
                   終 息*4
```

注）腸管出血性大腸菌が確認された段階で，ベロ毒素を産生しているか速やかに確認する（72時間程度を要する）。この間の陽性者は，結果が出るまで就業を控える。

*1 栄養管理室では，上記の菌が確認された段階で以下の対応を迅速に行う。
　①陽性者の業務内容や自覚症状の有無を確認し，受診させる（勤務外の場合，自宅に連絡）
　②保存検食の廃棄処分の中止
　③加熱調理したメニューに変更する
　④調理室全域の清掃，消毒を実施
　⑤従事者全員の緊急便培養検査の依頼および手指・調理室の拭き取り検査の実施
　⑥陽性者の就業制限

*2「感染症の予防及び感染症の患者に対する医療に関する法律」（以下，感染症新法）による医師の管轄保健所への届け出。
　血清型がO157以外のもの（O26，O111，O128，O145等）であっても，あるいは発症していない保菌者についても同様に感染症新法により医師の届け出が必要。
　発症届け出方法は，書面，口頭，電話のいずれでもよいが，届け出の内容は**図 6-5** を参照。
　管轄保健所へ届け出を行うと，陽性者宅への立ち入り検査がある。検査・調査事項としては，下記の内容である。
　①本人および家族の便培養検査
　②食事摂取の場所，食事内容調査
　③生活指導
　④住居の消毒（腸管出血性大腸菌の場合は適用外）

*3 ①看護部，診療部，検査科と連絡
　②下痢，嘔吐等のある患者の検便検査の実施

*4 ①陽性者の便培養検査結果（−）
　②従事者全員の便培養検査結果（−）
　③調理室消毒後の拭き取り検査（−）
　④所轄保健所検査結果（−）

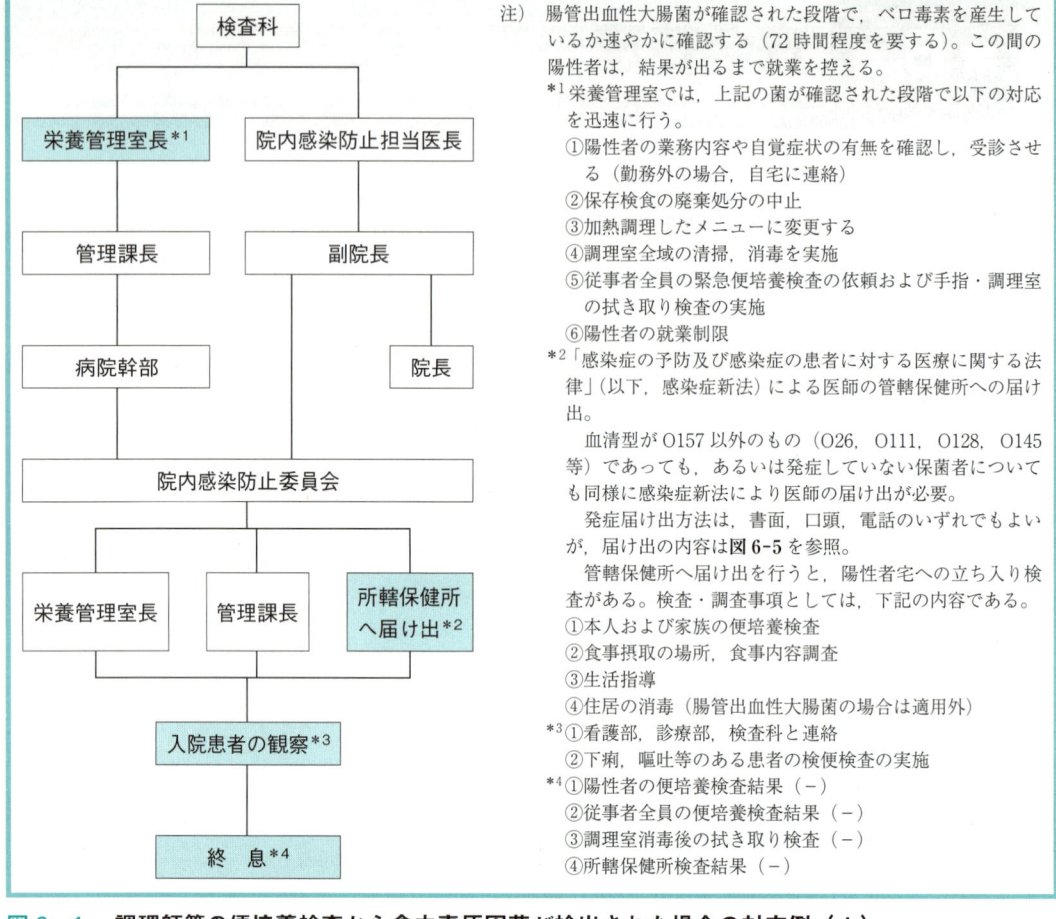

図 6-1　調理師等の便培養検査から食中毒原因菌が検出された場合の対応例（1）
──2類感染症（赤痢・コレラ・チフス等）および3類感染症（O157等の腸管出血性大腸菌でベロ毒素を産出している場合）の場合──

●参考：便培養検査の手順　調理従事者から提出された検体については，感染症の原因となるさまざまな菌種を発育させるために適した培地（必要な栄養分や色素などを含んだ寒天）により培養し，視覚で確認できる大きさまで培養する。次に，細菌は種類によって色，形，生化学的性状が異なるので，これらを調べることで菌を判断することができる。

表6-1 定期検査等からO157等が検出された事例

職　種	病原菌	ベロ毒素産生	措置状況
調理助手	O-1	（-）	症状なし。自宅療養。
調理師	O111	（+）	症状なし。自宅療養。保健所に届け出。
食器洗浄	O128	（+）	症状なし。自宅療養。保健所に届け出。食器洗浄従事者全員の再検便の実施。下痢等症状のある入院患者の把握と検便実施および感染症の有無の確認、治療。
食器洗浄	O125	（-）	症状なし。自宅療養。栄養部門の拭き取り、検便検査後、消毒実施。
調理師	O157	（-）	症状なし。結果が判明するまで自宅待機。栄養部門の拭き取り検査および検便の再検査の実施。調理室内の消毒の実施。
看護師	O157	VT1，VT2	下痢ぎみ。自宅療養。勤務病棟患者の聞き取り、症状のある患者については検便の実施。
看護師 家族	O157 O157	（+） （+）	症状なし。自宅療養。勤務病棟の看護師、患者に対し検便の実施。 水溶性下痢。
栄養事務職員	O146	（+）	症状なし。自宅療養。
栄養士	O63	（-）	症状なし。他の職員の検便、調理室拭き取り検査結果（-）。 検出者は当面、食材から離れて栄養指導室で栄養指導を行うこととし、健康管理医の指示に従って、服薬を開始。
調理師 家族	O157 O157	VT1，VT2 （+）	症状なし。医師より入院患者に対して、職員からのO157検出を説明し、検便検査の協力依頼と患者給食を外部から搬入する旨説明。栄養部門関係職員、病棟看護師全員、○○日からの検食をした医師の検便検査実施。検出者は入院治療。 患者給食について、自主的に給食業務を中止して委託会社から搬入（2日間）し、その間、調理室の消毒を実施。 ○○日検便結果（+）、特に症状なし。入院治療。
調理師	O157	VT2	自覚症状なし。就業制限（自宅療養）。入院患者に対し、完全加熱調理したものを提供している旨説明し、検便検査の協力依頼。保健所が持ち帰った保存食（調理済み）からO157が検出されるが、原材料の特定はできない。職員、患者に対し検便検査を行う。
看護師	O157	（+）	下痢、血便あり。自宅療養。
調理師	O128	（-）	症状なし。自宅療養。調理室内の拭き取り検査実施後、消毒を実施。
食肉納入業者	O157	（-）	症状なし。納品業者が施設へ定期検便検査結果提出のため、判明。 ベロ毒素（-）であったので、店内を消毒し、早期に再納品が図れるよう管理者と協議。
調理師	O-1	（-）	症状なし。自宅療養。保健所に届け出。院内感染。
食器洗浄	O-1	（-）	症状なし。自宅療養。保健所に届け出。自宅より弁当持参。
院内食堂従事者	O-1	（-）	症状なし。自宅療養。保健所に届け出。勤務する院内食堂関係部門の再検便検査を実施。入院患者の症状等の把握。
調理師	O-6	（-）	症状なし。自宅療養。
事務助手	O-18	（-）	症状なし。
調理師	O-25	（-）	症状なし。業務外の仕事につく。
調理師	O164	（-）	症状なし。業務外の仕事につく。保健所へ連絡。
調理師	O157	VT2	症状なし。自宅療養。保健所に届け出。全入院患者に検便。
看護助手	O128	（-）	症状なし。業務外の仕事につく。保健所へ連絡。
調理師	O157	（-）	症状なし。自宅療養。
看護師	O157	VT1，VT2	下痢、血便があり受診。自宅療養。保健所へ連絡、届け出。
看護助手	O-1	（-）	症状なし。定期検便検査において、保健所へ連絡。
看護助手	O157	VT1，VT2	症状なし。定期検便検査において、保健所へ届け出。
食肉納入業者	O157	（+）	症状なし。納品業者が施設へ定期検便検査結果提出のため、判明。 ベロ毒素（+）であり、店内の拭き取り検査、消毒を実施。保健所へ連絡。他の従業員と家族の検便検査を行う。施設として、納品された肉の使用禁止と肉を取り扱った調理器具の消毒。
調理師	O157	（+）	症状なし。定期検便検査において、保健所へ連絡。 保健所による家族全員の検便検査。医師28名・栄養部門全員の検便検査を実施。調理室内アルコール消毒。下痢患者の検便を実施。
職員の家族	O157		父母ともに感染。本人は症状なし。長女症状あり。弟は非感染。家族は他の医療施設へ入院。
調理師の家族	O26		家族下痢症状により受診。調理師および他の家族は症状なし。 各病棟師長に下痢症状等の該当患者有無の調査を指示。 栄養部門全員の検便検査を実施。調理室内の拭き取り検査の指示。
看護師	O157	VT2	血性の下痢症状。感染病室に入院。

注）VT1，VT2：ベロ毒素の種類。

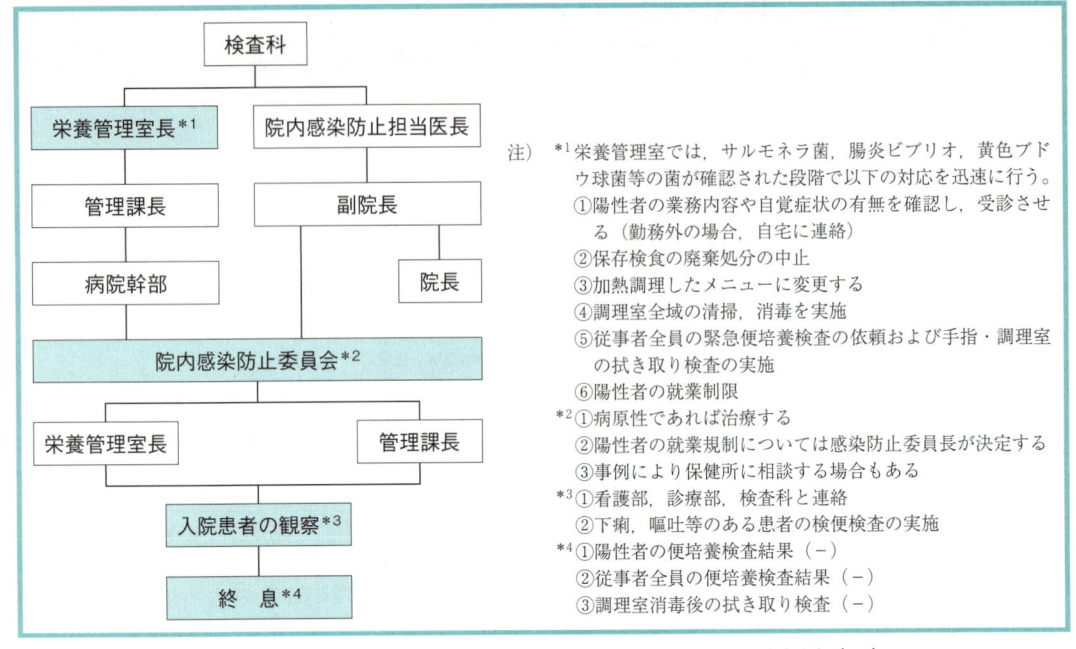

図6-2 調理師等の便培養検査から食中毒原因菌が検出された場合の対応例（2）
―― サルモネラ菌・腸炎ビブリオ・黄色ブドウ球菌等の場合 ――

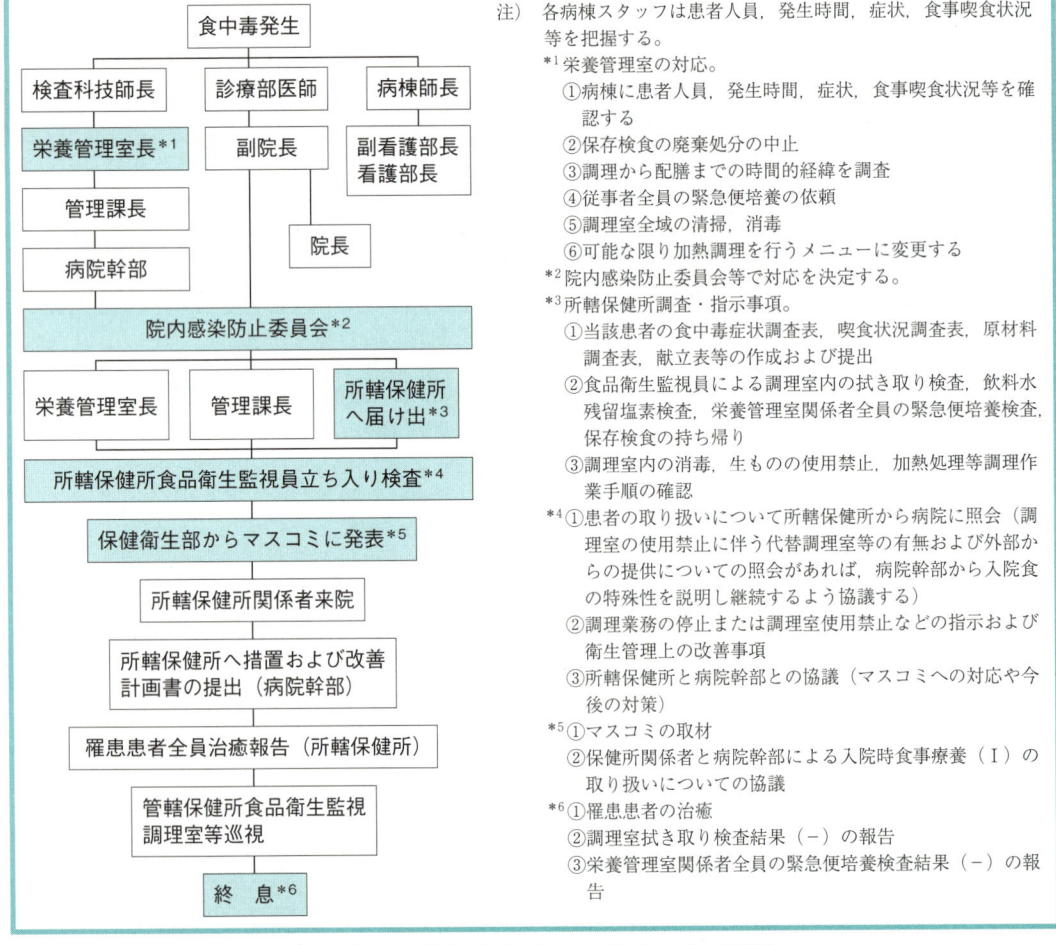

```
          検査科
           │
  ┌────────┴────────┐
栄養管理室長*1    院内感染防止担当医長
   │                │
  管理課長          副院長
   │                │
  病院幹部          院長
   │                │
   └────────┬───────┘
       院内感染防止委員会*2
           │
   ┌───────┴───────┐
 栄養管理室長        管理課長
   └───────┬───────┘
       入院患者の観察*3
           │
         終 息*4
```

注) *1 栄養管理室では，サルモネラ菌，腸炎ビブリオ，黄色ブドウ球菌等の菌が確認された段階で以下の対応を迅速に行う。
  ① 陽性者の業務内容や自覚症状の有無を確認し，受診させる（勤務外の場合，自宅に連絡）
  ② 保存検食の廃棄処分の中止
  ③ 加熱調理したメニューに変更する
  ④ 調理室全域の清掃，消毒を実施
  ⑤ 従事者全員の緊急便培養検査の依頼および手指・調理室の拭き取り検査の実施
  ⑥ 陽性者の就業制限
*2 ① 病原性であれば治療する
  ② 陽性者の就業規制については感染防止委員長が決定する
  ③ 事例により保健所に相談する場合もある
*3 ① 看護部，診療部，検査科と連絡
  ② 下痢，嘔吐等のある患者の検便検査の実施
*4 ① 陽性者の便培養検査結果（−）
  ② 従事者全員の便培養検査結果（−）
  ③ 調理室消毒後の拭き取り検査（−）

図6-3 食中毒事故が発生した場合の対応例（発生から終息までの概略）

```
                食中毒発生
                    │
     ┌──────────────┼──────────────┐
  検査科技師長    診療部医師      病棟師長
                    │                │
  栄養管理室長*1   副院長      副看護部長
     │                               看護部長
  管理課長          院長
     │
  病院幹部
     │
     └──────────┬──────────┘
         院内感染防止委員会*2
                │
   ┌────────┬───┴─────────┐
栄養管理室長  管理課長   所轄保健所
                          へ届け出*3
         │
  所轄保健所食品衛生監視員立ち入り検査*4
         │
  保健衛生部からマスコミに発表*5
         │
   所轄保健所関係者来院
         │
  所轄保健所へ措置および改善
  計画書の提出（病院幹部）
         │
  罹患患者全員治癒報告（所轄保健所）
         │
  管轄保健所食品衛生監視
  調理室等巡視
         │
       終 息*6
```

注) 各病棟スタッフは患者人員，発生時間，症状，食事喫食状況等を把握する。
*1 栄養管理室の対応。
  ① 病棟に患者人員，発生時間，症状，食事喫食状況等を確認する
  ② 保存検食の廃棄処分の中止
  ③ 調理から配膳までの時間的経緯を調査
  ④ 従事者全員の緊急便培養の依頼
  ⑤ 調理室全域の清掃，消毒
  ⑥ 可能な限り加熱調理を行うメニューに変更する
*2 院内感染防止委員会等で対応を決定する。
*3 所轄保健所調査・指示事項。
  ① 当該患者の食中毒症状調査表，喫食状況調査表，原材料調査表，献立表等の作成および提出
  ② 食品衛生監視員による調理室内の拭き取り検査，飲料水残留塩素検査，栄養管理室関係者全員の緊急便培養検査，保存検食の持ち帰り
  ③ 調理室内の消毒，生ものの使用禁止，加熱処理等調理作業手順の確認
*4 ① 患者の取り扱いについて所轄保健所から病院に照会（調理室の使用禁止に伴う代替調理室等の有無および外部からの提供についての照会があれば，病院幹部から入院食の特殊性を説明し継続するよう協議する）
  ② 調理業務の停止または調理室使用禁止などの指示および衛生管理上の改善事項
  ③ 所轄保健所と病院幹部との協議（マスコミへの対応や今後の対策）
*5 ① マスコミの取材
  ② 保健所関係者と病院幹部による入院時食事療養（Ⅰ）の取り扱いについての協議
*6 ① 罹患患者の治癒
  ② 調理室拭き取り検査結果（−）の報告
  ③ 栄養管理室関係者全員の緊急便培養検査結果（−）の報告

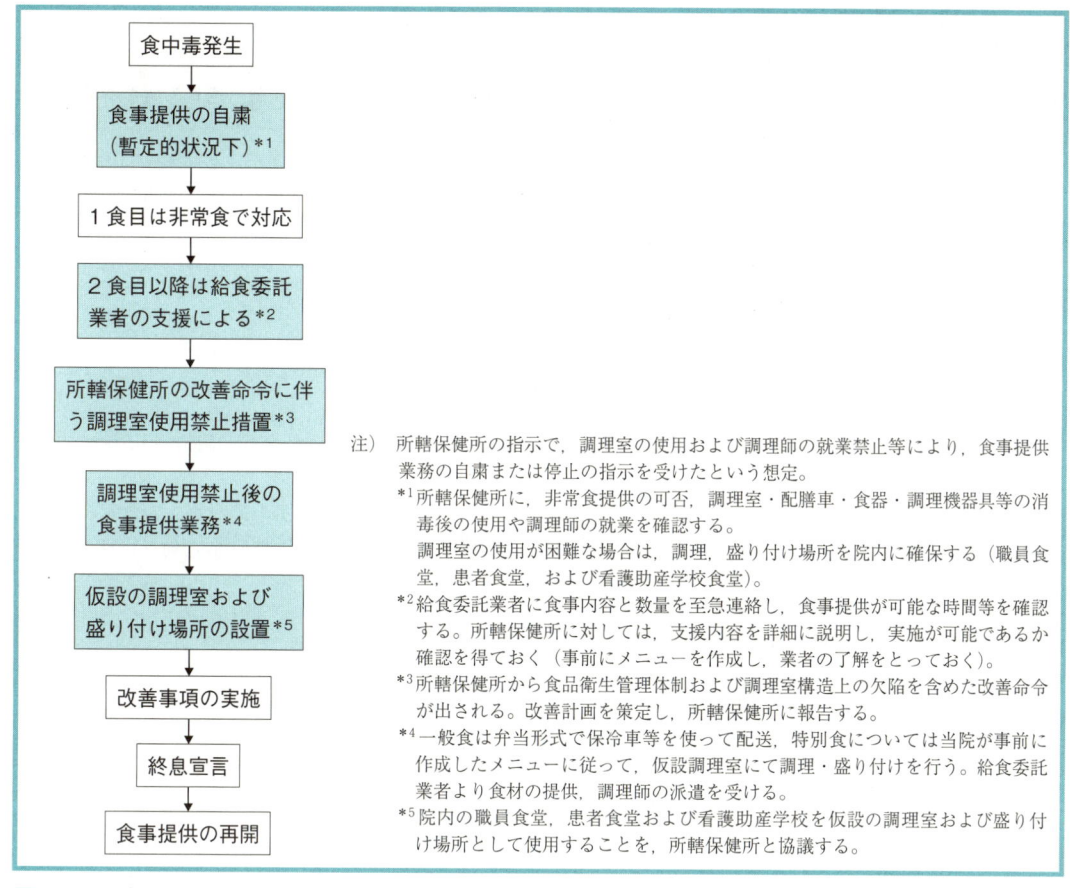

```
食中毒発生
   ↓
食事提供の自粛
（暫定的状況下）*1
   ↓
1食目は非常食で対応
   ↓
2食目以降は給食委託
業者の支援による*2
   ↓
所轄保健所の改善命令に伴
う調理室使用禁止措置*3
   ↓
調理室使用禁止後の
食事提供業務*4
   ↓
仮設の調理室および
盛り付け場所の設置*5
   ↓
改善事項の実施
   ↓
終息宣言
   ↓
食事提供の再開
```

注）所轄保健所の指示で，調理室の使用および調理師の就業禁止等により，食事提供業務の自粛または停止の指示を受けたという想定。
*1 所轄保健所に，非常食提供の可否，調理室・配膳車・食器・調理機器具等の消毒後の使用や調理師の就業を確認する。
調理室の使用が困難な場合は，調理，盛り付け場所を院内に確保する（職員食堂，患者食堂，および看護助産学校食堂）。
*2 給食委託業者に食事内容と数量を至急連絡し，食事提供が可能な時間等を確認する。所轄保健所に対しては，支援内容を詳細に説明し，実施が可能であるか確認を得ておく（事前にメニューを作成し，業者の了解をとっておく）。
*3 所轄保健所から食品衛生管理体制および調理室構造上の欠陥を含めた改善命令が出される。改善計画を策定し，所轄保健所に報告する。
*4 一般食は弁当形式で保冷車等を使って配送，特別食については当院が事前に作成したメニューに従って，仮設調理室にて調理・盛り付けを行う。給食委託業者より食材の提供，調理師の派遣を受ける。
*5 院内の職員食堂，患者食堂および看護助産学校を仮設の調理室および盛り付け場所として使用することを，所轄保健所と協議する。

図 6-4 食中毒等が発生し調理室が使用禁止措置となった場合の対応例

❷ 食中毒発生時の対応

各医療機関においては，患者のニーズに則した懇切丁寧な医療の提供を理念に掲げており，患者に対する質の高い医療の提供に努めているところである。また，医療の質は，科学的根拠に基づいた標準的医療を患者個々の身体状況に合わせ，安全に提供していくことで担保されていくものであると考えられている。したがって，「安全」は質の高い医療を継続的に提供する重要な要素であり，食の安全管理体制のより一層の充実が求められているところである。

各給食施設においては，食事提供に関わる心構えとして「安全かつ安心な食事づくり」に留意しているかと思うが，食中毒事故が発生した場合の対応例について，**図6-3，6-4，表6-2，6-3**に示す。特に保健所との連携について，以下に示す。

表6-2 食中毒事故対処方法の一例(腸管出血性大腸菌を含む)

1. 院内感染防止委員会を緊急に召集し,防疫および措置事項を討議する。
2. 集団発生報告書(施設名,報告者役職・氏名,初発患者の発生月日時間,患者概数,患者の主なる症状,推定感染経路,主なる緊急・防疫処置,その他連絡すべき事項,報告日時)
①発生日時,②食中毒検出菌,③発生原因(感染ルート),④発生場所,⑤発生事由,⑥発症者の状況,⑦保健所届出年月日時分,⑧保健所からの業務停止期間,⑨都道府県福祉部社会保険管理課への届出関連(入院時食事療養Ⅰ),⑩院内の対応
3. 状況把握,庶務課・看護部長室
4. 病院長,事務部長に報告(保健所への届出)
5. 内科医長が検査科へ検査結果の確認
6. ①患者対策,②職員への通知,③医事課長から保健所への届出,④職員,患者への対応,⑤新しい患者の発症の有無について
7. 所轄保健所の立入検査
①現場の状況把握,②拭き取り検査,③入院患者への聞き取り調査,④調理師全員の検便検査の実施,⑤在庫食材の使用禁止,⑥保存検食の提出,⑦献立表提出
8. ①休業中の食事の確保,配膳・下膳場所の検討,②患者の治療方針および患者への説明,③患者の状況報告,④原因究明,感染ルート解明と保健所との関わり,⑥調理の依頼(一般食・特別食),盛り付け・配膳の検討
9. 調査指示事項・連絡等,窓口を1つにすること
10. 伝染病および食中毒患者届出票(医師)
11. 都道府県衛生環境部食品衛生課へ連絡後の状況
12. 集団発生の経緯および罹患患者経過状況報告
13. 患者名簿・患者の検便実施状況
14. 患者の摂食状況調査
15. 調理室消毒の件,今後の対応,安全対策の確立
16. 栄養関係職員名簿,栄養関係者検便検査実施表,調理師の健康状態の確認
17. 職員検便検査結果票(月分 看護助手,栄養,食器洗浄等)
18. 患者との信頼関係,入院患者全員を対象に現状説明と陳謝(説明内容を統一する)
19. 患者家族へ手分けして説明の電話を行う(説明内容を統一する)
20. 献立表の提出(一般食・特別食)(月日〜月日分)
21. (すべての)発注表(月上期・下期分)
22. 納入業者検便検査結果票(月分)
23. 施設調査票(栄養管理室配置図・調理室内配置図)
24. 患者多発該当病棟の配置図
25. 検収の状況(納入業者別作業の流れ,食品調理方法,保管・管理状況)
26. 食品衛生監視票
27. 看護学生の状況
28. 全種類の検食簿(月日〜月日分)
29. 納入業者一覧表・購入経路・産地等について
(青果,魚介,肉(鶏,豚,牛),練り製品,豆腐,冷凍食品,鶏卵,牛乳,「品目,購入業者名,仕入先市場,問屋名,生産地」の追跡調査一覧表)
30. 都道府県衛生環境部マスコミ発表内容,マスコミ報道関係記事
31. 必要な措置命令書(改善命令書)
32. 県民生活部保険課協議内容
33. 保健所措置および改善計画
34. 食中毒患者保険別リスト
35. 調理師業務改善線表
36. 改善計画書の作成
37. 患者全員治癒報告書

・業務停止期間の検討(患者食の確保)
・食中毒の治療に要した薬剤等について保険請求できない
・入院時食事療養費算定を辞退する場合がある(Ⅰ→Ⅱ)

表6-3　集団発生報告書（記入例）

項　目	内　容
施設名 報告者　役職　氏名	○○○○病院 管理課長　○　○　○　○
初発患者の発生　月　日 　　　　　　　　　時頃	平成○○年○○月○○日（　　曜日） 　　　　　　　　　午後20時30分頃
行政機関への報告日	所轄保健所名：○○○○保健所 　平成○○年○○月○○日（　　曜日）　時　　分　報告
発症患者概数	入院患者　　　　　職員　　　　　合　計 　　　　名　　　　　　　　名　　　　　　　　名
患者の主なる症状	下痢症状および嘔吐 　　内訳：下痢患者　　名 　　　　　嘔吐患者　　名
推定感染経路	サルモネラ菌による食中毒の可能性が高い。 （感染源の確定は現在，調査中である。）
主なる緊急防疫処置	所轄保健所の指示により，調理室内の消毒処理
その他連絡すべき事項	調理室使用の有無：保健所の指示により不可 食事提供に伴う代替業者：㈱○△×□　　TEL　　等
報告書の作成日時	平成○○年○○月○○日　　○時○○分
マスコミ公表	有　り　・　無　し　・　未　定

　　　　　　　　　　　施設照会先：○○○○病院
　　　　　　　　　　　役職・氏名：管理課長　○　○　○　○
　　　　　　　　　　　連　絡　先：TEL

● 食中毒患者等届け出について（食品衛生法第58条）　「食品，添加物，器具若しくは容器包装に起因して中毒した患者若しくはその疑いのある者（以下「食中毒患者等」という。）を診断し，又はその死体を検案した医師は，直ちに最寄りの保健所長にその旨を届け出なければならない。」と定められている。届け出内容等については同法施行規則第72条に示され，医師による届け出は文書，電話または口頭によって24時間以内に届け出ることが定められている（図6-5）。

・届け出事項：①医師の住所および氏名
　　　　　　　②中毒患者もしくはその疑いのある者または死者の所在地，氏名および年齢
　　　　　　　③食中毒（食品等に起因した中毒をいう）の原因
　　　　　　　④発病年月日および時刻
　　　　　　　⑤診断または検案年月日および時刻

・留意事項：届け出の判断については，各施設において院内感染防止委員会等での検討結果を受け決定するが，菌検査を経た後での所轄保健所への届け出となると，数日遅れてしまうこととなる。そこで，二次汚染を防ぐための方策として，食中毒の原因および汚染経路の究明が急がれ，可能な限り早期に調査を実施する必要があることから，保健所への届け出を早期に行うことが望まれる。

さらに，外来者へも注意を促す（表6-4）。

病院における食中毒等の事故の一例を，表6-5に示す。なお，全国的に食中毒が発生している場合，食品納入業者に対して注意喚起する（表6-6）。

```
┌─────────────────────────────────────────────┐
│  郵 ☐                                         │
│  便 ☐                                         │
│  は ☐                  保 健 所 長 殿         │
│  が ☐                                         │
│  き ☐                                         │
│    ☐                                          │
│  ┌┄┄┐                                         │
│  ┊  ┊                                         │
│  └┄┄┘                                         │
└─────────────────────────────────────────────┘
```

食中毒患者等届出票

様式1の1

1 病名					5 患者等氏名	
2 発病年月日時	年	月	日	午前 午後 　時	6 生年月日 　明・大・昭・平　年　月　日（　歳）	
3 診断（検案）	年	月	日	午前 午後 　時	7 患者等所在地	
4 診断方法 　イ　菌検査（菌型） 　ロ　血清検査 　ハ　臨床決定 　ニ　その他	（原因）				8 備　考	
医師住所 （施設名・所在地）					医　師 氏名印	

図6-5　食中毒患者等届出票（例）

注）自治体によって様式が異なる。

表6-4　外来者への注意喚起例

外来者（面会者）の皆様へ

　皆様方にはすでにご承知のとおり，全国的に「病原性大腸菌O157」が猛威を奮い，食中毒患者が多発しております。
　当院としましては，患者さんの安全管理，感染防止を図るため，また，治療上の必要から院外からの食品（見舞品等）の持ち込みを，固く禁止しております。
　皆様のご協力をお願いします。

　　平成　　年　　月

病　院　長

表6-5 病院における食中毒等の事故の一例

原因菌	発症者	原因物質等	備考
サルモネラO9群	発症者66名中／菌検出者13名	施設内調製の「鶏卵・納豆」による。	①重症児者・脳卒中リハ患者のうち，カッターミキサー調製「きざみ食」喫食者。 ②発症者の発症から治癒までの間の食事療養加算は自粛。 ③所轄警察署が事情聴取に入る。
サルモネラD群	発症者31名中／菌検出者16名	施設内調製の「錦糸卵」による。	所轄警察署が事情聴取に入る。
サルモネラO群	発症者28名中／菌検出者11名	「不明」とされていたが，輸入の「鶏の臓物」との見方がある。	①食事療養の承認要項により義務がある保存食の一部が保存されていなかった。 ②発症者の発症から治癒までの間の食事療養加算は自粛。
ウエルシュ菌	発症者48名中／菌検出者48名	保健所の検査結果では原因不明とされたが，施設内の検査で，外部購入の調理済み食品「卵のしょうゆ煮」から「黄色ブドウ球菌」が検出されている。	県と保健所の協議の結果，発症者全員からウエルシュ菌が検出されたものの，点滴実施中の患者6名のみの小規模食中毒として処理することとした。
腸炎ビブリオ	発症者36名中（うち職員2名）	原因物質については「有頭エビの鬼殻焼き」であるが，調理終了後から患者喫食までの保管方法，特に，常温での放置時間が菌の増殖につながり，発症に至ったものと推定される。	①県より食事療養加算分を辞退するようにとの指示がある。 ②当該疾病に関わる診療費は算定できない旨の指示。
病原性大腸菌の疑い	発症者77名	ハムのマリネーと推定。	①喫食者以外からも発症者がおり，原因，原因物質等特定できない。 ②業務停止3日間。
サルモネラO9群	発症者118名中／菌検出者27名	調理師3名から同菌の検出。調理食品による発症と推定。	①保健所から，調理室の業務停止6日間。 ②入院時食事療養Iの辞退3か月。
サルモネラ	発症者11名中／菌検出者6名	「いんげんのごま和え」のごまと断定。	保健所立ち会いのもと機器具の洗浄・消毒を行う。
ノロウイルス	発症者75名（うち職員5名）	夕食の酢の物「きゅうりと生かき」の生かきと推定。	19名中9名からウイルスが発見され，保健所からの改善命令がある。
サルモネラO9群	発症者76名	保健所の検査結果では原因食品，原因物質については不明。患者41名の便よりサルモネラ菌が検出されるが，最終的には原因不明とされる。	発症者は全員常食患者。保健所から改善命令がある。
セレウス菌・嘔吐型	発症者19名	「ほうれん草のお浸し」。前日にゆで，冷蔵保存中に感染した模様。	保健所からの改善命令，マスコミ発表がある。
サルモネラ菌	発症者13名	「とろろ」から検出。調理器具からの二次汚染と考える。	保健所指導による調理禁止，業務停止3日間。マスコミ発表がある。
黄色ブドウ球菌	発症者13名	食事から黄色ブドウ球菌，また患者の便より同菌が検出される。保存食，調理機器，手指等からも同菌が検出され，全体の衛生管理が悪いと指摘を受ける。	保健所指導による業務停止3日間。マスコミ発表がある。入院時食事療養Iの辞退2か月間。
サルモネラO9群	発症者52名	「きざみきゅうり」，「もやしのカレーソテー」，翌日の「ほうれん草のお浸し」の保存食から同菌が検出。	保健所指導による業務停止7日間。マスコミ発表がある。

表6-6　食品納入業者に対する注意勧告

平成　　年　　月　　日

食品納入業者各位

○○○病院長

食 中 毒 事 故 防 止 に つ い て

　標記について，すでにご存じのことと思いますが，腸管出血性大腸菌O157による集団食中毒が全国各地で発生しております。
　つきましては，下記について衛生管理を徹底するようご協力をお願いします。

記

1．検便検査成績証明書の提出について
　　平成　　年　　月よりO157の検査を含めて，毎月実施し，その結果を提出のこと。

2．食品の取り扱い方
　　1）手洗いは頻繁に行い，十分洗浄すること。
　　2）調理機器の洗浄，消毒につとめること。
　　3）厳選された食品の納入につとめること。
　　4）個人衛生，健康管理につとめること。

❸ 調理室衛生管理および施設設備管理

　調理室における衛生管理については，施設設備の構造およびそれら設備における衛生管理に十分配慮する必要がある。

①調理施設の立地条件については，汚水溜，動物飼育場，廃棄物集積場等，不潔な場所から隔壁等によって完全に区別されていることが条件であり，病棟への配膳に伴う出入口や窓は極力閉めておくようにする。

②窓ガラス等外部に開放される部分については網戸を設置し，エアーカーテン・自動ドア等の設置によって，ねずみや病害虫の侵入を防ぐことが重要である。

③検収後における納品された食材については，調理工程ごとに作業区域を明確に区分することが必要である。

　・汚染作業区域：検収室，原材料の保管場，下処理室
　・非汚染作業区域：準清潔作業区域(調理場等)，清掃作業区域(放冷・調製場，製品の保管場等)
　　各作業区域を固定することによって，二次汚染を予防することが可能となる。望ましい区画の具体的区分としては，壁で区画すること，床面を色別すること，区域の境界にテープを貼る等によって区画することなどが挙げられる。

④手洗い設備や履き物の消毒設備(履き物の交換が困難な場合)は，各作業区域の入り口手前に設置することとしており，手洗い設備については自動水洗システム等により蛇口・ハンドルを触れ

表6-7　調理室内拭き取り検査状況

拭き取り箇所	①各ドアノブ，②検収室，③コンベクション取手，④まな板，⑤調味料ボックス，⑥ロボクープ，⑦下膳台，⑧シンク，⑨トレー，⑩冷蔵庫内，⑪盛り付け台，⑫配膳車，⑬フードカッター，⑭フードスライサー，⑮ミキサー，⑯水道蛇口，⑰魚処理台，⑱納入業者容器，⑲落下細菌，⑳手指，㉑裏ごし器，㉒たわし，㉓スポンジ，㉔デジタル秤スイッチ，㉕ベルトコンベアー，㉖ワゴン車，㉗下処理用ポリざる，㉘水道ホース，㉙作業台，㉚エレベータースイッチ
検査対象菌	O157，一般細菌，その他の病原性大腸菌，赤痢菌，大腸菌，パラチフス菌，サルモネラ菌，腸チフス菌，黄色ブドウ球菌，緑膿菌，腸炎ビブリオ
その他の検査対象菌等	コレラ菌，エロモナス菌，セレウス菌，プレジオモナス菌，真菌，虫卵，カンピロバクター，エルシニア菌，アエロモナス菌，表皮ブドウ球菌，好塩菌，ナイセリア菌，白色ブドウ球菌，MRSA，枯草菌，シゲラ菌

ずに操作できるような構造が望ましい。

⑤器具・機器の配置や容器等については，効率的かつ迅速な作業を行うために，動線を考慮した適切な配置（数量含む）に心がける必要がある。

⑥近年の厨房設計においては，ドライシステムによる床管理が主流であるが，定期的な床面の水洗清掃を実施することも考慮し，適当な勾配の床（100分の2程度）や排水溝（100分の2～4程度）を設ける構造とする。

　なお，排水溝内の構造については，清掃時に汚れを落としやすくするため，溝にアール（曲線）を付けた設計とすること。

⑦シンクおよび洗米機等の排水口については，排水構内に排水されるように設計し，くれぐれも床面に飛散しない構造とすること。

⑧すべての移動性器具および容器等を衛生的に保管するため，外部から汚染されない構造の保管設備を設けること。

⑨職員用トイレ・休憩室・更衣室は隔壁により区分し，食品を取り扱う場所と明確に区分すること。また，厨房施設等から3m以上離れた位置に設置することが望ましい。なお，トイレには，専用の手洗い設備・専用履き物の備えが必要である。

⑩厨房施設の床管理については，可能な限りドライシステム化を積極的に導入することが望ましい。

調理室内での拭き取り検査を定期的に行うことで，検査結果を参考に汚染状況の再確認ができる。方法として，同一の機器を毎回検査し，変化を見て対応することも考えられる。なお，多くの機器の検査を試みることも必要だが，費用がかかることを考慮して，1回の検体採取に10項目程度を選択することが適当である（**表6-7**）。

　また，最近の調理室は空調設備が整っているが，そうでない調理室では高温・多湿となり，特に梅雨時は最も不快指数が高くなるため（**表6-8**），調理機器を安全に取り扱う注意力が欠如し，事故につながることも考えられる。食品の取り扱い上において，最も神経を使う状況である。

　調理機器の取り扱い上の安全性の確認，衛生上の観点から，各調理工程が終了し，食品が調理場内から搬出された後に洗浄・殺菌を行う。また，器具，容器等は，使用中も必要に応じて熱湯殺菌を行うなど，衛生的に取り扱う（**表6-9**）。

　表6-10に，一例として調理室における機器等の名称を一覧表としたが，保守点検および更新の際参考となるように，備品台帳への記録管理を行う。

表6-8　調理室内における不快指数と食中毒事故について

【気温と食中毒】

●東京都の平均気温　　　　　　　　　　　　　　　　　　　　　　　　（平成○年　気象庁調べ）

月別	1	2	3	4	5	6	7	8	9	10	11	12	平均
気温（℃）	5.0	7.8	10.6	14.7	19.2	23.5	25.7	28.6	24.8	19.2	15.1	10.2	17.0
湿度（％）	50	67	49	59	60	68	71	68	70	66	64	49	62
不快指数＊	46	49	54	59	64	72	75	80	74	65	59	52	62

●当院の調理室内の気温と不快指数　　　　　　　　　　　　　　　　　　（平成○年調べ）

	月別	1	2	3	4	5	6	7	8	9	10	11	12	平均
10時測定	気温（℃）	14.3	14.9	17.8	20.1	23.5	26.7	28.8	30.4	28.0	23.1	20.6	16.9	22.1
	湿度（％）	54.4	53.4	64.8	65.4	69.3	75.0	76.0	70.7	70.0	66.5	64.0	62.6	66.0
	不快指数＊	57	59	63	66	72	77	81	82	78	71	66	60	69
15時測定	気温（℃）	16.1	17.1	20.0	23.1	26.3	28.5	30.8	32.0	29.4	25.2	23.1	19.0	24.2
	湿度（％）	59.0	54.5	68.2	63.3	69.2	74.8	71.1	68.5	67.9	67.6	63.7	60.9	65.8
	不快指数＊	60	61	66	70	75	81	83	84	80	74	70	64	72

【不快指数と感覚】

指数70	10人に1人が不快を感じる
指数75以上	2人に1人が不快を感じる
指数80以上	全員が不快を感じる
指数83以上	事故警報（注意力欠如）
指数90以上	苦痛を感じる

注）　気温16℃，湿度70％以上から食中毒が多発傾向になる。
　　＊不快指数＝0.81T×気温℃　＋0.01U×湿度％（0.99T×気温℃ − 14.3）＋46.3
資料）　新版NHK気象ハンドブック

表6-9　調理機器の保守点検項目例

名　称	点検内容
冷蔵・冷凍庫	①常に適正温度が維持されているか確認する。 ②定期的に庫内清掃を行い，常に清潔を保つ。
ピーラー	使用後は回転盤等を可能な限り取り外して内・外の清掃を行う。
野菜洗浄機	①使用前に異音等異常がないか確認する。 ②稼動スイッチ等電気系統部は水の使用を避けて清掃する。 ③排水部，排水溝の掃除を行う。
フードスライサー フードカッター	①作業開始前後には必ず刃および機器に欠損，さび等のないことを点検する。 ②使用後，刃，回転ベルト等を可能な限り取り外し，機器周囲を含む清掃に留意する。
包丁まな板殺菌庫	①殺菌灯は使用期限を守り，交換等について配慮する。 ②定期的に内・外部の拭き掃除を行う。
パススルー冷蔵庫 ロールイン冷蔵庫	①使用時は常に適正温度が維持されていることを確認する。 ②定期的に庫内清掃を行い，衛生管理に努める。
自動定量洗米機	①使用時には洗米機内に異物等のないことを確認する。 ②使用後は外側，内側とも清掃し，衛生管理に努める。

名　称	点検内容
ガス炊飯器	①ガスレンジ部に炊飯時の吹きこぼれによる目詰まりがないことの確認を行う。 ②炊き上がりセンサー部に汚れ，水分等がないことの確認を行う。
蒸気回転釜・蒸し器	①作動レバー，蒸気コック等の作動点検を行う。 ②釜洗浄とともに，その周囲の清潔にも留意する。 ③使用後は必ず蒸気を止め，釜内排水を行う。
ガス回転釜	使用後は必ずガス（種火含む）を止め，元栓を締める。
ティルティングパン	①未使用時においても，鉄板部にさび等のないよう状態保持対策に努める。 ②使用時に清潔確認を行い，使用後においても衛生管理に努める。
フライヤー	①未使用時においても，油槽部に異物等のないよう状態保持に努める。 ②揚げ油は，常に衛生的なもの（酸化，異臭のないもの）を使用する。 ③揚げ油の交換時には油槽の清掃を行う。
スチームコンベクションオーブン	①未使用時においても，鉄板部等に埃等のないよう対策を講じる。 ②使用時に清潔確認を行い，使用後においても衛生管理に努める。
温蔵庫	①作動前に設定温度および運転時間等が適正かを確認する。 ②使用前後には汚れの有無に関係なく棚板を拭くなどして，衛生管理に努める。
食器消毒保管庫	①作動前に設定温度および運転時間等が適正かを確認する。 ②定期的に棚板，敷板等を取り外し清掃する。
ミキサー フードカッター ロボクープ	①作業開始前後には必ず刃および機器に欠損，さび等のないことを確認する。 ②使用後は刃，容器等について可能な限り取り外し，洗浄および消毒を行う。 ③機器本体は，電気系統トラブルを避けるため，水使用の清掃には注意する。
ガステーブル	①目詰まりは不完全燃焼等の危険を伴うため，常に清掃・点検に努める。 ②使用後は必ずガス（種火含む）を止め，退室の際は元栓を締める。
食缶消毒保管庫 調理器具消毒保管庫	①作動前に設定温度および運転時間等が適正であることを確認する。 ②定期的に棚板，敷板等を取り外し清掃する。
電子レンジ	①ターンテーブル等に異常がないことを確認する。 ②使用方法および使用可容器を厳守する。
調乳スチーマー	①扉，温度計等に故障がないか確認する。 ②定期的に棚板，敷板等を取り外し清掃する。 ③使用後は必ず蒸気および給水栓を止め，排水を行う。
調乳水製造装置	①製造水（調乳水）に異常がないか，使用前に確認を行う。 ②蛇口の衛生管理と水漏れ等の異常がないかを点検確認する。
盛り付けコンベアー	①配膳前には，ベルトの歪み，異音の有無等について稼動点検を行う。 ②盛り付け作業前に，ベルトおよびその枠にアルコール消毒を行う。 ③盛り付け作業後には，ベルトおよびその枠の拭き清掃およびアルコール消毒を行う。 ④機器およびその周囲の衛生管理に努める。 ⑤機器取り扱い上の安全には十分注意し作業を行う。
料理保温車	①使用および取り扱い方法を厳守する。 ②使用時は常に衛生管理に努める。
温冷配膳車	①作動前に設定温度および運転時間等が適正かを確認する。 ②使用後は汚れの有無にかかわらず，内・外の清掃およびアルコール消毒を行う。
食器洗浄機	①洗浄ノズルの詰まり等がないよう作業開始前点検を行う。 ②食器洗剤およびリンスの補充を行う。
作業終了時点検事項	①作業終了後は水道・火気・ガス・電気等の終了点検確認を必ず行う。 ②衛生管理マニュアルに基づき，各種作業についての点検を行う。

表6-10 調理機器類，設備等一覧表

【栄養部門】　　　　　　　　　　　　　　　　　　　　　　　　　　　　　　　　　　　　　　　（単位・千円）

番号	リスト上の部屋名等	機器名	区分 機器	区分 備品	メーカー名	規格・型式	幅	奥行	高さ	数量	単価	金額	取付費用	合計金額
大型1	調乳室	エアシャワー				NAS-85	1500	1000	2215	1				
大型2	調乳室	冷蔵パスボックス				PBC-160	1600	1550	2200	1				
大型3	調乳室	ターミナルスチーマー				ACP-30-PS	2400	1550	2200	2				
大型4	調乳室	プレハブブラストチラー				CSC-160	1600	1600	2200	1				
5	調乳室	調乳水製造装置				MIFS-2001S	1400	780	2000	1				
6	調乳室	調乳ユニット				CMD-300M6	2000	800	950	2				
大型7	調乳室	自動分注装置				MAF-30CL	3000	1000	1655	1				
8	各室	手指洗浄消毒器				WS-1001	560	440	565	16				
9	調乳室	冷蔵庫				SRR-EV761	745	600	1880	1				
10	調乳室	一槽シンク					600	750	850	1				
11	調乳室	移動台					900	750	850	2				
12	調乳室	水切りシンク					1200	800	850	1				
13	調乳室	格納戸棚					750	600	1800	1				
14	調乳室	スーパーエレクター・シェルフ				SBS1220.PS19004	1212	530	1892	3				
15	調乳室	ロッカー				CL-60	600	550	1800	1				
16	調乳室	ロッカー				CL-45	450	550	1800	1				
17	調乳室	二槽シンク					1200	800	800	1				
18	洗浄室	哺乳びん浸漬槽					2300	800	1200	1				
19	洗浄室	哺乳びん洗浄機				WZV-24V	2050	800	2200	1				
20	各室	ハンド・ドライヤー				FJ-T13-F1	305	200	600	18				
21	調乳室	哺乳びん消毒器				HS-600E	620	440	940	1				
22	調乳室	搬送車1					640	965	1323	4				
23	調乳室	搬送車2					640	500	1300	4				
24	調乳室	配乳車				MWT-9	900	500	800	4				
25	調乳室	ワゴン車					625	445	800	4				
26	洗浄室	洗濯機				NA-WA2-C	640	420	800	1				
27	一般食コーナー	フライ用シンク					900	800	850	1				
28	洗浄室	厨芥処理機				HYS-700/PSL-08	1300	500	900	1				
29	洗浄室	二槽タンク					1200	800	850	1				
30	洗浄室	気泡式浸漬槽					2400	900	850	2				
31	洗浄室	超音波洗浄機				UC-1001N	1000	650	800	1				
32	洗浄室	水切り付二槽シンク					1500	650	800					
64	炊飯コーナー	ガス炊飯器					718	700	1290	3				
65	洗浄コーナー	高圧移動洗浄機				TRY-390	680	423	800	2				
66	洗浄コーナー	シンク					600	600	850	1				
67	特別食コーナー	調理台					1800	900	850	3				
68	特別食コーナー	コールドテーブル				SUC-EV1871S	1500	750	850	2				
69	洗浄コーナー	洗浄消毒防臭スプレー					225	152	610	2				
70	特別食コーナー	事務机					1100	700	750	1				
71	特別食コーナー	ガステーブル				5000×2 1200×3	1800	750	850	1				
72	特別食コーナー	ガステーブル				5000×2 1200×2	1500	600	850	1				
73	特別食コーナー	ガステーブル				5000×4	1200	600	850	1				
74	特別食コーナー	製氷器				S-27	395	450	800	1				
75	特別食コーナー	調理台					1500	900	850	2				
76	特別食コーナー	電動缶切り機				1000	230	450	388	2				
77	特別食コーナー	調理台					1500	500	850	1				
78	特別食コーナー	二槽シンク					1500	750	850	2				
79	特別食コーナー	コールドテーブル				SUC-EV1871	1800	600	850	1				

番号	リスト上の部屋名等	機器名	区分 機器	区分 備品	メーカー名	規格・型式	幅	奥行	高さ	数量	単価	金額	取付費用	合計金額
80	特別食コーナー	ブラストチラー				RB-10BN	1100	600	850	1				
81	特別食コーナー	調理台					500	600	850	1				
82	特別食コーナー	離乳食用スチームオーブン				SLOS-4 NA	700	505	490	1				
83	特別食コーナー	ラック				MS760 1594	1062	460	1597	1				
84	特別食コーナー	真空包装機					480	515	440	1				
85	特別食コーナー	離乳食用配膳車					1595	845	1715	1				
86		アレルギー用配膳車					1595	845	1715	1				
87		温冷配膳車(1)					2210	845	1465	7				
88		温冷配膳車(2)					1595	845	1715	1				
89		温冷配膳車(3)					1595	845	1590	4				
90		盛り付け台（キャスター付）					1500	900	850	5				
91		盛り付け台（キャスター付）					1200	750	850	1				
92	炊飯コーナー	電気炊飯器				ERC-27N	750	715	1345	1				
93	炊飯コーナー	自動計量洗米機					540	660	1633	2				
94	炊飯コーナー	シンク					1800	750	850	1				
95	炊飯コーナー	移動ラック					750	600	1500	2				
96	炊飯コーナー	調理台					1200	750	850	1				
97	炊飯コーナー	給茶器				NEW-60	440	320	670	2				
98	食品倉庫	レール式ラック				F1型システムレール	8500	1552	165	1				
99	特別食コーナー	器具消毒庫				MCS-5 A	550	550	1900	1				
100	食品倉庫	ラック					1500	600		1				
大型101	下処理室	カートインパススルー冷蔵庫				SRR-ECIAH	864	1004	2100	2				
大型102	下処理室	パススルー冷蔵庫				SRREV781	745	850	1880	2				
大型103	下処理室	水切り付シンク一式				B-175	3800	800	850	1				
104	下処理室	器具まな板包丁殺菌庫				MCW-20D	900	950	1900	1				
大型105	下処理室	水切り付シンク一式				B-175	2100	800	850	1				
106	下処理室	全自動洗濯機				F50E-C	562	536	963	2				
大型107	下処理室	カートイン冷蔵庫				SRREC 2 AH	1725	952	2100	1				
108	下処理室	包丁まな板殺菌庫				NK-155	850	600	1480	1				
109	下処理室	スライサーシンク					1500	800	1228	2				
110	下処理室	スライサー				OFS-622S	620	865	1190	2				
大型111	下処理室	水切り付シンク壁掛用					3000	800	850	1				
112	下処理室	一槽シンク					1500	750	850	1				
113	下処理室	切り込みテーブル					1500	750	850	1				
114	下処理室	二槽シンク					1500	750	850	1				
大型115	下処理室	水切り付シンク壁掛用					2800	800	850	1				
116	下処理室	野菜洗浄機					1500	750	850	2				
C 4	プレハブ冷蔵庫用	ラック					1821	530	1590	2				
C 5	プレハブ冷蔵庫用	ラック					1518	530	1590	1				
C11	プレハブ冷蔵庫用	ラック					910	460	1590	2				
C12	プレハブ冷蔵庫用	ラック					910	610	1590	1				
C13	プレハブ冷蔵庫用	ラック					760	610	1590	1				
C16	プレハブ冷蔵庫用	ラック					1062	610	1590	1				
D 1	食品倉庫用	ラック					1821	610	1860	4				
D 2	食品倉庫用	ラック					1518	610	1860	1				
D 3	食品倉庫用	ラック					1212	610	1860	1				
D 4	食品倉庫用	ラック					1821	530	1860	2				
D 6	食品倉庫用	ラック					910	530	1860	1				
D11	食品倉庫用	ラック					910	460	1860	2				
小計														

表6-11 調理従事者の基本事項

食中毒予防の3原則	1．細菌をつけない 2．細菌を増やさない 3．細菌を殺す
食品取り扱いの3原則	1．清潔 2．迅速 3．温度管理（冷却または加熱）
食中毒を防ぐ4つのポイント	1．原材料の受入れおよび下処理における管理の徹底 2．加熱調理食品は中心部75℃で1分間以上の加熱 3．加熱調理後の食品および生食用食品の2次汚染防止の徹底 4．原材料および調理後の食品の温度管理の徹底
O157による食中毒を予防するために	1．手指・調理器具の洗浄・殺菌 2．野菜・果物等の洗浄 3．加熱調理食品は中心部75℃で1分間以上の加熱 4．井戸水・受水槽の衛生管理

❹ 調理従事者の健康・衛生管理

　調理従事者（労働者）の健康障害，安全または衛生管理教育等を確保するための根拠法令は，労働安全衛生法（昭和47年6月8日法律第57号）である。

　この法律は，労働災害防止のための危害防止基準の確立を図ること，また，責任体制の明確化および自主的活動の促進等，職場における労働者の安全と健康を確保し，快適な職場環境の形成を目的とした法律である。したがって，事業者は総括安全衛生管理者を選任し，その者や安全管理者，衛生管理者等に下記の業務を統括管理させることとなっている。

　①労働者の危険または健康障害を防止するための措置に関すること。
　②労働者の安全または衛生のための教育の実施に関すること。
　③健康診断の実施その他健康の保持増進のための措置に関すること。
　④労働災害の原因の調査および再発防止対策に関すること。
　⑤その他，労働災害を防止するため必要な業務で，厚生労働省令で定めるもの。

　健康障害を防止する具体的措置として，健康診断（同法第66条）が挙げられ，事業者は労働者に対して医師による健康診断を行わなければならないよう規定されている。

　なお，健康診断の結果については，同法第66条の3の規定により，診断結果を記録しておかなければならない。

　調理従事者による日々の健康確認については，定期的な細菌検査および職員健康管理チェックリスト（p.215）等によって，「良好，一部不良，不良」等の区分を定め，調理作業前の自己申告確認を実施することによって，健康確認を実施する。その結果，異常を認めた場合については，その理由を確認した後，必要に応じて作業内容の変更や専門医による受診も必要となる。

　調理従事者の基本は手洗いをこまめに行うことと，食材を常温放置しないことであり，食品の衛生的な取り扱いを行って食中毒事故を起こさないことを原則として，安全・安心な食事提供を心がける（表6-11）。

　また，前述の通り調理従事者の手洗いは基本であるが，時としておろそかになる傾向もあり，定期的に動機付けの教育を必要とする。例えば，作業中に手指の緊急拭き取り検査を行うなどの対応が必

表6-12　調理従事者の手洗い

手洗いは，院内感染防止の基本	・正しい手洗いを行わないと，その効果が発揮されないばかりでなく，手荒れを起こすことにより，十分な手指消毒ができなくなる。 ・手荒れ手指からの病原性ブドウ球菌検出率は約3～9倍との報告があり，感染防止を目的に行う手指消毒により手荒れを起こし，かえって交差感染のリスクが上昇するという矛盾が発生している。さらに，手荒れを起こすと，皮下に小膿瘍を形成し，手洗いをしても菌数が減少しない。 ・手洗いに対する正しい知識をもち，院内感染防止における手荒れの重要性を認識する必要がある。
手洗いの分類	・医療スタッフの手洗いは，①手術時手洗い，②衛生学的手洗い，③社会的手洗いの3つのレベルに大別される。
効果的な衛生的手洗いの方法	・看護師，学生に対し，手を染色液で着色した後に閉眼して手洗いを行わせ，手洗いをしそこなった，色素の落ちていない部位を調べる方法は，手洗いが普段からきちんとできているかを確認するのに効果的である。
手洗い行動の促進	・手洗いの重要性がいわれているにもかかわらず，手洗いを行わなかった頻度が14～92％と報告に幅がある。手洗いがなぜできないのか，手洗い行動に影響する要因の分析を行っている報告がある。 ・手洗いの動機づけの因子として「感染防止」があり，手洗いをしない因子として「手荒れ」「多忙」が挙げられている。 ・手洗い行動の動機づけをするための教育が重要となる。 ・日常的，持続的な手洗い教育と，院内感染が多発していないかを迅速に把握し，ケアの質を監視する必要がある。

注）手洗いは研究発表ができるほど，難しい問題である。

要なこともある（表6-12）。

　調理従事者の衛生管理体制については，各自治体が実施する衛生管理に関する研修会への参加や，企業が独自に開催する衛生教育プログラムに基づく研修などが挙げられるが，参加者は必ず研修会等で得た情報について，同僚または関係者に対して伝達講習等を実施し，情報の共有化を図ることが重要である。

❺ HACCP（Hazard Analysis and Critical Control Points：危害分析に基づく重要管理点）の概要

1　HACCPの由来　HACCPの概念は，1960年代の米国の宇宙開発計画（アポロ計画）における宇宙食の開発にあたって，高度に安全性を保障するシステムとして米国航空宇宙局（NASA等）が中心となって策定した。

2　HACCPの特徴　従来，食品の衛生管理状況を確認する際，最終製品の状態についてのみ検査していたが，食品の製造工程上のすべてにおいて発生する微生物汚染等の食品衛生上の「危害」について「分析」し，それらに対応する上で特に対策が必要なポイントを「重要管理点」として見出し，そこへの監視を強化して，製造される食品全体の安全性の確保を図るという方法である。

3　HA（危害分析）CCP（重要管理点）　HACCPシステムは，最終製品の検査に重点を置いた従来の衛生管理方式とは異なり，その安全性についてあらゆる角度から危害を測定し，危害を管理することができる製造工程ごとに重点的に衛生管理を行うこととされている。

　ちなみに，平成7年7月に製造物責任法（PL法）が施行され，ますます製品に対する製造者

（加工者）の責任範囲が厳しくなり，事故を未然に防ぐため高い確率で安全性が保障できるとされている。

また，このHACCPシステムは，単独で機能するものではなく，毎日行っている一般的な衛生管理事項が重要な位置を占め，その上に成り立つものとされている。

（1）HACCPシステムとは：危害を分析してその制御することのできる場所（工程）や措置方法を決めてそれぞれに対応した基準をつくり，「いつ，どこで，誰が，何の目的で，どの基準に従って作業を行ったか」を記録し，証拠書類として保存しておくシステムを確立する衛生管理手法。

（2）重要管理点（CCP）の設定の考え：HACCPシステムとは，従来から行われてきた最終製品（食品）の検査に重点を置く衛生管理システムとは異なり，食品の安全性をより高めるために製造における重要な各工程ごとに管理（危害の分析，予測）することによって，その予測される危害を排除あるいは許容範囲に減少・減弱することのできる工程あるいは処置方法を見つけ，そこを重要管理点（CCP）とし，それに対して管理基準（許容基準値）を設定するものである。

（3）危害の発生を未然に防ぐ対策：この重要管理点に対する基準に合っているかどうかの管理状態をチェックする方法を確立し，重点的な管理を行い，悪い結果がみられそうになった段階から素早い対策を講じることによって，危害の発生を未然に防止しようとするシステムである。

（4）HACCP試行の具体的手順（フローチャート）

①生産から消費までの危害の明確化と危害の除去方法の決定
②CCP（重要管理点）の決定
③管理基準（温度，加熱時間等）の決定
④対応方法（モニタリング，基準から外れた時の対策等）の決定
⑤基準手順書の文書化
⑥モニタリング結果の記録・保管

4 我が国のHACCP　　HACCPは，食品の製造・加工段階を担う事業者の自己衛生管理の新しい方式として，平成7年食品衛生法改正に基づき，「総合衛生管理製造過程」として推進され，一定の基準を満たした衛生管理が行われていれば，厚生労働大臣の承認を受けることができる。

5 諸外国におけるHACCP　　すでに，EU（欧州連合），米国，カナダ，豪州等において，水産食品や食肉製品等に対してHACCPを導入するため，公布されている。

また，FAO/WHO合同食品規格計画（CODEX）においては，HACCPを各食品に適用するための一般ガイドラインが作成され，HACCPの導入を推奨している。

6 米国におけるHACCP　　HACCPとは，食品の微生物危害（食中毒の発生等）を完全に排除することは技術的に困難であるとの前提に基づき，微生物制御を組織的かつ計画的に行うための手法（理論）である。すなわち，あらかじめ微生物危害の許容限度を定め，その危害の及ぶ範囲を分析・評価することによって，微生物危害を許容限度内に抑えるために必要な微生物制御の具体的な手段と微生物制御を実施すべき具体的時期を指摘することをいう。

アメリカ航空宇宙局（NASA）において開発され，米国においては，T&T（Time＆Temperature：時間・温度）とともに，製造管理および品質管理に関する基準（GMP：Good Manufacturing Practice）の一環として，多くの食品製造工場で導入されている。なお，州レベルでは，クックチル方式等による一括大量調理が行われている食品製造工場に対し，HACCP導

入が義務付けられているところもあるが，連邦レベルでの法制化，義務化は未だなされていない。

食品製造工場がHACCPを導入した場合には，以下の事項等を記載した詳細な作業マニュアル（業務命令書）が各工場ごとに作成されるとともに，マニュアル通りの作業が行われているか否かが常時点検されることとなる。

なお，マニュアルの具体的な内容は自主的に定められるものであって，一律に規定されるものではない。以下の事項は1つの参考例である。

①調理中の温度と時間をすべて記録すること。
②調理後30分以内に急速冷却を開始すること。
③急速冷却は90分以内に5℃以下にまで冷却すること。
④冷却後は0～3℃に冷蔵保存すること。
⑤保存は5日間以内とすること。
⑥冷蔵庫から取り出した後30分以内に再加熱すること。
⑦再加熱は芯温70℃以上で2分間以上行うこと。
⑧再加熱後15分以内に喫食されなかったものは廃棄すること。
⑨再加熱後の冷蔵はしてはならないこと。

・参考：製造管理および品質管理に関する基準（GMP）とは，各製造工場ごとに以下の事項等を定め，これを遵守することによって，製品の有効性と安全性を確保する手法である。我が国でも，医薬品の製造について，採用が義務付けられている。

①製造管理者，品質管理者の設置
②製造管理基準書，品質管理基準書の作成
③各種管理記録の作成
④管理基準の有効性の確認（バリデーション）
⑤自己点検，教育訓練の実施

❻ 衛生管理のポイント

大量調理における衛生管理において，重要なポイントは以下の通りである（表6-13）。
①食品検収は，鮮度，異物の混入等をしっかり確認すること。
②原材料の保管は，温度管理等を確実に行うこと。
③下処理は，専用の作業場・調理器具で実施すること。
④調理・加工は，中心部の温度確認等を確実に実施すること。
⑤製品の放冷・保管は，短時間に実施し，二次汚染に注意を払うこと。
⑥盛り付けは，作業環境に配慮し迅速に実施すること。
⑦配食および配送は，温度・衛生管理に十分注意すること。

❼「大量調理施設衛生管理マニュアル」について

「食中毒処理要領」および「大規模食中毒対策について」（平成9年3月24日付衛食第85号（最終改正：平成12年12月28日付生衛発第1891号））別添の「大量調理施設衛生管理マニュアル」および「食中毒調査マニュアル」が，「食品衛生法等の一部を改正する法律（平成15年法律55号）の施行に伴う食中毒処理要領等の改正について」（平成15年8月29日付食安発第0829008号厚生労働省医薬食品局食品安全部長）により改正された。内容は以下の通り。

表6-13　衛生管理のポイント

1. 検収	・表示，鮮度，包装。 ・品温，異物の点検。
2. 原材料の保管	・原材料専用保管場所。 ・食材の分類ごとの保管。 ・温度管理。
3. 下処理	・下処理専用の作業場。 ・下処理専用の調理器具。
4. 調理・加工	・効果的な手洗い。 ・十分な加熱。 ・加熱調理食品の二次汚染防止。 ・生食する食品の調整場所。 ・能力範囲内の調理。
5. 製品の放冷・保管	・短時間に中心温度を下げる。 ・手指からの二次汚染。 ・器具・配食容器からの二次汚染。
6. 盛り付け	・作業場の温度管理。 ・手指からの二次汚染。 ・食器・配食容器からの二次汚染。
7. 配食および配送	・運搬車の管理。

大量調理施設衛生管理マニュアル

Ⅰ　趣旨

本マニュアルは，集団給食施設等における食中毒を予防するために，HACCPの概念に基づき，調理過程における重要管理事項として，

① 原材料受入れ及び下処理段階における管理を徹底すること。
② 加熱調理食品については，中心部まで十分加熱し，食中毒菌を死滅させること。
③ 加熱調理後の食品及び非加熱調理食品の二次汚染防止を徹底すること。
④ 食中毒菌が付着した場合に菌の増殖を防ぐため，原材料及び調理後の食品の温度管理を徹底すること。

等を示したものである。

集団給食施設等においては，衛生管理体制を確立し，これらの重要管理事項について，点検・記録を行うとともに，必要な改善措置を講じる必要がある。また，これを遵守するため，更なる衛生知識の普及啓発に努める必要がある。

なお，本マニュアルは同一メニューを1回300食以上又は1日750食以上を提供する調理施設に適用する。

Ⅱ　重要管理事項

1. 原材料の受入れ・下処理段階における管理

（1）原材料については，品名，仕入元の名称及び所在地，生産者（製造又は加工者を含む。）の名称及び所在地，ロットが確認可能な情報（年月日表示又はロット番号）並びに仕入れ年月日を記録し，1年間保管すること。

（2）原材料について納入業者が定期的に実施する微生物及び理化学検査の結果を提出させること。その結果については，保健所に相談するなどして，原材料として不適と判断した場合には，納入業者の変更等適切な措置を講じること。検査結果については，1年間保管すること。

（3）原材料の納入に際しては調理従事者等が必ず立合い，検収場で品質，鮮度，品温（納入業者が運搬の際，別添1に従い，適切な温度管理を行っていたかどうかを含む。），異物の混入等につき，点検を行い，その結

果を記録すること。
（4） 原材料の納入に際しては，缶詰，乾物，調味料等常温保存可能なものを除き，食肉類，魚介類，野菜類等の生鮮食品については1回で使い切る量を調理当日に仕入れるようにすること。
（5） 野菜及び果物を加熱せずに供する場合には，別添2に従い，流水（飲用適のもの。以下同じ。）で十分洗浄し，必要に応じて次亜塩素酸ナトリウム（生食用野菜にあっては，亜塩素酸ナトリウムも使用可）の200mg/Lの溶液に5分間（100mg/Lの溶液の場合は10分間）又はこれと同等の効果を有するもの（食品添加物として使用できる有機酸等）で殺菌を行った後，十分な流水ですすぎ洗いを行うこと。

2．加熱調理食品の加熱温度管理

加熱調理食品は，別添2に従い，中心部温度計を用いるなどにより，中心部が75℃で1分間以上又はこれと同等以上まで加熱されていることを確認するとともに，温度と時間の記録を行うこと。

3．二次汚染の防止

（1） 調理従事者は，次に定める場合には，別添2に従い，必ず手指の洗浄及び消毒を行うこと。なお，使い捨て手袋を使用する場合にも，原則として次に定める場合に交換を行うこと。
　① 作業開始前及び用便後
　② 汚染作業区域から非汚染作業区域に移動する場合
　③ 食品に直接触れる作業にあたる直前
　④ 生の食肉類，魚介類，卵殻等微生物の汚染源となるおそれのある食品等に触れた後，他の食品や器具等に触れる場合
（2） 原材料は，隔壁等で他の場所から区分された専用の保管場に保管設備を設け，食肉類，魚介類，野菜類等，食材の分類ごとに区分して保管すること。
　この場合，専用の衛生的なふた付き容器に入れ替えるなどにより，原材料の包装の汚染を保管設備に持ち込まないようにするとともに，原材料の相互汚染を防ぐこと。
（3） 下処理は汚染作業区域で確実に行い，非汚染作業区域を汚染しないようにすること。
（4） 包丁，まな板などの器具，容器等は用途別及び食品別（下処理用にあっては，魚介類用，食肉類用，野菜類用の別，調理用にあっては，加熱調理済み食品用，生食野菜用，生食魚介類用の別）にそれぞれ専用のものを用意し，混同しないようにして使用すること。
（5） 器具，容器等の使用後は，別添2に従い，全面を流水（飲用適のもの。以下同じ。）で洗浄し，さらに80℃，5分間以上又はこれと同等の効果を有する方法で十分殺菌した後，乾燥させ，清潔な保管庫を用いるなどして衛生的に保管すること。
　なお，調理場内における器具，容器等の使用後の洗浄・殺菌は，原則として全ての食品が調理場から搬出された後に行うこと。
　また，器具，容器等の使用中も必要に応じ，同様の方法で熱湯殺菌を行うなど，衛生的に使用すること。この場合，洗浄水等が飛散しないように行うこと。なお，原材料用に使用した器具，容器等をそのまま調理後の食品用に使用するようなことは，けっして行わないこと。
（6） まな板，ざる，木製の器具は汚染菌が残存する可能性が高いので，特に十分な殺菌に留意すること。なお，木製の器具は極力使用を控えることが望ましい。
（7） フードカッター，野菜切り機等の調理機械は，最低1日1回以上，分解して洗浄・殺菌した後，乾燥させること。
（8） シンクは原則として用途別に相互汚染しないように設置すること。特に，加熱調理用食材，非加熱調理用食材，器具の洗浄等に用いるシンクを必ず別に設置すること。
（9） 食品並びに移動性の器具及び容器の取り扱いは，床面からの跳ね水等による汚染を防止するため，床面から60cm以上の場所で行うこと。ただし，跳ね水等からの直接汚染が防止できる食缶等で食品を取り扱う場合には，30cm以上の台にのせて行うこと。
（10） 加熱調理後の食品の冷却，非加熱調理食

品の下処理後における調理場等での一時保管等は，他からの二次汚染を防止するため，清潔な場所で行うこと。

(11) 調理終了後の食品は衛生的な容器にふたをして保存し，他からの二次汚染を防止すること。

(12) 使用水は飲用適の水を用いること。また，使用水は，色，濁り，におい，異物のほか，貯水槽を設置している場合や井戸水等を殺菌・ろ過して使用する場合には，遊離残留塩素が0.1mg/L以上であることを始業前及び調理作業終了後に毎日検査し，記録すること。

4．原材料及び調理済み食品の温度管理

(1) 原材料は，別添1に従い，戸棚，冷蔵・冷凍設備に適切な温度で保存すること。

また，原材料搬入時の時刻，室温及び冷凍又は冷蔵設備内温度を記録すること。

(2) 冷凍庫又は冷蔵庫から出した原材料は，速やかに下処理，調理を行うこと。非加熱で供される食品については，下処理後速やかに調理に移行すること。

(3) 調理後直ちに提供される食品以外の食品は病原菌の増殖を抑制するために，10℃以下又は65℃以上で管理することが必要である。

① 加熱調理後，食品を冷却する場合には，病原菌の発育至適温度帯（約20℃～50℃）の時間を可能な限り短くするため，冷却機を用いたり，清潔な場所で衛生的な容器に小分けするなどして，30分以内に中心温度を20℃付近（又は60分以内に中心温度を10℃付近）まで下げるよう工夫すること。

この場合，冷却開始時刻，冷却終了時刻を記録すること。

② 調理が終了した食品は速やかに提供できるよう工夫すること。

調理終了後30分以内に提供できるものについては，調理終了時刻を記録すること。また，調理終了後提供まで30分以上を要する場合は次のア及びイによること。

ア 温かい状態で提供される食品については，調理終了後速やかに保温食缶等に移し保存すること。この場合，食缶等へ移し替えた時刻を記録すること。

イ その他の食品については，調理終了後提供まで10℃以下で保存すること。

この場合，保冷設備への搬入時刻，保冷設備内温度及び保冷設備からの搬出時刻を記録すること。

③ 配送過程においては保冷又は保温設備のある運搬車を用いるなど，10℃以下又は65℃以上の適切な温度管理を行い配送し，配送時刻の記録を行うこと。

また，65℃以上で提供される食品以外の食品については，保冷設備への搬入時刻及び保冷設備内温度の記録を行うこと。

④ 共同調理施設等で調理された食品を受け入れ，提供する施設においても，温かい状態で提供される食品以外の食品であって，提供まで30分以上を要する場合は提供まで10℃以下で保存すること。

この場合，保冷設備への搬入時刻，保冷設備内温度及び保冷設備からの搬出時刻を記録すること。

(4) 調理後の食品は，調理終了後から2時間以内に喫食することが望ましい。

5．その他

(1) 施設設備の構造

① 隔壁等により，汚水溜，動物飼育場，廃棄物集積場等不潔な場所から完全に区別されていること。

② 施設の出入口及び窓は極力閉めておくとともに，外部に開放される部分には網戸，エアカーテン，自動ドア等を設置し，ねずみやこん虫の侵入を防止すること。

③ 食品の各調理過程ごとに，汚染作業区域（検収場，原材料の保管場，下処理場），非汚染作業区域（さらに準清潔作業区域（調理場）と清潔作業区域（放冷・調製場，製品の保管場）に区分される。）を明確に区別すること。なお，各区域を固定し，それぞれを壁で区画する，床面を色別する，境界にテープをはる等により明確に区画することが望ましい。

④ 手洗い設備，履き物の消毒設備（履き物の交換が困難な場合に限る。）は，各作業区域の入り口手前に設置すること。
⑤ 器具，容器等は，作業動線を考慮し，予め適切な場所に適切な数を配置しておくこと。
⑥ 床面に水を使用する部分にあっては，適当な勾配（100分の2程度）及び排水溝（100分の2から4程度の勾配を有するもの）を設けるなど排水が容易に行える構造であること。
⑦ シンク等の排水口は排水が飛散しない構造であること。
⑧ 全ての移動性の器具，容器等を衛生的に保管するため，外部から汚染されない構造の保管設備を設けること。
⑨ 便所等
　ア 便所，休憩室及び更衣室は，隔壁により食品を取り扱う場所と必ず区分されていること。なお，調理場等から3m以上離れた場所に設けられていることが望ましい。
　イ 便所には，専用の手洗い設備，専用の履き物が備えられていること。
⑩ その他
　施設は，ドライシステム化を積極的に図ることが望ましい。
（2） 施設設備の管理
① 施設・設備は必要に応じて補修を行い，施設の床面（排水溝を含む。）及び内壁のうち床面から1mまでの部分は1日に1回以上，施設の天井及び内壁のうち床面から1m以上の部分は1月に1回以上清掃し，必要に応じて，洗浄・消毒を行うこと。施設の清掃は全ての食品が調理場内から完全に搬出された後に行うこと。
② 施設におけるねずみ，こん虫等の発生状況を1月に1回以上巡回点検するとともに，ねずみ，こん虫の駆除を半年に1回以上（発生を確認した時にはその都度）実施し，その実施記録を1年間保管すること。
③ 施設は，衛生的な管理に努め，みだりに部外者を立ち入らせたり，調理作業に不必要な物品等を置いたりしないこと。
④ 原材料は配送用包装のまま非汚染作業区域に持ち込まないこと。
⑤ 施設は十分な換気を行い，高温多湿を避けること。調理場は湿度80％以下，温度は25℃以下に保つことが望ましい。
⑥ 手洗い設備には，手洗いに適当な石けん，爪ブラシ，ペーパータオル，殺菌液等を定期的に補充し，常に使用できる状態にしておくこと。
⑦ 水道事業により供給される水以外の井戸水等の水を使用する場合には，公的検査機関，厚生労働大臣の指定検査機関等に依頼して，年2回以上水質検査を行うこと。検査の結果，飲用不適とされた場合は，直ちに保健所長の指示を受け，適切な措置を構じること。なお，検査結果は1年間保管すること。
⑧ 貯水槽は清潔を保持するため，専用の業者に委託して，年1回以上清掃すること。なお，清掃した証明書は1年間保管すること。
（3） 検食の保存
　検食は，原材料及び調理済み食品を食品ごとに50g程度ずつ清潔な容器（ビニール袋等）に入れ，密封し，−20℃以下で2週間以上保存すること。
　なお，原材料は，特に，洗浄・殺菌等を行わず購入した状態で保存すること。
（4） 調理従事者等の衛生管理
① 調理従事者は臨時職員も含め，定期的な健康診断及び月に1回以上の検便を受けること。検便検査には，従来の検査に加え，腸管出血性大腸菌O157の検査を含めること。
② 調理従事者は下痢，発熱などの症状があった時，手指等に化膿創があった時は調理作業に従事しないこと。
③ 調理従事者が着用する帽子，外衣は毎日専用で清潔なものに交換すること。
④ 下処理場から調理場への移動の際には，外衣，履き物の交換等を行うこと。（履き

物の交換が困難な場合には履き物の消毒を必ず行うこと。）
⑤ 便所には，調理作業時に着用する外衣，帽子，履き物のまま入らないこと。
⑥ 調理，点検に従事しない者が，やむを得ず，調理施設に立ち入る場合には，専用の清潔な帽子，外衣及び履き物を着用させること。
⑦ 食中毒が発生した時，原因究明を確実に行うため，原則として，調理従事者は当該施設で調理された食品を喫食しないこと。
　ただし，原因究明に支障を来さないための措置が講じられている場合はこの限りでない。（毎日の健康調査及び月1回以上の検便検査等）

（5）その他
① 加熱調理食品にトッピングする非加熱調理食品は，直接喫食する非加熱調理食品と同様の衛生管理を行い，トッピングする時期は提供までの時間が極力短くなるようにすること。
② 廃棄物（調理施設内で生じた廃棄物及び返却された残渣をいう。）の管理は，次のように行うこと。
　ア 廃棄物容器は，汚臭，汚液がもれないように管理するとともに，作業終了後は速やかに清掃し，衛生上支障のないように保持すること。
　イ 返却された残渣は非汚染作業区域に持ち込まないこと。
　ウ 廃棄物は，適宜集積場に搬出し，作業場に放置しないこと。
　エ 廃棄物集積場は，廃棄物の搬出後清掃するなど，周囲の環境に悪影響を及ぼさないよう管理すること。

Ⅲ 衛生管理体制

1．衛生管理体制の確立

（1）調理施設の経営者又は学校長等施設の運営管理責任者（以下「責任者」という。）は，施設の衛生管理に関する責任者（以下「衛生管理者」という。）を指名すること。
　なお，共同調理施設等で調理された食品を受け入れ，提供する施設においても，衛生管理者を指名すること。
（2）責任者は，日頃から食材の納入業者についての情報の収集に努め，品質管理の確かな業者から食材を購入すること。また，継続的に購入する場合は，配送中の保存温度の徹底を指示するほか，納入業者が定期的に行う原材料の微生物検査結果の提示を求めること。
（3）責任者は，衛生管理者に別紙点検表（p.212〜214のⒶ〜Ⓒ）に基づく点検作業を行わせるとともに，そのつど点検結果を報告させ，適切に点検が行われたことを確認すること。点検結果については，1年間保管すること。
（4）責任者は，点検の結果，衛生管理者から改善不能な異常の発生の報告を受けた場合，食材の返品，メニューの一部削除，調理済み食品の回収等必要な措置を講ずること。
（5）責任者は，点検の結果，改善に時間を要する事態が生じた場合，必要な応急処置を講じるとともに，計画的に改善を行うこと。
（6）責任者は，衛生管理者及び調理従事者に対して衛生管理及び食中毒防止に関する研修に参加させるなど必要な知識・技術の周知徹底を図ること。
（7）責任者は，調理従事者（臨時職員も含む。）に定期的な健康診断及び月に1回以上の検便を受けさせること。検便検査には，従来の検査に加え，腸管出血性大腸菌O157検査を含めること。
（8）責任者は，調理従事者が下痢，発熱などの症状があった時，手指等に化膿創があった時は調理作業に従事させないこと。
（9）献立の作成に当たっては，施設の人員等の能力に余裕を持った献立作成を行うこと。
（10）献立ごとの調理工程表の作成に当たっては，次の事項に留意すること。
　ア 調理従事者の汚染作業区域から非汚染作業区域への移動を極力行わないようにすること。
　イ 調理従事者の一日ごとの作業の分業化を図ることが望ましいこと。

ウ　調理終了後速やかに喫食されるよう工夫すること。
　　　また，衛生管理者は調理工程表に基づき，調理従事者と作業分担等について事前に十分な打ち合わせを行うこと。
(11)　施設に所属する医師，薬剤師等専門的な知識を有する者の定期的な指導，助言を受けること。

(別添1) 原材料，製品等の保存温度

食品名	保存温度	食品名	保存温度
穀類加工品（小麦粉，デンプン）	室温	殻付卵	10℃以下
砂糖	室温	液卵	8℃以下
食肉・鯨肉	10℃以下	凍結卵	−18℃以下
細切した食肉・鯨肉を凍結したものを容器包装に入れたもの	−15℃以下	乾燥卵	室温
食肉製品	10℃以下	ナッツ類	15℃以下
鯨肉製品	10℃以下	チョコレート	15℃以下
冷凍食肉製品	−15℃以下	生鮮果実・野菜	10℃前後
冷凍鯨肉製品	−15℃以下	生鮮魚介類（生食用鮮魚介類を含む。）	5℃以下
ゆでだこ	10℃以下	乳・濃縮乳	10℃以下
冷凍ゆでだこ	−15℃以下	脱脂乳	
生食用かき	10℃以下	クリーム	
生食用冷凍かき	−15℃以下	バター	15℃以下
冷凍食品	−15℃以下	チーズ	
		練乳	
魚肉ソーセージ，魚肉ハム及び特殊包装かまぼこ	10℃以下	清涼飲料水（食品衛生法の食品，添加物等の規格基準に規定のあるものについては，当該保存基準に従うこと。）	室温
冷凍魚肉ねり製品	−15℃以下		
液状油脂	室温		
固形油脂（ラード，マーガリン，ショートニング，カカオ脂）	10℃以下		

(別添2) 標準作業書

(手洗いマニュアル)
1．水で手をぬらし石けんをつける。
2．指，腕を洗う。特に，指の間，指先をよく洗う。(30秒程度)
3．石けんをよく洗い流す。(20秒程度)
4．0.2％逆性石けん液又はこれと同等の効果を有するものをつけ，手指をよくこする。(又は1％逆性石けん液又はこれと同等の効果を有するものに手指を30秒程度つける。)
5．よく水洗いする。
6．ペーパータオル等でふく。

(器具等の洗浄・殺菌マニュアル)
1．調理機械
　①機械本体・部品を分解する。なお，分解した部品は床にじか置きしないようにする。
　②飲用適の水（40℃程度の微温水が望ましい。）で3回水洗いする。
　③スポンジタワシに中性洗剤又は弱アルカリ性洗剤をつけてよく洗浄する。
　④飲用適の水（40℃程度の微温水が望ましい。）でよく洗剤を洗い流す。
　⑤部品は80℃で5分間以上又はこれと同等の効果を有する方法で殺菌を行う。
　⑥よく乾燥させる。
　⑦機械本体・部品を組み立てる。
　⑧作業開始前に70％アルコール噴霧又はこれと同等の効果を有する方法で殺菌を行う。
2．調理台
　①調理台周辺の片づけを行う。
　②飲用適の水（40℃程度の微温水が望ましい。）で3回水洗いする。
　③スポンジタワシに中性洗剤又は弱アルカリ性洗剤をつけてよく洗浄する。

④飲用適の水（40℃程度の微温水が望ましい。）でよく洗剤を洗い流す。
　　⑤よく乾燥させる。
　　⑥70％アルコール噴霧又はこれと同等の効果を有する方法で殺菌を行う。
　　⑦作業開始前に⑥と同様の方法で殺菌を行う。
　３．まな板，包丁，へら等
　　①飲用適の水（40℃程度の微温水が望ましい。）で３回水洗いする。
　　②スポンジタワシに中性洗剤又は弱アルカリ性洗剤をつけてよく洗浄する。
　　③飲用適の水（40℃程度の微温水が望ましい。）でよく洗剤を洗い流す。
　　④80℃で５分間以上又はこれと同等の効果を有する方法で殺菌を行う。
　　⑤よく乾燥させる。
　　⑥清潔な保管庫にて保管する。
　４．ふきん，タオル等
　　①飲用適の水（40℃程度の微温水が望ましい。）で３回水洗いする。
　　②スポンジタワシに中性洗剤又は弱アルカリ性洗剤をつけてよく洗浄する。
　　③飲用適の水（40℃程度の微温水が望ましい。）でよく洗剤を洗い流す。
　　④100℃で５分間以上煮沸殺菌を行う。
　　⑤清潔な場所で乾燥，保管する。

（原材料等の保管管理マニュアル）
　１．野菜・果物
　　①衛生害虫，異物混入，腐敗・異臭等がないか点検する。異常品は返品又は使用禁止とする。
　　②各材料ごとに，50g程度ずつ清潔な容器（ビニール袋等）に密封して入れ，－20℃以下で２週間以上保存する。（検食用）
　　③専用の清潔な容器に入れ替えるなどして，10℃前後で保存する。（冷凍野菜は－15℃以下）
　　④流水で３回以上水洗いする。
　　⑤中性洗剤で洗う。
　　⑥流水で十分すすぎ洗い。
　　⑦必要に応じて，次亜塩素酸ナトリウム等で殺菌した後，流水で十分すすぎ洗いする。
　　⑧水切りする。
　　⑨専用のまな板，包丁でカットする。
　　⑩清潔な容器に入れる。
　　⑪清潔なシートで覆い（容器がふた付きの場合を除く），調理まで30分以上を要する場合には，10℃以下で冷蔵保存する。
　２．魚介類，食肉類
　　①衛生害虫，異物混入，腐敗・異臭等がないか点検する。異常品は返品又は使用禁止とする。
　　②各材料ごとに，50g程度ずつ清潔な容器（ビニール袋等）に密封して入れ，－20℃以下で２週間以上保存する。（検食用）
　　③専用の清潔な容器に入れ替えるなどして，食肉類については10℃以下，魚介類については５℃以下で保存する（冷凍で保存するものは－15℃以下）。
　　④専用のまな板，包丁でカットする。
　　⑤速やかに調理へ移行させる。

（加熱調理食品の中心温度及び加熱時間の記録マニュアル）
　１．揚げ物
　　①油温が設定した温度以上になったことを確認する。
　　②調理を開始した時間を記録する。
　　③調理の途中で適当な時間を見はからって食品の中心温度を３点以上測定し，全ての点において75℃以上に達していた場合には，それぞれの中心温度を記録するとともに，その時点からさらに１分以上加熱を続ける。
　　④最終的な加熱処理時間を記録する。
　　⑤なお，複数回同一の作業を繰り返す場合には，油温が設定した温度以上であることを確認・記録し，①～④で設定した条件に基づき，加熱処理を行う。油温が設定した温度以上に達していない場合には，油温を上昇させるため必要な措置を講ずる。
　２．焼き物及び蒸し物
　　①調理を開始した時間を記録する。
　　②調理の途中で適当な時間を見はからって食品の中心温度を３点以上測定し，全ての点において75℃以上に達していた場合には，それぞれの中心温度を記録するとともに，その時点からさらに１分以上加熱を続ける。
　　③最終的な加熱処理時間を記録する。
　　④なお，複数回同一の作業を繰り返す場合には，①～③で設定した条件に基づき，加熱処理を行う。この場合，中心温度の測定は，最も熱が通りにくいと考えられる場所の１点のみでもよい。
　３．煮物及び炒め物
　　　調理の順序は食肉類の加熱を優先すること。食肉類，魚介類，野菜類の冷凍品を使用する場合には，十分解凍してから調理を行うこと。
　　①調理の途中で適当な時間を見はからって，最も熱が通りにくい具材を選び，食品の中心温度を３点以上（煮物の場合は１点以上）測定し，全ての点において75℃以上に達していた場合には，それぞれの中心温度を記録するとともに，その時点からさらに１分以上加熱を続ける。
　　　なお，中心温度を測定できるような具材がない場合には，調理釜の中心付近の温度を３点以上（煮物の場合は１点以上）測定する。
　　②複数回同一の作業を繰り返す場合にも，同様に点検・記録を行う。

❽ 衛生管理自主点検表使用の目的等について

　各種点検表の必要性については，基本原則として「大量調理施設衛生管理マニュアル（以下「マニュアル」という）」の趣旨に基づき実施されているが，通知により示された様式項目を維持しつつ，施設の実情に応じて独自の点検表（チェック表等）を作成している施設も多い。

　当該マニュアルによる責任者等名称の定義は，以下の通りである。

・責任者：調理施設における経営者または学校長等施設の運営管理責任者のことをいう。
・衛生管理者：施設の衛生管理に関する責任者のことであり，運営管理責任者から指名を受けて業務を実施する者をいう。

　また，適切に点検が実施された点検結果報告書等については，1年間の保存が義務付けられているので，保存期間内の帳票類を安易に廃棄しないよう注意することが必要である。

1 調理施設の点検表 （Ⓐ）

　当該マニュアル通知の発出は平成9年3月であるが，それ以前から稼働している調理施設においては，厨房レイアウト等マニュアルに則しない部分も多い。
　そこで，汚染作業区域と非汚染作業区域を明確にしながら，「毎日点検」「1か月ごとの点検」「3か月ごとの点検」等の確認を行う。具体的な点検の運用については，毎日点検項目について1か月分の日付を横軸に記載し，1枚の点検表にまとめるなどの工夫も必要である。

2 従事者等の衛生管理点検表 （Ⓑ）

　厨房内に従事する職員等に対する衛生管理項目について確認を行うものであるが，職員数が多数存在する場合は，上段項目と下段項目を別紙として点検を行うこととなる。
　また，調理従事者の健康診断や健康管理に由来する点検項目の見落としは，食中毒事故等への関与が懸念される。特に「体調」「化膿創」等項目に関しては，注意深く点検し，常日ごろから健康管理に対する意識の高揚が必要となる。なお，明らかな体調不良の場合については，必要に応じて外来受診，自宅での休養や業務配置等について考慮する必要がある。

3 原材料の取り扱い等点検表 （Ⓒ）

　本表における点検項目については，「納入時における調理従事者等の立ち会い確認」や「原材料保管における温度確認」等が必要で，別途点検・確認のための帳票が必要となる。

4 検収の記録簿 （Ⓓ）

　納入業者による原材料の搬入については，重要管理事項に定められており，検収室（場）において納品時刻，業者名，鮮度，異物混入の有無等について確認・点検を行う。
　なお，品温については，当該マニュアル別添1（原材料，製品等の保存温度，p.208）に基づき品温確認を行うこととするが，測定機器についてはデジタル温度計や放射温度計の活用が有効である。

5 調理器具等および使用水の点検表 （Ⓔ）

　調理器具（包丁，まな板等）および容器等は，二次汚染防止の観点から用途別，食品別に専用のものを用意し，他の使用を目的とする器具とは混同しないようにすることが重要である。
　また，使用する水については飲用に適した水を使用し，色，濁り，におい等の点検を実施するが，貯水槽等使用の場合は水道管末端蛇口において，遊離残留塩素0.1mg/L以上であることの確認を行う。

6 調理等における点検表（F）　調理作業（下処理，加熱調理等）における取り扱いにおいて，食中毒を誘発する菌の抑制や二次汚染等を防止する観点から点検を行うものである。

　　また，廃棄物の取り扱いについては，厨房内からの食品残渣および下膳後の洗浄室からの廃棄物が想定されるが，専用容器を定め，常に衛生的な環境を維持することが重要である。

7 食品保管時の記録簿（G）　食品保管時における原材料管理については，「搬入時刻」および「設備内温度」の記載が義務付けられている。

　　また，加熱調理後等における調理終了時刻および保冷設備等への搬入・搬出時刻の点検を実施する。記載については，担当者が責任をもって確実に実施することが必要であり，病原菌の増殖抑制の観点から，10℃以下または65℃以上で管理することも重要である。

8 食品の加熱加工の記録簿（H）　当該マニュアル別添2（標準作業書，p.207, 208）に基づき点検を行うこととし，加熱調理食品の中心温度および加熱調理時間の記録を目的とした点検表である。下記に品目ごとの特記すべき留意事項について掲げる。なお，中心温度の測定には，食品用防水デジタル芯温計等の使用が望ましい。

　　・揚げ物，焼き物，蒸し物
　　　①中心温度については，3点以上を測定すること。
　　　②すべての点において75℃以上に達していることを確認し，その測定温度の記録を行うとともに，さらに1分以上加熱を継続すること。

　　・煮物，炒め物
　　　①調理の手順としては，食肉類を使用する場合は野菜の食材より優先して実施すること。
　　　②冷凍食材を使用する場合は，融氷，復水，水和のステップを踏むことによって，よい品質を維持することが可能となる。

9 配送先記録簿（I）　配送先記録簿の記録作成者は，院外調理（病院外の調理加工施設を使用して調理を行うもの）受託請負業者が行うが，保冷または保温設備のある運搬車の使用や適正な温度管理（10℃以下または65℃以上）のもと配送し，配送時刻等の記録を行う。

10 栄養部職員健康管理チェックリスト（J）　体調管理は「従事者等の衛生管理点検表」（B）によって行うが，体調に関する従事職員の具体的指標が示されてないので，当該リストによって確認を行う。なお，「△：一部不良」「×：不良」の場合は，事由によっては作業制限を行うこととなる。

11 納入業者記録表（K）　検収記録簿の代替帳簿として活用している施設もある。検収室（場）の室温を計測し，数量，鮮度，異物混入などについて点検を行う。

12 残留塩素記録表（L）　使用水確認のための記録表で，1か月分の記録結果が記載できるように工夫されている。遊離残留塩素の濃度測定法には，①ジエチル-p-フェニレンジアミン法（DPD法）比色法，②DPDによる吸光光度法，③電流滴定法，④ポーラログラフ法などがあるが，デジタル表示による残留塩素計を活用すると迅速かつ正確に測定できるので便利である。

13 中心温度表（M）　日々のメニュープランについては調理方法が変則的であり，中心温度の測定を行う場合も，焼き物調理の次は蒸し物調理などの規則性はない。そこで，実施日，食事区分（朝・昼・夕），料理名を記入し，測定時間および測定温度の記録を記入する。

14 調理室冷凍・冷蔵庫温度管理表（Ⓝ）　厨房内に設置されている温度管理を伴う機器（冷蔵庫および冷凍庫等）については，至適設定温度が継続的に維持されているかどうかの確認が必要である。そのためには，1日複数回，庫内温度の確認点検および記録を実施する。

15 生野菜・果物の消毒記録簿（Ⓞ）　野菜および果物を加熱しないで提供する場合の処置として，必要に応じて流水洗浄後の次亜塩素酸ナトリウム溶液等での殺菌指示が規定されている。そこで，殺菌処理を確実に行うための記録表である。

16 調理作業確認・担当者一覧表（Ⓟ）　提供される食事については，調理担当者によって調理技術等にバラツキがあってはならず，常に均一な状態で提供されることが望ましい。また，喫食までの経過時間を把握することによって，安全な食事の提供が可能となり，担当者による調理開始時間等の記入は衛生管理徹底の意識付けにもつながる。

17 配膳内容確認チェックリスト（Ⓠ）　精度管理に基づく食事の提供は，安全かつ安心できるものであるが，作業工程等において注意を欠くことによって，思わぬアクシデントを招くことも考えられる。そこで，下処理，調理，盛り付けの各工程を終了した食事セットについて，配膳前に最終確認を行い，誤配膳等を未然に防ぐためのリストである。運用としては，病棟別に複数の担当者が食事内容の確認を行い，確認後担当者の印鑑を押すシステムとする。

18 おやつ確認チェック表（Ⓡ）　小児科および術後食管理を伴うケースにおいて，10時・15時等の配膳作業が必要となるが，食種別・病棟別配膳表等によって確認を行い，誤配膳を未然に防止するための点検表である。

19 保存食・原材料管理表（Ⓢ）　検食の保存については，食中毒事故等発生時の原因菌を特定する際必要となるが，確実に原材料および調理済み食品の保管ができたかどうかの確認のために作成されたものである。検食の保存期間等については，−20℃ 以下で2週間以上の保存が規定されているが，廃棄時期を誤ってしまうと菌の特定（検証）ができなくなってしまうことから，廃棄担当者に責任をもたせる意味もある。

Ⓐ **調理施設の点検表**

平成　年　月　日

責任者	衛生管理者

1．毎日点検

	点 検 項 目	点検結果
1	施設へのねずみやこん虫の侵入を防止するための設備に不備はありませんか。	
2	施設の清掃は，すべての食品が調理場内から完全に搬出された後，適切に実施されましたか（床面，内壁のうち床面から1m以内の部分）。	
3	施設に部外者が入ったり，調理作業に不必要な物品が置かれていたりしませんか。	
4	施設は十分な換気が行われ，高温多湿が避けられていますか。	
5	手洗い設備のせっけん，爪ブラシ，ペーパータオル，殺菌液は適切ですか。	

2．1か月ごとの点検

	点 検 項 目	点検結果
1	巡回点検の結果，ねずみやこん虫の発生はありませんか。	
2	ねずみやこん虫の駆除は半年以内に実施され，その記録が1年以上保存されていますか。	
3	汚染作業区域と非汚染作業区域が明確に区別されていますか。	
4	各作業区域の入り口手前に手洗い設備，履き物の消毒設備（履き物の交換が困難な場合に限る）が設置されていますか。	
5	シンクは用途別に相互汚染しないように設置されていますか。	
	加熱調理用食材，非加熱調理用食材，器具の洗浄等を行うシンクは別に設置されていますか。	
6	シンク等の排水口は排水が飛散しない構造になっていますか。	
7	すべての移動性の器具，容器等を衛生的に保管するための設備が設けられていますか。	
8	便所には，専用の手洗い設備，専用の履き物が備えられていますか。	
9	施設の清掃は，すべての食品が調理場内から完全に排出された後，適切に実施されましたか（天井，内壁のうち床面から1m以上の部分）。	

3．3か月ごとの点検

	点 検 項 目	点検結果
1	施設は隔壁等により，不潔な場所から完全に区別されていますか。	
2	施設の床面は排水が容易に行える構造になっていますか。	
3	便所，休憩室および更衣室は，隔壁により食品を取り扱う場所と区分されていますか。	

〈改善を行った点〉

〈計画的に改善すべき点〉

Ⓑ **従事者等の衛生管理点検表**

平成　年　月　日

責任者	衛生管理者

氏　名	体調	化膿創	服装	帽子	毛髪	履き物	爪	指輪等	手洗い

	点 検 項 目	点検結果
1	健康診断，検便検査の結果に異常はありませんか。	
2	下痢，発熱などの症状はありませんか。	
3	手指や顔面に化膿創がありませんか。	
4	着用する外衣，帽子は専用で毎日清潔なものに交換していますか。	
5	毛髪が帽子から出ていませんか。	
6	作業場専用の履き物を使っていますか。	
7	爪は短く切っていますか。	
8	指輪やマニキュアをしていませんか。	
9	手洗いを適切な時期に適切な方法で行っていますか。	
10	下処理から調理場への移動の際には外衣，履き物の交換（履き物の交換が困難な場合には，履き物の消毒）が行われていますか。	
11	便所には，調理作業時に着用する外衣，帽子，履き物のまま入らないようにしていますか。	
12	調理，点検に従事しない者が，やむを得ず，調理施設に立ち入る場合に，専用の清潔な帽子，外衣および履き物を着用させましたか。	立ち入った者	点検結果

〈改善を行った点〉

〈計画的に改善すべき点〉

ⓒ **原材料の取り扱い等点検表**

		平成　　年　　月　　日
	責任者	衛生管理者

1．原材料の取り扱い（毎日点検）

	点 検 項 目	点検結果
1	原材料の納入に際しては調理従事者等が立ち会いましたか。	
	検収場で原材料の品質，鮮度，品温，異物の混入等について点検を行いましたか。	
2	原材料の納入に際し，生鮮食品については，1回で使い切る量を調理当日に仕入れましたか。	
3	原材料は分類ごとに区分して，原材料専用の保管場に保管設備を設け，適切な温度で保管されていますか。	
	原材料の搬入時の時刻および温度の記録がされていますか。	
4	原材料の包装の汚染を保管設備に持ち込まないようにしていますか。	
	保管設備内での原材料の相互汚染が防がれていますか。	
5	原材料を配送用包装のまま非汚染作業区域に持ち込んでいませんか。	

2．原材料の取り扱い（月1回点検）

点 検 項 目	点検結果
原材料について納入業者が定期的に実施する検査結果の提出が，最近1か月以内にありましたか。	
検査結果は1年間保管されていますか。	

3．検食の保存

点 検 項 目	点検結果
検食は，原材料（購入した状態のもの）および調理済み食品を食品ごとに50g程度ずつ清潔な容器に密封して入れ，−20℃以下で2週間以上保存されていますか。	

〈改善を行った点〉

〈計画的に改善すべき点〉

D 検収の記録簿

平成　年　月　日

責任者	衛生管理者

納品の時刻	納入業者名	品目名	生産地	期限表示	数量	鮮度	包装	品温	異物
：									
：									
：									
：									
：									
：									
：									
：									
：									
：									
：									

〈進言事項〉

Ⓔ 調理器具等および使用水の点検表

平成　　年　　月　　日

責任者	衛生管理者

1．調理器具，容器等の点検表

	点 検 項 目	点検結果
1	包丁，まな板等の調理器具は用途別および食品別に用意し，混同しないように使用されていますか。	
2	調理器具，容器等は作業動線を考慮し，あらかじめ適切な場所に適切な数が配置されていますか。	
3	調理器具，容器等は使用後（必要に応じて使用中）に洗浄・殺菌し，乾燥されていますか。	
4	調理場内における器具，容器等の洗浄・殺菌は，すべての食品が調理場から搬出された後，行っていますか（使用中等やむを得ない場合は，洗浄水等が飛散しないように行うこと）。	
5	調理機械は，最低1日1回以上，分解して洗浄・消毒し，乾燥されていますか。	
6	すべての調理器具，容器等は衛生的に保管されていますか。	

2．使用水の点検表

採取場所	採取時期	色	濁り	におい	異物	残留塩素濃度
						mg/L
						mg/L
						mg/L
						mg/L

3．井戸水，貯水槽の点検表（月1回点検）

	点 検 項 目	点検結果
1	水道事業により供給される水以外の井戸水等の水を使用している場合には，半年以内に水質検査が実施されていますか。	
	検査結果は1年間保管されていますか。	
2	貯水槽は清潔を保持するため，1年以内に清掃が実施されていますか。	
	清掃した証明書は1年間保管されていますか。	

〈改善を行った点〉

〈計画的に改善すべき点〉

Ⓕ 調理等における点検表

		平成　　年　　月　　日	
		責任者	衛生管理者

1．下処理・調理中の取り扱い

	点 検 項 目	点検結果
1	非汚染作業区域内に汚染を持ち込まないよう，下処理を確実に実施していますか。	
2	冷蔵庫または冷凍庫から出した原材料は速やかに下処理，調理に移行させていますか。	
	非加熱で供される食品は下処理後速やかに調理に移行していますか。	
3	野菜および果物を加熱せずに供する場合には，適切な洗浄（必要に応じて殺菌）を実施していますか。	
4	加熱調理食品は中心部が十分（75℃で1分間以上等）加熱されていますか。	
5	食品および移動性の調理器具ならびに容器の取り扱いは，床面から60cm以上の場所で行われていますか（ただし，跳ね水等からの直接汚染が防止できる食缶等で食品を取り扱う場合には，30cm以上の台に乗せて行うこと）。	
6	加熱調理後の食品の冷却，非加熱調理食品の下処理後における調理場等での一時保管等は清潔な場所で行われていますか。	
7	加熱調理食品にトッピングする非加熱調理食品は，直接喫食する非加熱調理食品と同様の衛生管理を行い，トッピングする時期は提供までの時間が極力短くなるようにしていますか。	

2．調理後の取り扱い

	点 検 項 目	点検結果
1	加熱調理後，食品を冷却する場合には，速やかに中心温度を下げる工夫がされていますか。	
2	調理後の食品は衛生的な容器にふたをして，他からの二次汚染を防止していますか。	
3	調理後の食品が適切に温度管理（冷却過程の温度管理を含む）を行い，必要な時刻および温度が記録されていますか。	
4	配送過程があるものは保冷または保温設備のある運搬車を用いるなどにより，適切な温度管理を行い，必要な時間および温度等が記録されていますか。	
5	調理後の食品は2時間以内に喫食されていますか。	

3．廃棄物の取り扱い

	点 検 項 目	点検結果
1	廃棄物容器は，汚臭，汚液がもれないように管理するとともに，作業終了後は速やかに清掃し，衛生上支障のないように保持されていますか。	
2	返却された残渣は，非汚染作業区域に持ち込まれていませんか。	
3	廃棄物は，適宜集積場に搬出し，作業場に放置されていませんか。	
4	廃棄物集積場所は，廃棄物の搬出後清掃するなど，周囲の環境に悪影響を及ぼさないよう管理されていますか。	

〈改善を行った点〉

〈計画的に改善すべき点〉

Ⓖ 食品保管時の記録簿

平成　年　月　日

責任者	衛生管理者

1．原材料保管時

品目名	搬入時刻	搬入時設備内（室内）温度	品目名	搬入時刻	搬入時設備内（室内）温度

2．調理終了後30分以内に提供される食品

品目名	調理終了時刻	品目名	調理終了時刻

3．調理終了後30分以上に提供される食品

ア　温かい状態で提供される食品

品目名	食缶等への移し替え時刻

イ　加熱後冷却する食品

品目名	冷却開始時刻	冷却終了時刻	保冷設備への搬入時刻	保冷設備内温度	保冷設備からの搬出時刻

ウ　その他の食品

品目名	保冷設備への搬入時刻	保冷設備内温度	保冷設備からの搬出時刻

〈進言事項〉

Ⓗ　食品の加熱加工の記録簿

		平成　　年　　月　　日
	責任者	衛生管理者

品目名	No. 1			No. 2（No. 1 で設定した条件に基づき実施）	
揚げ物	①油温		℃	油温	℃
	②調理開始時刻		：	No. 3（No. 1 で設定した条件に基づき実施）	
	③確認時の中心温度	サンプルA	℃	油温	℃
		B	℃	No. 4（No. 1 で設定した条件に基づき実施）	
		C	℃	油温	℃
	④③確認後の加熱時間			No. 5（No. 1 で設定した条件に基づき実施）	
	⑤全加熱処理時間			油温	℃

品目名	No. 1			No. 2（No. 1 で設定した条件に基づき実施）	
焼き物, 蒸し物	①調理開始時刻		：	確認時の中心温度	℃
	②確認時の中心温度	サンプルA	℃	No. 3（No. 1 で設定した条件に基づき実施）	
		B	℃	確認時の中心温度	℃
		C	℃	No. 4（No. 1 で設定した条件に基づき実施）	
	③②確認後の加熱時間			確認時の中心温度	℃
	④全加熱処理時間				

品目名	No. 1			No. 2		
煮物	①確認時の中心温度	サンプル	℃	①確認時の中心温度	サンプル	℃
	②①確認後の加熱時間			②①確認後の加熱時間		
炒め物	①確認時の中心温度	サンプルA	℃	①確認時の中心温度	サンプルA	℃
		B	℃		B	℃
		C	℃		C	℃
	②①確認後の加熱時間			②①確認後の加熱時間		

〈改善を行った点〉

〈計画的に改善すべき点〉

① 配送先記録簿

	平成　年　月　日
責任者	記録者

出発時刻 [　　　] ⇒ 帰り時刻 [　　　]

保冷設備への搬入時刻（　：　）
保冷設備内温度　　（　　　）

配送先	配送先所在地	品目名	数量	配送時刻
				：
				：
				：
				：
				：
				：
				：
				：
				：
				：

〈進言事項〉

J 栄養管理部職員健康管理チェックリスト

平成　年　月分　　　　　　　　　　　　　　　　　　　　　　　○：良好　　△：一部不良　　×：不良

氏名＼日付	1火	2水	3木	4金	5土	6日	7月	8火	9水	10木	11金	12土	13日	14月	15火	16水	17木	18金	19土	20日	21月	22火	23水	24木	25金	26土	27日	28月	29火	30水	31木

Ⓚ **納入業者記録表**

		平成　年　月　日					平成　年　月　日				
業者名	納品時刻	室温(℃)	品名	温度(℃)	点検	納品時間	室温(℃)	品名	温度(℃)	点検
	:					:				
	:					:				
	:					:				
	:					:				
	:					:				
	:					:				
	:					:				
	:					:				
	:					:				
	:					:				
	:					:				
	:					:				
	:					:				

Ⓛ **残留塩素記録表**

平成　年　月分　　　　　　　　　　　　　　　　　　　　　採取場所：調理場

日付	調理前(PPM)	調理終了後(PPM)	異臭	濁り	日付	調理前(PPM)	調理終了後(PPM)	異臭	濁り
1			無・有	無・有	16			無・有	無・有
2			無・有	無・有	17			無・有	無・有
3			無・有	無・有	18			無・有	無・有
4			無・有	無・有	19			無・有	無・有
5			無・有	無・有	20			無・有	無・有
6			無・有	無・有	21			無・有	無・有
7			無・有	無・有	22			無・有	無・有
8			無・有	無・有	23			無・有	無・有
9			無・有	無・有	24			無・有	無・有
10			無・有	無・有	25			無・有	無・有
11			無・有	無・有	26			無・有	無・有
12			無・有	無・有	27			無・有	無・有
13			無・有	無・有	28			無・有	無・有
14			無・有	無・有	29			無・有	無・有
15			無・有	無・有	30			無・有	無・有
					31			無・有	無・有

Ⓜ️ 中心温度表

平成　年　月　日（　）	測定時刻	温度			測定者
		1回目	2回目	3回目	

調理室冷凍・冷蔵庫温度管理表

平成　年　月分　：

日	調理室		保存食冷凍庫 (℃)		特別食冷蔵庫・冷凍庫 (℃)					離乳食用 (℃)		パススルー (野菜)	パススルー (魚)	パススルー (肉)
	室度 (℃)	湿度 (%)	原材料 (−)	調理済 (−)	冷凍庫 (−)	冷蔵庫-1	冷蔵庫-2	冷蔵庫-3	冷蔵庫-4	冷凍庫 (−)	冷蔵庫 (℃)	冷蔵庫-1	冷蔵庫-2	冷蔵庫 (℃)	冷蔵庫 (℃)
1															
2															
3															
4															
5															
6															
7															
8															
9															
10															
11															
12															
13															
14															
15															
16															
17															
18															
19															
20															
21															
22															
23															
24															
25															
26															
27															
28															
29															
30															
31															

◎ 生野菜・果物の消毒記録簿（次亜塩素酸）

平成　年　月分

日　付	処理時刻	食品名	担当者	次亜塩素酸ナトリウム処理確認	すすぎ処理確認	備　考
	:					
	:					
	:					
	:					
	:					
	:					
	:					
	:					
	:					
	:					
	:					
	:					
	:					
	:					
	:					
	:					
	:					
	:					
	:					
	:					
	:					
	:					
	:					
	:					
	:					
	:					
	:					
	:					
	:					
	:					
	:					

Ⓟ 調理作業確認・担当者一覧表

		栄養管理室長	主任栄養士	受託責任者

平成　年　月　日（　）【朝食】

項　目	時　間 開始	時　間 終了	担当者
みそ汁（　　　　　　　　　）			
・準備	：	：	
・調理	：	：	
・スープカート保管	：	：	
スープ（　　　　　　　　　）			
・準備	：	：	
・調理	：	：	
・スープカート保管	：	：	
主菜A献（　　　　　　　　　）			
・準備	：	：	
・調理	：	：	
・保管庫へ	：	：	
主菜B献（　　　　　　　　　）			
・準備	：	：	
・調理	：	：	
・保管庫へ	：	：	
副菜A献（　　　　　　　　　）			
・準備	：	：	
・ボイル	：	：	
・水切り	：	：	
・調理	：	：	
・保管庫へ	：	：	
副菜B献（　　　　　　　　　）			
・準備	：	：	
・ボイル	：	：	
・水切り	：	：	
・調理	：	：	
・保管庫へ	：	：	

項　目	時　間 開始	時　間 終了	担当者
みそスープ（　　　　　　　　　）			
・準備	：	：	
・調理	：	：	
・スープカート保管	：	：	
主菜・分粥（　　　　　　　　　）			
・準備	：	：	
・調理	：	：	
・形態調整盛り付け	：	：	
・分粥盛り付け	：	：	
・保管庫へ	：	：	
副菜・分粥（　　　　　　　　　）			
・準備	：	：	
・調理	：	：	
・形態調整盛り付け	：	：	
・分粥盛り付け	：	：	
・保管庫へ	：	：	

Ⓠ 配膳内容確認チェックリスト

平成　　年　　月分

病棟名：＿＿＿＿＿＿

	朝食	昼食	夕食		朝食	昼食	夕食
1日				16日			
2日				17日			
3日				18日			
4日				19日			
5日				20日			
6日				21日			
7日				22日			
8日				23日			
9日				24日			
10日				25日			
11日				26日			
12日				27日			
13日				28日			
14日				29日			
15日				30日			
				31日			

Ⓡ おやつ確認チェック表

月　日（曜日）	10時	15時	月　日（曜日）	10時	15時
○月○日（　）			○月○日（　）		
○月○日（　）			○月○日（　）		
○月○日（　）			○月○日（　）		
○月○日（　）			○月○日（　）		
○月○日（　）			○月○日（　）		
○月○日（　）			○月○日（　）		
○月○日（　）			○月○日（　）		
○月○日（　）			○月○日（　）		
○月○日（　）			○月○日（　）		
○月○日（　）			○月○日（　）		
○月○日（　）			○月○日（　）		
○月○日（　）			○月○日（　）		
○月○日（　）			○月○日（　）		
○月○日（　）			○月○日（　）		
○月○日（　）			○月○日（　）		
			○月○日（　）		

Ⓢ 保存食・原材料管理表

平成　年　月									
日付		調理済み保存食採取					原材料採取	廃棄	
		朝食	時刻	昼食	時刻	夕食	時刻	仕込み時	日付	廃棄者
記入例		名前	6:00	名前	12:00	名前	18:00	名前	月　日分	名前
1	金		:		:		:		月　日分	
2	土		:		:		:		月　日分	
3	日		:		:		:		月　日分	
4	月		:		:		:		月　日分	
5	火		:		:		:		月　日分	
6	水		:		:		:		月　日分	
7	木		:		:		:		月　日分	
8	金		:		:		:		月　日分	
9	土		:		:		:		月　日分	
10	日		:		:		:		月　日分	
11	月		:		:		:		月　日分	
23	土		:		:		:		月　日分	
24	日		:		:		:		月　日分	
25	月		:		:		:		月　日分	
26	火		:		:		:		月　日分	
27	水		:		:		:		月　日分	
28	木		:		:		:		月　日分	
29	金		:		:		:		月　日分	
30	土		:		:		:		月　日分	
			:		:		:		月　日分	

❾ 原材料の汚染状況の一例

　平成8年5月ごろよりO157をはじめとする食中毒が全国的に蔓延したことから，当時，厚生省として食品保健課が主体となって「調理施設におけるHACCP試行検討会」が開催された。

　学校，病院，保育所の給食施設および病院の院外調理施設，弁当製造施設，レストラン，ホテルの16施設をHACCP試行施設とした（2施設が医療施設として参加）。この16の試行施設は全国の地域から選抜され，これら施設を管轄する保健所の協力のもとに検討会が実施された。該当する各施設において，代表的な献立を中心に施設間で献立が重複しないよう検討し，収集した資料を解析し，HACCPの考え方に基づく衛生管理手法の普及が図られた。

　食材が納品された時点，冷蔵庫より出庫した時点，食材の下ごしらえの前後，消毒の前後，加熱調理の直前，加熱調理後，食事提供の直前において，保健所スタッフ数名による細菌検査が実施された。

表6-14〜17に示されている品目，数値は16施設の所在する食材の流通が関わることから，都道府県，保健所の所在は削除してある．参考資料として食中毒防止に役立てていただきたい．なお，これらの数値は原材料が納品された状態で細菌検査が実施された結果および食材の洗浄の前後等のものであり，懸念されるのは，このように少なからず細菌が付着している，原材料の組み合わせによって調理は成り立っているということで，十分な洗浄と十分な加熱調理が必要である．

参考文献

- 厚生省生活衛生局食品保健課：調理施設におけるHACCP試行検討会資料（1997）

表6-14　原材料の汚染状況の一例

食品名	冬季			夏季		
	品温（℃）	一般細菌数	大腸菌群数	品温（℃）	一般細菌数	大腸菌群数
野菜類						
あさつき	8	5.7×10^5	3×10^3	4.5	2.6×10^7	1.2×10^6
大葉	5.1	1.2×10^7	−	5.5	8.8×10^6	−
かぼちゃ	−6.1	2×10^2	0	−18.9	4×10^1	0×10
カットかぼちゃ		2×10^5	5×10^3		4.2×10^6	1.9×10^4
きぬさや	−8.3	1.4×10^4	0	−18.9	4.5×10^4	5×10^1
冷凍きぬさや	−11.6	73×10^2	（−）	−9.8	29×10^3	300
キャベツ	4.7	1.4×10^5	2×10^2	12.5	4×10^4	3.8×10^2
キャベツ	2.3	3.7×10^4	2×10^2	18.6	1.8×10^6	6.5×10^3
きゅうり	6.7	2.4×10^5		20.1	5.3×10^6	1.2×10^5
きゅうり	6.5	6.2×10^5	5×10^3	5.5	2.1×10^6	1.1×10^4
グリンピース	−13	9.4×10^3		−19.9	6.8×10^2	
ごぼう	4	6.6×10^3	0	25.8	7.3×10^6	2×10^3
ささがきごぼう	6.2	9.2×10^5	2.6×10^3	11.4	2.2×10^7	1.3×10^6
さつまいも	5	4.7×10^2	300未満	6	2.4×10^5	8.6×10^3
さといも	6	2.8×10^3	3×10^3	4.5	4.4×10^4	300
しめじ	16	10×10^2	12×10	16.6	14×10^3	90
しめじ	5.1	3.3×10^3	0×10	13.2	3.2×10^4	6×10^1
じゃがいも		1.6×10^5	1×10^2		2.6×10^6	1×10^2
春菊	12.5	96×10^4	53×10	22.9	74×10^4	27×10^3
春菊	9	9.7×10^3	1×10^5	13.7	1.5×10^6	8×10^2
根しょうが	8	2.4×10^5	4×10^5	16.3	1.2×10^7	3.2×10^4
大根	7.2	38×10^3	（−）	16.3	12×10^4	16×10^2
大根	8	5×10^2	300未満	4.5	7×10^3	300
たまねぎ	6	1.9×10^3	300未満	7	5.6×10^4	7.1×10^2
たまねぎ	9.3	6.2×10^2	300	23.6	4.9×10^4	4.7×10
チンゲン菜	5	11×10^5	80×10	8.8	25×10^5	300
チンゲン菜	3.9	4.2×10^5	300	21.3	9.9×10^6	3.4×10^3
トマト	6	4.2×10	3×10	5.4	2.9×10^2	0
なす	2.5	3.4×10^3	0	22.8	7.3×10^4	1.1×10^4
にら	8	7×10^5	2×10^5	7	2.5×10^5	8.6×10^4
にんじん	0.4	1.8×10^5	10×10^3	17.2	4.3×10^3	1.4×10^3
にんじん	8	30×10^4	54×10^2	18.1	48×10^5	30×10^4
長ねぎ	5	9×10^4	300未満	6	1.4×10^6	6.6×10^2
長ねぎ	9	2.4×10^5	5×10^2	17	5.6×10^6	1.1×10^6
白菜	9.3	4.8×10^5	300未満	13.7	8.6×10^6	7.9×10
白菜	4.6	3.1×10^6	30	20.4	9.4×10^6	3.9×10
パセリ	4.1	1.4×10^5	1×10	13.8	1.9×10^7	2.8×10^5
パセリ		5.6×10^5	1×10		1.4×10^7	3×10^3
ピーマン	6.5	1.9×10^4	6×10^2	6	2.2×10^6	2.6×10^3
ピーマン	4.1	8.2×10^5	2×10^3	12	1.2×10^6	3.9×10^4
ほうれん草	10	1.1×10^6	7×10^2	10.9	6.3×10^6	2.9×10^5

食品名	冬季 品温（℃）	冬季 一般細菌数	冬季 大腸菌群数	夏季 品温（℃）	夏季 一般細菌数	夏季 大腸菌群数
ほうれん草		3×10^5	8×10^4		1×10^7	5.8×10^4
もやし	5.2	1.2×10^6	6×10^2	13.2	4×10^8	9.6×10^6
もやし	0.9	5.8×10^7	2×10^2	14.7	3.8×10^8	9×10^5
レタス	6.5	3×10^6	7×10^3	7.5	2.1×10^3	2×10^3
レタス	8.1	2.6×10^4	1×10^4	4.8	2.5×10^5	5×10
肉類						
ベーコン	0.5	2×10^2	0	11.2	4.3×10^5	5×10
ベーコン	3	4.3×10^3	0	1	2.2×10^6	2.4×10^3
牛肉・カレー用	−0.3	3.1×10^5	300	0.5	2.3×10^5	300
牛肉		1.2×10^3	30		1.5×10^4	30
鶏もも肉	5.6	3.6×10^5	5×10^2	3.8	1.8×10^5	9.5×10^4
鶏肉	2.5	5×10^5	2.2×10^4	4.5	1×10^7	2.7×10^5
鶏唐揚げ用カット	5.4	3×10^4	7×10^2	9	1.3×10^5	1.9×10^4
豚ひれ肉	2	29×10^4	（−）	13.3	90×10^4	26×10^3
豚ひれ肉		23×10^4	（−）		55×10^4	39×10^3
豚肉	−0.3	6.8×10^4	2×10^2	0.9	2.9×10^6	3.1×10^4
豚肉	−1.3	3.6×10^5	3×10^3	0.9	1.5×10^6	5.1×10^3
魚類						
あじ	2.5	1.7×10^3	0	7	3.9×10^3	1×10^1
えび解凍中	3	1.1×10^5	−		2×10^6	1.8×10^2
さば	6.2	4.7×10^3	300	9.6	8.3×10^5	300
しらす干し		6×10^4	30		30	30
たら	8.6	4×10^5	3×10^4	4.5	9.9×10^4	2.2×10^3
さけ	−2.9	1.7×10^4	0	−0.2	1.3×10^5	0
桜えび	−0.1	2.7×10^4	300	−0.1	2.4×10^4	300
一般食品						
麩		4.6×10^5	300		4.6×10^3	300
こんにゃく	7	1.7×10^2	0	23.9	3.1×10^3	0
ちくわ	2.6	1.5×10^3	0	8.2	0.5×10	0
乾燥わかめ		5.4×10^3	0		1.1×10^3	0
乾めん		1×10^6	（+）		7.8×10^5	300
薩摩揚げ	−13	1.8×10	0	19.7	0	0
焼き豆腐	7.5	4.7×10^3	3×10^2		1.7×10	30
焼き豆腐	6	300未満	300未満	2	300	300
生揚げ	15	27×10^4	（−）	33.2	18×10^3	300
生揚げ	23.3	55×10	（−）	29.5	21×10^3	300
冷凍オムレツ	−16	0	0	−17.4	6.4×10^2	0
冷凍オムレツ	−16	1.4×10^2	0	−17.4	2.1×10^3	0
冷凍コーン	−17	3.5×10^4	4×10^3	−18	2.8×10^3	300
冷凍ポテトコロッケ	−10	2.3×10^4	5×10	−10.6	1.7×10^5	4.7×10^2
冷凍ミックスベジタブル	−16	4×10^3	5×10	−8.1	7.3×10^4	0
グリンピース	−17	5.6×10^3	300	−18.4	1.2×10^3	300
こしょう		5×10^5	8×10^2		1.6×10^5	6.8×10^2
こしょう		1.8×10^5	1×10^2		7.1×10^5	3.6×10^3
こしょう	7	4.6×10^6	1×10^2	20.8	1.8×10^6	0
こしょう	10	4.5×10^6	2×10^2	21.7	3.7×10^6	6.5×10
すりごま		4.2×10^5	30	25.6	400	600
パン粉	10	1.9×10^5	0	22.7	1.5×10^5	0
パン粉		5×10^4	300		300	300
むきえび	−20	4.8×10^4	300	−17.8	2×10^5	300
一味とうがらし					9×10^5	600
干ししいたけ	19.8	1×10^4	300	23	4.1×10^2	300
小麦粉	10	4.1×10^2	0	20.8	3.3×10^4	0
しょうゆ		3.5×10	0		1×10	0
しょうゆ	12.8	6.6×10^3	600	25.3	400	600
赤みそ		5.7×10^3	300未満	21	300	300
切りいか	−18	1.5×10^4	300	−17.6	7.6×10^4	300
粉わさび		7.5×10^4	300		2×10^3	300

表 6-15 野菜の洗浄（消毒）効果

野菜名	洗浄（消毒）方法	冬季				夏季			
		一般細菌数		大腸菌群数		一般細菌数		大腸菌群数	
		洗浄前	洗浄後	洗浄前	洗浄後	洗浄前	洗浄後	洗浄前	洗浄後
キャベツ	3槽シンクでつけ洗い（補給水あり）	1×10^4	2×10^3	4×10^2	3×10^1	5×10^6	3×10^5	5×10^4	2×10^3
キャベツ	シンクに次亜塩素酸ナトリウム	9×10^4	300	300	30	3×10^5	300	10×10^3	300
きゅうり	3槽シンク第1槽で軍手を装着した手で表面を擦り洗い後，第2，3槽でつけ洗い（補給水あり）	2×10^5	1×10^5	2×10^3	3×10^3	3×10^6	2×10^6	2×10^4	2×10^3
きゅうり	シンクに次亜塩素酸ナトリウム50ppmに5分つけ込み，流水で2分間洗浄	15×10^5	53×10	72×10^2	40	18×10^4	17×10^2	300	300
パセリ	水道水溜水で2回洗浄	6×10^5	4×10^5	1×10^1	1×10^3	1×10^7	7×10^4	3×10^3	0
ほうれん草	3槽シンクでつけ洗い（補給水あり）	7×10^4	1×10^5	3×10^2	3×10^2	7×10^6	2×10^6	1×10^4	3×10^4
ほうれん草（有機）	流水洗浄					2×10^6	4×10^5	1×10^3	7×10
もやし	3槽シンクでつけ洗い（補給水あり）	1×10^6	1×10^6	7×10^4	4×10^4	4×10^8	4×10^8	1×10^7	1×10^7
レタス	シンクに次亜塩素酸ナトリウム50ppmに5分つけ込み，流水で2分間洗浄	98×10^4	300	（－）	（－）	88×10^5	96×10^4	17×10^3	300
レタス	シンクに次亜塩素酸ナトリウム50ppmに5分つけ込み，流水で2分間洗浄	45×10^4	14×10^2	（－）	（－）	30×10^6	10×10^4	76×10^3	300
長ねぎ	3槽シンクでつけ洗い（補給水あり）	1×10^2	3×10^3	8×10^2	5×10^2				

資料）厚生省：原材料の汚染状況の一例，調理施設におけるHACCP試行実施検討会資料（1997）

表 6-16 手指の洗浄・消毒方法と菌数

消毒方法	冬季		夏季	
	消毒前の菌数	消毒後の菌数	消毒前の菌数	消毒後の菌数
せっけんで約10秒洗浄後，水で洗い流し，逆性せっけんで約10秒消毒し，水で洗い流し，ペーパータオルで拭く。			2.2×10^2	1.5×10^2
			1×10^2	2×10^1
			1.3×10^2	0.5×10^1
			2.3×10^2	1.1×10^2
			7.5×10^1	1.7×10^2
			1.9×10^2	2.2×10^2
			3.1×10^2	1.5×10^2
せっけんで約10秒間洗浄後，水で洗い流し，ペーパータオルで拭き，アルコールで乾燥するまでもむ。	4.9×10^2	5×10^2		
	1.2×10^2	4×10^3		
	3.1×10^2	8×10^2		
	3×10^1	3×10^1		
	1.3×10^2	4×10^2		
	1.6×10^4	1×10^4		
	7.1×10^4	6×10^3		
せっけんをつけ，指先・爪をよく洗い，せっけんを十分流した後に逆性せっけんで洗浄，水洗い。	1.9×10^3	5×10^2	1.4×10^5	5.8×10^3
	5×10^3	3×10^4	2.8×10^2	6.7×10^3
	4.7×10^2	4×10^4	1.8×10^3	7.9×10^2
	2×10^3	5×10^4	3.4×10^1	1.3×10^3
	1.1×10^4	1×10^5	2×10^3	4.3×10^3
			4.6×10^2	4.6×10^3
			2×10^3	1.6×10^3
			2.9×10^2	1.2×10^3

資料）厚生省：調理施設におけるHACCP試行実施検討会資料（1997）

表6-17 みそ汁の調理工程と検証

調査		冬季
室温		25.0℃
原材料:小松菜(主要原材料)	一般細菌数	$3.6×10^7$
	大腸菌群数	<300(0)
油揚げ	一般細菌数	<300(73)
	大腸菌群数	<300(0)
みそ	一般細菌数	$7.0×10^3$
	大腸菌群数	<300(0)
下処理:小松菜カット後	一般細菌数	$7.2×10^5$
	大腸菌群数	<300(0)
冷蔵庫保管後(翌日):小松菜	一般細菌数	$5.9×10^5$
	大腸菌群数	<300(0)
油揚げ	一般細菌数	<300(73)
	大腸菌群数	<300(0)
でき上がり品	一般細菌数	<300(0)
	大腸菌群数	<300(0)
でき上がりから喫食までの時間と保管温度		時間:53分
		保管温度:49.6℃
喫食時	一般細菌数	<300(0)
	大腸菌群数	<300(0)
喫食時中心温度		45.8℃

資料) 厚生省:調理施設におけるHACCP試行実施検討会資料(1997)

❿ 作業手順における衛生管理

ⓐ 食品検収室から配膳まで

使用する食材(生鮮食料品・乾物など)の調理工程の流れについては,厨房内エリアごとに把握しておく必要がある(図6-6, 6-7)。冷凍食材から缶詰を含めたすべての食材は食品検収室からの搬入となり,発注数量および検収基準に基づき品質,鮮度,品温等の確認が行われる。

1 検収および検収後の保存に関する手順　食品検収室における検収担当者においては,衛生害虫(人や家畜に対して害を与える昆虫やダニ類のこと),異物混入,腐敗,異臭等がないかどうかの検証を行うが,併せて「品名」「仕入元の名称および所在地」「生産者(製造または加工者を含む)の名称および所在地」「ロットが確認可能な情報(年月日表示またはロット番号)ならびに仕入れ年月日」を記録し,記録を取った帳簿は1年間保管する。検収時において異常品があった場合は,返品または使用を禁止することによって食の安全を確保する。

検収後の原材料は,保存検食目的において,食品ごとに50g程度ずつ清潔な容器(ビニール袋等)に入れ,-20℃以下の冷凍庫内で2週間以上保存する。保存検食確保上の注意点として,原材料を洗浄・殺菌等を行わず購入した状態で保存することである。それによって,事故等発生時における原因菌を究明するための検証に役立てることが可能となる。原材料は,専用の清潔なふた付き容器に入れ替え保存する。食材による適正保存温度は表6-18の通りである。

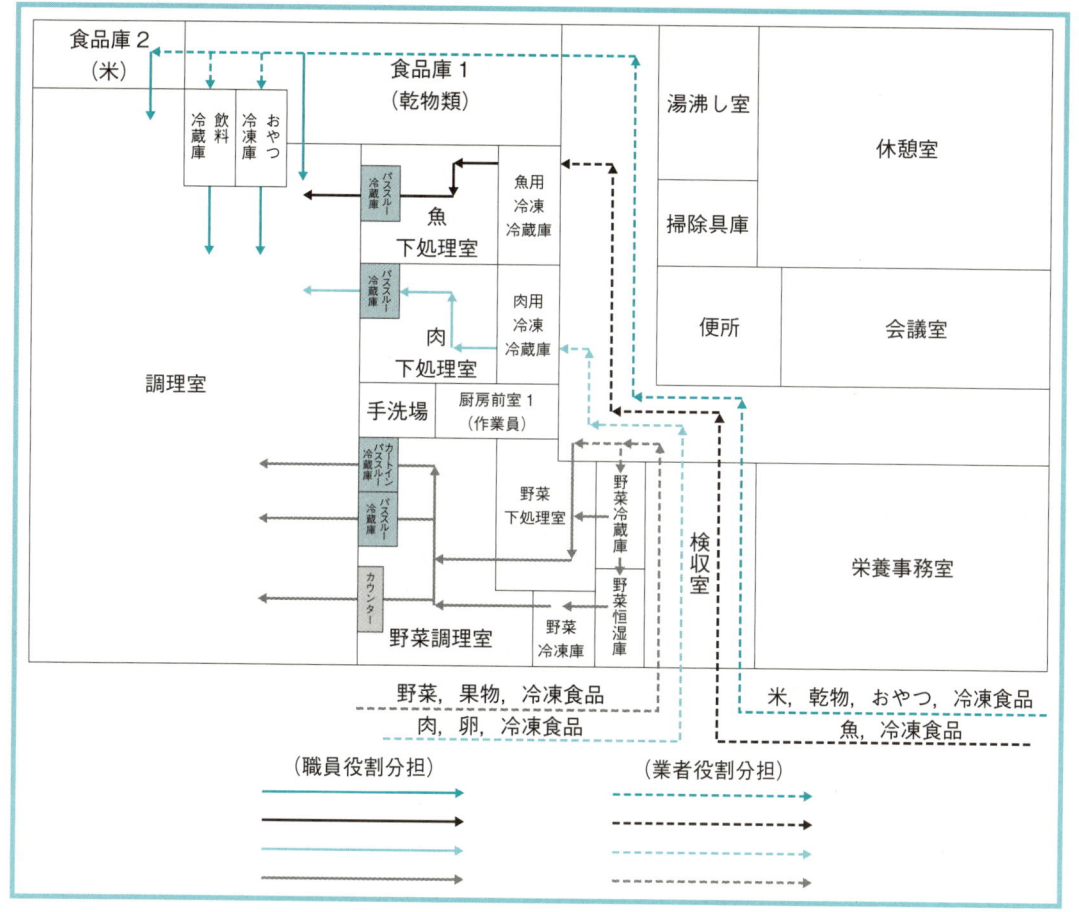

図6-6　食材の流れ

注）検収を終えた食材は，冷凍・冷蔵室・食品庫・米庫まで，業者の手により入庫される。
　　冷凍・冷蔵設備内の食材は，入庫管理の徹底により比較的少なめにする。整理整頓も徹底する。

２　下処理時に関する手順　すべての下処理作業は，二次感染防止の観点から汚染作業区域内において確実に実施し，厨房内の非汚染作業区域を汚染しないようにする。なお，下処理作業時に使用する包丁，まな板等器具，容器については，用途別および食品別にそれぞれ専用のものを用意し，目的別に色分けするなど，混同を避けて使用することとする（**表6-19**）。

①野菜および果物について，加熱することなく提供する場合は，飲用に適した流水で十分洗浄し，必要に応じて200mg/Lの次亜塩素酸ナトリウム溶液に5分間（100mg/L溶液の場合は10分間）漬け込むことによって殺菌を行い，その後，流水において十分すすぎ洗いをしたものを使用する（p.226，◎参照）。

②魚介類および食肉類の下処理については，ほとんどの施設においてg指定の切り身での発注をしているのが現状であるが，施設内においてカットする場合は必ず，専用のまな板および包丁によって加工することとする。

　また，下味処理（塩，しょうゆ，みりん，みそなどに浸漬）およびフライ処理（小麦粉，パン粉，スライス，アーモンドなどをまぶす）を行う場合であっても，冷蔵庫内に放置することなく速やかに調理することが望ましい。

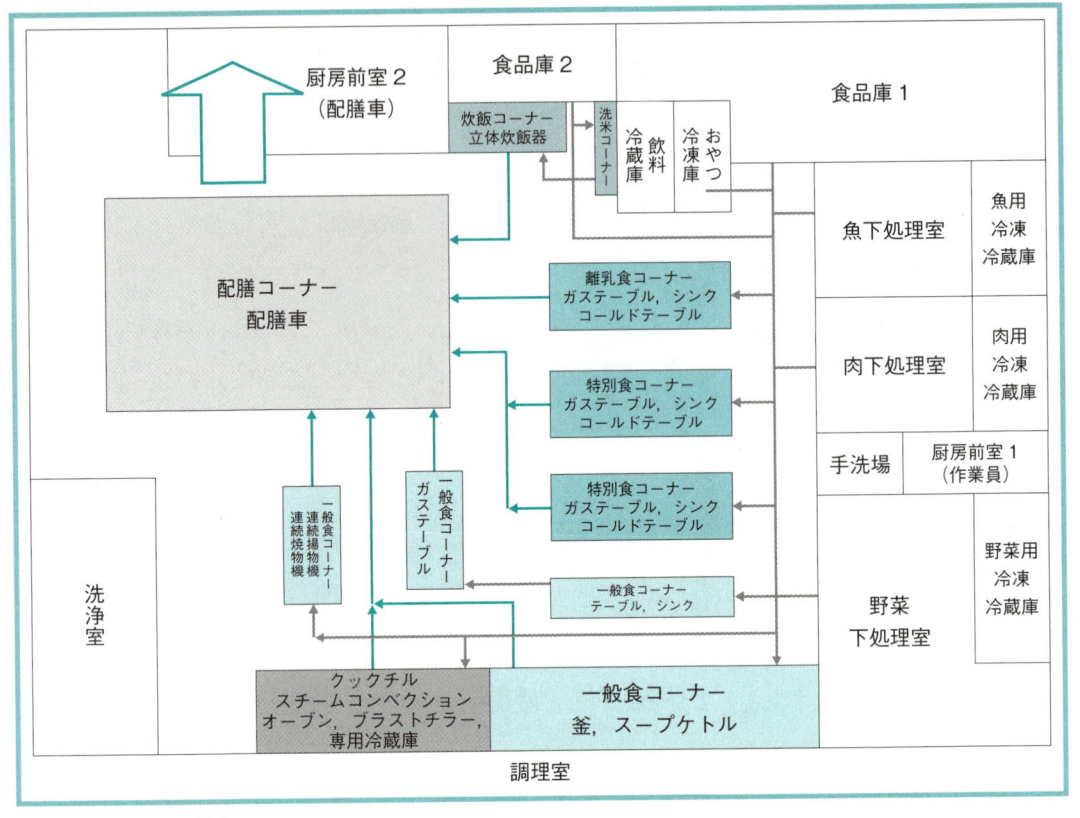

図 6-7　調理の流れ

[厨房レイアウト図]
- 厨房前室2（配膳車）
- 食品庫2：炊飯コーナー 立体炊飯器、洗米コーナー、飲料冷蔵庫、おやつ冷凍庫
- 食品庫1
- 魚下処理室／魚用冷凍冷蔵庫
- 肉下処理室／肉用冷凍冷蔵庫
- 手洗場／厨房前室1（作業員）
- 野菜下処理室／野菜用冷凍冷蔵庫
- 配膳コーナー　配膳車
- 離乳食コーナー　ガステーブル，シンク　コールドテーブル
- 特別食コーナー　ガステーブル，シンク　コールドテーブル
- 特別食コーナー　ガステーブル，シンク　コールドテーブル
- 一般食コーナー　連続揚物機　連続焼物機
- 一般食コーナー　ガステーブル
- 一般食コーナー　テーブル，シンク
- 一般食コーナー　釜，スープケトル
- クックチル　スチームコンベクションオーブン，ブラストチラー，専用冷蔵庫
- 洗浄室
- 調理室

表 6-18　食材による適正保存温度

食材料名	保管適正温度
野菜・果物	10℃前後（冷凍野菜は−15℃以下）
魚介類	10℃以下（冷凍魚介類は−15℃以下）
食肉類	5℃以下（冷凍食肉類は−15℃以下）

表 6-19　包丁・まな板の色分け使用区分

【下処理作業時】	ブルー	生食用
	レッド	加熱調理用
注）衛生区域では絶対使用しないこと。		
【調理用】	ブルー	サラダ・果物等用
	レッド	加熱調理済用
注）下処理区域では絶対使用しないこと。		

3 加熱調理に関する手順

- ●揚げ物　　食材を揚げ物として調理する場合，小さな鍋とフライヤーであっても揚げ油の設定温度に違いはない。特に，大量に揚げ物調理を実施する場合は，食材投入時の油温度の低下を十分考慮して，容器の選定を行う必要がある。

　　調理を開始した時間を記録した後，作業途中において中心温度（3点以上）を測定するが，この時点での温度は75℃以上をキープすること。また，その芯温すべて（3点以上）について記録し，その時点からさらに1分以上加熱を継続する。

- ●焼き物および蒸し物　　それぞれの使用機器における設定庫内温度を一定に確保し調理作業に移行するが，この場合にあっても調理開始時間の記録を行う。

　　温度の測定時においては，揚げ物に準じて実施するが，庫内温度が高いことを十分認識した上での安全確認後，機器の扉を開ける必要がある（熱風等による火傷に注意）。

- ●煮物および炒め物　　調理に伴う手順の原則において，食材として野菜類のほかに食肉類を使用する場合は，食肉類の加熱調理を優先して行うようにする。また，冷凍品（食肉類，魚介類，野菜類）を使用する場合にあっては，十分解凍してから調理するようにする。

　・生もの解凍のコツ
　　①時間的余裕をもたせて，冷蔵庫内で解凍すること。
　　②可能であれば，できるだけ低温（0～2℃）での解凍がよい。
　　③家庭では，5℃前後が望ましい。
　　④ゆっくり解凍することによって，ドリップの流出を少なくでき，戻し過ぎも避けることができる。

4 盛り付けに関する手順

非加熱で供される食品については，下処理後は速やかに調理に移行し，盛り付けを行うが，温度管理に十分配慮（10℃以下）して行う。

また，加熱調理後しばらく保管しておく場合については，食品の病原菌の増殖を抑制するために，温蔵庫等によって65℃以上で保管することが必要である。なお，この場合，食缶やバット等へ移し替えた時刻を記録することによって，調理移行後における経過時間を確認することができる。

食種ごとの盛り付けは献立表に基づき適宜行うが，医療機関における食事に求められる要素として，精度管理が挙げられることから，指定規格外の盛り付け等および誤配膳にはくれぐれも注意が必要である。

ｂ　食器の下膳・洗浄・消毒殺菌・保管

食事提供に伴う食器等の一般的サイクル（ディスポーザブルの食器は除く）として，患者が喫食した後の食器回収および衛生管理に配慮した洗浄・消毒殺菌など，衛生的取り扱い管理が必要となる。また，使用した食器の洗浄・消毒殺菌後は，次回，衛生的に使用するための熱風消毒保管庫等による管理が必要となり，衛生面に十分配慮することが重要である。

下膳時において，特に注意を要する点としては，喫食量の確認である。栄養部門担当者が直接喫食量を調査し記録するケースと，看護部門によるケアフローとしての食事情報（残食量・喫食量）を参考にするケースがあるが，栄養部門にとって患者の栄養管理を図る上で喫食状況観察は特に有効な情報となっている。

また，下膳作業に関しては，感染防止の関係から，食事の配膳を目的とした配膳車と食器等回収を目的とした下膳車を区別して使用することとし，廃棄物（返却された残渣等）の管理は以下のように取り扱うようにする。

①廃棄物容器は，汚臭，汚液がもれないように管理し，作業終了後は速やかに清掃すること。
②返却された残渣は，非汚染作業区域に持ち込まないこと。
③廃棄物は適宜集積場に搬出し，洗浄室等作業場に放置しないこと。
④廃棄物集積場は，廃棄物の搬出後清掃を徹底するなど，周囲の環境に悪影響を及ぼさないよう管理すること。

参考文献
・大量調理施設衛生管理マニュアル（平成9年3月24日衛食第85号）
・国立病院機構本部企画経営部：国立病院機構病院経営診断指標（平成17年度）
・㈳日本栄養士会，㈳全国栄養士養成施設協会編：臨地・校外実習の実際―改正栄養士法の施行にあたって―2002年版（2002）
・鈴木久乃，太田和枝，定司哲夫編：給食マネジメント論（2004）第一出版

⓫ 院内感染について（MRSA等衛生管理対策）

●**特徴**　栄養管理室は入院患者への食事の提供，下膳後の食器の管理，残食の処理を行うので，患者への感染の直接の原因をつくる可能性がある。そのため，衛生管理には特に注意を要する部門である。

●**予防対策**　基本的には，入院時食事療養の基準等に定める食品衛生「食事療養に伴う衛生」は，医療法（昭和23年7月30日法律第205号）および同法施行規則（昭和23年厚生省令第50号）の基準ならびに食品衛生法（昭和22年法律第233号）に定める基準以上のものである。

1 健康管理

①職員は，職場の定期健康診断に加えて，定期的に細菌検査（検便）を実施する。細菌検査で病原菌が陽性の者は，陰性化するまで給食業務に従事しない。その他，下痢，吐き気等の消化器症状を有する者や手指に外傷を有する者は，職場管理者を通じて施設の責任ある医師（健康管理医）の診察を受け，その指示に従う（消化器症状を疑う者や，手指の感染を有する者は，それぞれ改善するまで業務を停止する）。
②調理室および調理機器の拭き取り検査（通知に基づく）を実施する。
③食品納入業者には，定期的に細菌検査（検便）の結果を提出させ，陽性者のいないことを職場管理者が確認する。

2 衛生管理

①調理室の出入りは，担当職員以外は禁止する。
②職員は出入りに際して，手洗い（p.199の表6-12）を励行する。手洗いの場所は調理用とは別に設け，水栓は手以外で操作できることが望ましい。手洗い後の手指の拭き取りは，ディスポーザブルのペーパータオルやエアタオルの使用が望ましい。
③調理室内は専用の履き物を用い，出入り口で履き替える。
④清潔区域と不潔区域を明確に区別する。厨芥等の廃棄するものは専用の容器を用い，調理台より

離して設置する。

⑤調理室内で作業をする者は，帽子，マスク，ガウン（または専用の上下揃いの白衣）を着用する。

⑥調理台，調理室の清掃は各食調理後に行う。調理室内で掃除機を使用する場合は，無菌室対応の機器を用いる。

⑦調理器具などの器材は，使用後に洗浄し消毒する。食器の保管は専用のものを使用し，食器以外の物品を入れない。

⑧調理室および付属の諸室（倉庫，事務室，休憩室等）は，昆虫等の小動物の駆除を定期的に行う。

⑨トイレは調理職員専用とし，部外者の使用を禁ずる。

3 MRSA対策　　上記の対策を励行すれば，調理を担当する職員がMRSA保菌者でも感染源となる可能性は低いと考えられる。ただし，多くの保菌者では鼻咽喉にMRSAが存在しており，鼻孔周辺を触れた手指がMRSAを媒介すると考えられるので，特にマスク着用と手洗いの励行は重要である。

MRSA陽性患者の食器は，通常の洗浄消毒にて十分であるとされている。

4 衛生管理規則　　「大規模食中毒対策等について」（平成9年3月24日付衛食第85号厚生省生活衛生局長通知）による「大量調理施設衛生管理マニュアル」衛生管理点検表において確認等を行う必要がある。さらに，院内に明文化した規則を設け，定期的な衛生管理上の検査・確認等を行う必要がある。院内感染対策委員会の管理監督の下で行われることが好ましい。

⓬ 災害発生時の対応

大規模災害発生時の対応については，罹災傷病者への対応（救助・搬送・収容等）が優先されるが，医療機関の指定（災害拠点病院等）状況によっては初動体制も違ってくることが予想される（参考として，災害拠点病院指定要件を後述する）。

栄養部門における備えとしては，患者および職員用等（看護学生等を含む）の非常食備蓄が必要となる（表6-21）。災害後方施設としての備蓄日数については，概ね3日間程度が必要となる。

●**備蓄日数**　　平成7年度厚生科学研究（健康政策調査研究事業）における「阪神・淡路大震災を契機とした災害医療体制のあり方に関する研究会」について，平成8年4月に報告書が提出された。この報告書を基に，「災害時における初期救急医療体制の充実強化について」（平成8年5月10日健政発第451号厚生省健康政策局長から各都道府県知事，各政令市市長，各特別区区長宛）が通知された。その文中において，発災時の初期救急段階（発災後概ね3日間）の医療体制の充実強化の観点から，非常時食の備蓄日数においても3日間が考えられるが，各施設において地域・近隣の状況をふまえ，備蓄日数を検討されることが望まれるとされている。以下は，報告書の抜粋である。

「第3　広域災害に対する備え　4　医薬品，食料及び水等の備蓄　(1)災害発生後の（中略）病院内で行われる医療活動に必要となる最低限（3日間）の備蓄を行うこと。」

また，保有日数見直しの背景として，次のことが挙げられる。

表 6-21 非常時食の一例

【1. 献立例】

	朝　食		昼　食		夕　食	
1日目	パン缶 ポテトツナサラダ みかん缶 ミネラルウォーター500mL	1缶 1缶 1缶 1本	α米白飯 肉すき焼き かぼちゃいとこ煮	1/50袋 1缶 1缶	α米五目ご飯 さばみそ煮 たたきごぼう	1/50袋 1缶 1缶
2日目	パン缶 シーチキン 黄桃缶 ミネラルウォーター500mL	1缶 1缶 1缶 1本	α米わかめご飯 やきとり むらさき花豆	1/50袋 1缶 1缶	α米赤飯 いわし団子煮 さといもいか風味	1/50袋 1缶 1缶
3日目	パン缶 ポテトコーンサラダ みかん缶 ミネラルウォーター500mL	1缶 1缶 1缶 1本	α米白飯 魚肉野菜煮 卵の花炒り	1/50袋 1缶 1缶	α米五目ご飯 さんま蒲焼き 切干し大根煮	1/50袋 1缶 1缶

【2. 上記以外の備蓄食品と賞味期限】

	備蓄食品	賞味期限
主食類	α米山菜おこわ，α米小豆おこわ（5kg） 梅がゆ，白がゆ（100g）	5年
主菜類	いわし蒲焼き60g，五目豆70g，赤貝煮付け40g， さんま甘露煮50g，ビーフシチュー200g，ビーフカレー200g	3年
副菜類	たけのこかか煮55g，肉じゃが50g，ひじき油揚げ煮付け65g， きんぴらごぼう45g，豚汁セット，けんちん汁セット，カレーライスセット	2年半〜3年
その他	ミネラルウォーター	3年または5年

【3. アルファ米の調理例】

α米「ご飯」 （容器，割り箸，しゃもじ付き）	お湯または水を1袋（50人分）に付き8L入れ，30分（水の場合60分）蒸らし，備え付けの容器に盛り提供する。
α米「おかゆ」 （スプーン付き）	各病棟に運搬した後，袋を開け，お湯または水を内側注水線まで注ぎ，30分（水の場合60分）蒸らし，袋のまま提供する。

【4．献立例による栄養価・価格・賞味期限について】

		食品名	1人当たり量(g)	栄養量 エネルギー(kcal)	栄養量 たんぱく質(g)	価格(円)	賞味期限
1日目	朝食	パン缶	90	344	7.0	250	3年
		ポテトツナサラダ	130	264	5.2	165	3年
		みかん缶	290	77	0.9	140	3年
		ミネラルウォーター	500	0	0	140	5年
	昼食	α米白飯	100	383	6.4	174	5年
		肉すき焼き	60	62	7.8	100	3年
		かぼちゃいとこ煮	60	52	1.9	195	3年
	夕食	α米五目ご飯	100	391	7.2	222	5年
		さばみそ煮	100	174	13.0	144	3年
		たたきごぼう	55	74	1.9	195	3年
		合計	1,485	1,821	51.3	1,725	
2日目	朝食	パン缶	90	344	7.0	250	3年
		シーチキン	80	78	14.6	119	3年
		黄桃缶	290	99	0.5	196	3年
		ミネラルウォーター	500	0	0	140	5年
	昼食	α米わかめご飯	100	355	6.7	206	5年
		やきとり	70	137	14.9	100	3年
		むらさき花豆	70	129	3.2	195	3年
	夕食	α米赤飯	100	360	8.3	222	5年
		いわし団子煮	65	104	10.9	195	3年
		さといもいか風味	70	60	2.7	195	3年
		合計	1,435	1,666	68.8	1,818	
3日目	朝食	パン缶	90	344	7.0	250	3年
		ポテトコーンサラダ	130	239	3.7	165	3年
		みかん缶	290	77	0.9	140	3年
		ミネラルウォーター	500	0	0	140	5年
	昼食	α米白飯	100	383	6.4	174	5年
		魚肉野菜煮	150	94	6.3	128	3年
		卯の花炒り	65	67	3.1	195	3年
	夕食	α米五目ご飯	100	391	7.2	222	5年
		さんま蒲焼き	100	180	13.9	123	3年
		切干し大根煮	65	81	3.0	195	3年
		合計	1,590	1,856	51.5	1,732	
		平均	1,503	1,781	57.2	1,758	

①食品保存技術の向上

　　近年，レトルト食品，冷凍食品，長期保存食品など，食品の保存技術や加工技術が進歩し，至急の依頼（用立て）にも対応できるようになってきている状況にあること。また，被災発生から2日間が最も混乱する時期であり，予備を含め3日分の備蓄食品の確保があれば，現在の社会基盤では広域災害に対応可能と考えられること。

②経費面の配慮

・備蓄品は，ある程度の長期保存が可能な食品であり，かつ災害時に配食しやすい食品が求められていることから，個々の備蓄食品は個別容器等を使用するなどによって，比較的割高なものとなってしまうこと。

・賞味期限内に備蓄食品の更新を行う必要があること（通常の賞味期限は，2年半～5年）。

・備蓄食品を7日分保存することは，賞味期限を考慮すると年間2日分程度の更新経費が必要となるため，食料費の単価設定を行う際には，あらかじめ更新経費に配慮した単価設定となること。

・備蓄食品の更新によって，その食品は入院患者の食材の一部として食事に使用するが，それには3日分の備蓄が限度と考えられること。

③阪神淡路大震災の事例

・災害時において一時的混乱はあったが，救援・復旧・回復は格段に早期化している。また，阪神淡路大震災以降においては，国民のボランティア活動が活発化し，人的，物的支援が確保しやすい状況にあった。

・兵庫県から岡山県の衛生局を通して，弁当業者に依頼を行ったところ，震災翌日の午前8時過ぎには9,000食が自衛隊ヘリコプターで被災地に届けられ，その後も配送が継続された。

　　したがって，広域災害拠点病院において，3日間の備蓄食品を備える必要があることから，一般医療機関においても同程度の日数が妥当であると考えられる。

　なお，各自治体によって保有日数に関する考え方に多少の温度差はあるかと思われるが，某自治体担当者の回答を以下に示すので，参考にされたい。

　「指定病院の規模によって相当施設間格差があるので，特に指定はしていないが，過去の事例から広域災害であっても，各施設が備蓄食品3日分を保有することによって，初期救急段階はしのげるものと考えている。なお，備蓄には，患者分とは別に職員分の備蓄食品の確保についてお願いしたい。」

●災害拠点病院指定要件　「災害時における初期救急医療体制の充実強化について」（平成8年5月10日付健康政策局長から都道府県知事宛）より抜粋する。

1．災害拠点病院として，下記の運営が可能なものであること。

（1）災害拠点病院においては，24時間緊急対応し，災害発生時に被災地内の傷病等の受入れ及び搬出を行うことが可能な体制を有すること。

（2）災害拠点病院は，災害発生時に，被災地からの傷病者の受入れ拠点にもなること。すなわち，「広域災害・救急医療情報システム」が未整備又は機能していない場合には，被災地から重症傷病者のとりあえずの搬送先として傷病者を受け入れること。また，例えば，被災

地の災害拠点病院と被災地外の災害拠点病院とのヘリコプターによる傷病者，医療物資等のピストン輸送を行える機能を有していること。

（3）災害発生時における消防機関（緊急消防援助隊）と連携した医療救護班の派遣体制があること。

（4）ヘリコプター搬送の際には，同乗する医師を派遣できることが望ましいこと。

2．施設及び設備

（1）医療関係

　ア．施設

　　病棟（病室，ICU等），診療棟（診察室，検査室，レントゲン室，手術室，人工透析室等）等救急診療に必要な部門を設けるとともに，災害時における患者の多数発生時（入院患者については通常時の2倍，外来患者については通常時の5倍程度を想定）に対応可能なスペース及び簡易ベッド等の備蓄スペースを有することが望ましいこと。

　　また，施設は耐震構造を有するとともに，水，電気等のライフラインの維持機能を有すること。

　　基幹災害医療センターについては，災害医療の研修に必要な研修室を有すること。

　イ．設備

　　災害拠点病院として，下記の診療設備等を原則として有すること。

　　（ア）広域災害・救急医療情報システムの端末

　　（イ）多発外傷，挫滅症候群，広範囲熱傷等の災害時に多発する重篤救急患者の救命医療を行うために必要な診療設備

　　（ウ）患者の多発発生時用の簡易ベッド

　　（エ）被災地における自己完結型の医療救護に対応できる携帯式の応急用医療資器材，応急用医薬品，テント，発電機，飲料水，食料，生活用品等

　　（オ）トリアージ・タッグ（図6-8）

（2）搬送関係

　ア．施設

　　原則として，病院敷地内にヘリコプターの離着陸場を有すること。やむなく病院敷地内に離発着場の確保が困難な場合は，必要に応じて都道府県の協力を得て，病院近接地に非常時に使用可能な離着陸場を確保するとともに，患者搬送用の緊急車輌を有すること。

　　なお，ヘリコプターの離着陸場については，ヘリコプター運航会社等のコンサルタントを受ける等により，少なくとも航空法による飛行場外離着陸場の基準を満たすこと。また，飛行場外離着陸場は近隣に建物が建設されること等により利用が不可能となることがあることから，航空法による非公共用ヘリポートがより望ましいこと。

　イ．設備

　　医療救護チームの派遣に必要な緊急車輌を原則として有すること。その車輌には，応急用医療資器材，テント，発電機，飲料水，食料，生活用品等の搭載が可能であること。

3．その他

　　指定要件を満たさなくなった場合には，指定の解除を行うこと。

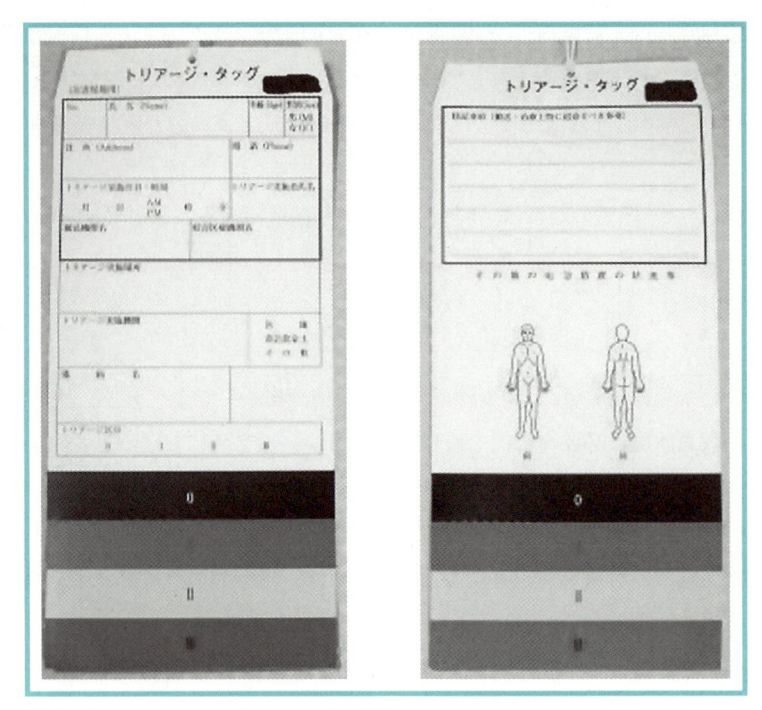

図6-8 トリアージ・タッグ（例）

注）トリアージとは，災害発生時などで，傷病者の緊急度と重症度に応じて適切な処置・搬送を行うために，優先順位を決定すること。トリアージ・タッグとは，トリアージの際に用いる識別票のことで，傷病者の右手首などにタッグを巻き，被災地等で治療を受ける際の重要な情報となる。トリアージ区分による優先度は，Ⅰ（識別色　赤）：重症群，Ⅱ（黄）：中等症群，Ⅲ（緑）：軽症群，0（黒）：死亡群の順。

第7章 監査指導

❶ 医療監視

　医療監視とは，医療法第25条第1項の規定に基づく立ち入り検査のことである。「病院が医療法及び関連法令により規定された人員及び構造設備を有し，かつ，適正な管理を行っているか否かについて検査することにより，病院を科学的かつ適正な医療を行う場に相応しいものとすること。」を目的として実施している。

　また，検査対象施設および実施時期については，医療法に基づくすべての病院を対象とし，原則として年1回実施するものである。

　医療監視の具体的実施は，事前に提出を求められる第1表の施設表（施設名，開設年月日，地域医療支援病院の承認年月日，所在地，管理者氏名，開設者，許可病床数および1日平均入院患者数，病床区分の届出，診療科名等。省）および第2表の検査表（検査基準に基づき，被検査施設の該当する対象項目ごとの判定欄に適・否を「○」「×」の記号で記載し，該当しない項目には「―」の記号で記入する等。省）に基づき実施される。

　医療監視の受審に向けて，事前に必要とする帳票および設備の設置状況等を確認しておくことが必要であるが，常日頃からの帳票整理や施設基準に基づく環境を整えておく習慣も重要である。

- **栄養部門に関連した事項（例）**
  - 設備概要：給食施設の概念としては，入院患者のすべてに給食することができる施設をいうこと。また，食堂の「室・床数等」欄には，療養病床の許可を受けた病院について，当該病床に係る食堂の面積を記入すること。
  - 業務委託：業務委託とは，医療機関の行う業務の一部を外部の専門業者に委託する場合をいい，該当の有・無を記入すること。
  - 従業員数：管理栄養士および栄養士について，常勤・非常勤の区分ごとに記入すること。
- **施設に対する指導**　　監視結果において不適合事項が発覚した場合は，当該医療開設者または管理者に対して当該事実を通知するとともに，当該病院開設者または管理者に改善計画書の提出を求めることも含め，改善のために必要な指導を行うことがある。例として，ノロウイルス対策衛生管理による立ち入り検査について，**表7-1**に示す。
- **根拠法令：医療法第25条第1項**　　都道府県知事，保健所を設置する市の市長又は特別区の区長は，必要があると認めるときは，病院，診療所若しくは助産所の開設者若しくは管理者に対し，必要な報告を命じ，又は当該職員に，病院，診療所若しくは助産所に立ち入り，その有する人員若しくは清潔保持の状況，構造設備若しくは診療録，助産録，帳簿書類その他の物件を検査させることができる。

表7-1 ノロウイルス対策衛生管理による立ち入り検査（例）

平成○○年12月○日（金）　　監査人［○○保健所主査］
　　9：30～10：00　　対応者［○○栄養管理室長・○○主任栄養士・受託責任者○○○○（○○○○㈱）］
　　○○○○医療センター

検査事項	検査（聴取）内容	回答（説明）内容	指摘事項
衛生管理について	トイレのドアノブの消毒は何を使用していますか。	アルコールです。	アルコールによる消毒ではノロウイルスに対しての滅菌効果はないため，次亜塩素酸ナトリウムでの消毒にして下さい。
	最近のノロウイルスによる事故は，食中毒ではなく，感染によるものが多くなっており，今年度は，例年にない広がりをみています。事故の6～7割は人間が感染源となっていますので，用便後の手指の衛生管理は徹底して下さい。	はい。	特になし。
	二枚貝を使用した料理はありますか。	ありません。	特になし。
給食管理について	加熱調理の際の温度は記録していますか。	はい。（記録用紙を提示）	特になし。
	調理から患者さんへの食事提供までかかる時間はどのくらいですか。	2時間です。	特になし。
衛生教育について	調理職員への衛生教育は週1回程度行っていますか。	毎日行っている昼礼で啓蒙しています。	特になし。
	調理職員の外部研修（院外での研修）は行っていますか。	会社（○○○○㈱）で一括して行っています。	特になし。
	その頻度はどの程度ですか。	通常は2～3か月に1回ですが，特に食中毒が発生しやすい季節は月に1～2回実施しています。	特になし。
業務管理について	腹痛，吐き気，嘔吐，発熱などの症状がある場合は，必ず自己申告するようにして下さい。また，職員と受託業者のコミュニケーションが悪いと，自己申告が困難となり，感染症が生じてしまった事例もあります。自己申告しやすい環境づくりも大切だと思います。	はい。	特になし。
	健康管理の点検表はありますか。	はい。（健康管理点検表提示）	特になし。
食中毒事故について	食中毒発生時の連絡体制はどのようになっていますか。	病院での体制はこの通りです（マニュアル提示）。○○○○㈱では，社員用連絡網があります。	特になし。
	食中毒事故発生の場合の代替はどのようになっていますか。	職員用レストランを請け負っている○○㈱と病院，○○○○㈱間で，食中毒事故発生時の代替契約をしています（覚書を提示）。	特になし。
栄養管理室内視察	職員用トイレを見せて下さい。	（トイレ視察）	特になし。
	ドアノブの消毒は，塩素性のものを噴霧し，拭き取るのが理想です。しかし，さびを生じる可能性があるので取り扱いは注意して下さい。	はい。	
その他	基本的なことになりますが，正しい手洗いの励行をお願いします（パンフレット提示）。	はい。	特になし。
	消毒用の次亜塩素酸ナトリウムの希釈は正しく行って下さい。次亜塩素酸ナトリウムは，アルコールのように希釈により効果が減少するのではなく，むしろ正しい希釈でその効果を発揮します（0.02％）。（その他，パンフレットによる説明）	はい。	

❷ 経営監査指導

経営の適正化を図る観点から，さまざまな経営診断指標を基に指導が実施されている。以下に，主な診断指標および計算式等について紹介する。

1 収益性指標

・医業収支率＝（医業収益÷医業費用）×100

医療活動に要する費用とその成果の割合を示すもので，この比率が高いほど経営効率に優れ，経営状態がよいことを示す。費用に支払利息を含まないため，黒字経営の目安としては103％以上と考えられる。

・経営収支率＝（経営収益÷経常費用）×100

経営的に得られる収益と発生する費用との割合を示すもので，この比率が高いほど経営効率に優れ，経営状態がよいことを示す。黒字経営を行う目安としては，この指標が100％以上になることである。

2 効率性指標

・人件費率＝（給与費÷医業収益）×100

医業収益に対する人件費の割合を示すもので，職種別人員，賃金ベース，平均年齢等からその適否を判断する。

・委託比率＝（委託費÷医業収益）×100

医業収益に対する委託費の割合を示すもので，人件費と併せて判断する必要がある。委託費は医業収益の増減により変動する契約方法（変動費へのシフト）が望ましい。また，人件費と委託費を合算して55％未満となることが望ましい。

・材料費率＝（材料費÷医業収益）×100

医業収益に対する材料費の割合を示すもので，材料の購入，保管，補給，使用の効率的な管理により，この比率の低減化を図ることが望ましい。特に診療報酬に反映されない医療用消耗品費等の使用・管理については，慎重に行う必要がある。

3 生産性指標

・職員1人当たり医業収益＝医業収益÷年間平均職員数

職員1人がどれくらい収益を上げているかを表し，労働効率の良否を測る尺度として用いられる。病院の種類，規模等によって異なるが，職員1人当たりの年間給与費との比率分析も必要である。

・職員1人1日当たりの入院患者数＝1日平均在院患者数÷年間平均職員数

職員1人が1日に何人の患者を取り扱ったのかを表すもので，職員の労働効率を示している。また，病院経営の観点からは，患者1人当たりの診療収益と併せて，職員1人がどれだけの収益を上げているかを見ていくことが必要である。

・新入院患者率＝（年間延新入院患者数÷年間延入院患者数）×100

入院患者に対する新入院患者の割合を示したもので，安定した患者の確保を図るには，新入院患者の動向に常に気を配る必要がある。

・医療用器械備品回転率＝医業収益÷医療用器械備品有形固定資産額（リース含む）

医療用器械備品額に対する医業収益への利用度を示すもので，医療用器械備品の使用効率が

上がり，収益が増加することによって高まる。この指標が高いほど器械の利用効率が高いといえる。

- 建物回転率＝経常収益÷（建物＋建物附属設備＋構築物）

　建物の利用度を示す指標である。総資本回転率に比べて，事業規模に対する設備投資額の妥当性や施設老朽化の状況をより端的に示す。ただし，負債額を反映した指標にはならない。

4 健全性指標

- 流動比率＝（流動資産÷流動負債）×100

　流動負債（1年以内に支払う負債）の支払能力，つまり，短期的な資金繰りの健全性を示す。この比率が高いほどよいとされるが，120％あればまずは健全といえる。

- 棚卸回転日数＝棚卸試算÷（医業収益÷暦日数）

　医業収益の何日分の在庫があるかを示し，他の病院と比較して長い場合は，在庫管理を検討する必用がある。

5 成長性指標

- 医業収支率の伸び＝当期医業収支率－前期医業収支率
- 経常収支率の伸び＝当期経常収支率－前期経常収支率
- 医業収益成長率＝｛（当期医業収益－前期医業収益）÷前期医業収益｝×100
- 経常収益成長率＝｛（当期経常収益－前期経常収益）÷前期経常収益｝×100

　前年度の実績に対して，当年度の実績がどの程度伸びているのかを示す指標である。これらの指標は，プラスになっていることが望ましい。前年度対比の伸びだけでなく，収益が成長しているにもかかわらず収支率が伸びていない場合は，費用（給与費，材料費，委託費等）を分析すると読み取ることもできる。また，診療科別に検討することによって，どこに経営資源・医療資源（ヒト・モノ）を投資すべきかの判断材料にできる。

❸ 会計検査院実地検査（国立病院の場合）

　会計検査院の歴史は，明治2年太政官（内閣の前身）のうちの会計官（財務省の前身）の1部局として設けられた監督司を前身としている。その後，検査寮，検査局と名称の変遷を経て，明治13年太政官に直属する財政監督機関として誕生した組織である。昭和22年日本国憲法が制定されたことに伴い，現行の会計検査院法が公布施行され，①天皇直属でなくなり，内閣に対する独立性が強化され，国会との関係が緊密になったこと，②検査の対象が拡充されたこと，③検査の効果をただちに行政に反映させる方法が定められたことなど，大幅な改革と強化が行われた。

　また，会計検査院による検査の目的については，適正な会計経理が行われるよう常時会計検査を行い，会計経理を監督することになっている。なお，検査の結果により国の決算を確認するという職責も負っている。

　検査実施に伴う根拠法令については，日本国憲法第90条「国の収入支出の決算は，すべて毎年会計検査院がこれを検査し，内閣は，次の年度に，その検査報告とともに，これを国会に提出しなければならない。会計検査院の組織及び権限は，法律でこれを定める。」となっている。

　会計検査院が必ず検査しなければならない事項（必要的検査対象）としては，①国の毎月の収入支出，②国の所有する現金および物品ならびに国有財産の受払，③国の債権の得喪，国債その他の債務の増減，④日本銀行が国のために取り扱う現金・貴金属・有価証券の受払，⑤国が資本金の2分の1

表7-2 栄養部門における具体的な会計検査院実地検査内容（例）

検査事項	検査（聴取）内容	回答（説明）内容
業務委託について（書類検査）	前年度と比較して，増えた業務はありますか。	調乳業務が増えています。
	今までは病院職員が行っていたのですか。	看護助手が行っていました。
	予定価格について，必要人員と時間はどのように積算しましたか。	必要人員については，食事を開始する時間から各作業時間を決定し，その作業に対する最小限の必要人員を積算しました。また，作業時間については，実際の業務内容から積算しました。
院内巡視について	調理師数は何名ですか。	職員数13名です。
	中央配膳を行っていますか。	3個病棟のみ行っています。
	全病棟に行わない理由は何ですか。	厨房スペースが不足しているからです。
	栄養士数は何名ですか。	2名です。
	選択メニューは行っていますか。	選択メニュー加算は算定できませんが，継続して実施しています。
	実施は週何回ですか。	週1回です。
	調理師の平均年齢は何歳ですか。	40歳程度です。

以上を出資している法人の会計（該当法人236），⑥法律により特に会計検査院の検査に付するものと定められた会計（日本放送協会）が挙げられている。

医療機関における経理全般に関わる検査であり，通常連続する3日間において検査が実施され，副長1名および調査官3名の計4名で行われる。栄養部門に関する具体的検査内容（例）については，表7-2の通りである。

❹ 病院給食施設栄養管理状況報告（保健所）

1 特定給食施設の現状調査表

・根拠法令：健康増進法第5章第1節第24条第1項

・提出先：保健所および保健センター

・提出頻度：1回／年

・参考：健康増進法（立入検査等）

第24条 都道府県知事は，第21条第1項又は第3項の規定による栄養管理の実施を確保するため必要があると認めるときは，特定給食施設の設置者若しくは管理者に対し，その業務に関し報告をさせ，又は栄養指導員に，当該施設に立ち入り，業務の状況若しくは帳簿，書類その他の物件を検査させ，若しくは関係者に質問させることができる。

2 栄養管理報告書（表7-3）

・根拠法令：健康増進法施行細則

・対象施設：特定給食施設（1回100食以上または1日250食以上）

※その他の給食施設についても，特定給食施設に準じてできるだけ提出することが望ましい。

・提出先：保健所および保健センター

・提出頻度：2回／年（5・11月）

表 7-3 栄養管理報告書例・記入要領（例）

栄養管理報告書（病院・介護施設等）

保健所長　殿

施 設 名
所 在 地
管理者名
電話番号

　　　年　　　月分

I　施設種類	II　1人1日平均食材料費及び食事区分別給食延べ数		III　定数及び1日平均利用者数	
1 病院 （入院時食事療養 I・II） 2 特別養護老人ホーム 3 介護老人保健施設 4 通所介護施設 5 その他高齢者施設	食材料費	円　□食材料費　□その他含	定数又は定員	床（人）
	給食延べ数（食）			
	一般食	常　食	（うち療養型病床群）	床
		その他		
	その他	療養食（特別食）	1日平均利用者数	人
		職員食・その他		
	合　計			

IV　給食従事者数					V　利用者の把握・調査
	施設側（人）		委託先（人）		年1回以上，施設が把握しているもの
	常勤	非常勤	常勤	非常勤	□性別　□年齢　□身体活動レベル □身長　□体重　□BMI　□血清アルブミン
管理栄養士					□生活習慣（給食以外の食事状況，運動・飲酒・喫煙習慣等） □その他（　　　　　　　　）
栄養士					年1回以上，施設が調査しているもの
調理師					□食事の摂取量把握（頻度　毎日・　回/月・　回/年）
調理作業員					□嗜好・満足度調査（頻度　　回/年）
事務職員等					□その他（　　　　　）（頻度　回/年）
合　計					

VI　給食の概要（※4,5については，療養型病床と介護施設のみ記入）	
1 給食の位置づけ	□治療効果　□利用者の生活の質の向上　□楽しい食事 □充分な栄養素の摂取　□その他（　　　）
1-2 給食の位置づけに対し給食が機能しているか	□十分機能している　□まだ十分ではない　□機能していない　□わからない
2 給食会議	□有（頻度：　　　回/年）　□無
2-2 有の場合	構成委員　□管理者　□管理栄養士・栄養士　□調理師　□給食利用者 □介護・看護担当者　□その他（　　　）
3 衛生管理	衛生管理マニュアルの活用　□有　□無 衛生点検表の活用　□有　□無
4 栄養ケア・マネジメントの実施※	□有（頻度：　回/年）（全員・一部）　□無
5 栄養補給法※	□経口栄養法（　人）　□経腸栄養法（　人）　□経口経腸栄養法（　人）

VII　栄養計画	
1 対象別に設定した給与栄養目標量の種類	□1種類のみ　□　　種類　□個別に作成
2 給与栄養目標量の設定日	□毎月設定　□3か月に1回設定　□その他（　　　）
3 給与栄養目標量と給与栄養量（最も提供数の多い給食に関して記入）（食種　□一般食　□その他（　　　））	

	エネルギー（kcal）	たんぱく質（g）	脂質（g）	カルシウム（mg）	鉄（mg）	ビタミン			食塩相当量（g）	食物繊維総量（g）	炭水化物エネルギー比（%）	脂肪エネルギー比（%）
						A(μg) RE当量	B₁(mg)	B₂(mg)	C(mg)				
給与栄養目標量													
給与栄養量（実際）													

4 給与栄養目標量と給与栄養量（実際）の比較	□実施している（　毎月　報告月のみ　）　□実施していない
5 給与栄養目標量に対する給与栄養量（実際）の内容確認及び評価	□実施している（　毎月　報告月のみ　）　□実施していない

VIII　情報提供		IX　栄養指導				
□栄養成分表示	□献立表の提供		実施内容	入院	外来	在宅訪問
□卓上メモ	□ポスターの掲示	個別	糖尿病			
□給食たより等の配布	□実物展示		高脂血症			
□給食時の訪問	□その他（　　　）		高血圧・心臓病			
X　施設の自己評価・改善したい内容等			その他			
			合　計			
		集団	実施内容	回数		延人数
			合　計			

XI　委託：有　無（有の場合は記入）		作成者	所属	
名称：			氏名	
電話　　　　FAX			電話　　　　FAX	
委託内容：献立作成　発注　調理　盛付　配膳　食器洗浄　その他（　　）			職種：管理栄養士　栄養士　調理師　その他（　　）	
			保健所記入欄	特定給食施設　その他の施設

第7章　監査指導

項　　目	記　入　方　法	記入に当たっての留意点
提出期日	管理者は，毎年5月および11月（以下「報告月」という）に，実施した給食について，この要領に基づいて報告月の翌月15日までに所轄保健所へ2部提出する。	
管理者名	管理者（委託給食の場合は，施設設置側の管理者）を記入する。	・管理者とは，給食部門の責任を有する者（例：病院長○○○○，事務長○○○○，施設長○○○○等）
Ⅰ　施設種類	該当する施設の種類を○で囲む。	・病院の場合は，入院時食事療養（Ⅰ）または（Ⅱ）のどちらか一方を○で囲む。 ・その他高齢者施設は，有料老人ホーム等の高齢者関係施設をいう。
Ⅱ　1人1日平均食材料費及び食事区分別給食延べ数	報告月における1か月間の平均食材料費を記入する。記入した費用が「食材料費のみ」か「その他のものを含む」か，あてはまる方にレ点をつける。	
給食延べ数	報告月に提供した給食延べ数を記入する。	・軟食，流動食は，その合計を一般食の「その他」の欄に記入する。 ・一般食以外のものは，すべて「特別食（療養食）」の欄に記入する。 ・職員および実習生に対する給食は，その合計を「職員食・その他」の欄に記入する。
Ⅲ　定数及び1日平均利用者数	許可病床数または入所および利用定員を記入する。再掲として療養型病床群を記入する。 　また，報告月の1日平均利用者数を記入する。	・特別養護老人ホーム，介護老人保健施設等については，入所定数を記入する。通所施設の場合は，デイケア定員を記入する。
Ⅳ　給食従事者数	施設において給食関係業務に従事している職員数を記入する。	・施設固有の職員は施設側の欄に，委託業者の職員は委託先に各職種ごとの従事職員数を記入する。 ・「管理栄養士，栄養士，調理師」は資格取得者とする。資格の無い者は，「調理作業員」として記入する。 ・臨時職員，パートについては，「非常勤」の欄に記入する。
Ⅴ　利用者の把握・調査		
利用者の把握	年1回以上把握している該当項目すべてにレ点をつける。	
利用者に関する把握・調査	年1回以上調査している項目にレ点をつける。頻度は○または数字で記入する。	・食事の摂取量は，利用者個人の食事量を把握し，記録している場合を指す。
Ⅵ　給食の概要		
1～5	1～3について，該当するものにレ点をつけ，頻度に○または数字を記入する。ただし，4，5については，療養型病床と介護施設のみ同様に記入する。 　栄養ケア・アセスメントについて，個人に行い介護保険のマネジメント加算をとっている場合，有にレ点をつけその頻度を記入し，対象に○を記入する。	・給食の位置付けは，施設が給食をどのように位置付けて運営しているか，あてはまる項目の□にレ点をつける。例示にない場合は，その他の（　）に記入する（複数選択可）。 ・給食会議とは，施設の給食の改善などについて，定期的に話し合う会議をいい，開催している場合は，頻度を記入し，構成委員については，あてはまるものすべてにレ点をつける。 ・栄養補給法について，経口栄養は，口から普通に食事を食べている場合，経腸栄養法は，非経口のもので，薬価で把握できないものを除いた人数を記入する。

項　　　目	記　入　方　法	記入に当たっての留意点
Ⅶ　栄養計画		
1　対象別に設定した給与栄養目標量の種類	病院・施設で設定している給与栄養目標量について，該当するものにレ点をつける。2種類以上の場合は数値を記入する。 　個別に作成し個別に提供している場合は，「個別に作成」にレ点をつける。	
2　給与栄養目標量の設定日	該当する項目にレ点をつける。該当する項目がない場合は，「その他」にレ点をつけ，その内容を記入する。	
3　給与栄養目標量と給与栄養量	給与栄養目標量と報告月の給与栄養量は，最も提供数の多い給食について，食種と1人1日当たりの栄養量を記入する。	・栄養量の数値については，日本食品標準成分表の数値の桁数に合わせる。算出の位取りは，表示の際の位取りより1つ小さい位で四捨五入すること。その他の数値は，整数値で記入する。
給与栄養量 (1)炭水化物エネルギー比	栄養計算で算出した総エネルギーに対する炭水化物エネルギーの割合を記入する。炭水化物エネルギーは，算出された炭水化物のグラム数に4をかける。	
(2)脂肪エネルギー比	栄養計算で算出した総エネルギーに対する脂肪エネルギーの割合を記入する。脂肪エネルギーは，算出された脂質のグラム数に9をかける。	
4　給与栄養目標量と給与栄養量（実際）の比較	給与栄養目標量と実際の給与栄養量の比較をしている場合は，「実施している」にレ点をつけ，実施している頻度を○で囲む。	
5　給与栄養目標量に対する給与栄養量（実際）の内容確認及び評価	給与栄養目標量に対する給与栄養量の内容確認および評価をしている場合は，「実施している」にレ点をつけ，実施している頻度を○で囲む。	
Ⅷ　情報提供	報告月に行った利用者や患者への情報提供について，該当する項目にレ点をつける。	・パネルの掲示は，「ポスターの掲示」に該当する。 ・リーフレットの配布は，「給食たより等の配布」に該当する。 ・給食時の訪問とは，給食時間に利用者を訪問し，栄養に関するアドバイスをした場合を指す。
Ⅸ　栄養指導	報告月に，管理栄養士または栄養士が，入院患者，外来患者および施設利用者や在宅患者に対して行った栄養指導のうち，個別指導については記載疾病別に件数を記入し，集団指導については実施した指導内容，回数および延べ人員を記入する。	・報告様式に病名のないものは，「その他」の欄にまとめて記入する。
Ⅹ　施設の自己評価・改善したい内容等	施設の給食について自己評価し，改善したい内容等を記入する。	
Ⅺ　委託	委託の有無について該当するものを○で囲む。 　何らかの業務を委託している場合は，委託先名称等を記入する。また，委託している業務内容について，該当するものを○で囲む。	
作成者	栄養管理報告書を作成した者の，所属・氏名を記入する。職種については，該当するものを○で囲む。	

第8章 病院栄養士の養成
―臨地・校外実習の対応―

❶ 栄養士法改正に伴う臨地・校外実習の基本的考え方

栄養士法は，昭和22年12月29日付法律第245号として公布された。各種生活習慣病の発症と進行を防ぐためには，生活習慣（特に食生活）の改善が重要な課題となっていることを踏まえ，傷病者に対する適切な指導を行うための高度な専門知識・技能が必要となることから，それら業務に対応できる管理栄養士を養成するための改正が行われた（平成12年4月27日付健医発776号公布）。

1 法律改正内容（抜粋）

（1）管理栄養士の定義については，厚生労働大臣の免許を受け，管理栄養士の名称を用いて，①傷病者に対する療養のため必要な栄養の指導，②個人の身体の状況，栄養状態等に応じた高度の専門的知識および技術を要する健康の保持増進のための栄養の指導，③特定多数人に対して継続的に食事を供給する施設における利用者の身体の状況，栄養状態，利用の状況等に応じた特別の配慮を必要とする給食管理，④これらの施設に対する栄養改善上必要な指導等を行うことを業とする者をいうこと。

（2）管理栄養士が行う「複雑又は困難」な業務の例示として，「傷病者に対する療養のため必要な栄養の指導」等の栄養に関する指導の業務を位置付けること。この場合，管理栄養士が傷病者に対する療養のため必要な栄養の指導を行うにあたっては，主治の医師の指導を受けること。

（3）管理栄養士の資格を「登録制」から「免許制」にすること。

（4）管理栄養士国家試験の受験資格を見直し，専門知識や技能の一層の高度化を図ること。

2 養成施設におけるカリキュラム改正

平成13年2月5日付，厚生労働省健康局総務課生活習慣病対策室より，「管理栄養士・栄養士養成施設カリキュラム等に関する検討会報告書」が公表され，カリキュラム改正の基本的考え方が示された。

検討会における基本的考え方については，高度な専門的知識および技術をもった資質の高い管理栄養士の養成を基本的視点とし，以下の点に留意しながら検討された。

①管理栄養士として必要な知識および技術が系統的に修得でき，養成施設がカリキュラム編成に積極的に取り組めるよう，カリキュラムの体系化を図る。

②臨床栄養を中心とした専門分野の教育内容の充実，演習や実習の充実強化を図る。

③専門分野の教育内容の充実強化に対応できるよう，教員に関する事項を見直すとともに，施設・設備の見直しを行う。

・管理栄養士養成施設カリキュラム改正の基本的考え方，教育内容および目標について

管理栄養士養成施設カリキュラムの改正にあたっては，①管理栄養士が果たすべき多様な専門領域に関する基本となる能力を養うこと，②管理栄養士に必要とされる知識，技能，態度および考え方の総合的能力を養うこと，③チーム医療の重要性を理解し，他職種や患者とのコミ

ュニケーションを円滑に進める能力を養うこと，④公衆衛生を理解し，保健・医療・福祉・介護システムの中で，栄養・給食関連サービスのマネジメントを行うことができる能力を養うこと，⑤健康の保持増進，疾病の一次，二次，三次予防のための栄養指導を行う能力を養うことを基本的な考え方とした。

・栄養士養成施設カリキュラム改正の基本的考え方，教育内容および目標について

　栄養士養成施設カリキュラムの改正にあたっては，①栄養士が果たすべき専門領域に関する基本となる能力を養うこと，②栄養士に必要とされる知識，技能，態度および考え方の総合的能力を養うこと，③栄養の指導や給食の運営を行うために必要な能力を養うことを基本的考え方とした。

❷ 実習目的

臨地実習・校外実習における実習目的については，以下の通りである。

1 管理栄養士養成施設における臨地実習の目的

カリキュラム改正に基づく基本的考え方に準じて，各種能力を養うことを目的とするが，可能な範囲において実習施設管理栄養士の日常業務に密着して行動することが望ましい。そのことによって，業務の流れを理解することができ，また，指導者による補足説明等の中から課題の発見・解決に導くことも可能となる。実践活動の場における課題発見および解決を通して，栄養評価・判定に基づく適切なマネジメントを実施するために必要とされる専門的知識および技術の統合を図り，管理栄養士として具備すべき知識および技能を修得することを目的とする。

2 栄養士養成施設における校外実習の目的

カリキュラム改正の要点をふまえ，給食業務の実践に伴う必要な給食サービス提供に関し，栄養士として具備すべき知識および技能を修得することを目的とする。

❸ 項目と行動目標

1 臨床栄養学関係

臨地実習における臨床栄養学実践においては，傷病者の病態や栄養状態の特徴に基づいた適正な栄養管理を行うことを教育目標としている。臨地実習中における気付きについては，栄養管理計画書（入院時栄養状態のスクリーニングと評価）などを通して栄養状態の不良患者がいかに多いことや，各種カンファレンスへの参加および嗜好調査等による生の意見等から，患者にとって食事がいかに大切で楽しみなものであるかに気付くことができる。医療機関における食事提供を実施する上で最も考慮しなければならない点は，入院に至るまでの個々人による食生活スタイルの背景がまちまちであることである。

　それぞれの理由によって，入院生活を余儀なくされた患者は，病院から提供される食事の主食（炊き方等）や副食の味1つにおいても，不満を感じることがある。このことは，各家庭における食習慣と病院食の乖離幅が大きければ大きいほど，不満として鬱積されるが，3～5日の経過の後には緩和されることが多い。

　また，栄養食事指導の実践においては，ロールプレイングなど実習プログラムに基づく演習等を通して，相談者個々人に適した話の間や表現方法・継続指導時のプランの提案等，栄養食事指導時に必要な能力を学ぶことができる。

　現在，医療現場においては，安全で安心できる適正な医療を提供するためにチームで取り組む組織づくりが急務とされているが，管理栄養士も栄養に関する医療チームの一員として，積極的

に発言し提案するなど活躍の場が期待されている。

2 給食経営管理論関係 医療機関における給食経営管理論の教育目標は，給食運営や関連の資源について総合的に判断し，栄養面，安全面，経済面全般のマネジメントを行う能力を養うことであり，フードサービスの実践において最も基本的かつ重要な要素である。

医師から発行される食事オーダーの手段についてはいくつか方法があるが，一般的には食事箋様式に基づく紙運用が多いと思われる。しかし，近年紙記録媒体から電子媒体での記録保存を前提として行うオーダリングシステムや電子カルテシステムを導入する施設も年々増加している傾向にある。これら施設においては，電子化することにより，総括的かつ一元的に情報を管理することが可能となり，①患者の安全に寄与すること，②記録がデータベース化されること，③EBM（Evidence–Based Medicine）の実践，④研究教育の支援，⑤経営分析，⑥管理経費の削減など，いくつかのメリットが期待されている。

食事のオーダーは，施設ごとに作成された院内食事基準に基づき実施されるが，その内容は画一的ではなく，また，基準に定めのない個別によるオーダーが多くなってきていることから，喫食者の多様性に気付くこととなる。

また，喫食者のニーズに対し適切に応えることは，患者満足度（PS：Patient Satisfaction）を高めるために必要であり，そのために各種調査（嗜好調査，残食量調査など）を実施することを通して，情報分析の必要性と取りまとめの手法等について学ぶことができる。

3 給食の運営関係 管理栄養士・栄養士に求められている給食の運営については，給食業務を行うために必要な食事の計画や調理を含めた給食サービス提供に関する技術を修得することを教育目標としている。

給食提供に伴う献立の立案や各種サービスの計画については，喫食者の特性を踏まえたシステムとなっていることが原則である。また，使用する食材については，検収基準に基づく規格や品質，発注書に準じた数量等が求められるが，予定した納品日に食材が届かないこともある。

特に生鮮食料品（鮮魚・野菜・果物等）については，季節変動や天候不順による影響が大きく関与することが多い。しかしながら，それら難局に対しても現状を冷静に捉え，適切な対応と措置を講じることが求められている。そのためには，在庫管理等を十分把握した上で，献立内容の変更等，柔軟な対処が必要となる。

❹ 実習単位および時期（表8-1）

実習の種類および単位数，また，実習時期については，平成14年4月1日付文部科学省高等教育局長および厚生労働省健康局長より各都道府県知事宛14文科高第27号・健発第0401009号「管理栄養士養成施設における臨地実習及び栄養士養成施設における校外実習について」として通知されている。

管理栄養士養成施設における臨地実習については，「臨床栄養学」「公衆栄養学」「給食経営管理論」で4単位以上とし，栄養士免許取得における「給食の運営」に関わる校外実習1単位を含む計画とする。なお，臨地実習の実施時期は，養成期間の後半に行うことを原則とすることから，3・4学年において臨地実習を年間計画に取り入れ実施することとなる。また，臨地実習受け入れ施設における効果的実習を実施するためには，基礎となる授業を履修した学生が対象となることはいうまでもない。

栄養士養成施設における校外実習の種類および単位数については，「給食の運営」1単位以上とし，実習期間については養成期間の後半に行うことを原則とする。したがって，養成期間が2年の場合は

表8-1 実習単位の配分（例）

	臨床栄養学（病院等）	公衆栄養学（保健所・保健センター）	給食経営管理論（特定給食施設）				給食の運営（特定給食施設）	合計	備考
			病院	福祉	学校	事業所他			
A	1	1	1				1	4	多施設分散（「給食の運営」1単位，「給食経営管理論」1単位）
B	1	1		1			1	4	
C	1	1			1		1	4	
D	1	1				1	1	4	
E	2	1					1	4	「臨床栄養学」重視
F	3						1	4	
G	1	2					1	4	「公衆栄養学」重視

注）A, B, C, Dは「給食の運営」1単位以外の「給食経営管理論」1単位を設定するので，実習内容の区別を明確にする必要がある。A, E, Fは病院を実習の場として，3週間以上の実習が可能となる。

2学年時に実施し，4年の場合は3・4学年時に行うこととする。なお，校外実習に伴う授業の履修および年間の教育計画に基づき実施することは，管理栄養士養成における臨地実習と同様とする。

❺ 実習記録・実習後のレポート

臨地実習および校外実習それぞれについて，実習記録簿（実習ノート等）への記載が望まれる。実習期間中は，原則として受け入れ施設である病院等と養成施設による相互の話し合いによって実習日程表が作成され（**表8-2**），実習の具体的内容や学生個々の反省点等について実習記録簿へ記載を行う。指導責任者は，前日分の実習内容に関するノートの提出を学生に求め，必要に応じて記載事項に伴うコメントや助言をノートに記載する。また，記載されている内容が事実と異なり，誤解を生じている可能性がある場合は，実習終了後および休憩時間等を利用して直接話し合いの場を設けることが望ましい。通常，この一連の流れについては，オリエンテーション等の場において説明し，事前に理解を得ておく必要がある。

なお，実習記録への記載については，実習生本人の記録であるとともに，指導責任者等が目を通し確認することを前提に記載することが必要である。稀なケースとして，誤字・脱字が目立つ実習記録もあるので，提出前には必ず内容の確認を怠らないことが重要である（職種による誤字具体例：調理士（調理師），看護婦（看護師），検査技師（臨床検査技師），放射線技師（診療放射線技師）など）。

実習後のレポート提出については，養成施設のみならず受け入れ実習施設へも提出することが望ましい。テーマは「実習を終了して」や「事前課題に対して達成できたこと」など簡単な内容でよい。指導責任者は実習生の感想内容や意見・反省点を聞くことによって，次回受け入れの参考になることも多いので，これらを事前にレポート中の1項目に入れておくことが必要である。

❻ 実習生の評価・まとめ

実習生の評価については，養成施設が独自に実習成績評価表等を作成し，評価項目に対する評価について，指導責任者が実習生個々に評価を行う場合がある。その際，評価を行う担当者個人の主観が優先しないように努めることが重要である。

実習成績評価表における評価項目の1例としては，「実習態度」「積極性」「協調性」などいくつか

表8-2 臨地実習誓約書（例）

臨地実習誓約書

平成　年　月　日

　　　　病院
院長　　　　　殿

臨地実習生氏名
_____㊞

　私は，平成　年　月　日より平成　年　月　日迄の期間，貴病院において臨地実習を行うにあたり，下記事項を遵守することを誓約いたします。

記

1　貴病院の諸規則を固く守り，指導者の指導監督に従い実習を行います。

2　実習で知り得た患者等の秘密・個人情報は，実習期間中および実習後においても他にもらすことはいたしません。

3　貴病院の信用を傷つけ，または不名誉となる行為をいたしません。

4　資材，器材については十分に注意し取り扱います。自らの行為により破損した時は，速やかに当該損失を弁償いたします。

　上記に違反した場合は，実習の停止，また実習を取り消されても異議はありません。

の項目に対して，A＝よい，B＝ややよい，C＝普通，D＝やや悪い，E＝悪い，などの評価を行う場合，および目標到達評価としての評価項目（例：対象者の状態（病状，栄養状態等）を考慮した食事設計について理解した）に対して，1＝不可，2＝平均以下，3＝可，4＝良，5＝優良，などの評価を行う場合がある（表8-3）。

　また，実習の最終日には，実務的実習とは別に，実習ノートに記載した記録で疑問点が解決されていない事項等について，補足的な講義や討論会等を実施するようにする。なお，実習に臨む際は，実習生個々に課題を決め，専門性・疑問点等を掘り下げて学習するが，個々の課題に対してまとめたものを発表する時間を設けることは，実習生にとって相当有益な時間となる。発表方法は実習生に委ねるが，その内容はリーフレットやパワーポイントによる発表など多彩である。時には「紙芝居」や「指人形」でのプレゼンテーションも見受けられ，興味深い発表能力に驚かされることも多い。

表8-3 実習生の評価（例）

評価項目	評 価					備 考
学習態度	1	2	3	4	5	
積極性	1	2	3	4	5	
協調性	1	2	3	4	5	
衛生概念	1	2	3	4	5	
言葉遣い等のマナー	1	2	3	4	5	
コミュニケーション能力	1	2	3	4	5	
倫理観	1	2	3	4	5	
出席状況	1	2	3	4	5	

注）実習成績評価表例　1：不可，2：平均以下，3：可，4：良，5：優良
　　評価欄には，該当する数字を○で囲む。

参考資料

1. 献立
2. 管理栄養士・栄養士のための略語・記号
3. 入院時食事療養費のQ&A
4. 授乳・離乳の支援ガイド（抜粋）

1. 献立

エ＝エネルギー　た＝たんぱく質　脂＝脂質　繊＝食物繊維　塩＝食塩相当
※重量は1人分純使用量

●ご飯類

赤飯
材料	量	栄養	値
米	30g	エ	326kcal
もち米	60g	た	5.7g
食塩	0.7g	脂	1.4g
黒いりごま	1g	繊	0.6g
		塩	0.7g

ピースご飯
材料	量	栄養	値
米	90g	エ	347kcal
グリーンピース	35g	た	7.2g
食塩	1.2g	脂	0.9g
日本酒	3g	繊	2.4g
		塩	1.0g

さつまいもご飯
材料	量	栄養	値
米	80g	エ	324kcal
さつまいも	30g	た	5.2g
食塩	1g	脂	0.8g
乾燥ごま	1g	繊	1.1g
		塩	1.0g

茶飯
材料	量	栄養	値
米	90g	エ	325kcal
番茶	1g	た	5.7g
日本酒	3g	脂	0.8g
薄口しょうゆ	3g	繊	0.5g
食塩	0.5g	塩	1.0g

せりご飯
材料	量	栄養	値
米	90g	エ	324kcal
せり	8g	た	5.9g
濃口しょうゆ	2g	脂	0.8
食塩	0.5g	繊	0.7g
日本酒	2g	塩	0.8g

栗ご飯
材料	量	栄養	値
米	90g	エ	392kcal
栗	40g	た	6.8g
酒	4g	脂	1.0g
食塩	0.8g	繊	2.1g
濃口しょうゆ	2g	塩	1.1g

わかめご飯
材料	量	栄養	値
米	90g	エ	322kcal
カットわかめ	1g	た	5.7g
食塩	0.3g	脂	0.9g
		繊	0.8g
		塩	0.5g

まつたけご飯
材料	量	栄養	値
米	90g	エ	333kcal
まつたけ	30g	た	6.3g
酒	2g	脂	1.0g
薄口しょうゆ	4g	繊	1.9g
本みりん	0.5g	塩	1.3g
食塩	0.7g		

かに飯
材料	量	栄養	値
米	90g	エ	354kcal
日高こんぶ	0.7g	た	10.1g
かつおだし	1g	脂	1.0g
酒	3g	繊	0.9g
本みりん	2g	塩	0.7g
濃口しょうゆ	3g		
ずわいがに	30g		
グリンピース（冷凍）	3g		

山菜ご飯
材料	量	栄養	値
米	90g	エ	341kcal
生ぜんまい（茹で）	10g	た	6.3g
生しいたけ（茹で）	10g	脂	0.9g
にんじん	8g	繊	1.8g
ほんしめじ	10g	塩	0.8g
上白糖	2g		
薄口しょうゆ	3g		
日本酒	3g		
食塩	0.3g		

きのこご飯
材料	量	栄養	値
米	90g	エ	358kcal
日本酒	2g	た	8.4g
濃口しょうゆ	3g	脂	2.8g
ぶなしめじ	20g	繊	2.2g
まいたけ	20g	塩	1.0g
乾燥しいたけ	1g		
油揚げ	5g		
濃口しょうゆ	4g		
日本酒	2g		

たけのこご飯
材料	量	栄養	値
米	90g	エ	367kcal
かつおだし	1g	た	8.2g
日本酒	3g	脂	2.5g
薄口しょうゆ	2g	繊	1.8g
たけのこ（茹で）	40g	塩	1.0g
油揚げ	5g		
上白糖	1g		
本みりん	2g		
薄口しょうゆ	4g		
木の芽	0.1g		

五目ご飯
材料	量	栄養	値
米	90g	エ	382kcal
濃口しょうゆ	4g	た	10.8g
日本酒	3g	脂	1.7g
鶏もも（皮なし）	20g	繊	2.0g
乾燥しいたけ	1g	塩	1.7g
ごぼう	8g		
にんじん	10g		
グリンピース（冷凍）	5g		
上白糖	3g		
濃口しょうゆ	7g		
切りみつば	3g		

あさりの炊き込みご飯
材料	量	栄養	値
米	90g	エ	393kcal
あさり（水煮缶詰）	30g	た	13.1g
上白糖	2g	脂	3.2g
濃口しょうゆ	3g	繊	1.4g
かつおだし	1g	塩	1.5g
板こんにゃく	20g		
油揚げ	5g		
にんじん	10g		
焼きのり	0.3g		
日本酒	2g		
濃口しょうゆ	2g		
食塩	0.5g		
しょうが	2g		

天丼
材料	量	栄養	値
米	90g	エ	645kcal
くるまえび	60g	た	26.0g
ししとうがらし	10g	脂	18.3g
しその葉	1g	繊	1.9g
するめいか	25g	塩	1.6g
なす	30g		
薄力粉	15g		
卵	5g		
油	16g		
濃口しょうゆ	8g		
本みりん	8g		
かつお・昆布だし	1g		

牛丼

材料	分量	栄養	
米	90g	エ	525kcal
牛かたロース（脂身つき）	40g	た	12.0g
しらたき	50g	脂	15.8g
たまねぎ	40g	繊	2.5g
酒	5g	塩	1.5g
本みりん	5g		
薄口しょうゆ	9g		

親子丼

材料	分量	栄養	
米	90g	エ	525kcal
鶏もも（皮つき）	35g	た	18.5g
卵	50g	脂	12.7g
たまねぎ	40g	繊	1.2g
かつお・昆布だし	1g	塩	1.4g
切りみつば	3g		
上白糖	5g		
薄口しょうゆ	7g		
日本酒	2g		

鉄火丼

材料	分量	栄養	
米	90g	エ	453kcal
酢	8g	た	27.5g
上白糖	3g	脂	2.3g
食塩	1g	繊	0.8g
くろまぐろ（赤身）	80g	塩	2.2g
焼きのり	0.3g		
たまりしょうゆ	5g		
カラシ粉入りわさび	3g		
米	90g		
しょうが（甘酢漬け）	10g		

三色丼

材料	分量	栄養	
米	90g	エ	467kcal
鶏ひき肉	50g	た	19.4g
卵	20g	脂	7.1g
さやえんどう（茹で）	10g	繊	0.9g
かつおだし	1g	塩	2.7g
かつお・昆布だし	30g		
上白糖	6g		
薄口しょうゆ	10g		
食塩	0.5g		
紅しょうが	5g		

いなり寿司

材料	分量	栄養	
米	100g	エ	550kcal
米酢	8g	た	13g
上白糖	3g	脂	13.4g
食塩	1g	繊	1.4g
油揚げ	30g	塩	2.5g
上白糖	5g		
薄口しょうゆ	6g		
本みりん	5g		
食塩	0.6g		
乾燥ごま	5g		

鮭茶漬け

材料	分量	栄養	
米	90g	エ	409kcal
玄米茶	150g	た	14.8g
塩ざけ	40g	脂	6.0g
乾燥ごま	1.5g	繊	0.7g
切りみつば	2g	塩	0.7g

ちらし寿司

材料	分量	栄養	
米	90g	エ	459kcal
酢	10g	た	13.2g
食塩	0.8g	脂	2.6g
上白糖	5g	繊	4.0g
乾燥しいたけ	1.5g	塩	2.8g
上白糖	2g		
濃口しょうゆ	2g		
本みりん	2g		
かんぴょう（乾）	5g		
にんじん	15g		
上白糖	3g		
濃口しょうゆ	3g		
れんこん	15g		
酢	5g		
食塩	0.2g		
上白糖	2g		
さやえんどう	8g		
卵	15g		
上白糖	1g		
食塩	0.1g		
しばえび	20g		
食塩	0.4g		
紅しょうが	5g		
焼きのり	1g		

ハヤシライス（牛肉）

材料	分量	栄養	
米	90g	エ	647kcal
牛もも（脂身つき）	40g	た	16.6g
食塩	0.6g	脂	21.0g
白こしょう	0.1g	繊	3.6g
薄力粉	6g	塩	0g
有塩バター	6g		
コンソメの素	1g		
赤ワイン	6g		
トマトピューレ	10g		
たまねぎ	80g		
マッシュルーム（水煮缶詰）	10g		
グリーンピース	10g		
油	3g		
ハヤシルウ	15g		
食塩	0.5g		
トマトケチャップ	5g		

チキンライス

材料	分量	栄養	
米	90g	エ	509kcal
鶏もも（皮つき）	50g	た	15.1g
たまねぎ	30g	脂	13.4g
グリンピース（茹で）	5g	繊	0.17g
油	3g	塩	1.5g
食塩	1g		
白こしょう	0.5g		
トマトケチャップ	15g		

カレーライス

材料	分量		
米	90g	エ	595kcal
牛もも(脂身つき)	50g	た	17.7g
食塩	0.5g	脂	15.7g
油	3g	繊	3.1g
たまねぎ	50g	塩	2.2g
じゃがいも	50g		
にんじん	25g		
パセリ	0.2g		
カレールウ	15g		

えびピラフ

材料	分量		
米	90g	エ	406kcal
しばえび	30g	た	12.8g
たまねぎ	40g	脂	4.1g
マッシュルーム	20g	繊	2.5g
とうもろこし(ホール缶)	10g	塩	1.2g
グリーンピース	5g		
ピーマン	10g		
パセリ	0.5g		
食塩	1g		
黒こしょう	0.1g		
オリーブ油	3g		

チャーハン

材料	分量		
米	90g	エ	467kcal
焼き豚	30g	た	15.0g
卵	25g	脂	10.9g
長ねぎ	15g	繊	1.2g
グリンピース(茹で)	5g	塩	2.1g
油	5g		
薄口しょうゆ	2g		
食塩	1g		
白こしょう	0.1g		

● パン類

ハムサンド

材料	分量		
食パン	30g	エ	142kcal
ロースハム	20g	た	6.2g
有塩バター	3g	脂	6.5g
サラダ菜	7g	繊	0.8g
		塩	0.9g

卵サンド

材料	分量		
食パン	30g	エ	175kcal
卵	20g	た	5.4g
マヨネーズ	6g	脂	10.3g
有塩バター	3g	繊	0.8g
サラダ菜	5g	塩	0.6g

ツナサンド

材料	分量		
食パン	30g	エ	219kcal
有塩バター	3g	た	6.8g
ツナフレーク(油漬け缶詰)	20g	脂	14.5g
きゅうり	10g	繊	0.9g
マヨネーズ	8g	塩	0.8g
たまねぎ	5g		

かにサンド

材料	分量		
食パン	30g	エ	159kcal
ずわいがに(水煮缶詰)	15g	た	5.5g
たまねぎ	10g	脂	8.3g
マヨネーズ	6g	繊	0.9g
有塩バター	3g	塩	0.8g
レタス	7g		

野菜サンド

材料	分量		
食パン	30g	エ	197kcal
有塩バター	3g	た	4.9g
リーフレタス	5g	脂	12.8g
ロースハム	10g	繊	1.0g
きゅうり	10g	塩	0.9g
トマト	10g		
練りマスタード	1g		
マヨネーズ	10g		

ホットドック

材料	分量		
コッペパン	90g	エ	417kcal
フランクフルトソーセージ	40g	た	135.0g
キャベツ	25g	脂	17.6g
きゅうり	10g	繊	2.7g
トマト	30g	塩	2.3g
練りがらし	1g		
トマトケチャップ	5g		
有塩バター	5g		

フレンチトースト

材料	分量		
食パン	60g	エ	266kcal
卵	15g	た	8.5g
牛乳	30g	脂	10.2g
グラニュー糖	5g	繊	1.4g
有塩バター	6g	塩	1.0g
シナモン	0.1g		

● めん類

ざるそば

材料	分量		
そば(茹で)	200g	エ	357kcal
葉ねぎ	5g	た	12.9g
焼きのり	1g	脂	4.2g
いりごま	1g	繊	4.6g
うずら卵	10g	塩	2.4g
濃口しょうゆ	15g		
酒	10g		
本みりん	15g		
練りわさび	3g		
かつお・昆布だし	20g		

そうめん

材料	分量		
そうめん・ひやむぎ(乾)	80g	エ	408kcal
卵	30g	た	12.5g
油	3g	脂	7.0g
きゅうり	15g	繊	2.4g
トマト	25g	塩	5.1g
薄口しょうゆ	12g		
本みりん	15g		
かつお・昆布だし	60g		

きつねうどん

材料	分量		
うどん(茹で)	200g	エ	381kcal
油揚げ	30g	た	13.8g
長ねぎ	8g	脂	10.8g
塩蔵わかめ(塩抜き)	2g	繊	2.2g
蒸しかまぼこ	10g	塩	3.9g
濃口しょうゆ	12g		
本みりん	10g		
かつお・昆布だし	250g		
食塩	1g		
酒	5g		

1. 献立

けんちんうどん
材料	分量	栄養	値
うどん（茹で）	180g	エ	339kcal
鶏むね（皮つき）	30g	た	13.5g
ごぼう	10g	脂	7.6g
だいこん	10g	繊	2.7g
にんじん	10g	塩	3.6g
本みりん	10g		
油揚げ	5g		
長ねぎ	10g		
食塩	1g		
酒	5g		
濃口しょうゆ	12g		
かつお・昆布だし	250g		

おかめうどん
材料	分量	栄養	値
うどん（茹で）	200g	エ	339kcal
蒸しかまぼこ	20g	た	14.2g
だて巻き	30g	脂	3.3g
にんじん	5g	繊	2.8g
春菊	30g	塩	5.0g
生しいたけ	3g		
食塩	1g		
上白糖	3g		
顆粒風味調味料	1g		
濃口しょうゆ	15g		
酒	5g		
本みりん	5g		

肉うどん
材料	分量	栄養	値
うどん（茹で）	200g	エ	375kcal
豚ロース（脂身つき）	30g	た	14.3g
たまねぎ	30g	脂	7.7g
長ねぎ	15g	繊	2.4g
濃口しょうゆ	3g	塩	3.3g
上白糖	2g		
かつお・昆布だし	15g		
蒸しかまぼこ	10g		
濃口しょうゆ	12g		
酒	5g		
本みりん	10g		
かつお・昆布だし	250g		

天ぷらうどん
材料	分量	栄養	値
うどん（茹で）	200g	エ	458kcal
くるまえび	60g	た	23.4g
薄力粉	6g	脂	12.9g
卵	15g	繊	1.8g
油	10g	塩	4.1g
蒸しかまぼこ	10g		
濃口しょうゆ	12g		
酒	5g		
本みりん	10g		
かつお・昆布だし	250g		
食塩	1g		

山菜そば
材料	分量	栄養	値
そば（茹で）	200g	エ	343kcal
たけのこ（茹で）	20g	た	14.2g
ぜんまい（茹で）	15g	脂	2.2g
わらび（茹で）	20g	繊	6.2g
なめこ（茹で）	8g	塩	3.9g
食塩	0.8g		
上白糖	1.6g		
かつお・昆布だし	25g		
長ねぎ	10g		
蒸しかまぼこ	10g		
濃口しょうゆ	18g		
酒	5g		
本みりん	10g		
かつお・昆布だし	200g		

五目焼きそば
材料	分量	栄養	値
中華めん（生）	150g	エ	633kcal
豚ばら（脂身つき）	20g	た	25.9g
するめいか	40g	脂	16.6g
キャベツ	60g	繊	6.2g
きくらげ	2g	塩	3.6g
ブラックマッペもやし	20.2g		
さやえんどう	5g		
乾燥しいたけ	1g		
蒸しかまぼこ	10g		
油	4g		
ごま油	2g		
食塩	1.5g		
黒こしょう	0.1g		
中華だし	20g		

中華そば
材料	分量	栄養	値
中華めん（生）	150g	エ	505kcal
焼き豚	25g	た	21.9g
めんま	15g	脂	4.0g
なると	10g	繊	3.7g
焼きのり	0.2g	塩	5.9g
濃口しょうゆ	15g		
食塩	1g		
日本酒 本醸造酒	10g		
中華だし	250g		

冷やし中華そば
材料	分量	栄養	値
中華めん（生）	130g	エ	515kcal
ロースハム	30g	た	22.1g
卵	20g	脂	10.1g
きゅうり	35g	繊	4.2g
大豆もやし（茹で）	50g	塩	4.6g
上白糖	1.5g		
中華だし	50g		
濃口しょうゆ	15g		
酢	10g		
練りがらし	3g		
ごま油	1g		

● 肉料理

和風ステーキ

材料	分量		
牛かたロース（脂身つき）	80g	エ	347kcal
にんにく	1g	た	11.6g
たまねぎ	20g	脂	30.0g
濃口しょうゆ	4g	繊	0.4g
本みりん	2g	塩	0.7g
日本酒	2g		

牛肉のアスパラ巻

材料	分量		
牛かたロース（皮下脂肪なし）	60g	エ	226kcal
アスパラガス	60g	た	11.5g
油	3g	脂	18.2g
食塩	0.3g	繊	1.1g
黒こしょう	0.1g	塩	0.4g

牛肉のすき焼き

材料	分量		
牛もも（脂身つき）	40g	エ	204kcal
長ねぎ	40g	た	14.1g
焼き豆腐	60g	脂	10.5g
えのきたけ	20g	繊	3.6g
白菜	40g	塩	1.3g
しらたき	40g		
濃口しょうゆ	9g		
本みりん	3g		
上白糖	4g		

牛肉と千切り野菜のソテー

材料	分量		
牛もも（皮下脂肪なし）	60g	エ	186kcal
ピーマン	30g	た	14.6g
たけのこ（茹で）	30g	脂	11.1g
アルファルファもやし	30g	繊	2.1g
コンソメの素	0.5g	塩	1.0g
かき油	5g		
上白糖	1g		
日本酒	1g		
濃口しょうゆ	1g		
大豆油	5g		

華風炒め煮

材料	分量		
牛もも（脂身つき）	60g	エ	249kcal
たまねぎ	30g	た	13.3g
はくさい	50g	脂	13.8g
ビーフン	10g	繊	1.6g
ピーマン	5g	塩	1.2g
にんじん	10g		
コンソメの素	1g		
大豆油	3g		
上白糖	2g		
濃口しょうゆ	5g		

牛肉と野菜の鉄火煮

材料	分量		
牛もも（脂身つき）	40g	エ	233kcal
大豆（乾燥）	10g	た	13.1g
にんじん	20g	脂	12.4g
ごぼう	30g	繊	5.0g
ピーマン	30g	塩	1.2g
しょうが	2g		
淡色辛みそ	7g		
大豆油	3g		
上白糖	3g		
濃口しょうゆ	2g		
本みりん	2g		
一味とうがらし	0.1g		

和風ハンバーグ（牛肉）

材料	分量		
牛ひき肉	70g	エ	258kcal
たまねぎ	30g	た	16.5g
生パン粉	5g	脂	16.7g
牛乳	5g	繊	2.6g
卵	5g	塩	1.4g
食塩	0.3g		
黒こしょう	0.1g		
ナツメグ（粉末）	0.1g		
大豆油	5g		
だいこんの葉	50g		
酢	3g		
濃口しょうゆ	6g		
すだち（果汁）	3g		

筑前煮

材料	分量		
牛もも（皮下脂肪なし）	50g	エ	225kcal
さといも	60g	た	12.3g
にんじん	25g	脂	10.3g
乾燥しいたけ	1g	繊	4.8g
ごぼう	30g	塩	0.9g
板こんにゃく	20g		
さやえんどう	5g		
大豆油	3g		
かつおだし	1g		
日本酒	2g		
本みりん	2g		
上白糖	2g		
濃口しょうゆ	6g		

ボルシチ

材料	分量		
牛もも（脂身つき）	50g	エ	214kcal
キャベツ	50g	た	13.0g
にんじん	20g	脂	9.0g
じゃがいも	50g	繊	3.5g
たまねぎ	30g	塩	2.1g
ベーコン	5g		
トマト	30g		
セロリー	5g		
にんにく	0.3g		
ビート（茹で）	20g		
食塩	1g		
黒こしょう	0.2g		
コンソメの素	2g		

豚肉のさんしょう焼き

材料	分量		
豚かたロース（脂身つき）	70g	エ	220kcal
淡色辛みそ	6g	た	12.8g
酒	2g	脂	15.8g
本みりん	4g	繊	0.3g
粉さんしょう	0.2g	塩	0.8g
大豆油	2g		

ロース七味焼き

材料	分量		
豚かたロース（脂身つき）	70g	エ	202kcal
濃口しょうゆ	4g	た	12.4g
酒	2g	脂	15.5g
にんにく	1g	繊	0.1g
一味とうがらし	0.1g	塩	0.6g
大豆油	2g		

ロース桑焼き

材料	分量		
豚ロース（脂身つき）	70g	エ	236kcal
濃口しょうゆ	4g	た	13.3g
酒	2g	脂	17.8g
大豆油	2g	繊	0.2g
上白糖	2g	塩	0.6g
あさつき	5g		

1．献立

豚肉のしょうが焼き

材料	分量	栄養
豚ロース（皮下脂肪なし）	70g	エ 152kcal
しょうが	1g	た 15.1g
濃口しょうゆ	4g	脂 8.3g
本みりん	3g	繊 0g
		塩 0.6g

ロースからし焼き

材料	分量	栄養
豚かたロース（脂身つき）	70g	エ 203kcal
濃口しょうゆ	5g	た 12.5g
酒	2g	脂 15.5g
からし粉	0.5g	繊 0g
大豆油	2g	塩 0.8g

ロースオニオン焼き

材料	分量	栄養
豚かたロース（脂身つき）	70g	エ 218kcal
食塩	0.2g	た 12.8g
白こしょう	0.1g	脂 15.5g
たまねぎ	40g	繊 0.6g
濃口しょうゆ	5g	塩 1.0g
酒	3g	
大豆油	2g	

豚肉の風味焼き

材料	分量	栄養
豚ロース（脂身つき）	70g	エ 220kcal
濃口しょうゆ	4g	た 13.3g
酒	2g	脂 16.1g
本みりん	2g	繊 0.3g
長ねぎ	10g	塩 0.6g
いりごま	0.5g	
しょうが	1g	

豚肉のピカタ

材料	分量	栄養
豚ヒレ（赤肉）	70g	エ 193kcal
薄力粉	4g	た 16.3g
卵	8g	脂 10.8g
油	3g	繊 0.2g
食塩	0.2g	塩 0.7g
ウスターソース	3g	
トマトケチャップ	5g	

豚肉のオランダ揚げ

材料	分量	栄養
豚かた（皮下脂肪なし）	60g	エ 237kcal
たまねぎ	10g	た 12.8g
パセリ	3g	脂 15.8g
薄力粉	10g	繊 0.6g
大豆油	10g	塩 0.6g
食塩	0.5g	
白こしょう	0.1g	

メンチカツ

材料	分量	栄養
豚もも（赤肉）	35g	エ 284kcal
牛ひき肉	35g	た 16.9g
たまねぎ	25g	脂 17.8g
食塩	0.3g	繊 0.8g
黒こしょう	0.1g	塩 0.5g
薄力粉	7g	
卵	7g	
生パン粉	8g	
油	10g	

豚肉の串カツ

材料	分量	栄養
豚もも（脂身つき）	30g	エ 275kcal
長ねぎ	30g	た 9.2g
ししとうがらし	15g	脂 19.5g
薄力粉	8g	繊 1.7g
卵	7g	塩 0.4g
生パン粉	10g	
油	15g	
黒こしょう	0.3g	
食塩	0.3g	

しゅうまい

材料	分量	栄養
しゅうまいの皮	10g	エ 152kcal
豚ひき肉	40g	た 8.7g
たまねぎ	15g	脂 8.2g
にら	3g	繊 0.7g
グリンピース（冷凍）	2g	塩 1.2g
でんぷん	2g	
食塩	1g	
濃口しょうゆ	1g	
ごま油	1g	
大豆油	1g	

回鍋肉（ホイ グゥオ ロウ）

材料	分量	栄養
豚もも（脂身つき）	50g	エ 168kcal
万能ねぎ	3g	た 12.4g
しょうが	1g	脂 9.3g
キャベツ	70g	繊 2.0g
たけのこ	15g	塩 0.9g
葉しょうが	1g	
にんにく	1g	
葉ねぎ	5g	
大豆油	3g	
ラー油	1g	
濃口しょうゆ	6g	
上白糖	2g	
日本酒 本醸造酒	3g	

八宝菜

材料	分量	栄養
豚もも（赤肉）	20g	エ 144kcal
ほたて貝柱	30g	た 17.7g
するめいか	15g	脂 4.5g
しばえび	20g	繊 1.8g
はくさい	50g	塩 1.1g
アルファルファもやし	30g	
にんじん（茹で）	8g	
たけのこ（水煮缶詰）	10g	
きくらげ（乾燥）	0.5g	
食塩	0.3g	
濃口しょうゆ	3g	
でんぷん	3g	
大豆油	2g	
ごま油	1g	

ビーフシチュー

材料	分量	栄養
牛もも（皮下脂肪なし）	60g	エ 282kcal
コンソメの素	1g	た 15.5g
たまねぎ	50g	脂 11.9g
にんじん	20g	繊 3.4g
じゃがいも	70g	塩 2.0g
グリーンピース	5g	
にんにく	2.1g	
有塩バター	2g	
食塩	0.2g	
白こしょう	0.2g	
トマトソース	60g	
コンソメの素	1g	
赤ワイン	5g	
生クリーム	3g	

中華煮

材料	分量		
豚もも（皮下脂肪なし）	60g	エ	230kcal
しょうが	1g	た	18.4g
濃口しょうゆ	3g	脂	9.7g
たまねぎ	70g	繊	3.6g
にんじん	15g	塩	1.6g
たけのこ（茹で）	30g		
乾燥しいたけ	2g		
さやえんどう	10g		
うずら卵（水煮缶詰）	20g		
大豆油	3g		
上白糖	3g		
濃口しょうゆ	7g		
酢	4g		
かつおだし	1g		
でんぷん	3g		

酢豚

材料	分量		
豚もも	50g	エ	267kcal
濃口しょうゆ	3g	た	13.8g
酒	2g	脂	13.3g
しょうが	0.5g	繊	3.5g
でんぷん	5g	塩	1.5g
油	5g		
たまねぎ	80g		
にんじん	25g		
たけのこ	40g		
生しいたけ	10g		
油	3g		
濃口しょうゆ	6g		
上白糖	3g		
酢	5g		
でんぷん	2g		
トマトケチャップ	5g		
中華だし	3g		

揚げ肉団子と野菜の甘酢

材料	分量		
豚ひき肉	60g	エ	400kcal
たまねぎ	20g	た	16.3g
乾燥しいたけ	1g	脂	26.9g
生パン粉	10g	繊	4.1g
卵	10g	塩	1.1g
大豆油	15g		
にんじん	20g		
たけのこ（茹で）	30g		
たまねぎ	40g		
乾燥しいたけ	1g		
ピーマン	20g		
濃口しょうゆ	6g		
日本酒	2g		
しょうが	1g		
ごま油	1g		
中華だし	1g		
酢	5g		
上白糖	4g		
でんぷん	2g		

ハンバーグステーキ

材料	分量		
豚ひき肉	30g	エ	201kcal
牛ひき肉	30g	た	13.1g
たまねぎ	25g	脂	12.2g
油	2g	繊	0.7g
生パン粉	6g	塩	0.8g
牛乳	5g		
食塩	0.3g		
黒こしょう	0.1g		
トマトケチャップ	7g		
ウスターソース	2g		
ナツメグ（粉末）	0.1g		
卵	6g		

蒸豚の練りみそかけ

材料	分量		
豚ロース（赤肉）	80g	エ	259kcal
豚もも（赤肉）	80g	た	37.2g
食塩	0.3g	脂	8.4g
白こしょう	0.1g	繊	0.6g
セージ（粉末）	0.1g	塩	1.2g
いりごま	1g		
甘みそ	8g		
濃口しょうゆ	2g		
酢	4g		
上白糖	2g		
ごま油	1g		

水ぎょうざ

材料	分量		
ぎょうざの皮	15g	エ	142kcal
豚ひき肉	30g	た	9.4g
たまねぎ	25g	脂	5.6g
にら	5g	繊	1.2g
はくさい	20g	塩	1.8g
にんにく	1g		
しょうが	1g		
鳥がらだし	150g		
食塩	1.3g		
白こしょう	0.1g		
濃口しょうゆ	2g		
ごま油	0.5g		

ロールキャベツ

材料	分量		
キャベツ	100g	エ	149kcal
豚ひき肉	30g	た	8.8g
たまねぎ	25g	脂	5.7g
食パン	8g	繊	2.6g
食塩	0.3g	塩	2.2g
黒こしょう	0.1g		
コンソメの素	1g		
トマトケチャップ	10g		
食塩	1g		
卵	5g		
黒こしょう	0.1g		
でんぷん	2g		

炒り鶏

材料	分量		
鶏もも（皮なし）	40g	エ	130kcal
れんこん（茹で）	20g	た	9.8g
たけのこ（茹で）	15g	脂	3.7g
にんじん（茹で）	20g	繊	3.9g
板こんにゃく	20g	塩	1.3g
ごぼう（茹で）	15g		
乾燥しいたけ	2g		
さやえんどう（茹で）	5g		
大豆油	2g		
濃口しょうゆ	8g		
上白糖	4g		
日本酒	3g		

鶏肉のクリーム煮

材料	分量		
鶏もも（皮つき）	50g	エ	284kcal
たまねぎ	40g	た	14.3g
マッシュルーム	15g	脂	19.0g
とうもろこし（ホール缶）	10g	繊	4.0g
にんじん	20g	塩	1.6g
ブロッコリー	50g		
食塩	0.8g		
油	4g		
生クリーム	10g		
牛乳	80g		
コンソメの素	0.5g		
食塩	0.3g		
黒こしょう	0.1g		

鶏肉のレモン蒸し

材料	量		
鶏もも（皮なし）	80g	エ	98kcal
レモン	10g	た	15.1g
食塩	0.6g	脂	3.2g
		繊	0.5g
		塩	0.8g

鶏肉のしそ風味焼き

材料	量		
鶏もも（皮なし）	80g	エ	107kcal
濃口しょうゆ	5g	た	15.5g
本みりん	3g	脂	3.1g
日本酒	3g	繊	0.1g
しその葉	1g	塩	0.9g

鶏ささ身のくず煮

材料	量		
鶏ささ身	70g	エ	112kcal
でんぷん	7g	た	16.6g
上白糖	2g	脂	0.6g
濃口しょうゆ	6g	繊	0g
本直しみりん	2g	塩	0.9g

鶏肉の唐揚げ

材料	量		
鶏もも（皮なし）	60g	エ	176kcal
しょうが	1g	た	11.4g
カレー粉	0.5g	脂	10.5g
食塩	0.3g	繊	0.5g
でんぷん	8g	塩	0.4g
大豆油	8g		
レモン	7g		

鶏肉のトマト煮

材料	量		
鶏もも（皮なし）	70g	エ	116kcal
食塩	0.1g	た	14.5g
たまねぎ	35g	脂	2.9g
ホール缶トマト	30g	繊	1.6g
トマトケチャップ	8g	塩	1.0g
コンソメの素	0.5g		
白こしょう	0.1g		
マッシュルーム（水煮缶詰）	10g		
グリンピース（冷凍）	3g		

鶏肉のクリームかけ

材料	量		
鶏もも（皮つき）	70g	エ	259kcal
たまねぎ	30g	た	14.0g
マッシュルーム	15g	脂	19.3g
食塩	0.8g	繊	0.8g
油	3g	塩	1.4g
生クリーム	10g		
牛乳	50g		
コンソメの素	0.5g		
食塩	0.3g		
黒こしょう	0.1g		
かつおだし	1.5g		

和風ハンバーグきのこソース

材料	量		
鶏ひき肉	65g	エ	176kcal
木綿豆腐	15g	た	18.1g
たまねぎ	30g	脂	7.3g
しょうが	0.5g	繊	12.7g
生パン粉	5g	塩	1.7g
卵	5g		
牛乳	5g		
食塩	0.5g		
白こしょう	0g		
マッシュルーム（水煮缶詰）	10g		
えのきたけ	15g		
ぶなしめじ	25g		
かつおだし	1g		
日本酒	1g		
コンソメの素	1.5g		
濃口しょうゆ	2g		
でんぷん	1g		
グリンピース（冷凍）	3g		

●魚料理

まぐろの山かけ

材料	量		
くろまぐろ（赤身）	60g	エ	124kcal
ながいも	60g	た	17.9g
練りわさび	2g	脂	1.2g
焼きのり	0.5g	繊	0.8g
濃口しょうゆ	5g	塩	0.9g
かつお・昆布だし	20g		

魚田

材料	量		
たいせいようさば	70g	エ	271kcal
赤色辛みそ	8g	た	13.3g
上白糖	5g	脂	19.2g
本みりん	3g	繊	0.3g
濃口しょうゆ	2g	塩	1.5g

ぶりのてり焼き

材料	量		
ぶり	70g	エ	205kcal
本みりん	3g	た	15.5g
酒	5g	脂	12.3g
上白糖	2g	繊	0g
濃口しょうゆ	7g	塩	1.1g

すずきの塩焼き（すだち風味）

材料	量		
すずき	80g	エ	99kcal
すだち（果汁）	5g	た	15.9g
食塩	0.5g	脂	3.4g
		繊	0g
		塩	0.7g

さわらのうに焼き

材料	量		
さわら	70g	エ	152kcal
黄身	5g	た	15.6g
練りうに	5g	脂	8.6g
食塩	0.2g	繊	0g
		塩	0.7g

いかのしそ風味焼き

材料	量		
するめいか	80g	エ	78kcal
しその葉	1g	た	14.8g
本みりん	2g	脂	1.0g
濃口しょうゆ	3g	繊	0.1g
		塩	1.1g

うなぎ蒲焼き

材料	量		
うなぎ白焼き	70g	エ	276kcal
上白糖	5g	た	15.2g
本みりん	5g	脂	18.1g
濃口しょうゆ	8g	繊	0g
日本酒	5g	塩	1.4g
粉さんしょう	0.5g		

さわらのごまみそ焼き

材料	量		
さわら	70g	エ	169kcal
日本酒	2g	た	15.5g
濃口しょうゆ	3g	脂	7.8g
淡色辛みそ	8g	繊	0.5g
上白糖	5g	塩	1.6g
乾燥ごま	1g		

さけのベーコン焼き

材料	量		
べにざけ	80g	エ	214kcal
ベーコン	15g	た	20g
食塩	0.2g	脂	14.1g
黒こしょう	0.2g	繊	0g
有塩バター	2g	塩	0.6g
油	3g		

さけのホイル焼き

材料	分量		栄養
べにざけ	70g	エ	189kcal
たまねぎ	20g	た	17.7g
生しいたけ	10g	脂	11.2g
ベーコン	10g	繊	1.2g
レモン	10g	塩	0.9g
有塩バター	5g		
黒こしょう	0.1g		
食塩	0.5g		

さけのアイルランド風

材料	分量		栄養
しろさけ	70g	エ	170kcal
食塩	0.2g	た	16.1g
たまねぎ	20g	脂	8.9g
ピーマン	7g	繊	0.8g
セロリー	10g	塩	1.1g
べにばな油	6g		
トマトケチャップ	8g		
酢	5g		
食塩	0.5g		

えびのチリソース炒め

材料	分量		栄養
しばえび	80g	エ	132kcal
長ねぎ	20g	た	15.7g
にんにく	1g	脂	3.4g
しょうが	3g	繊	0.8g
油	3g	塩	1.6g
トマトケチャップ	10g		
チリソース	5g		
濃口しょうゆ	1g		
食塩	0.5g		
鳥がらだし	20g		
酒	3g		
黒こしょう	0.1g		
でんぷん	2g		

かれいのみぞれ煮

材料	分量		栄養
まがれい	80g	エ	109kcal
本みりん	5g	た	16.5g
濃口しょうゆ	7g	脂	1.1g
酒	5g	繊	0.8g
だいこん	60g	塩	1.3g

さばのみそ煮

材料	分量		栄養
まさば	70g	エ	196kcal
淡色辛みそ	8g	た	15.7g
濃口しょうゆ	2g	脂	9.0g
酒	5g	繊	0.5g
上白糖	5g	塩	1.6g
本みりん	5g		
しょうが	5g		

いわし煮

材料	分量		栄養
まいわし	60g	エ	157kcal
葉ねぎ	10g	た	12.6g
穀物酢	2g	脂	8.4g
日本酒	5g	繊	0.4g
濃口しょうゆ	7g	塩	1.2g
上白糖	3g		
しょうが	5g		

ぶり大根

材料	分量		栄養
ぶり	70g	エ	239kcal
だいこん	80g	た	16.2g
しょうが	3g	脂	12.4g
酒	5g	繊	1.2g
濃口しょうゆ	10g	塩	1.5g
上白糖	5g		
本みりん	5g		

かぶら煮

材料	分量		栄養
しろさけ	70g	エ	138kcal
かぶ	50g	た	18.1g
生しいたけ	10g	脂	3.2g
にんじん	20g	繊	3.1g
板こんにゃく	30g	塩	0.7g
酒かす	10g		
かつお・昆布だし	50g		
食塩	0.5g		

たらのクリーム煮

材料	分量		栄養
まだら	70g	エ	170kcal
食塩	0.1g	た	13.6g
白ワイン	3g	脂	9.1g
たまねぎ	20g	繊	0.4g
有塩バター	5g	塩	0.7g
有塩バター	5g		
薄力粉	5g		
牛乳	20g		
食塩	0.2g		

きすのチーズ揚げ

材料	分量		栄養
きす	60g	エ	236kcal
食塩	0.2g	た	16.3g
白こしょう	0.1g	脂	13.0g
薄力粉	8g	繊	0.6g
卵	5g	塩	0.7g
半生パン粉	10g		
パルメザンチーズ	5g		
パセリ	0.5g		
油	10g		

きすのドレッシング漬け

材料	分量		栄養
きす	60g	エ	264kcal
でんぷん	8g	た	12.0g
油	10g	脂	18.4g
たまねぎ	20g	繊	1.1g
にんじん	5g	塩	0.7g
ピーマン	7g		
レモン	10g		
酢	8g		
べにばな油	8g		
食塩	0.4g		
濃口しょうゆ	1g		
上白糖	0.5g		

あじの南蛮漬け

材料	分量		栄養
まあじ	80g	エ	233kcal
食塩	0.2g	た	18.1g
白こしょう	0.1g	脂	11.0g
薄力粉	8g	繊	0.8g
油	8g	塩	1.5g
たまねぎ	20g		
にんじん	5g		
パプリカ(赤ピーマン)	5g		
パプリカ(黄ピーマン)	5g		
濃口しょうゆ	7g		
穀物酢	7g		
上白糖	3g		
酒	2g		

おでん			
焼きちくわ	25g	エ	170kcal
はんぺん	30g	た	13.5g
さつま揚げ	30g	脂	5.5g
がんもどき	20g	繊	0.9g
だいこん	50g	塩	3.0g
かつお・昆布だし	80g		
上白糖	3g		
濃口しょうゆ	3g		
食塩	0.8g		

かき鍋			
かき	50g	エ	150kcal
焼き豆腐	70g	た	11.6g
ごぼう	5g	脂	5.4g
春菊	15g	繊	3.0g
はくさい	50g	塩	2.1g
生しいたけ	10g		
長ねぎ	20g		
酒	5g		
かつお・昆布だし	100g		
上白糖	3g		
赤色辛みそ	10g		

寄せ鍋			
まだら	50g	エ	184kcal
生しいたけ	20g	た	16.5g
焼き豆腐	50g	脂	9.1g
しらたき	30g	繊	2.6g
はくさい	60g	塩	1.5g
豚ばら(脂身つき)	15g		
かつお・昆布だし	100g		
濃口しょうゆ	5g		
上白糖	3g		
酒	5g		
食塩	0.5g		

ほたて貝のフリッター			
ほたて貝	80g	エ	257kcal
食塩	0.2g	た	13.6g
薄力粉	15g	脂	14.4g
牛乳	10g	繊	0.4g
卵	10g	塩	1.1g
上白糖	3g		
食塩	0.2g		
油	12g		

天ぷら			
くるまえび	60g	エ	292kcal
生しいたけ	13g	た	16.7g
れんこん	30g	脂	16.8g
薄力粉	15g	繊	1.8g
卵	10g	塩	0.5g
油	15g		
食塩	0.2g		
抹茶	1g		

いかのマリネ			
するめいか	60g	エ	193kcal
でんぷん	10g	た	11.6g
油	10g	脂	10.8g
酢	6g	繊	0.6g
濃口しょうゆ	6g	塩	1.4g
にんじん	5g		
ピーマン	10g		
パプリカ(黄ピーマン)	5g		
たまねぎ	10g		

おひょうの若葉揚げ			
おひょう	80g	エ	212kcal
濃口しょうゆ	4g	た	17.1g
パセリ	1g	脂	11.5g
薄力粉	10g	繊	0.3g
油	10g	塩	0.7g

魚の紅梅揚げ			
めかじき	70g	エ	225kcal
卵	5g	た	14.0g
薄力粉	7g	脂	15.3g
紅しょうが	5g	繊	0.3g
油	10g	塩	0.5g

魚のカレー揚げ			
さわら	70g	エ	257kcal
カレー粉	1g	た	15.0g
薄力粉	10g	脂	17.1g
食塩	0.3g	繊	0.6g
油	10g	塩	0.4g

蒸し魚のタルタルソースかけ			
べにざけ	70g	エ	239kcal
有塩バター	3g	た	16.2g
黒こしょう	0.1g	脂	16.9g
食塩	0.8g	繊	0.4g
白ワイン	5g	塩	1.3g
たまねぎ	10g		
セロリー	5g		
マヨネーズ	15g		
パセリ	0.5g		
らっきょう(甘酢漬け)	5g		

たいのけんちん蒸し			
まだい	80g	エ	192kcal
木綿豆腐	50g	た	21.8g
だいこん	30g	脂	7.9g
生しいたけ	10g	繊	1.6g
にんじん	8g	塩	0.9g
ごぼう	8g		
上白糖	2g		
濃口しょうゆ	2g		
食塩	0.5g		
酒	3g		
卵	10g		

●卵料理

スコッチエッグ
材料	分量		
卵	60g	エ	388kcal
豚ひき肉	30g	た	21.5g
牛かた（赤肉）	30g	脂	25.3g
たまねぎ	20g	繊	1.0g
半生パン粉	5g	塩	0.7g
食塩	0.3g		
白こしょう	0.1g		
薄力粉	8g		
半生パン粉	8g		
大豆油	10g		

ハムエッグ
材料	分量		
ロースハム	20g	エ	159kcal
卵	60g	た	10.7g
食塩	0.3g	脂	12g
黒こしょう	0.3g	繊	0g
油	3g	塩	1.0g

だし巻き卵
材料	分量		
卵	75g	エ	167kcal
食塩	0.3g	た	9.3g
上白糖	2g	脂	12.7g
かつお・昆布だし	10g	繊	0g
油	5g	塩	0.6g

スクランブルエッグ
材料	分量		
卵	60g	エ	122kcal
牛乳	5g	た	7.6g
食塩	0.2g	脂	9.4g
白こしょう	0.1g	繊	0g
油	3g	塩	0.4g
パセリ	0.5g		

う巻き卵
材料	分量		
うなぎかば焼き	20g	エ	234kcal
卵	70g	た	13.2g
かつおだし	10g	脂	16.4g
上白糖	6g	繊	0g
食塩	0.1g	塩	0.6g
大豆油	5g		

かに入り厚焼き卵
材料	分量		
卵	50g	エ	110kcal
万能ねぎ	5g	た	7.9g
ずわいがに（水煮缶詰）	10g	脂	7.2g
かつお・昆布だし	10g	繊	0.1g
食塩	0.4g	塩	0.8g
上白糖	2g		
大豆油	2g		

千草焼き
材料	分量		
卵	60g	エ	179kcal
にんじん	5g	た	9.5g
鶏ひき肉	10g	脂	12.0g
切りみつば	2g	繊	0.2g
上白糖	6g	塩	0.8g
食塩	0.5g		
大豆油	5g		

巣ごもり卵
材料	分量		
卵	60g	エ	158kcal
キャベツ	50g	た	8.7g
にんじん	10g	脂	9.3g
さやえんどう	6g	繊	1.9g
たまねぎ	30g	塩	1.0g
油	3g		
かつお・昆布だし	10g		
食塩	0.2g		
トマトケチャップ	5g		
ウスターソース	4g		

かに玉あんかけ
材料	分量		
卵	50g	エ	155kcal
ずわいがに（水煮缶詰）	15g	た	9.5g
たまねぎ	20g	脂	10.3g
たけのこ（水煮缶詰）	10g	繊	0.6g
食塩	0.5g	塩	1.3g
油	5g		
濃口しょうゆ	2g		
中華だし	30g		
日本酒	3g		
しょうが	0.5g		
でんぷん	2g		

柳川風煮物
材料	分量		
ごぼう	60g	エ	262kcal
牛かたロース（赤肉）	40g	た	14.1g
上白糖	3g	脂	15.7g
本みりん	3g	繊	3.4g
食塩	0.5g	塩	1.2g
濃口しょうゆ	3g		
かつお・昆布だし	20g		
卵	50g		

卵とじ
材料	分量		
鶏もも（皮なし）	20g	エ	63kcal
たまねぎ	40g	た	4.7g
乾燥しいたけ	1g	脂	0.9g
にんじん	5g	繊	1.3g
糸みつば	3g	塩	1.0g
上白糖	3g		
本みりん	3g		
食塩	0.5g		
濃口しょうゆ	3g		
かつお・昆布だし	20g		

茶碗蒸し
材料	分量		
卵	25g	エ	92kcal
食塩	0.5g	た	10.8g
濃口しょうゆ	1g	脂	3.0g
本みりん	2g	繊	0.5g
鶏ささ身	20g	塩	1.1g
しばえび	5g		
蒸しかまぼこ	10g		
ぎんなん	5g		
生しいたけ	8g		
切りみつば	5g		
かつおだし	80g		

ポーチドエッグ
材料	分量		
卵	60g	エ	99kcal
酢	5g	た	7.5g
トマトケチャップ	6g	脂	6.2g
		繊	0.1g
		塩	0.4g

●豆料理

湯豆腐
材料	量		
木綿豆腐	150g	エ	117kcal
日高こんぶ	1g	た	10.8g
かつお節	1g	脂	6.4g
長ねぎ	10g	繊	1.2g
しょうが	3g	塩	0.1g

豆腐の木の芽田楽
材料	量		
木綿豆腐	100g	エ	111kcal
淡色辛みそ	8g	た	7.6g
上白糖	5g	脂	4.7g
本みりん	2g	繊	0.8g
木の芽	1g	塩	1.0g

煮奴なめこあんかけ
材料	量		
木綿豆腐	100g	エ	106kcal
なめこ	30g	た	7.9g
グリンピース(冷凍)	10g	脂	4.3g
上白糖	2g	繊	2.0g
濃口しょうゆ	3g	塩	1.0g
食塩	0.5g		
でんぷん	3g		

月見豆腐
材料	量		
木綿豆腐	150g	エ	162kcal
うずら卵	10g	た	12.4g
生しいたけ	10g	脂	7.8g
大豆もやし	10g	繊	1.5g
にんじん	10g	塩	1.1g
上白糖	3g		
濃口しょうゆ	7g		
甘藷でんぷん	3g		

豆腐そぼろあんかけ
材料	量		
木綿豆腐	100g	エ	150kcal
鶏ひき肉	20g	た	12.7g
乾燥しいたけ	2g	脂	6.0g
たけのこ	20g	繊	2.0g
にんじん	10g	塩	1.3g
かつお・昆布だし	60g		
濃口しょうゆ	8g		
上白糖	4g		
でんぷん	3g		

韓国風煮奴
材料	量		
木綿豆腐	100g	エ	98kcal
きゅうり	15g	た	8.0g
ブラックマッペもやし	15g	脂	5.3g
長ねぎ	5g	繊	1.1g
しょうが	2g	塩	0.9g
一味とうがらし	0.5g		
濃口しょうゆ	6g		
酢	5g		
乾燥ごま	2g		

白和え
材料	量		
ほうれん草	20g	エ	107kcal
にんじん	10g	た	6.1g
板こんにゃく	20g	脂	5.9g
ほんしめじ	10g	繊	2.8g
木綿豆腐	60g	塩	0.8g
食塩	0.4g		
いりごま（白）	6g		
上白糖	4g		
濃口しょうゆ	3g		

揚げ出し豆腐
材料	量		
木綿豆腐	100g	エ	202kcal
でんぷん	8g	た	7.2g
油	10g	脂	14.3g
かつおだし	40g	繊	0.6g
食塩	0.5g	塩	0.8g
濃口しょうゆ	2g		
本みりん	3g		
しょうが	1g		
あさつき	5g		

いり豆腐
材料	量		
木綿豆腐	60g	エ	102kcal
鶏ひき肉	10g	た	7.9g
にんじん	15g	脂	5.4g
生しいたけ	5g	繊	0.9g
さやいんげん	3g	塩	1.0g
卵	10g		
油	1g		
濃口しょうゆ	4g		
上白糖	2g		
食塩	0.3g		

焼き豆腐の田楽
材料	量		
焼き豆腐	80g	エ	111kcal
淡色辛みそ	6g	た	7.0g
本みりん	4g	脂	4.9g
上白糖	5g	繊	0.7g
		塩	0.7g

焼き豆腐のうま煮
材料	量		
焼き豆腐	80g	エ	89kcal
さやいんげん	15g	た	7.7g
上白糖	2g	脂	4.6g
濃口しょうゆ	5g	繊	0.8g
削り節	1g	塩	0.7g

焼き豆腐とたらこの煮物
材料	量		
たらこ	30g	エ	115kcal
焼き豆腐	60g	た	12.7g
おくら（茹で）	10g	脂	4.8g
日本酒	3g	繊	0.8g
濃口しょうゆ	6g	塩	2.3g
上白糖	2g		
かつお・昆布だし	60g		

厚揚げのしょうが焼き
材料	量		
厚揚げ	100g	エ	163kcal
しょうが	2g	た	11.2g
上白糖	2g	脂	11.3g
濃口しょうゆ	6g	繊	0.7g
		塩	0.9g

厚揚げのみぞれ煮
材料	量		
厚揚げ	100g	エ	194kcal
長ねぎ	20g	た	12.1g
さやいんげん	20g	脂	11.8g
板こんにゃく	80g	繊	4.4g
しょうが	3g	塩	0.8g
上白糖	4g		
淡色辛みそ	6g		
顆粒風味調味料	0.2g		

がんもと野菜の煮物
材料	量		
がんもどき	30g	エ	187kcal
じゃがいも	80g	た	8.5g
たまねぎ	40g	脂	5.6g
にんじん	20g	繊	2.9g
ピーマン	10g	塩	1.1g
上白糖	4g		
濃口しょうゆ	6g		
本みりん	3g		
削り節	2g		

豆腐カレーあんかけ

材料	分量		
木綿豆腐	100g	エ	191kcal
豚もも（皮下脂肪なし）	15g	た	11.7g
たまねぎ	30g	脂	8.6g
にんじん	10g	繊	2.6g
ほうれん草	30g	塩	0.8g
じゃがいも	30g		
油	3g		
カレー粉	0.5g		
上白糖	2g		
濃口しょうゆ	5g		
甘藷でんぷん	3g		

擬製豆腐

材料	分量		
木綿豆腐	80g	エ	154kcal
鶏ひき肉	10g	た	11.2g
にんじん	10g	脂	8.8g
生しいたけ	5g	繊	1.2g
グリンピース（冷凍）	5g	塩	0.9g
さやいんげん	5.1g		
卵	25g		
油	2g		
濃口しょうゆ	2g		
食塩	0.5g		
上白糖	3g		

麻婆豆腐

材料	分量		
木綿豆腐	100g	エ	195kcal
豚ひき肉	20g	た	12.4g
長ねぎ	20g	脂	10.7g
乾燥しいたけ	1g	繊	1.9g
にら	10g	塩	2.3g
油	3g		
酒	5g		
濃口しょうゆ	8g		
上白糖	2g		
赤色辛みそ	6g		
トウバンジャン	2g		
でんぷん	3g		
中華だし	20g		

八珍豆腐

材料	分量		
木綿豆腐	100g	エ	211kcal
焼き豚	20g	た	15.1g
しばえび	15g	脂	11.6g
たまねぎ	30g	繊	2.2g
たけのこ（茹で）	20g	塩	2.0g
乾燥しいたけ	1g		
にんじん	5g		
さやえんどう	5g		
油	5g		
ラー油	0.5g		
コンソメの素	1g		
食塩	0.3g		
上白糖	1g		
日本酒	2g		
濃口しょうゆ	5g		
でんぷん	2g		

なまりと焼き豆腐の含煮

材料	分量		
なまり	50g	エ	165kcal
焼き豆腐	80g	た	22.3g
さやえんどう（茹で）	5g	脂	5.0g
乾燥しいたけ	1g	繊	1.0g
本みりん	4g	塩	1.2g
上白糖	2g		
濃口しょうゆ	7g		
かつおだし	60g		

肉豆腐

材料	分量		
焼き豆腐	80g	エ	195kcal
豚もも（赤肉）	40g	た	16.2g
長ねぎ	60g	脂	6.8g
にんじん（茹で）	10g	繊	2.2g
さやえんどう（茹で）	5g	塩	1.2g
春雨（乾）	5g		
日本酒	3g		
本みりん	3g		
上白糖	3g		
濃口しょうゆ	8g		

金時豆

材料	分量		
いんげんまめ（乾燥）	30g	エ	146kcal
上白糖	12g	た	6.0g
食塩	0.1g	脂	0.7g
		繊	5.8g
		塩	0.1g

五目豆

材料	分量		
大豆（乾燥）	15g	エ	105kcal
ごぼう	20g	た	6.4g
にんじん	15g	脂	2.9g
板こんにゃく	40g	繊	5.5g
刻み昆布	0.5g	塩	1.1g
上白糖	4g		
濃口しょうゆ	7g		

ポークビーンズ

材料	分量		
豚ばら（脂身つき）	40g	エ	302kcal
大豆（乾燥）	20g	た	13.7g
たまねぎ	30g	脂	20.8g
トマト	50g	繊	4.6g
トマトケチャップ	10g	塩	1.4g
ウスターソース	1g		
油	3g		
食塩	0.5g		
黒こしょう	0.1g		
コンソメの素	1g		

1. 献立

高野豆腐の煮物			卯の花炒め			卯の花和え		
凍り豆腐	8g	エ 95kcal	おから	50g	エ 143kcal	まさば	30g	エ 105kcal
さやえんどう	3g	た 5.2g	鶏ひき肉	15g	た 6.5g	食塩	0.5g	た 8.0g
にんじん	20g	脂 2.7g	にんじん	10g	脂 8.2g	酢	3g	脂 4.7g
さといも	40g	繊 1.7g	長ねぎ	20g	繊 6.1g	きゅうり	30g	繊 3.2g
上白糖	3g	塩 1.0g	ぶなしめじ	15g	塩 0.8g	食塩	0.5g	塩 1.6g
濃口しょうゆ	6g		油	5g		酢	3g	
本みりん	2g		上白糖	3g		おから	30g	
			濃口しょうゆ	5g		食塩	0.5g	
						酢	3g	
						上白糖	3g	

●いも料理

土佐煮			スープ煮			じゃがいもそぼろ煮		
じゃがいも	50g	エ 63kcal	じゃがいも	100g	エ 131kcal	じゃがいも	80g	エ 130kcal
板こんにゃく	30g	た 2.3g	さやいんげん	20g	た 3.4g	にんじん	30g	た 6.5g
さやいんげん	20g	脂 0.1g	にんじん	20g	脂 4.1g	鶏ひき肉	20g	脂 1.8g
削り節	1g	繊 2.0g	ベーコン	10g	繊 2.3g	かつお・昆布だし	30g	繊 2.1g
上白糖	3g	塩 0.7g	コンソメの素	1g	塩 0.9g	上白糖	4g	塩 1.0g
濃口しょうゆ	5g		食塩	0.2g		濃口しょうゆ	6g	
						グリンピース（冷凍）	5g	

クリーム煮			肉じゃが			コロッケ		
じゃがいも	60g	エ 165kcal	じゃがいも	100g	エ 200kcal	じゃがいも	100g	エ 295kcal
鶏もも（皮つき）	20g	た 5.9g	牛かた（脂身なし）	20g	た 6.2g	牛ひき肉	20g	た 8.3g
たまねぎ	40g	脂 8.0g	たまねぎ	30g	脂 7.1g	たまねぎ	15g	脂 14.6g
マッシュルーム	10g	繊 2.0g	にんじん	20g	繊 2.3g	食塩	0.2g	繊 2.1g
とうもろこし（ホール缶）	10g	塩 0.8g	油	3g	塩 0.9g	白こしょう	0.1g	塩 0.6g
食塩	0.5g		酒	5g		薄力粉	8g	
油	2g		上白糖	2g		卵	8g	
生クリーム	5g		濃口しょうゆ	6g		生パン粉	10g	
牛乳	20g		本みりん	3g		油	10g	
コンソメの素	0.5g		かつお・昆布だし	20g		中濃ソース	5g	
黒こしょう	0.1g							

いもの韓国風和え			マッシュポテト			ポテトフライ		
じゃがいも	50g	エ 117kcal	じゃがいも	80g	エ 91kcal	じゃがいも	50g	エ 84kcal
油	6g	た 1.8g	牛乳	10g	た 1.6g	食塩	0.3g	た 0.8g
乾燥ごま	3g	脂 7.6g	有塩バター	3g	脂 2.9g	白こしょう	0.1g	脂 5.1g
長ねぎ	10g	繊 1.2g	食塩	0.3g	繊 1.0g	油	5g	繊 0.7g
濃口しょうゆ	5g	塩 0.7g	黒こしょう	0.1g	塩 0.4g			塩 0.3g
一味とうがらし	0.1g		白こしょう	0.1g				

さつまいもの茶巾			さつまいものごま煮			さつまいものレモン煮		
さつまいも	90g	エ 153kcal	さつまいも	100g	エ 160kcal	さつまいも	100g	エ 178kcal
有塩バター	2g	た 1.1g	乾燥ごま	2g	た 1.8g	有塩バター	3g	た 1.3g
上白糖	5g	脂 1.8g	上白糖	4g	脂 1.2g	上白糖	5g	脂 2.7g
		繊 2.1g	濃口しょうゆ	2g	繊 2.5g	レモン	8g	繊 2.7g
		塩 0g			塩 0.3g			塩 0.1g

さといもの煮物①

材料	分量		
さといも	80g	エ	71kcal
にんじん	20g	た	2.4g
乾燥しいたけ	1g	脂	0.2g
さやえんどう	5g	繊	2.9g
かつお・昆布だし	30g	塩	0.8g
上白糖	2g		
濃口しょうゆ	5g		
かつおだし	60g		

さといもの煮物②

材料	分量		
さといも	80g	エ	101kcal
にんじん（皮むき，茹で）	20g	た	4.6g
焼きちくわ	20g	脂	0.6g
さやいんげん	10g	繊	2.7g
濃口しょうゆ	5g	塩	1.2g
本みりん	3g		
上白糖	2g		
かつおだし	60g		

さといもの煮物③

材料	分量		
さといも	80g	エ	80kcal
さくらえび	5g	た	5.1g
濃口しょうゆ	5g	脂	0.3g
本みりん	2g	繊	1.8g
上白糖	2g	塩	1.1g
かつおだし	60g		

筑前煮

材料	分量		
さといも	50g	エ	166kcal
鶏もも（皮なし）	40g	た	10.7g
れんこん（茹で）	40g	脂	3.8g
たけのこ（茹で）	15g	繊	5.3g
にんじん（茹で）	20g	塩	1.0g
板こんにゃく	30g		
ごぼう（茹で）	15g		
乾燥しいたけ	1g		
さやえんどう（茹で）	5g		
油	2g		
濃口しょうゆ	6g		
上白糖	3g		
日本酒	3g		
かつおだし	30g		

さといもとたこの煮物

材料	分量		
さといも	70g	エ	90kcal
まだこ	40g	た	8.8g
削り節	1g	脂	0.4g
上白糖	3g	繊	1.6g
濃口しょうゆ	5g	塩	1.0g

さといものゆずみそ和え

材料	分量		
だいこん	50g	エ	75kcal
さといも	50g	た	1.7g
ゆず（果皮）	1g	脂	0.3g
甘味噌	7g	繊	2.3g
上白糖	3g	塩	0.4g
本みりん	4g		

ながいもの白煮

材料	分量		
ながいも	70g	エ	56kcal
酢	5g	た	1.6g
上白糖	2g	脂	0.2g
食塩	0.3g	繊	0.7g
昆布だし	30g	塩	0.4g

月見いも

材料	分量		
ながいも	70g	エ	68kcal
うずら卵	10g	た	3.3g
焼きのり	0.3g	脂	1.5g
濃口しょうゆ	5g	繊	0.8g
		塩	0.8g

さつまいもの甘煮

材料	分量		
さつまいも	90g	エ	179kcal
りんご	20g	た	1.3g
レーズン	5g	脂	1.8g
有塩バター	2g	繊	2.6g
上白糖	5g	塩	0g

大学いも

材料	分量		
さつまいも	100g	エ	262kcal
油	10g	た	1.6g
上白糖	8g	脂	10.7g
濃口しょうゆ	2g	繊	2.4g
乾燥ごま	1g	塩	0.3g

● 煮物・炒め物

しぐれ煮

材料	分量		
れんこん	40g	エ	66kcal
あさり（水煮缶詰）	20g	た	5.1g
酒	2g	脂	0.5g
濃口しょうゆ	3g	繊	0.8g
食塩	0.2g	塩	0.9g
本みりん	2g		
上白糖	2g		

冬瓜のくず煮

材料	分量		
冬瓜	80g	エ	52kcal
しばえび	20g	た	4.2g
上白糖	2g	脂	0.2g
濃口しょうゆ	1g	繊	1.0g
食塩	0.5g	塩	0.7g
日本酒	3g		
でんぷん	3g		

かぼちゃのくずあんかけ

材料	分量		
西洋かぼちゃ	80g	エ	134kcal
鶏ひき肉	20g	た	6.5g
濃口しょうゆ	7g	脂	1.9g
上白糖	2g	繊	2.8g
本みりん	3g	塩	1.1g
でんぷん	2g		
かつお・昆布だし	70g		

ふきの炒め煮①

材料	分量		
ふき	40g	エ	30kcal
かつお節	3g	た	2.8g
上白糖	3g	脂	0.1g
濃口しょうゆ	5g	繊	0.5g
		塩	0.7g

ふきの炒め煮②

材料	分量		
ふき	50g	エ	45kcal
板こんにゃく	30g	た	0.7g
にんじん	10g	脂	2.0g
油	2g	繊	1.8g
上白糖	3g	塩	0.8g
濃口しょうゆ	5g		
かつお・昆布だし	30g		

ごぼうのごま煮

材料	分量		
ごぼう	40g	エ	88kcal
にんじん	20g	た	2.6g
れんこん	30g	脂	1.7g
上白糖	3g	繊	3.8g
濃口しょうゆ	6g	塩	1.0g
いりごま	3g		
かつお・昆布だし	30g		

1. 献立

だいこんのおかか煮
だいこん	80g	エ	54kcal
ごぼう	15g	た	2.1g
にんじん	30g	脂	0.2g
削り節	1g	繊	2.8g
上白糖	3g	塩	0.8g
濃口しょうゆ	5g		
かつお・昆布だし	30g		

ふろふきだいこん
だいこん(茹で)	100g	エ	90kcal
赤色辛みそ	15g	た	3.1g
上白糖	5g	脂	2.5g
酒	5g	繊	2.9g
かつお・昆布だし	15g	塩	2.0g
まこんぶ	1g		
いりごま	3g		

ピーマンの炒め煮
ピーマン	40g	エ	82kcal
しらす干し	8g	た	3.4g
油揚げ	5g	脂	4.9g
酒	3g	繊	1.0g
油	3g	塩	0.9g
濃口しょうゆ	4g		
上白糖	3g		

うどの煮しめ
うどの茎	60g	エ	80kcal
厚揚げ	30g	た	4.2g
にんじん	20g	脂	3.5g
さやえんどう	5g	繊	1.7g
上白糖	2g	塩	1.0g
食塩	0.5g		
濃口しょうゆ	3g		
日本酒	5g		

なすの炒め煮
なす	70g	エ	62kcal
さやいんげん(茹で)	10g	た	1.6g
		脂	3.1g
しょうが	1g	繊	1.8g
上白糖	2g	塩	0.9g
濃口しょうゆ	6g		
日本酒	3g		
大豆油	3g		
かつおだし	30g		

揚げなすのみそあんかけ
なす	70g	エ	121kcal
大豆油	7g	た	2.1g
ピーマン	30g	脂	7.6g
しょうが	1g	繊	2.6g
上白糖	4g	塩	1.0g
淡色辛みそ	8g		
日本酒	3g		
かつおだし	5g		

若竹煮
たけのこ(茹で)	30g	エ	26kcal
ふき	30g	た	1.7g
わかめ	7g	脂	0.1g
かつお・昆布だし	30g	繊	1.6g
酒	3g	塩	0.8g
濃口しょうゆ	1g		
食塩	0.5g		
本みりん	3g		
かつお節	0.3g		

切干しだいこんの煮物
切干しだいこん	8g	エ	80kcal
油揚げ	5g	た	2.0g
にんじん	10g	脂	3.7g
上白糖	2g	繊	2.1g
油	2g	塩	0.8g
酒	3g		
濃口しょうゆ	5g		
かつお・昆布だし	20g		
さやえんどう	3g		

五目ひじき
干しひじき	5g	エ	109kcal
厚揚げ	30g	た	4.7g
さやいんげん	10g	脂	6.5g
油	3g	繊	3.1g
にんじん	10g	塩	1.0g
れんこん	10g		
中ざらめ糖	2g		
濃口しょうゆ	5g		
本みりん	2g		
かつお・昆布だし	40g		

ふきのかか煮
ふき	40g	エ	31kcal
かつお節	3g	た	2.8g
上白糖	3g	脂	0.1g
濃口しょうゆ	5g	繊	0.5g
		塩	0.7g

かぼちゃの煮物
西洋かぼちゃ(茹で)	80g	エ	97kcal
		た	2.0g
上白糖	3g	脂	0.3g
濃口しょうゆ	6g	繊	3.3g
本みりん	2g	塩	0.9g
かつおだし	60g		

小松菜と揚げの煮浸し
小松菜(茹で)	70g	エ	44kcal
油揚げ	5g	た	2.7g
濃口しょうゆ	5g	脂	1.8g
上白糖	1g	繊	1.7g
本みりん	2g	塩	0.8g
かつおだし	50g		

焼きなす
なす	70g	エ	24kcal
かつお節	1g	た	2.0g
しょうが	3g	脂	0.1g
濃口しょうゆ	6g	繊	1.6g
かつお・昆布だし	6g	塩	0.9g

きんぴらごぼう
ごぼう	40g	エ	76kcal
にんじん	10g	た	1.2g
油	3g	脂	3.1g
濃口しょうゆ	5g	繊	2.5g
本みりん	3g	塩	0.7g
上白糖	2g		
一味とうがらし	0.1g		

スパゲティーソテー
スパゲティー	10g	エ	135kcal
大豆油	3g	た	3.6g
ベーコン	10g	脂	7.5g
たまねぎ	30g	繊	0.9g
トマトケチャップ	10g	塩	0.9g
パセリ(乾燥)	0.3g		
パルメザンチーズ	1g		
食塩	0.3g		

焼きビーフン

材料	分量	栄養	
ビーフン	10g	エ	116kcal
ロースハム	10g	た	2.8g
にんじん	10g	脂	6.6g
乾燥しいたけ	1g	繊	1.0g
ピーマン	10g	塩	1.2g
上白糖	0.3g		
酒	2g		
食塩	0.7g		
濃口しょうゆ	2g		
油	5g		

五目きんぴら

材料	分量	栄養	
ごぼう	40g	エ	94kcal
にんじん	10g	た	1.9g
しらたき	30g	脂	3.1g
れんこん	20g	繊	4.0g
さやいんげん	10g	塩	0.9g
油	3g		
濃口しょうゆ	6g		
本みりん	3g		
上白糖	2g		
一味とうがらし	0.1g		

野菜の中華ソテー

材料	分量	栄養	
白菜	80g	エ	65kcal
りょくとうもやし	30g	た	5.6g
にら	10g	脂	2.7g
にんじん（茹で）	10g	繊	2.0g
しばえび	20g	塩	1.1g
大豆油	2g		
ごま油	0.5g		
食塩	0.5g		
黒こしょう	0.2g		
中華だし	30g		
濃口しょうゆ	3g		

チンゲン菜とコーンのソテー

材料	分量	栄養	
チンゲン菜	50g	エ	40kcal
スイートコーン（ホール，冷凍）	8g	た	0.6g
		脂	3.2g
食塩	0.5g	繊	0.8g
大豆油	3g	塩	0.5g

●サラダ

グリーンサラダ

材料	分量	栄養	
きゅうり	30g	エ	56kcal
レタス	20g	た	0.5g
ピーマン	10g	脂	5.1g
べにばな油	5g	繊	0.8g
酢	5g	塩	0.5g
白こしょう	0.1g		
食塩	0.5g		

ポテトサラダ

材料	分量	栄養	
じゃがいも	70g	エ	173kcal
ボンレスハム	5g	た	2.6g
たまねぎ	8g	脂	11.6g
きゅうり	15g	繊	1.4g
にんじん	8g	塩	0.7g
食塩	0.3g		
マヨネーズ	15g		
混合ペッパー	0.1g		

スパゲティーサラダ

材料	分量	栄養	
スパゲティー	10g	エ	165kcal
きゅうり	15g	た	3.7g
たまねぎ	10g	脂	12.0g
にんじん	10g	繊	0.8g
ボンレスハム	10g	塩	0.9g
マヨネーズ	15g		
食塩	0.3g		
白こしょう	0.1g		

エッグサラダ

材料	分量	栄養	
卵	30g	エ	182kcal
にんじん	8g	た	5.8g
きゅうり	15g	脂	14.7g
ボンレスハム	5g	繊	0.6g
セロリー	5g	塩	0.8g
スパゲティー	5g		
食塩	0.3g		
マヨネーズ	15g		
白こしょう	0.1g		

フレンチサラダ

材料	分量	栄養	
レタス	30g	エ	69kcal
きゅうり	20g	た	0.7g
レーズン	3g	脂	4.1g
セロリー	15g	繊	1.0g
みかん（缶詰）	20g	塩	0.5g
べにばな油	4g		
酢	6g		
食塩	0.5g		
白こしょう	0g		

中華風サラダ

材料	分量	栄養	
きゅうり	30g	エ	57kcal
ブラックマッペもやし	40g	た	1.7g
		脂	4.6g
わかめ	2g	繊	1.1g
ごま（乾燥）	1g	塩	0.6g
濃口しょうゆ	4g		
酢	3g		
べにばな油	3g		
ごま油	1g		
白こしょう	0.1g		

春雨サラダ

材料	分量	栄養	
春雨（乾燥）	10g	エ	115kcal
きゅうり	20g	た	0.5g
パプリカ（黄ピーマン）	15g	脂	7.6g
		繊	0.8g
にんじん	8g	塩	0.4g
食塩	0.2g		
白こしょう	0.1g		
マヨネーズ	10g		

千草サラダ

材料	分量	栄養	
レタス	20g	エ	35kcal
セロリー	5g	た	1.1g
にんじん	8g	脂	0.6g
きゅうり	20g	繊	1.0g
たまねぎ	10g	塩	0.7g
ごま（乾燥）	1g		
濃口しょうゆ	5g		
本みりん	5g		
酢	6g		

フルーツサラダ

材料	分量	栄養	
パイナップル	30g	エ	92kcal
りんご	20g	た	0.7g
バナナ	20g	脂	3.1g
レーズン	5g	繊	1.3g
レタス	15g	塩	0.5g
レモン（果汁）	3g		
上白糖	1g		
食塩	0.5g		
べにばな油	3g		

和風サラダ			ツナサラダ			ヨーグルトサラダ		
だいこん	50g	エ 33kcal	ツナフレークホワイト		エ 189kcal	もも（缶詰）	20g	エ 79kcal
かいわれ大根	8g	た 3.2g	（油漬け缶詰）	25g	た 5.5g	りんご	20g	た 1.4g
しらす干し	6g	脂 0.3g	きゅうり	20g	脂 17.3g	バナナ	20g	脂 1.0g
にんじん	5g	繊 1.0g	リーフレタス	10g	繊 0.8g	無糖ヨーグルト	30g	繊 0.8g
和風ドレッシング	10g	塩 1.1g	トマト	40g	塩 0.5g	上白糖	4g	塩 0.0g
			マヨネーズ	15g				

カレーフレンチサラダ			ささ身サラダ			オーロラサラダ		
レタス	35g	エ 78kcal	鶏ささ身	20g	エ 87kcal	スパゲティー	10g	エ 131kcal
にんじん	10g	た 0.8g	きゅうり	15g	た 5.0g	きゅうり	10g	た 4.0g
たまねぎ	10g	脂 5.1g	りんご	20g	脂 5.2g	たまねぎ	5g	脂 7.7g
きゅうり	20g	繊 1.4g	にんじん	10g	繊 0.9g	にんじん	10g	繊 0.8g
レーズン	5g	塩 0.5g	セロリー	10g	塩 0.7g	ボンレスハム	10g	塩 0.8g
べにばな油	5g		べにばな油	5g		べにばな油	6g	
酢	5g		酢	5g		酢	4g	
白こしょう	0.1g		食塩	0.5g		黄身	3g	
食塩	0.5g		濃口しょうゆ	1g		トマトケチャップ	5g	
カレー粉	0.3g		白こしょう	0.1g		食塩	0.3g	
						白こしょう	0.1g	

かにサラダ		
キャベツ	30g	エ 42kcal
きゅうり	15g	た 5.8g
パプリカ		脂 0.2g
（黄ピーマン）	10g	繊 0.9g
食塩	0.3g	塩 1.5g
ずわいがに		
（水煮缶詰）	30g	
和風ドレッシング	10g	

● 酢の物・和え物・お浸し

紅白なます			五色紅白なます			柿なます		
切干しだいこん	6g	エ 37kcal	だいこん	60g	エ 43kcal	だいこん	50g	エ 51kcal
にんじん	10g	た 0.8g	にんじん	10g	た 1.3g	にんじん	10g	た 0.5g
ごま（乾燥）	1g	脂 0.6g	きゅうり	15g	脂 1.1g	干し柿	10g	脂 0.2g
酢	6g	繊 1.6g	卵	5g	繊 1.3g	食塩	0.5g	繊 2.5g
上白糖	2g	塩 0.7g	食塩	0.5g	塩 0.5g	酢	7g	塩 0.5g
濃口しょうゆ	2g		ごま（乾燥）	1g		上白糖	2g	
食塩	0.3g		酢	8g		ゆず（果皮）	2g	
顆粒風味調味料	0.1g		上白糖	3g		顆粒風味調味料	0.1g	

酢ばす			うどの甘酢煮			紅白酢の物		
れんこん	25g	エ 28kcal	うどの茎	40g	エ 24kcal	かぶ	50g	エ 26kcal
レモン	5g	た 0.5g	酢	5g	た 0.3g	ホースラディッシュ	6g	た 0.5g
酢	5g	脂 0.1g	上白糖	4g	脂 0g	食塩	0.5g	脂 0.1g
上白糖	2g	繊 0.7g	食塩	0.3g	繊 0.6g	酢	7g	繊 1.4g
食塩	0.1g	塩 0.1g	パセリ	0.3g	塩 0.3g	上白糖	2g	塩 0.5g
						ゆず（果皮）	2g	
						顆粒風味調味料	0.1g	

きゅうりとわかめの酢の物

材料	分量		
きゅうり	40g	エ	43kcal
乾燥わかめ	2g	た	2.8g
にんじん	5g	脂	1.5g
ロースハム	10g	繊	1.2g
酢	5g	塩	1.5g
上白糖	2g		
濃口しょうゆ	6g		

だいこんとかにのごま酢和え

材料	分量		
だいこん	60g	エ	54kcal
糸みつば	6g	た	3.5g
たらばがに（水煮缶詰）	10g	脂	1.8g
卵	6g	繊	1.1g
食塩	0.5g	塩	0.7g
ごま（乾燥）	2g		
酢	6g		
上白糖	3g		

肉のごま酢和え

材料	分量		
豚ロース（脂身つき）	30g	エ	111kcal
しょうが	2g	た	7.4g
小松菜	50g	脂	6.9g
濃口しょうゆ	6g	繊	1.2g
ごま（乾燥）	2g	塩	0.9g
酢	3g		
上白糖	2g		

小松菜のピーナッツ和え

材料	分量		
小松菜	50g	エ	93kcal
焼きちくわ	10g	た	4.5g
にんじん	5g	脂	4.4g
ブラックマッペもやし	10g	繊	1.7g
ピーナッツバター	8g	塩	0.9g
上白糖	3g		
濃口しょうゆ	4g		
本みりん	2g		

山菜しょうゆ和え

材料	分量		
ぶなしめじ	20g	エ	21kcal
わかめ	6g	た	1.4g
きゅうり	10g	脂	0.2g
生わらび（茹で）	20g	繊	1.7g
日本酒	3g	塩	0.7g
濃口しょうゆ	4g		
本みりん	1g		
上白糖	1g		

かんぴょうのごま和え

材料	分量		
かんぴょう（乾）	3g	エ	64kcal
油揚げ	5g	た	2.7g
にんじん	10g	脂	2.9g
ほうれん草	40g	繊	2.6g
ごま（乾燥）	2g	塩	0.7g
上白糖	3g		
濃口しょうゆ	3g		
食塩	0.3g		

ゆずみそ和え

材料	分量		
だいこん	80g	エ	52kcal
板こんにゃく	30g	た	1.4g
さやいんげん	20g	脂	0.3g
甘みそ	6g	繊	3.0g
かつお・昆布だし	5g	塩	0.4g
本みりん	2g		
上白糖	3g		
ゆず（果皮）	2g		

青柳のぬた

材料	分量		
ばかがい	15g	エ	67kcal
わけぎ	70g	た	3.6g
わかめ	2g	脂	0.5g
甘みそ	8g	繊	2.5g
本みりん	3g	塩	0.7g
上白糖	2g		
酢	5g		
練りがらし	1g		

まぐろのぬた

材料	分量		
くろまぐろ（赤身）	50g	エ	117kcal
長ねぎ	50g	た	14.5g
わかめ	10g	脂	1.3g
淡色辛みそ	6g	繊	1.8g
本みりん	3g	塩	1.0g
上白糖	4g		
酢	5g		
練りがらし	1g		

木の芽和え

材料	分量		
たけのこ	40g	エ	51kcal
うどの茎	20g	た	2.4g
板こんにゃく	50g	脂	0.4g
甘みそ	8g	繊	3.3g
本みりん	2g	塩	0.5g
上白糖	3g		

おろし和え

材料	分量		
だいこん	60g	エ	30kcal
イクラ	5g	た	2.0g
かいわれ大根	5g	脂	0.9g
上白糖	1g	繊	0.9g
酢	3g	塩	0.4g
食塩	0.3g		

白菜のごま和え

材料	分量		
白菜	50g	エ	57kcal
ロースハム	10g	た	2.7g
ごま（乾燥）	2g	脂	2.5g
上白糖	3g	繊	0.9g
濃口しょうゆ	3g	塩	0.7g
本みりん	2g		

うどとわかめのフレンチ和え

材料	分量		
うどの茎	20g	エ	36kcal
わかめ	4g	た	0.4g
レタス	30g	脂	3.1g
べにばな油	3g	繊	0.8g
酢	3g	塩	0.6g
食塩	0.5g		

鶏肉といんげんの辛子しょうゆ和え

材料	分量		
鶏むね（皮なし）	30g	エ	59kcal
さやいんげん	40g	た	8.1g
からし粉	1g	脂	0.5g
本みりん	1g	繊	1.0g
上白糖	2g	塩	0.7g
濃口しょうゆ	5g		

ナムル

材料	分量		
りょくとうもやし（茹で）	60g	エ	27kcal
生ぜんまい（茹で）	30g	た	1.7g
にら	5g	脂	1.1g
ごま油	1g	繊	2.1g
酢	2g	塩	0.6g
濃口しょうゆ	4g		

ほうれん草のピーナッツ和え

材料	分量		
ほうれん草	50g	エ	88kcal
にんじん	8g	た	4.0g
キャベツ	20g	脂	6.2g
ブラックマッペもやし	10g	繊	2.5g
ロースハム	5g	塩	0.2g
ピーナッツバター	6g		
マヨネーズ	3g		

なすと鶏肉のごまみそ和え

材料	分量		
なす	60g	エ	113kcal
鶏ささ身	40g	た	12.1g
ごま（乾燥）	4g	脂	2.8g
甘みそ	7g	繊	2.1g
上白糖	2g	塩	0.6g
本みりん	3g		
顆粒風味調味料	0.3g		

白菜のわさび和え

材料	分量		
白菜	60g	エ	53kcal
ブラックマッペもやし	40g	た	4.2g
焼きちくわ	20g	脂	0.7g
ピーマン	4g	繊	1.4g
練りわさび	2g	塩	1.3g
本みりん	2g		
濃口しょうゆ	5g		

いかのぬた

材料	分量	栄養	
するめいか	30g	エ	69kcal
きゅうり	15g	た	6.9g
わけぎ	30g	脂	0.7g
わかめ	2g	繊	1.3g
赤色辛みそ	6g	塩	1.1g
上白糖	3g		
本みりん	3g		
かつお・昆布だし	2g		
酢	6g		

春雨の中華和え

材料	分量	栄養	
春雨（乾燥）	7g	エ	64kcal
にんじん	5g	た	2.3g
ロースハム	10g	脂	2.4g
きゅうり	20g	繊	0.5g
濃口しょうゆ	5g	塩	0.1g
酢	4g		
ごま油	1g		
上白糖	0.5g		
かつおだし	10g		

ほうれん草としらたきのごま和え

材料	分量	栄養	
ほうれん草	30g	エ	42kcal
板こんにゃく	40g	た	1.7g
乾燥しいたけ	1g	脂	1.2g
にんじん	10g	繊	2.9g
ごま（乾燥）	2g	塩	0.7g
上白糖	2g		
濃口しょうゆ	4g		
本みりん	2g		
顆粒風味調味料	0.3g		

甘みそ和え

材料	分量	栄養	
にんじん	10g	エ	36kcal
さやいんげん	30g	た	1.2g
甘みそ	6g	脂	0.2g
本みりん	2g	繊	1.3g
上白糖	2g	塩	0.4g

春菊の磯辺和え

材料	分量	栄養	
春菊	60g	エ	18kcal
にんじん	5g	た	1.9g
濃口しょうゆ	3g	脂	0.2g
かつお・昆布だし	3g	繊	2.2g
焼きのり	0.5g	塩	0.6g

キャベツの辛子和え

材料	分量	栄養	
キャベツ	60g	エ	59kcal
焼き豚	20g	た	5.7g
小松菜	20g	脂	1.9g
からし粉	1g	繊	1.5g
濃口しょうゆ	5g	塩	1.2g

ほうれん草の辛子しょうゆ和え

材料	分量	栄養	
ほうれん草	50g	エ	16kcal
にんじん	5g	た	1.4g
濃口しょうゆ	3g	脂	0.3g
練りがらし	0.5g	繊	1.5g
		塩	0.5g

揚げなすの辛子しょうゆ和え

材料	分量	栄養	
なす	70g	エ	88kcal
油	7g	た	1.5g
からし粉	1g	脂	7.2g
濃口しょうゆ	5g	繊	1.5g
		塩	0.7g

レモンしょうゆ和え

材料	分量	栄養	
アスパラガス	80g	エ	31kcal
ぶなしめじ	20g	た	4.1g
削り節	1.5g	脂	0.3g
レモン（果汁）	2g	繊	2.2g
濃口しょうゆ	5g	塩	0.7g

しらす和え

材料	分量	栄養	
小松菜	60g	エ	16kcal
しらす干し	5g	た	2.3g
濃口しょうゆ	3g	脂	0.2g
かつお・昆布だし	3g	繊	1.1g
		塩	0.6g

信田和え

材料	分量	栄養	
ほうれん草	70g	エ	45kcal
油揚げ	7g	た	3.2g
濃口しょうゆ	4g	脂	2.6g
顆粒風味調味料	0.3g	繊	2.1g
		塩	0.7g

梅びしお和え

材料	分量	栄養	
きゅうり	25g	エ	17kcal
かぶ	25g	た	0.5g
食塩	0.2g	脂	0.1g
梅びしお	4g	繊	0.7g
		塩	0.5g

黄菊和え

材料	分量	栄養	
ほうれん草	60g	エ	17kcal
食用菊（乾燥）	1g	た	1.7g
濃口しょうゆ	3g	脂	0.2g
		繊	2.0g
		塩	0.4g

真砂和え

材料	分量	栄養	
ほうれん草	60g	エ	27kcal
たらこ	10g	た	3.8g
濃口しょうゆ	1g	脂	0.7g
		繊	1.7g
		塩	0.6g

なめたけ和え

材料	分量	栄養	
きゅうり	40g	エ	10kcal
えのきたけ（瓶詰め）	10g	た	0.8g
		脂	0.1g
		繊	0.9g
		塩	0.4g

伴三糸

材料	分量	栄養	
春雨（乾燥）	10g	エ	109kcal
にんじん（茹で）	8g	た	5.1g
ロースハム	20g	脂	4.9g
きゅうり	20g	繊	0.6g
卵	10g	塩	1.0g
濃口しょうゆ	3g		
酢	4g		
ごま油	1g		
上白糖	0.5g		
かつおだし	10g		

小松菜と揚げの煮浸し

材料	分量	栄養	
小松菜	50g	エ	38kcal
さくらえび	2g	た	3.0g
油揚げ	3g	脂	1.2g
濃口しょうゆ	4g	繊	1.0g
上白糖	2g	塩	0.7g
本みりん	1g		
かつおだし	20g		

キャベツの煮浸し

材料	分量	栄養	
キャベツ	70g	エ	45kcal
焼きちくわ	15g	た	3.1g
かつお・昆布だし	20g	脂	0.4g
上白糖	2g	繊	1.3g
濃口しょうゆ	4g	塩	0.9g

●漬け物

たくあんの香り漬け
たくあん	10g	エ	9 kcal
しその葉	0.5g	た	0.5g
ごま（乾燥）	1 g	脂	0.5g
濃口しょうゆ	1 g	繊	0.5g
		塩	0.4g

かぶの風味漬け
かぶ	40g	エ	10kcal
ゆず（果皮）	2 g	た	0.4g
塩昆布	0.3g	脂	0.1g
食塩	0.2g	繊	0.8g
		塩	0.3g

しば漬け
なす	40g	エ	10kcal
しょうが	1 g	た	0.5g
みょうが	10g	脂	0.0g
食塩	0.5g	繊	1.1g
		塩	0.5g

即席漬け
キャベツ	0 g	エ	12kcal
ホースラディッシュ	10g	た	0.6g
きゅうり	10g	脂	0.1g
セロリー	10g	繊	1.3g
しその実漬け	3 g	塩	0.8g
食塩	0.5g		

きゅうりもみ
きゅうり	30g	エ	15kcal
わかめ	2 g	た	0.5g
食塩	0.3g	脂	0.0g
上白糖	2 g	繊	0.4g
酢	4 g	塩	0.6g
濃口しょうゆ	2 g		

松前漬け
するめ	15g	エ	85kcal
にんじん	10g	た	11.3g
まこんぶ	5 g	脂	0.7g
日本酒	8 g	繊	1.6g
濃口しょうゆ	5 g	塩	1.4g
本みりん	5 g		

かぶの香り漬け
かぶ	40g	エ	16kcal
にんにく	1 g	た	0.7g
しょうが	1 g	脂	0.3g
長ねぎ	5 g	繊	0.8g
濃口しょうゆ	3 g	塩	0.6g
ごま（乾燥）	0.5g		
食塩	0.2g		

白菜の香り漬け①
白菜の塩漬け	25g	エ	5 kcal
しょうが	1 g	た	0.4g
濃口しょうゆ	1 g	脂	0.0g
		繊	0.5g
		塩	0.7g

白菜の香り漬け②
白菜	40g	エ	9 kcal
にんじん	5 g	た	0.4g
ゆず（果皮）	2 g	脂	0.1g
食塩	0.3g	繊	0.8g
一味とうがらし	0.1g	塩	0.3g

しその実和え
白菜	40g	エ	7 kcal
しその実漬け	3 g	た	0.4g
食塩	0.5g	脂	0.0g
		繊	0.8g
		塩	0.8g

●汁物

たいの潮汁
まだい	40g	エ	81kcal
日高こんぶ	2 g	た	8.8g
食塩	1.1g	脂	4.4g
しょうが	1 g	繊	0.7g
		塩	1.2g

豆腐とみつばのすまし汁
木綿豆腐	30g	エ	26kcal
糸みつば	3 g	た	2.6g
食塩	0.6g	脂	1.3g
濃口しょうゆ	1.5g	繊	0.2g
かつお・昆布だし	150g	塩	0.8g

そうめん汁
そうめん（乾）	10g	エ	41kcal
万能ねぎ	5 g	た	1.7g
濃口しょうゆ	2 g	脂	0.1g
食塩	0.8g	繊	0.4g
かつお・昆布だし	150g	塩	1.1g

お吸い物
はんぺん	10g	エ	15kcal
ぶなしめじ	10g	た	1.7g
根みつば	3 g	脂	0.2g
顆粒風味調味料	1 g	繊	0.5g
食塩	0.7g	塩	1.1g
濃口しょうゆ	2 g		

とろろ汁
ながいも	60g	エ	46kcal
食塩	0.7g	た	2.0g
濃口しょうゆ	3 g	脂	0.2g
葉ねぎ	5.3g	繊	0.9g
きざみのり	0.3g	塩	1.1g
顆粒風味調味料	1 g		

かぼちゃのポタージュ
牛乳	40g	エ	130kcal
西洋かぼちゃ	66.6g	た	3.0g
たまねぎ	21.2g	脂	5.1g
食塩	0.2g	繊	2.7g
有塩バター	4 g	塩	1.2g
コンソメの素	2 g		

若竹汁
たけのこ（茹で）	20g	エ	13kcal
わかめ	3 g	た	1.2g
食塩	0.3g	脂	0.1g
濃口しょうゆ	1 g	繊	0.8g
しょうが	1 g	塩	1.1g
顆粒風味調味料	1 g		
日本酒	2 g		

さけのかす汁
ぎんざけ	40g	エ	183kcal
じゃがいも	30g	た	12.9g
たまねぎ	30g	脂	5.8g
にんじん	10g	繊	2.7g
酒かす	20g	塩	1.1g
かつお・昆布だし	150g		
麦みそ	8 g		

くず引き豆腐汁
日高こんぶ	2 g	エ	69kcal
あさり（水煮缶詰）	15g	た	6.7g
食塩	0.8g	脂	2.5g
長ねぎ	5 g	繊	1.0g
濃口しょうゆ	2 g	塩	1.2g
木綿豆腐	50g		
でんぷん	3 g		

はまぐりの潮汁

材料	分量	栄養	
はまぐり	10g	エ	7 kcal
酒	3g	た	0.6g
食塩	1.0g	脂	0.1g
切りみつば	2g	塩	1.1g

豆腐とわかめのみそ汁

材料	分量	栄養	
木綿豆腐	30g	エ	51kcal
乾燥わかめ	0.5g	た	4.6g
豆みそ	12g	脂	2.5g
かつお・昆布だし	150g	塩	1.1g
		塩	1.5g

コンソメスープ

材料	分量	栄養	
鳥がらだし	180g	エ	13kcal
黒こしょう	0.1g	た	2.0g
食塩	1g	脂	0.4g
パセリ	1.1g	塩	0.1g
		塩	1.2g

いわしのつみれ入りすまし汁

材料	分量	栄養	
まいわし	60g	エ	140kcal
淡色辛みそ	3g	た	12.5g
しょうが	3g	脂	8.5g
食塩	0.6g	繊	0.4g
薄口しょうゆ	2g	塩	1.3g
葉ねぎ	6g		

かきたま汁・みつば入り

材料	分量	栄養	
でんぷん	2g	エ	42kcal
卵	20g	た	3.1g
根みつば	5g	脂	2.1g
食塩	0.8g	繊	0.1g
薄口しょうゆ	2g	塩	1.3g
かつお・昆布だし	150g		

船場汁

材料	分量	栄養	
りしりこんぶ	2g	エ	91kcal
だいこん	30g	た	8.8g
まさば	40g	脂	4.9g
食塩	1g	繊	1.1g
濃口しょうゆ	3g	塩	1.4g
しょうが	1g		

さつま汁

材料	分量	栄養	
豚もも（赤肉）	15g	エ	106kcal
さといも	30g	た	8.1g
厚揚げ	20g	脂	3.8g
だいこん	20g	繊	2.2g
にんじん	10g	塩	1.5g
ごぼう	5g		
淡色辛みそ	11g		
かつお・昆布だし	150g		
しょうが	0.5g		

けんちん汁

材料	分量	栄養	
だいこん	20g	エ	72kcal
にんじん	8g	た	6.4g
ごぼう	8g	脂	2.2g
鶏むね（皮なし）	10g	繊	2.0g
生しいたけ	5g	塩	1.5g
木綿豆腐	30g		
長ねぎ	10g		
濃口しょうゆ	2g		
淡色辛みそ	10g		

ワンタンと野菜のスープ

材料	分量	栄養	
ワンタンの皮	10g	エ	99kcal
豚ひき肉	10g	た	5.3g
小松菜	35.2g	脂	5.1g
にんじん	5.5g	繊	1.5g
生しいたけ	13.3g	塩	1.1g
鳥がらだし	150g		
食塩	1.0g		
白こしょう	0.1g		
ごま油	3g		

コーンポタージュ

材料	分量	栄養	
とうもろこし（クリームコーン缶）	50g	エ	198kcal
たまねぎ	21.2g	た	3.5g
牛乳	50g	脂	12.3g
有塩バター	4g	繊	1.3g
薄力粉	4g	塩	1.5g
食塩	0.6g		
白こしょう	0.1g		
生クリーム	15g		
コンソメの素	1g		

わかめスープ

材料	分量	栄養	
葉ねぎ	5.3g	エ	24kcal
カットわかめ	1g	た	1.8g
いりごま	1g	脂	1.6g
中華だし	150g	繊	0.6g
食塩	0.3g	塩	0.8g
濃口しょうゆ	1g		
黒こしょう	0.1g		
ごま油	1g		

春雨のスープ

材料	分量	栄養	
中華だし	150g	エ	47kcal
春雨（乾）	10g	た	1.4g
生しいたけ	5g	脂	0.1g
酒	3g	繊	0.6g
長ねぎ	15g	塩	1.1g
食塩	1g		
黒こしょう	0.1g		

ミネストローネ

材料	分量	栄養	
マカロニ（乾）	5g	エ	100kcal
じゃがいも	15g	た	2.6g
オリーブ油	2g	脂	5.4g
ベーコン	8g	繊	1.2g
たまねぎ	20g	塩	1.4g
にんじん	5g		
キャベツ	10g		
食塩	0.8g		
黒こしょう	0.1g		
セロリー	3g		
トマト	20g		
にんにく	0.3g		
コンソメの素	1g		

のっぺい汁

材料	分量	栄養	
だいこん	30g	エ	120kcal
にんじん	10g	た	7.3g
さといも	30g	脂	5.2g
ごぼう	5g	繊	2.3g
豚もも（脂身つき）	10g	塩	1.3g
厚揚げ	30g		
焼きちくわ	10g		
板こんにゃく	15g		
長ねぎ	5g		
濃口しょうゆ	2g		
食塩	0.8g		
でんぷん	2g		

豚汁

材料	分量	栄養	
豚もも（赤肉）	20g	エ	101kcal
にんじん（茹で）	10g	た	8.0g
さといも（冷凍）	20g	脂	3.5g
だいこん（茹で）	10g	繊	2.3g
ごぼう	8g	塩	1.5g
板こんにゃく	10g		
油揚げ	5g		
葉ねぎ	3g		
淡色辛みそ	10g		
かつお・昆布だし	150g		

貝柱のスープ

はくさい	50g	エ	26kcal
ほたて貝柱（煮干し）	5g	た	3.8g
		脂	0.2g
コンソメの素	1g	繊	0.7g
食塩	0.8g	塩	1.5g
白こしょう	0.1g		

●菓子類

水ようかん

さらしあん	40g	エ	212kcal
上白糖	15g	た	10.5g
寒天	1g	脂	0.4g
並塩	0.2g	繊	11.1g
		塩	0.2g

泡雪かんてん

卵白	10g	エ	32kcal
上白糖	7g	た	1.1g
寒天	1g	脂	0.0g
		繊	0.0g
		塩	0.1g

おしるこ

つぶあん	40g	エ	215kcal
食塩	0.1g	た	4.3g
もち	50g	脂	0.6g
		繊	2.7g
		塩	0.1g

まんじゅう

薄力粉	50g	エ	461kcal
上白糖	8g	た	15.7g
卵	10g	脂	2.3g
ベーキングパウダー	0.5g	繊	12.3g
さらしあん	40g	塩	0.1g
上白糖	20g		

きんとん

さつまいも	70g	エ	183kcal
上白糖	10g	た	1.2g
本みりん	2g	脂	0.2g
栗の甘露煮	20g	繊	2.2g
食塩	0.1g	塩	0.1g

ぜんざい

あずき（乾燥）	20g	エ	228kcal
上白糖	20g	た	5.3g
食塩	0.2g	脂	0.6g
でんぷん	3g	繊	3.7g
白玉粉	20g	塩	0.2g

ドーナッツ

薄力粉	60g	エ	328kcal
ベーキングパウダー	0.3g	た	5.1g
食塩	0.2g	脂	11.4g
牛乳	10g	繊	1.5g
油	10g	塩	0.3g
グラニュー糖	2g		

カスタードプリン

卵	40g	エ	192kcal
上白糖	8g	た	6.9g
牛乳	60g	脂	8.8g
上白糖	10g	繊	0.0g
有塩バター	3g	塩	0.3g

ミルクゼリー

牛乳	90g	エ	92kcal
上白糖	8g	た	3.0g
ゼラチン	1g	脂	3.4g
シナモン	0.2g	繊	0.0g
		塩	0.1g

ホットケーキ

薄力粉	80g	エ	423kcal
卵	10g	た	8.7g
上白糖	6g	脂	8.4g
牛乳	30g	繊	2.0g
ベーキングパウダー	0.3g	塩	0.2g
有塩バター	6g		
メープルシロップ	10g		

フルーツポンチ

白玉粉	30g	エ	206kcal
みかん（缶詰）	25g	た	2.3g
もも（缶詰）	30g	脂	0.4g
パイナップル（缶詰）	20g	繊	0.9g
さくらんぼ	10g	塩	0.0g
上白糖	8g		

●飲み物

レモンティー

紅茶の葉	2g	エ	19kcal
レモン（果汁）	3g	た	0.4g
グラニュー糖	3g	脂	0.1g
		繊	0.8g
		塩	0.0g

ミルクティー

紅茶の葉	2g	エ	36kcal
牛乳	15g	た	0.9g
角砂糖	5g	脂	0.6g
		繊	0.8g
		塩	0.0g

ミルクセーキ

上白糖	8g	エ	170kcal
卵黄	10g	た	6.6g
牛乳	150g	脂	9.0g
		繊	0.0g
		塩	0.2g

コーヒー

インスタントコーヒー	2g	エ	25kcal
コーヒーシュガー	5g	た	0.3g
		脂	0.0g
		繊	0.0g
		塩	0.0g

2. 管理栄養士・栄養士のための略語・記号

A

A	アンドロステンジオン（androstenedione）	ACP	酸性ホスファターゼ（acid phosphatase）
A	動脈（arterial）	ACTH	副腎皮質刺激ホルモン（adrenocorticotropic hormone）
A	評価（assessment）	AD	アルツハイマー病（Alzheimer disease）
A, Ad	アドレナリン（adrenaline）	AD	アトピー性皮膚炎（atopic dermatitis）
AI	動脈硬化指数（Atherogenic Index）	ADD	内転（adduction）
A/G	アルブミン/グロブリン比（albumin/globulin ratio）	ADEM	急性散在性脳脊髄膜炎（acute disseminated encephalomyelitis）
A/E ratio	A/E比（individual essential amino acid/total essential amino acids）	ADH	抗利尿ホルモン（anti-diuretic hormone）
A-V block	房室ブロック（atrioventricular block）	ADI	許容1日摂取量（acceptable daily intake for men）
AA	環軸椎（atlanto-axial）	ADL	日常生活動作（activities of daily living）
AA	再生不良性貧血（aplasticanemia）	Adm	入院（admission）
AA	人工流産（artificial abortion）	ADP	アデノシン二リン酸（adenosine diphosphate）
AA	アスコルビン酸（ascorbic acid）		
AAA	腹部大動脈瘤（aneurysm of the abdominalaorta）	AE	腸性先端皮膚炎（acrodermatitis enteropathica）
AAA	芳香族アミノ酸（aromatic amino acid）	AF	心房粗動（atrial flutter）
AAR	抗原抗体反応（antigen-antibody reaction）	Af	心房細動（atrial fibrillation）
AB	気管支炎（acute bronchitis）	AFB	抗酸菌（acid-fast bacillus）
Ab	抗体（antibody）	AFP	α-フェトたんぱく質（alpha-fetoprotein）
ab	流産（abortion）		
ABC	動脈瘤骨嚢胞（aneurysmal bone cyst）	AFR	平均尿流量（average flow rate）
ABD	外転（abduction）	AG	血管造影法（angiography）
ABD	腹部（abdomen）	Ag	抗原（antigen）
ABE	急性細菌性心膜炎（acute bacterial endocarditis）	Ag	銀（argentum）
ABP	動脈圧（arterial blood pressure）	AGA	アレルギー性肉芽腫性血管炎（allergic granulomatous angiitis）
AC	酸（acid）	AGL	急性顆粒球白血病（acute granulocytic leukemia）
Ac	副腎皮質（adrenal cortex）		
ac	食前（ante cibum）	AGML	急性胃粘膜障害（acute gastric mucosal lesion）
ACB	大動脈冠動脈バイパス（aorto-coronary（A-C）bypass）	AGN	急性糸球体腎炎（acute glomerulonephritis）
ACE	アンジオテンシン変換酵素（angiotensin converting enzyme）	AGS	副腎性器症候群（adrenogenital syndrome）
ACG	血管心臓造影法（angiocardiography）	AH	急性肝炎（acute hepatitis）
ACH	副腎皮質ホルモン（adrenal cortical hormone）	AHC	急性出血性結膜炎（acute hemorrhagic conjunctivitis）
Ach	アセチルコリン（acetylcholine）	AHD	後天性心疾患（acquired heart disease）
ACI	副腎皮質機能不全症（adrenal cortical insufficiency）	AHP	急性出血性膵炎（acute hemorrhagic pancreatitis）
ACL	前十字靱帯（anterior cruciate ligament）	AI	大動脈弁閉鎖不全症（aortic insufficiency）

AID	急性伝染病（acute infectious disease）	APC	心房性期外収縮（atrial premature contraction）
AID	非配偶者人工授精（artificial insemination with donor's semen）	APL	急性前骨髄球性白血病（acute promyelocytic leukemia）
AIDS	後天性免疫不全症候群，エイズ（acquired immunodeficiency syndrome）	APMPPE	急性後極部多発性鱗状網膜色素上皮症（acute posterior multifocal placoid pigment epitheliopathy）
AIH	配偶者人工授精（artifical insemination with husband's semen）	APO	アポリポたんぱく質（apolipoprotein）
AIHA	自己免疫性溶血性貧血（autoimmune hemolytic anemia）	APO	脳卒中（apoplexia cerebri）
AIP	急性間質性肺炎（acute interstitial pneumonia）	app	虫垂炎（appendicitis）
AIS	成人知能検査（adult intelligence scale）	app	虫垂（appendix）
Ala	アラニン（alanine）	aq	水（aqua）
Alb	アルブミン（albumin）	AR	大動脈弁閉鎖不全症（aortic regurgitation）
Ald	アルドステロン（aldosterone）	ARC	エイズ関連症候群（AIDS related complex）
ALL	急性リンパ性白血病（acute lymphocytic leukemia）	ARD	急性気道疾患（acute respiratory disease）
ALP	アルカリホスファターゼ（alkaline phosphatase）	ARDS	急性呼吸障害（acute respiratory distress syndrome）
ALS	筋萎縮性側索硬化症（amyotrophic lateral sclerosis）	ARDS	成人呼吸窮迫症候群（adult respiratory distress syndrome）
ALT	アラニンアミノトランスフェラーゼ（alanine aminotransferase）	ARF	急性腎不全（acute renal failure）
AM	非定型抗酸菌症（atypical mycobacteriosis）	ARF	急性呼吸不全（acute respiratory failure）
amb	外来通院（ambulation）	Arg	アルギニン（arginine）
AMI	急性心筋梗塞（acute myocardial infarction）	ARS	急性放射線症候群（acute radiation syndrome）
AML	急性骨髄性白血病（acute myelogenous leukemia）	AS	たんぱく同化ホルモン（anabolic steroid）
AMP	アデノシン一リン酸（adenosine）	AS	大動脈弁狭窄症（aortic radiation syndrome）
Amy	アミラーゼ（Amylase）	ASA	アスコルビン酸（ascorbic acid）
AN	神経性食欲不振症（anorexia nervosa）	ASD	心房中隔欠損症（atrial septal defect）
ANA	抗核抗体（anti-nuclear antibodies）	ASHD	動脈硬化性心疾患（arteriosclerotic heart disease）
ANES	麻酔（anesthesia）	ASO	閉塞性動脈硬化症（arteriosclerosis of occlusive）
Angio	血管造影法（angiography）		
ANLL	急性非リンパ性白血病（acute non-lymphocytic leukemia）	Asp	アスパラギン酸（aspartic acid）
ANS	自律神経系（autonomic nerves system）	AST	アスパラギン酸アミノトランスフェラーゼ（aspartate aminotransferase）
Ao	大動脈（aorta）		
AoV	大動脈弁（aortic valve）	ATL	成人T細胞白血病（adult T cell leukemia）
AOC	急性閉塞性胆管炎（acute obstructive cholangitis）	ATN	急性尿管壊死（acute tubular necrosis）
AOSC	急性閉塞性化膿性胆管炎（acute obstructive suppurative cholangitis）	ATP	アデノシン三リン酸（adenosine triphosphate）
AP	酸性ホスファターゼ（alkaline phosphatase）	ATR	アキレス腱反射（achilles tendon reflex）
AP	狭心症（angina pectoris）	Au	金（aurum）
APC	虫垂切除術（appendectomy）	AV	動静脈の（arteriovenous）

AVH	急性ウイルス性肝炎（acute viral hepatitis）		BM	骨髄（bone marrow）
AVP	大動脈弁形成術（aortic valvuloplasty）		BMI	ボディ・マス・インデックス（body mass index）
AVR	大動脈弁置換（aortic valve replacement）		BMR	基礎代謝率（basal metabolic rate）
Aw	水分活性（water activity）		BMs	便通（bowel movements）
AⅠ	アンジオテンシンⅠ（angiotensin 1）		BN	神経性過食症（bulimia nervosa）
AⅡ	アンジオテンシンⅡ（angiotensin 2）		BOD	生物化学的酸素要求量（biochemical oxygen demand）
AⅢ	アンジオテンシンⅢ（angiotensin 3）		BOOP	閉塞性気管支炎性器化肺炎（bronchiolitis obliterans organizing pneumonia）

B

B	血液（blood）		BP	血圧（blood pressure）
B	ホウ素（boron）		BPH	前立腺肥大症（benign prostatic hypertrophy）
BA	胆汁酸（bile acid）		BPO	基礎ペプシン分泌量（basal pepsin output）
BA	気管支喘息（bronchial asthma）		BR	安静（bed rest）
Ba	バリウム（barium）		BS	血清（blood serum）
BAE	気管支動脈塞栓（症）（bronchial artery embolism）		BS	血糖（blood sugar）
BAG	気管支動脈造影（bronchial arteriography）		BSA	体表面積（body surface area）
BAI	気管支動脈内注入（bronchial artery infusion）		BSC	ベッドサイドケア（bed side care）
BAO	基礎胃酸分泌量（basal acid output）		BSR	赤血球沈降速度（blood sedimentation rate）
B bile	胆嚢胆汁（gallbladder bile）		BST	臨床実習（bedside teaching）
BBT	基礎体温（basis body temperature）		BSV	基礎分泌量（basal secretion volume）
BCAA	分枝鎖アミノ酸（branched chain amino acid）		BT	膀胱腫瘍（bladder tumor）
BCECT	良性小児てんかん（benign childhood epilepsy with centro-temporal-spike）		BT	出血時間（bleeding time）
B cell	B細胞（Bursa dependent cell）		BT	体温（body temperature）
BCG	結核生ワクチン（bacille de Carmette-Guérin）		BT	脳腫瘍（brain tumor）
BD	行動異常（behavior disorder）		bU	良性潰瘍（benign ulcer）
BE	細菌性心内膜炎（bacterial endocarditis）		BUN	血中尿素窒素（blood urea nitrogen）
BE	バリウム注腸検査（barium enema）		BV	生物価（biological value）
BE	気管支拡張症（bronchiectasia）		BV	循環血液量（blood volume）
BF	血流量（blood flow）		BW	出生体重（birth weight）
BFHR	基礎胎児心拍数（basal fetal heart rate）		BW	体重（body weight）
BFS	気管支鏡（broncho-fiberscope）		B-Ⅰ	ビルロートⅠ（Billroth 1）
BG	気管支造影（broncho-graphy）		B-Ⅱ	ビルロートⅡ（Billroth 2）
BGA	動脈血ガス分析法（blood gas analysis）			
BH	出生歴（birth history）			

C

bicarb	重炭酸塩（bicarbonate）		C	盲腸（caecum）
BIL	ビリルビン（bilirubin）		C	炭素（carbon）
BK	下腿（below knee）		Ca	カルシウム（calcium）
BL	失血（blood loss）		CA	がん（cancer）
BLS	一次救急処置（basal life support）		CA	カテコールアミン（catecholamine）
BM	基礎代謝（basal metabolism）		CABG	冠動脈バイパス移植術（coronary artery bypass grafting）
			CAD	寒冷凝集素病（cold agglutinin disease）
			CAD	冠動脈疾患（coronary artery disease）
			CAG	心血管造影（cardio angiography）
			CAG	頸部動脈血管撮影（carotid angiography）

CAG	脳血管撮影（cerebral angiography）	CHD	先天性心臓病（congenital heart disease）
CAG	冠動脈造影法（coronary angiography）	ChE	コリンエステラーゼ（cholinesterase）
CAH	慢性活動性肝炎（chronic active hepatitis）	CHE	慢性肝性脳症（chronic hepatic encephalopathy）
CAP	頸動脈波（carotid artery pulse）	che-mother	化学療法（chemotherapy）
CAP	シスチン・アミノペプチターゼ（cystine aminopeptidase）	CHF	慢性肝不全（chronic hepatic failure）
CAPD	持続性腹膜透析（continuous ambulatory peritoneal dialysis）	CHF	うっ（鬱）血性心不全（congestive heart failure）
Cat	白内障（cataract）	CHS	持続性皮下インスリン注入法（continuous subcutaneous insulin infusion）
Cathe	心臓カテーテル検査（cardiac catheterization）	CI	心係数（cardiac index）
CB	慢性気管支炎（chronic bronchitis）	CI	脳梗塞（cerebral infarction）
CBA	先天性胆道閉鎖症（congenital biliary atresia）	CID	先天性巨細胞封入体症（congenital cytomegalic inclusion disease）
CBC	全血球検査（complete blood cell count）	CIH	慢性非活動性肝炎（chronic inactive hepatitis）
CBD	総胆管（common bile duct）	CIS	上皮内がん（cancer in situ）
CBD	先天性胆道拡張症（congenital biliary dilatation）	CK	大腸がん（colon Krebs）
CBF	脳血流量（cerebral blood flow）	CK, CPK	クレアチニンキナーゼ（creatinine kinase）
CBR	絶対安静（complete bed rest）	CL	コンタクトレンズ（contact lens）
CC	主訴（chief complaint）	Cl	塩素（chlorine）
CCK-PZ	コレシストキニン・パンクレオザイミン（cholecystokinin-pancreozymin）	CLL	慢性リンパ性白血病（chronic lymphocytic leukemia）
CCM	うっ（鬱）血型心筋症（congestive cardiomyopathy）	CM	子宮頸管粘液（cervical mucus）
Ccr	クレアチニンクリアランス（creatinine clearance）	CM	カイロミクロン（chylomicron）
Cd	カドミウム（cadmium）	CMI	コーネル健康調査票（Cornell Medical Index）
CD	クローン病（Crohn's disease）	CML	慢性骨髄性白血病（chronic myelocytic leukemia）
CDD	化学的規定食（chemically defined diet）	CMV	サイトメガロウイルス（cytomegalo virus）
CDH	先天性股関節脱臼（congenital dislocation of hip）	CN	脳神経（cranial nervous）
CEA	がん胎児抗原（carcino embryonic antigen）	CNS	中枢神経系（central nerve system）
CF	心不全（cardiac failure）	Co	コバルト（cobalt）
CF	大腸ファイバー（colon fiber scope）	CO	心拍出量（cardiac output）
CF	補体結合反応（complement fixation）	CO	卵巣囊腫（cystoma ovarian〈ラ〉）
CFS	大腸ファイバースコープ（colon fiber scope）	COA	大動脈縮窄（coarctation of aorta）
CG	膀胱造影（cystography）	COLD	慢性閉塞性肺疾患（chronic obstructive lung disease）
CGL	慢性顆粒球性白血病（chronic granulocytic leukemia）	COPD	慢性閉塞性肺疾患（chronic obstructive pulmonary disease）
CGN	慢性糸球体腎炎（chronic glomerulonephritis）	CP	脳性麻痺（cerebral palsy）
CH	慢性肝炎（chronic hepatitis）	CPH	慢性持続性肝炎（chronic persistent hepatitis）
CHA	総肝動脈（common hepatic artery）	CPK	クレアチンリン酸酵素（creatine phosphokinase）
CHD	冠動脈硬化症（colonary artery heart disease）		

CPR	結合ペプチド免疫反応性（connecting peptide immunoreactivity）	DFPP	二重濾過血漿分離交換法（double filtration plasmapheresis）
CR	完全緩解（complete remission）	DH	発育歴（developmental history）
CRBP	レチノール結合たんぱく質（cellular retinol binding protein）	DHA	ドコサヘキサエン酸（docosahexaenoic acid）
Crea	クレアチニン（creatinine）	DI	尿崩症（diabetes insipidus）
CRF	慢性腎不全（chronic renal failure）	DIC	胆嚢造影点滴静脈法（drip infusion cholecystography）
CRP	C反応性たんぱく質（C-reactive protein）	DIP	排泄腎盂造影（drip infusion pyelography）
CRX	胸部X線（chest X ray）	Disc	退院（discharge）
CS	帝王切開術（cesarean section）	Disp	薬局（dispensary）
CS	軟骨肉腫（chondrosarcoma）	DIV	点滴静脈注射（drip intra venous）
CSF	髄液（cerebrospinal fluid）	DM	皮膚筋炎（dermatomyositis）
CSM	頸椎症性脊髄症（cervical spondylosis myelopathy）	DM	糖尿病（diabetes mellitus）
CT	循環器時間（circulation time）	DN	糖尿病性腎症（diabetic nephropathy）
CT	コンピュータ断層撮影（computed tomography）	DOCA	合成副腎皮質ホルモン（desoxycorticosterophic hormone）
CU	子宮がん（carcinoma uterine）	DOS	疾患中心主義（disease oriented system）
CV	中心静脈（central vein）		
CVA	脳血管障害（cerebrovascular accident）	DOS	医師中心主義（doctor oriented system）
CVD	脳血管疾患（cerebrovascular disease）	DP	診断プラン（diagnostic plan）
CVP	中心静脈圧（central venous pressure）	DP	可消化たんぱく質（digestive protein）
CVS	心臓血管系（cardiovascular system）	DP	膵尾部切除術（distal pancreatectomy）
CVVH	持続的血液濾過透析（continuous veno-venous hemofiltration）	DR	分娩室（delivery room）
		DR	糖尿病性網膜症（diabetic retinopathy）
	D	DTH	遅延型過敏反応（delayed type hypersensitivity）
D	日（day）	DTP	ジフテリア・破傷風・百日咳混合ワクチン（diphtheria and tetanus toxoid combined with pertussis vaccine）
D	分娩（delivery）		
D	密度（density）		
D	診断，診断計画（diagnosis, diagnostic plan）	DU	十二指腸潰瘍（duodenal ulcer）
D	横隔膜（diaphragm）	DX	診断（diagnosis）
D	疾患（disease）		
D	末梢（distal）		**E**
D	服用（dose）	E	教育計画（educational plan）
D-Bil	直接ビリルビン（direct bilirubin）	E_3	尿中エストリオール（estriol）
DA	ドパミン（dopamine）	EA	労作性狭心症（effort angina）
DC	中止（discontinue）	EAA	必須アミノ酸（essential amino acids）
DCM	うっ（鬱）血型心筋症（diastolic cardiomyopathy）	EBF	胎児赤芽球症（erythroblastosis foetalis〈ラ〉）
DEF	排便（defecation）	ECC	体外循環（extracorporeal circulation）
dest	蒸留水（destilla）	ECG	心電図（electrocardiogram）
DF	透析血流量（dialysate flow）	E. Coli	大腸菌（*Escherichia coli*）
DF	食物繊維（dietary fiber）	ED	成分栄養（elemental diet）
DFD	半消化態栄養（defined formula diet）	ED	救急治療部（emergency department）
DFPE	二重濾過血漿交換法（double filtration plasma exchange）	EDC	分娩予定日（expected date of confinement）
		EEG	脳波（electroencephalography）

EFA	必須脂肪酸（essential fatty acids）		FVC	努力性肺活量（forced vital capacity）
EH	本態性高血圧症（essential hypertension）		Fx	骨折（fracture）
EHEC	腸管出血性大腸菌（enterohemorrhagic E.coli）			**G**
			G. Ca	胃がん（gastric cancer）
EIS	食道動脈瘤硬化療法（endoscopic injection sclerotherapy）		GA	胃検査（gastric analysis）
			GB	胆嚢（gallbladder）
EKG	心電図（Elektrokardiogramm〈独〉）		Gb	血液比重（specific gravity of blood）
EMG	筋電図（erectromyogram）		GBM	糸球体基底膜（glomerular basement membrane）
EMS	救急医療（emergency medical service）			
E/N ratio	必須アミノ酸/非必須アミノ酸比（essential amino acids/nonessential amino acids ratio）		GBS	胆石（gall bladder stone）
			GC	糖質ステロイド（glucocorticoid）
			GC	淋菌（gonococcus）
ENT	退院（entlassen）		GDM	妊娠糖尿病（gestational diabetes）
EPA	エイコサペンタエン酸（eicosapentaenoic acid）		GER	胃食道逆流現象（gastroesophageal reflux）
Epi	てんかん（epilepsy）		GFR	糸球体濾過値（glomerular filtration rate）
ESO. Ca, ESO. K	食道がん（esophageal cancer, esophageal Krebs）		GFS	胃ファイバースコープ（gastro fiberscope）
ESR	赤沈値，赤血球沈降速度（erythrocyte sedimentation rate）		GH	成長ホルモン（growth hormone）
			Glob	グロブリン（globulin）
ESRD	末期腎不全（end stage renal disease）		Glu	ブドウ糖（glucose）
E/T ratio	必須アミノ酸/総アミノ酸比（essential amino acids/total amino acids ratio）		Glu	グルタミン酸（glutamic acid）
			GN	糸球体腎炎（glomerulonephritis）
			GOT	グルタミン酸オキサロ酢酸トランスアミナーゼ（glutamic oxaloacetic transaminase → AST）
	F			
FA	脂肪酸（fatty acid）			
FA	葉酸（folic acid）		GPT	グルタミン酸ピルビン酸トランスアミナーゼ（glutamic pyruvic transaminase → ALT）
Fas	胎児アルコール症候群（fetal alcohol syndrome）			
FBS	空腹時血糖（fasting blood sugar）		GS	胆石症（gallstone）
FC	遊離コレステロール（free cholesterol）		GS	胎嚢（gestational sac）
FDP	フィブリノーゲン分解産物（fibrinogen decomposition products）		GT	分娩予定日（Geburtstag〈独〉）
			GTF	糖耐性因子（glucose tolerance factor）
Fe	鉄（ferrum）		GTH	性腺刺激ホルモン（gonadotropic hormone）
FECG	胎児心電図（fetal electrocardiogram）			
FF	濾過率（filtration fraction）		GTT	ブドウ糖負荷試験（glucose tolerance test）
FFA	遊離脂肪酸（free fatty acid）			
FFP	凍結血漿（fresh frozen plasma）		GU	胃潰瘍（gastric ulcer）
FGS	胃ファイバースコープ（fibergastroscope）			**H**
FHR	胎児心拍数（fetal heart rate）		H	肝臓（hepar〈ラ〉）
FPCG	胎児心音図（fetal phonocardiogram）		HA	習慣流産（habitual abortion）
FPG	空腹時血漿血糖値（fasting plasma glucose）		HA	赤血球凝集反応（hemagglutination）
			HA	A型肝炎（hepatitis A）
Fr	フェリチン（ferritin）		HA	馬尿酸（hippuric acid）
FSH	卵胞刺激ホルモン（follicle stimulating hormone）		HAV	A型肝炎ウイルス（hepatitis A virus）
FUO	不明熱（fever of unknown origin）		HB	B型肝炎（hepatitis B）

Hb	血色素（hemoglobin）		
HbA$_{1c}$	ヘモグロビンA$_{1c}$（A$_{1c}$, glycosylated hemoglobin）		
HBBC	ヘモグロビン結合能（hemoglobin binding capacity）		
HBF	肝血流量（hepatic blood flow）		
HBP	高血圧症（high blood pressure）		
HBV	B型肝炎ウイルス（hepatitis B virus）		
HCC	原発性肝がん（hepato cellular carcinoma）		
HCC	肝細胞がん（hepatocellular carcinoma）		
HCL	塩酸（hydrochloric acid）		
HCM	肥厚（大）性心筋症（hypertrophic cardiomyopathy）		
HCV	C型肝炎ウイルス（hepatitis C virus）		
Hcy	ホモシステイン（homocysteine）		
HD	血液透析（hemodialysis）		
HDL	高比重リポたんぱく質（high density lipoprotein）		
HEEH	在宅成分栄養（home enteral elemental hyperalimentation）		
HF	血液濾過（hemofiltration）		
HFS	高果糖シロップ（high fructose syrup）		
HG	水銀（mercury）		
Hgb	ヘモグロビン（hemoglobin）		
HGH	ヒト成長ホルモン（human growth hormone）		
HHD	高血圧性心疾患（hypertensive heart disease）		
HIV	ヒト免疫不全ウイルス（human immunodeficiency virus）		
HLP	高脂血症（hyperlipidemia）		
HOCM	肥厚性閉塞性心筋症（hypertrophic obstructive cardiomyopathy）		
HR	心拍数（heart rate）		
HS	心音（heart sound）		
HSAP	耐熱性アルカリホスファターゼ（heat stable alkaline phosphatase）		
HSG	子宮卵管造影（hystero salpingo graphy）		
HSV	単純ヘルペスウイルス（herpes simplex virus）		
HSV	帯状疱疹（herpes simplex zoster）		
HT	高血圧（hypertension）		
Ht	身長（height）		
Ht	ヘマトクリット（hematocrit）		

I

I	回腸（ileum）
i. c.	間食（inter cibos）
I＆D	切開排液（incision and drainage）
IA	進行流産（inevitable abortion）
IAS	心房中隔（interatrial septum）
IBD	炎症性腸（大腸）疾患（inflammatory bowel disease）
IBS	過敏性腸症候群（irritable bowel syndrome）
IBW	理想体重（ideal body weight）
ICA	内頸動脈（internal carotid artery）
ICM	特発性心筋症（idiopathic cardiomyopathy）
ICP	脳内圧（intracranial pressure）
ID	皮内注射（intradermal injection）
IDA	鉄欠乏性貧血（iron deficiency anemia）
IDDM	インスリン依存型糖尿病（insulin-dependent diabetes mellitus）
IDL	中間低比重リポたんぱく質（intermediate low-density lipoprotein）
IE	感染性心内膜症（infectious endocardiosis）
Ig	免疫グロブリン（immunoglobulin）
IGT	耐糖能障害（impaired glucose tolerance）
IHD	虚血性心疾患（ischemic heart disease）
II	黄疸指数（icterus index）
Ile	イソロイシン（isoleucine）
IM	筋肉注射（inter muscular injection）
INF	インターフェロン（inter felon）
Inf, inflamm	炎症（inflammatory changes）
infect	感染（infection）
Inj	注射（injection）
IOH	突発性起立性低血圧症（idiopathic orthostatic hypotension）
IOP	眼圧（intraocular pressure）
IP	腹腔内（intraperitoneal）
IPCD	幼児型嚢胞腎（infantile polycystic disease）
IPPA	視診, 触診, 打診, 聴診（inspection, palpation, percussion, auscultation）
IQ	知能指数（intelligence quotient）
IRA	下直腸動脈（inferior rectal artery）
IRI	免疫反応性インスリン（immunoreactive insulin）
IRMA	免疫放射定量法（immuno-radiometric assay）

IUFD	子宮内胎児死亡 (intrauterin fetal death)	LD50	50%致死率 (lethal dose〈ラ〉50%)
IVF	体外受精 (*in vitro* fertilization)	LDL	低比重リポたんぱく質 (low density lipoprotein)
IVH	静脈内高カロリー輸液 (intravenous hyperalimentation)	LDL-C	LDL-コレステロール (low density lipoprotein-cholesterol)
IVP	静脈性腎盂造影法 (intravenous pyelography)	Leu	ロイシン (leucine)
IVS	心室中隔 (interventricular septum)	LFD	低脂肪食 (low fat diet)
		LFD infant	妊娠期間に比して大きい胎児, 不当重量児, 巨大児 (large for dates infant)

J

JCML	若年性慢性骨髄性白血病 (juvenile type chronic myelocytic leukemia)
JRA	若年性関節リウマチ (juvenile rheumatoid arthritis)

		LGV	リンパ肉芽種 (lymphogranuloma venereum)
		liq	液体 (liquid)
		LK	肺がん (Lungen Krebs〈独〉)
		LMP	最終月経 (last menstrual period)
		LOS	低心拍出量症候群 (low output syndrome)

K

K	カリウム (potassium)	LP	陣痛 (labor pains)
KCl	塩化カリウム (Kaliumchloride)	LP	リポたんぱく質 (lipoprotein)
17-KS	17-ケトステロイド (17-ketosteroid)	LPMF	たんぱく流動食 (liquid protein modified fast)
KSD	び漫性表層角膜炎 (keratitis superficialis diffusa〈ラ〉)	LRD	低残渣食 (low residue diet)
		LSP	肝特異性リポたんぱく質 (liver specific lipoprotein)

L

L/A	リジン・アルギニン比 (lysine/arginine)	LT	ロイコトリエン (leukotriene)
LA	ランゲルハンス島 (Langerhans islands)	LTT	乳糖負荷試験 (lactose tolerance test)
LA	左心房, 左房腔 (left atrium)	LV	左室腔, 左室 (left ventricle)
LA	リノール酸 (linoleic acid)	LVEDP	左心室拡張期末圧 (left ventricular endodi-astolic pressure)
LAFR	無菌室 (laminar air flow room)		
LAP	左心房圧 (left atrial pressure)	LVH	左心室肥大 (left ventricular hypertrophy)
LAP	ロイシンアミノペプチダーゼ (leucine aminopeptidase)	Lys	リジン (lysine)
lap	開腹術 (laparotomy)		

M

LAR	遅発型喘息反応 (late asthmatic response)	M	男性 (male)
LBM	除脂肪体重, 除脂肪成分 (lean body mass)	m	悪性の (malignant)
		m	平均値 (mean)
		m	モル (mol, mole)
LBP	腰痛 (low back pain)	m	心雑音 (murmur)
LBW	低体重出生児 (low birth weight infant)	m, min	分 (minute)
LC	肝硬変 (liver cirrhosis)	mal	吸収不良 (malabsorption)
LCa	肺がん (lung cancer)	MAMC	上腕筋肉周長 (Mid-arm Muscle Circumference)
LCC	先天性股関節脱臼 (luxatio coxae congenite〈ラ〉)	MAS	吸収不良症候群 (malabsorption syndrome)
LCD	低糖質食, 基準低糖質食 (low carbohydrate diet)	max	最大 (maximum)
LCFA	長鎖脂肪酸 (long-chain fatty acid)	mBP	平均血圧 (mean blood pressure)
LCT	長鎖中性脂肪 (long-chain triglyceride)	MCFA	中鎖脂肪酸 (medium chain fatty acids)
LD	学習障害 (learning defects)	MCH	平均赤血球ヘモグロビン量 (mean corpuscle hemoglobin
LD	致死量 (lethal dose〈ラ〉)		

MCH	平均赤血球色素量（mean corpuscular hemoglobin）	MRDM	栄養障害性糖尿病（malnutrition related diabetes mellitus）
MCHC	平均赤血球ヘモグロビン濃度（mean corpuscle hemoglobin consentration）	MRI	磁気共鳴画像診断法（magnetic-resonance imaging）
MCHC	平均赤血球色素濃度（mean corpuscular hemoglobin concentration）	MRMワクチン	麻疹，風疹，おたふく風邪3種混合ワクチン（measles, rubella, mumps vaccine）
MCLS	急性熱性皮膚粘膜リンパ症候群（muco-cutaneous-lymphnode-syndrome）	MRSA	メチシリン耐性黄色ブドウ球菌（methicillin resistant *Staphylococcus aureus*）
MCT	中鎖脂肪（medium chain triglyceride）	MS	僧帽弁狭窄症（mitral valve stenosis）
MCV	平均赤血球容積（mean corpuscle volume）	MS	多発（性）硬化症（multiple sclerosis）
MDL	胃透視（magendurchleuchtung〈独〉）	MSI	僧帽弁狭窄兼閉鎖不全（mitral stenoinsufficiency）
MFR	最大尿流量（率）（maximum flow rate）	MSR	僧帽弁狭窄兼閉鎖不全（mitral stenosis & regurgitation）
Mg	マグネシウム（magnesium）		
Mg	ミオグロビン（myoglobin）	MST	胃粘膜腫瘍（Magen supmulosal tumor〈独〉）
MG	黄疸指数（Meulengracht unit〈独〉）		
MG	重症筋無力症（myasthenia gravis）	MSUD	メープルシロップ尿症，楓糖尿症（maple syrup urine disease）
MI	僧帽弁閉鎖不全症（mitral insufficiency）	MSW	医療ソーシャルワーカー（medical social worker）
MI	心筋梗塞（myocardial infarction）	MT	臨床検査技師（medical technician）
MIC	最小発育阻止濃度（minimum inhibitory concentration）	MU	子宮筋腫（myoma of the uterus）
MID	多発梗塞性痴呆（multi-infarct dementia）	MV	僧帽弁（mitral valve）
mid	中央（の）（middle）	MVR	僧帽弁置換術（mitral valve replacement）
min	最小（の）（minimum）		
MIRU	心筋梗塞検査単位（myocardial infarction research unit）	MVV	最大換気量（maximal voluntary ventilation）
MK	胃がん（Magenkrebs〈独〉）		**N**
ML	悪性リンパ腫（malignant lymphoma）	N	好中球（neutrophilic leukocyte）
MLD	最小致死量（minimum lethal dose）	N	窒素（nitrogen）
MM	多発性骨髄腫（multiple myeloma）	N	正常（の）（normal）
MMCa	乳がん（mammary cancer）	n. d. E.	食後（nach dem Essen〈独〉）
MMK	乳がん（Mammarkrebs〈独〉）	N-balance	窒素平衡（nitrogen Balance）
Mn	マンガン（manganese）	N&V	悪心，嘔吐（nausea and vomiting）
MNMS	多臓器不全（myonephropathic metabolic syndrome）	Na	ナトリウム（natrium）
Mo	中央値（median）	NaCl	塩化ナトリウム，食塩（sodium chloride）
Mo	モリブテン（molybdenum）		
MOD	成人型糖尿病（maturity onset type diabetes）	NAD	特記すべき疾患なし（no appreciable disease）
MODY	若年発症の成人型糖尿病（maturity onset type diabetes of young people）	NAI	栄養評価指数（Nutritional Assessment Index）
MOF	多臓器障害（multiple organ failure）	NAP	好中球アルカリホスファターゼ（neurophilalkaline phosphatase）
MP	経産婦（multipara）		
MR	胃切除術（magenresektion）	NB	新生児（newborn）
MR	精神発達遅滞（mental retardation）	NB	異常なし（nichts Besonders〈独〉）
MR	僧帽弁閉鎖不全（mitral regurgitation）	NBI	窒素出納指数（nitrogen balance index）

NBM	禁摂食，絶食（nothing by mouth）		OB	異常なし（ohne Besondere〈独〉）
NBN	新生児室（newborn nursery）		OB・GYN	産科・婦人科（obstetrics and gynecology）
NC	不変，変化なし（no change）		OD	1日量1回投与（once daily）
NC	特記すべきことなし（non-contributory）		OD	起立性調節障害（orthostatic dysregulation）
NCA	神経循環無力症（neurocirculatory）		OGTT	経口ブドウ糖負荷試験（oral glucose tolerance test）
NCU	神経疾患患者治療部門（neurological care unit）		OH	職歴（occupational history）
ND	正常分娩（normal delivery）		OI	骨形成不全症（osteogenesis imperfecta）
NEAA	非必須アミノ酸（nonessential amino acids）		OKK	上顎がん（Oberkieferkrebs〈独〉）
NEC	壊死性腸炎（necrotizing entero-colitis）		OMA	急性中耳炎（otitis media acuta）
neg	陰性（の）（negative）		OMC	直視下僧帽弁交連切開術（open mitral commissurotomy）
Neuro	神経内科（neurology）		OMC	慢性中耳炎（otitis media chronic）
ng	ナノグラム（nanogram）		OME	浸出性中耳炎（otitis media with effusion）
NICU	新生児集中治療室（neonatal intensive care unit）		OMI	陳旧性心筋梗塞（obsolete myocardial infarction）
NIDDM	インスリン非依存型糖尿病（non-insulin dependent diabetes mellitus）		OP	手術（operation）
NPC	上咽頭がん（nasopharyngeal carcinoma）		OP	浸透圧（osmotic pressure）
			OPC	外来診療所（outpatient clinic）
NPC/N ratio	非たんぱく質カロリー/窒素比（nonprotein calorie/nitrogen ratio）		OPD	外来（out patient department）
NPN	非たんぱく質性窒素（nonprotein nitrogen）		opt	至適，最適（optimum）
NPR	正味たんぱく質比（net protein ratio）		OR	手術室（operating room）
NPRQ	非たんぱく質呼吸商（nonprotein respiratory quotient）		ORT	視能訓練士（orthoptist）
			Ortho	整形外科（orthopedics）
NPU	正味たんぱく質利用率（Net protein utilization）		osm	オスモル（osmol）
			OSM	浸透圧（osmotic pressure）
NR	正常範囲（normalrange）		OT	作業療法士（occupational therapist）
NRI	栄養学的手術危険指数（Nutritional Surgical Risk Index）		OT	卵巣腫瘍（Ovarian tumor）

O

NS	ネフローゼ症候群（nephrotic syndrome）
NS	有意差なし（not significant）
Ns	看護師（nurse）
NSS	食塩感受性低下状態（nonsalt sensitive）
NSS	栄養補給部門（Nutrition Support Service）
NUD	非潰瘍性消化不良（non-ulcer dyspepsia）

O

O	客観的観察態度（objective）
O	客観的情報（objective data）
O Ther	酸素療法（oxygen therapy）
OA	変形性関節炎（osteoarthritis）
OA	変形性関節症（osteoarthritis）

P

P	経産（para）
P	腹膜（peritoneum）
P	リン酸（phosphoric acid）
P	リン（phosphorus）
P	計画（plan）
P, PFA	多価不飽和脂肪酸（polyunsaturated fatty acid）
P	肛門管（proctos）
P	脈拍（pulse）
P/O（PO）	指摘する（point out）
P/S ratio	多価不飽和脂肪酸と飽和脂肪酸比（polyunsaturated fat/saturated fat ratio）
Pa	膵臓（pancreas）
PA	悪性貧血（pernicious anemia）
PA	肺動脈弁閉鎖症（pulmonary atresia）

略語	意味
PAA ratio	血漿アミノ酸比率（plasma amino acid ratio）
PAC	心房性期外収縮（premature atrial contractions）
PaCO$_2$	動脈血炭酸ガス分圧（arterial CO$_2$ tension）
PAF	血小板活性化因子（platelet activating factor）
PAF	血小板凝集因子（platelet agglutinating factor）
PAO	最高胃酸分泌（peak acid output）
PAP	原発性非定型性肺炎（primary atypical pneumonia）
PAP	肺動脈圧（pulmonary arterial pressure）
Pap	乳頭腫（papilloma）
pap	乳頭腺がん（papillary adenocarcinoma）
PAT	発作性心房性頻拍症（paroxysmal atrial tachycardia）
PAT	血小板凝集試験（platelet aggregation test）
PBC	原発性胆汁性肝硬変（primary biliary cirrhosis）
PBD	気管支肺異形成症（bronchopulmonary dysplasia）
PC	膵がん（cancer of the pancreas）
PC	収縮性心膜炎（pericarditis constrictiva）
PC	光凝固（photo-coagulation）
PC	食後（に）（post cibum〈ラ〉）
PC	前立腺がん（prostatic carcinoma）
PCG	心音図（Phonocardiogram）
PCM	たんぱく質カロリー欠乏症候群（Protein Calorie Malnutrition）
PCR	たんぱく質異化量（Protein Catabolic Rate）
PD	腹膜灌流，腹膜透析（peritoneal dialysis）
PD	病気の進行（progression of disease）
PDA	動脈管開存症（patent ductus arteriosus〈ラ〉）
PE	身体検査（physical examination）
PE	理学的検査（physical examination）
Ped	小児科（学）（pediatrics）
PEM	たんぱく質欠乏（Protein Energy Malnutrition）
PER	たんぱく質効率（protein efficiency ratio）
PFAA	血漿遊離アミノ酸濃度（free amino acid concentration in human plasma）
PFD test	膵機能検査（pancreatic function test）
PGN	増殖性糸球体腎炎（proliferative glomerulonephritis）
PH	既往歴（past history）
PH	持続性肝炎（persistent hepatitis）
PH	肺高血圧症（pulmonary hypertension）
pH	水素イオン濃度（hydrogen ion concentration）
PHD	個人健康情報（personal health data）
Phe	フェニルアラニン（phenylalanine）
PHN	保健師（public health nurse）
phys	（内科）医師（physician）
PI	現病歴（present illness）
PI	肺動脈弁閉鎖不全（pulmonic insufficiency）
PIDR	血漿鉄消失率（plasma iron disappearance rate）
PIH	妊娠性高血圧（pregnancy induced hypertension）
PIVKA	ビタミンK欠乏たんぱく質（protein induce by vitamin K absence）
PK	膵臓がん（Pankreaskrebs）
PKU	フェニルケトン尿症（phenylketonuria）
PL	リン脂質（phospholipid）
Plat, PLT	血小板（(blood) platelet）
PM	人工ペースメーカー（pacemaker）
PM	午後（に）（post meridiem）
PM	小発作（petit mal〈仏〉）
PMD	原発性心筋症（primary myocardial disease）
PMD	かかりつけの医師（private medical doctor）
PMD	進行性筋ジストロフィ（progressive muscular dystrophy）
PMI	死亡比例指標（proportional mortality indicator）
PML	進行性多病巣性白質脳炎（progressive multifocal leukoencephalitis）
PMR	50歳以上死亡割合（proportional mortality ratio）
Pn	肺炎（pneumonia）
PN	静脈栄養（parenteral nutrition）
PN	経過記録（progress notes）
PND	発作性夜間呼吸困難（paroxysmal nocturnal dyspnea）
PNI	予後栄養指数（prognostic nutritional index）
PNL	経皮的腎砕石術（percutaneous nephrolithotripsy）

Po	ポリープ（polyp）		fatty acid）
PO	経口（摂取）（per os）	PVP	門脈圧（portal vein pressure）
PO	手術後（postoperative）	PVT	発作性心室性頻拍症（paroxysmal ventricular tachycardia）
POA	問題設定解決態度（problem oriented approach）	PW	粉末（powder）
POMR	問題志向型診察記録記載法（problem oriented medical recording）		

Q

QOL	生活の質（quality of life）
Qp	任意量（quantum placet）
Qs	十分な量（quantum sufficit）

POS	問題志向型診察記録システム（problem oriental medical record system）		
POS	患者中心主義（patient oriented system）		

R

post. op	手術後（の）（postoperative）	RAST	放射性アレルゲン吸着試験（radioallergosorbent test）
Pot. AGT	潜在性耐糖能異常（potential abnormality of glucose tolerance）	RBC	赤血球数（red blood cell）
PP	血漿たんぱく質（plasma protein）	RBF	腎血流量（renal blood flow）
PP	初産（primipara）	%RBW	相対的体重（% Relative Body Weight）
PPC	段階的患者管理（progressive patient care）	RCA	右冠動脈（right coronary artery）
PPN	末梢静脈栄養法（peripheral parenteral nutrition）	RCM	拘束型心筋症（restrictive cardiomyopathy）
PR	脈拍数（pulse rate）	RCU	赤血球鉄利用率（red cell iron utilization）
Pre-alb	プレアルブミン（prealbumin）		
pre-op	手術前（に）（preoperative）	RDNI	推奨所要量（Recommended Daily Nutrition Intake）
Prot	たんぱく質（protein）		
PROM	前期破水（premature rupture of membranes）	Ref	参考文献（reference）
		Ret Diabe	糖尿病性網膜症（retinosis diabetes）
Ps	投薬（prescription）	RF	腎不全（renal failure）
PS	収縮期血圧（pressure systolic）	RF	リウマチ熱（rheumatic fever）
PS	肺動脈弁狭窄症（pulmonary stenosis）	RFC	食品構成（Recommended Food Consumption）
PS	幽門狭窄症（pyloric stenosis）		
PSD	心身症（psychosomatic disease）	RHD	リウマチ性心疾患（rheumatic heart disease）
PSMA	進行性髄膜性筋萎縮症（progressive spinal muscular atrophy）		
		RI	ラジオアイソトープ（radioisotope）
PSMF	たんぱく流動食（protein sparing modified fast）	RIA	ラジオイムノアッセイ（radioimmunoassay）
PSS	進行性全身性硬化症（progressive systemic sclerosis）	RIST	放射性免疫吸着試験（radioimmununosorbent test）
PSVT	発作性上室性頻拍症（paroxysmal supraventricular tachycardia）	RK	直腸がん（Rektumkrebs〈独〉）
		RMR	基礎代謝率（relative metabolic rate）
Psy	精神科（psychiatry）	RN	看護師（registered nurse）
Pt	患者（patient）	RN	残余窒素（residual nitrogen）
PT	理学療法士（physical therapist）	RNV	相対的栄養価（relative nutritive value）
pta	入院前〜（prior to admission）	ROM	破水（rupture of the membranes）
PTCA	経皮的冠動脈再建術（percutaneous transluminal coronary angioplasty）	Rp, RX	投薬，処方（recipe）
		RPF	腎血漿流量（renal plasma flow）
PTH	副甲状腺ホルモン（parathyroid hormone）	RPGN	急速進行性腎炎（rapidly progressive glomerulonephritis）
PTH	輸血後肝炎（post-transfusion hepatitis）	RQ	呼吸商（respiratory quotient）
PUFA	多価不飽和脂肪酸（polyunsaturated	RT	レクリエーション療法士（recreational

	therapist)	SFA	飽和脂肪酸（saturated fatty acid）
RTA	腎尿細管アシドーシス（renal tubular acidosis）	SFD児	妊娠期間に対し小さい児（small for date infant）
RTC	定期的服薬（round the clock）	SH	血清肝炎（serum hepatitis）
RVH	腎血管性高血圧（renovascular hypertension）	SH	成長ホルモン（somatotropic hormone）
RVH	右室肥大（right ventricular hypertrophy）	SHS	仰臥位低血圧症候群（supine hypotensive syndrome）
RVP	腎静脈圧（renal venous pressure）	SI	血清鉄（serum iron）
		SI	1回心拍出係数（stroke index）
	S	SIADH	抗利尿ホルモン分泌異常症候群（syndrome of inappropriate secretion of antidiuretic hormone）
S	飽和脂肪酸（saturated fatty acid）		
S	主観的所見（subjective data）		
s-Fe	血清鉄（serum iron）	SIDS	乳幼児突然死症候群（sudden infant death syndrome）
S-GOT	グルタミン酸オキサロ酢酸アミノ基転移酵素（serum glutamic oxaloacetic transaminase）	SLE	全身性エリテマトーデス（systemic lupus erythematosus）
S-GPT	グルタミン酸ピルビン酸アミノ基転移酵素（serum glutamic pyruvic transaminase）	SLR test	伸展下肢挙上テスト（straight leg raising）
		SM	収縮期雑音（systolic murmur）
S-IgA	分泌型免疫グロブリンA（secretory-immunoglobulin A）	SMA	母乳様組成人工ミルク（synthetic milk adapted）
S-TEN	ブドウ球菌性中毒性表皮壊死性融解症（staphylococcal toxic epidermal necrolysis）	SMBG	血糖自己測定器（self monitoring of blood glucose）
		Sn	スズ（tin）
		SOB	息切れ（shortness of breath）
SA	血清アルブミン（serum albumin）	SP	血清たんぱく質（serum protein）
SA	自然流産（spontaneous abortion）	SPECT	シングルフォトンエミッションCT（single photon emission computed tomography）
SAH	くも膜下出血（subarachnoid hemorrhage）		
SASS	大動脈弁上狭窄症候群（supra aortic stenosis syndrome）	SPI	分離大豆たんぱく質（soy protein isolate）
SBE	亜急性細菌性心内膜炎（subacute bacterial endocarditis）	SPM	脊髄性進行性筋萎縮症（spinal progressive muscular atrophy）
SCC	扁平上皮がん（squamous cell carcinoma）	SRS-A	アナフィラキシー（遅効）反応性物質（slow reacting substance of anaphylaxis）
SCD	脊髄小脳変性症（spino-cerebellar degeneration）	SSPE	亜急性硬化性全脳炎（subacute sclerosing panencephalitis）
SCLC	肺小細胞がん（small cell lung cancer）	SSS	洞機能不全症候群（sick sinus syndrome）
SCR	血清クレアチニン（serum creatinine）		
SD	強皮症（scleroderma）	SSSS	ブドウ球菌性熱傷様皮膚症候群（staphylococcal scalded skin syndrome）
SD	標準偏差（standard deviation）		
SDH	硬膜下血腫（subdural hematoma）	ST	言語療法士（speech therapist）
SE	標準誤差（standard error）	ST	言語治療（speech therapy）
Se	セレン（selenium）	*Staph.*	ブドウ球菌（*Staphylococcus*）
SED	便通（sedes）	STD	性行為感染症（sexually transmitted disease）
SEH	上衣下出血（subependymal hemorrhage）		
Ser	セリン（serine）	STH	ステロイドホルモン（steroid hormone）
Sf	皮下脂肪厚（Skinfold）	SU	スルフォニル尿素（sulfonylurea）

SUN	血清尿素窒素（serum urea nitrogen）			試験（TP hemagglutination test）
SV	単心室（single ventricle）		TPL	総リン脂質（total phospholipid）
SV	1回心拍出量（stroke volume）		TPN	完全静脈栄養（total parenteral nutrition）
SVT	上室性頻拍（supraventricular tachycardia）		TPP	循環血漿たんぱく質（tidal plasma protein）

T

T	原発腫瘍（primary tumor）		TPV	全血漿量（total plasma volume）
T	治療計画（therapeutic plan）		Trp	トリプトファン（tryptophan）
T_3	トリヨードサイロニン（triiodothyronine）		TRPF	全腎血漿量（total renal plasma flow）
			TS	三尖弁狭窄症（tricuspid stenosis）
T_4	サイロキシン（thyroxine）		TSF	上腕三頭筋部皮下脂肪厚（triceps skinfold thickness）
TA	側頭動脈炎（temporal arteritis）			
TA	三尖弁閉鎖症（tricuspid atresia）		TSH	甲状腺刺激ホルモン（thyroid stimulating hormone）
TAE	動脈塞栓術（transcatheter arterial embolization）			
			TTP	血栓性血小板減少性紫斑病（thrombotic thrombocytopenic purpura）
TAH	複式子宮全摘出術（total abdominal hysterectomy）		TTT	チモール混濁試験（thymol turbidity test）
TAO	閉塞性血栓血管炎（thromboangitis obliterans）			
			TUL	経尿道的結石破砕術（transureteral lithotripsy）
TB	総ビリルビン（total bilirubin）			
TB, Tbc	結核（tuberculosis）		TV	三尖弁（tricuspid valve）
TBG	サイロキシン結合性グロブリン（thyroxine binding globulin）		TVH	膣式子宮全摘出術（total vaginal hysterectomy）
			TVP	三尖弁逸脱（tricuspid prolapse）
TBLB	経気管支的肺生検（transbronchial lung biopsy）		TVU	全尿（total volume urine）
			Tyr	チロシン（tyrosine）
TBV	総血液量（total blood volume）		T cell	胸腺由来細胞（thymus derived cell）
TBW	体液量（total body water）			

U

TC	血清総コレステロール（total cholesterol）		U	潰瘍（ulcer）
			U	尿素（urea）
TD	真の消化率（true digestibility）		UA	尿酸（uric acid）
TEA	血栓内膜摘除術（thromboendarterectomy）		UA	尿検査（urinalysis）
			UC	潰瘍性大腸炎（ulcerative colitis）
temp	温度（temperature）		UCG	心エコー図（ultrasonic cardiogram）
TEN	全排出窒素（total excretory nitrogen）		UCG	超音波心臓検査法（ultrasound caridiogram）
TF	トランスフェリン（transferrin）			
TFA	総脂肪酸（total fatty acids）		UCL	尿素クリアランス（urea clearance）
TG	中性脂肪（triglyceride）		UCr	尿クレアチニン（urine creatinine）
TI	三尖弁閉鎖不全（tricuspial insufficiency）		UCTD	不全型膠原病（undifferentiated connective tissue disease）
TIA	一過性脳卒中，一過性脳虚血発作（transient ischemic attack）		UD	十二指腸潰瘍（ulcus duodeni）
			UFR	尿濾過率（urine filtration rate）
TIBC	総鉄結合能（total iron-binding capacity）		UGI	上部消化管（upper gastro intestine）
			UIBC	不飽和鉄結合能（unsaturated iron-binding capacity）
Total G	胃全摘術（total gastrectomy）			
TP	総たんぱく質（total protein）		UK	子宮がん（Uterus Krebs〈独〉）
TPA	組織プラスミノーゲン賦活薬（tissue plasminogen activator）		UI	潰瘍（ulcer）
TPHA	梅毒トレポネーマパリズム間接血球凝集		ULN	正常値の最高（upper limits of normal）

UP	尿たんぱく（urina protein）			**W**
upt	摂取（uptake）	w	水（water）
UrA	尿酸（uric acid）	w	週（week）
URI	上気道炎（upper respiratory infection）	w	重量（weight）
US	超音波（ultrasonic waves）	WB	全血（whole blood）
US	超音波検査（ultrasonography）	WBC	育児相談（well baby clinic）
US	超音波診断（ultrasound imaging）	WBC	白血球数（white blood cell）
US	尿糖（urine sugar）	WD	発育良好（well developed）
UTI	尿路感染症（urinary tract infection）	Wd	病棟（ward）
UUN	尿中尿素窒素（urinary urea nitrogen）	WISC, WPPSI	児童用ウェクスラー知能検査（Wechsler Intelligence Scale for Children, Wechsler Preschool and Primary School of Intelligence）
UV	紫外線（ultraviolet rays）	wk	週（week）
UV	胃潰瘍（ulcus ventriculi〈ラ〉）	WN	良好な栄養状態（well nourished）

	**V**	WNL	正常範囲内（within nomal limit）
V	静脈（vena）	WPW syn-drome	ウォルフ・パーキンソン・ホワイト症候群（Wolff-Parkinson-White syndrome）
V	静脈血（venous blood）
V	ビタミン（vitamin）
VA	視力（visual acuity）	Wt	体重（weight）
Val	バリン（valine）
VC	肺活量（vital capacity）		**Y**
VCO$_2$	二酸化炭素産生量（CO$_2$ production）	Yr	年齢（years old）
VD	性病（venereal disease）
v. d. E	食前に（vor dem Essen〈独〉）		**Z**
VDH	心弁膜症（valvular disease of the heart）	zdE	食間（zwischen den Essen〈独〉）
VDM	血管拡張因子（vasodepressor material）	Zn	亜鉛（zinc）
VDS	就寝前に（vor dem Schlafen〈独〉）	ZTT	硫酸亜鉛混濁試験（zinc sulfate turbidity test）
VHDL	超高比重リポたんぱく質（very high density lipoprotein）
VL	左眼視力（vision left）		**Other**
VLCD	超低カロリー食（very low calorie diet）	β-LP	β-リポたんぱく質（beta-lipoprotein）
VLDL	超低比重リポたんぱく質（very low-density lipoprotein）	μg	マイクログラム（microgram）
VO$_2$	酸素摂取量（oxygen consumption）		注）〈ラ〉：ラテン語，〈独〉：ドイツ語，〈仏〉：フランス語
VP	静脈圧（venous pressure）
VPB	心室性期外収縮（ventricular premature beat）
VPC	心室性期外収縮（ventricular premature contraction）
VR	右眼視力（vision right）
VS	バイタルサイン（vital signs）
VSD	心室中隔欠損症（ventricular septal defect）
VT	心室性頻拍（venticular tachycardia）
Vt	１回換気量（tidal volum）
VV	排尿量（voided volume）
VX	静脈瘤（varix）

3. 入院時食事療養費のQ&A

●入院時食事療養費●

1. 算定単位の1食化

Q1 医学上の必要があり，4食以上食事が提供されている場合は，1日の最初の食事から3食目までについて算定するのか。
A1 その通り。

Q2 経管栄養を1日に4回に分けて提供した場合も，算定は3回目までとしてよいか。
A2 その通り。

Q3 10時や3時に提供されたおやつは1食に含まれるか。
A3 含まれない。

Q4 濃厚流動食のみの提供の場合は，3食として理解してよいか。
A4 1日の給与量（補給量）の指示があれば，2回で提供しても3回としてもよい。

Q5 医療上の必要性から，1日3食を超して食事を提供した場合のカウントの仕方はどうなるのか。
A5 最初の食事の提供から3食までをカウントする。4食提供後の午後に退院した場合であっても，1日3食として請求する。

Q6 以下の場合の乳幼児の食事等の取り扱いはどうなるのか。
① 離乳食を1日2食提供し，母乳を併用した場合は何食としてカウントするのか。
② 離乳食を1日2食，ミルクを2食提供した場合は，どのようにカウントするのか。
③ ミルクを1日8食提供した場合は，1日3食とするのか。
A6 ①母乳は食事にカウントされないため，1日2食となる。
② 1日3食としてカウントする。
③ 3食提供した段階で1日3食となる。

Q7 1食のカウントはどの時点で行うのか。例えば，患者が予定していた食事をキャンセルした場合の取り扱いはどのようになるのか。
A7 食事の提供が行われた場合に，1日3食を限度に算定することになる。患者の都合で食事が急にキャンセルされた場合には請求することができるが，医療機関の都合や医療上不要になった場合は請求できない。事前に入院時の説明で，患者へ欠食について十分説明しておくことが望しい。

Q8 入院時の食事に係る費用について，「1日単位の取扱いを，1単位3食を限度として行う」とあるが，術後6回食の場合で，①朝食＋中間食，②昼食＋中間食までとした場合，3食として請求できるか。
A8 3食で請求できる。

2. 標準負担額

Q1 新生児等のミルクおよび流動食の場合も，通常食事療養費と同じ額の徴収になるのか。
A1 その通り。

Q2 食事療養費の自己負担徴収時に，低所得者が減額認定証の提示を入院時に行わなかった時，また，数か月後もしくは退院後提示した時に，医療機関はどのように対処するのか（返戻等は行わないでよいのか）。
A2 提示時点より減額した金額で徴収する。退院後等に減額認定証の提示があった場合は，医療機関ではなく保険者で対処する（差額を患者に償還する）。

3．入院時食事療養（Ⅰ）

Q3 入院時食事療養費の低所得者（90日超）の減額対象は，90日を超える期間についてか。
A3 （減額申請を行った月以前の12月以内の入院日数が）90日を超える場合をいうが，減額認定証により判断する。なお，長期入院患者にかかる減額認定証は，保険者の申請に基づき交付する。

3．入院時食事療養（Ⅰ）

Q1 入院時食事療養費の算定が1食当たりに変更されたが，現に入院時食事療養（Ⅰ）を算定している施設でも，改めて届け出が必要になるのか。
A1 従来，特別管理加算の届け出を行っている医療機関においては，適時適温の要件をすでに満たし，届け出を行っていることから，改めて入院時食事療養（Ⅰ）の届け出を行う必要はない。特別管理加算の届け出を行っていない医療機関については，適時適温の要件を満たしていること等を含め，改めて届け出を行う必要がある。

Q2 適時適温が入院時食事療養（Ⅰ）の算定要件となったが，管理栄養士がいても適時適温がなされていない場合は，入院時食事療養（Ⅱ）により算定するのか。
A2 入院時食事療養（Ⅰ）の要件を満たさない場合には，入院時食事療養（Ⅱ）により算定する。

Q3 入院時食事療養（Ⅰ）の要件とされた適温の食事の提供については，中央配膳でなければならず，病棟において盛り付けを行っている場合は該当しないのか。
A3 通知の要件を満たせば該当する。

Q4 適時適温の食事の提供が入院時食事療養（Ⅰ）の要件となったが，すでに届け出を行っている病院も，改めて届け出が必要か。
A4 改正後の要件に該当する場合は，届け出は不要。改正後の要件に該当しなくなる場合は，届け出の辞退を要する。

Q5 入院時食事療養（Ⅰ）の基準にあたっては，常勤管理栄養士の配置が必要か。
A5 常勤管理栄養士の配置は必ずしも必要でない。栄養士でもよい。

Q6 適温の手段として，病院ないし病棟に備えられた食堂で行われた適温給食は認められるのか。
A6 その場で盛り付けて提供しているか，保温庫等の器具を用いている必要があり，電子レンジでの加温は認められない。

Q7 入院時食事療養（Ⅰ）を新たに届け出る場合に，適温の食事提供に示されている保温・保冷配膳車は必ず必要か。
A7 保温・保冷配膳車は必須ではない。適温の食事の提供は，「保温・保冷配膳車，保温配膳車，保温トレイ，保温食器，食堂のいずれかを用いて…」とされている。

Q8 夕食の提供は，医療機関の都合で午後6時を前後してもよいか。
A8 患者に配膳される時間は，午後6時以降でなければならない。ただし，「病床数が概ね500床以上であって，かつ，当該保険医療機関の構造上，厨房から病棟への配膳車の移動にかなりの時間を要するなどの当該保険医療機関の構造上の特別な理由により，やむを得ず午後6時以降の病棟配膳を厳守すると不都合が生じると認められる場合には，午後6時を中心として各病棟で若干ばらつきが生じることはやむを得ない。この場合においても，最初に病棟において患者に夕食が配膳される時間は，午後5時30分より後である必要がある」と例外的な事由が示されている。

4．特別食加算

Q1 濃厚流動食であっても，単なる経管栄養のためのものではなく特別食加算の対象となる食事であれば，加算できるか。
A1 従前通り，加算できる。

Q2 小児食物アレルギー食が栄養食事指導料の対象となったが，特別食加算の対象とはならないのか。
A2 ならない。

Q3 濃厚流動食で特別食加算を算定できる場合とは，どういうものか。
A3 医師の食事箋による治療食である濃厚流動食であれば算定できる。除外されたのは，治療食でない単なる経管栄養のための濃厚流動食である。

Q4 治療食でない薬価未収載の流動食も，特別食加算の算定ができるか。
A4 治療食でない単なる経管栄養のための濃厚流動食は，特別食加算の対象から外されており，この場合は算定できない。

Q5 今回の改正で特別食加算対象の見直しが行われたが，肝臓食を濃厚流動食とした場合は，特別食加算を算定できるか。
A5 算定できる。

Q6 改正により，経管栄養のための濃厚流動食は特別食加算から除かれたが，食事療養費として算定できるか。
A6 算定できる。

5．特別メニュー

Q1 特別メニューの同意書は決められた書式があるか。
A1 決められた書式はない。

Q2 入院時食事療養費について「算定基準額を超える金額の支払いを受けることができる。」とあるが，標準負担額以外に徴収できるものには何があるか。
A2 あらかじめ特別のメニューおよび金額を示した特別メニューを患者の希望によって提供した場合，それに要した額の差額を患者から徴収することができる。

Q3 特別メニューの料金算定に関して，届け出義務はあるか。
A3 届け出義務はない。特別メニューの食事提供を行っている保険医療機関は，毎年7月1日現在で，その内容および料金などを入院時食事療養に関する報告と併せて地方社会保険事務局に報告する。

6．食堂加算

Q1 当院ではデイルームと称し，食事の場，談話の場を各病棟に設けている。食事は給食棟からエレベーターにより各病棟のデイルームへ搬送し，食堂として利用しているが，食堂加算の対象となるか。
A1 面積要件を備えてあれば対象となる。

Q2 食堂加算は病棟単位で認められているものか（当院はA棟には患者食堂がなく，B棟のみ食堂がある）。
A2 通知の条件を満たしていれば他の病棟の供用も可（食堂の面積がA病棟の病床数とB病棟の病床数の和に$0.5m^2$を乗じた数以上の場合）。なお，食堂の面積には，食堂パントリー等附属部分を含まない。

Q3 食堂加算が「食堂における食事療養を行ったときに1日につき」病棟または診療所単位で算定すると明記されたが，食堂を利用しなかった患者は算定できないのか。
A3 食堂を患者が利用できる状態等にある場合は，食堂での食事の提供に努めていれば，食堂での食事ができない患者でも算定できる。

●医学管理等●

1．特定疾患療養管理料（B000）

Q1 認知症患者やその家族に対して療養上の管理を行った場合に，特定疾患療養管理料は算定できるか。
A1 特定疾患療養管理料の対象疾患を主病とする患者であれば，看護にあたっている家族等を通して療養上の管理を行った場合でも算定できる。

3. 入院時食事療養費のQ&A

Q2 特定疾患療養指導料が特定疾患療養管理料に名称変更されたが，取り扱いに変更はあるか。
A2 取り扱いに変更はない。また，一般点数と老人点数の一本化に伴い実質的な変更はない。老人慢性疾患生活指導料が廃止され，老人もこの点数を算定する。

Q3 特定疾患療養管理料に名称変更されたが，指導の記録はしなくてもよくなったのか。
A3 「指導内容の要点を診療録に記載する」という取り扱いに変更はない。

Q4 特定疾患療養指導料に変更はあるか。
A4 名称が「特定疾患療養管理料」に変更されたが，取り扱いに変更はない。また，一般点数と老人点数の一本化に伴い実質的に変更はないが，老人慢性疾患生活指導料が廃止され，老人もこの点数を算定する。

Q5 下記の場合には，特定疾患療養管理料を算定できるか。
　※高血圧（内科）で受診中の患者
　　4月1日　　高血圧症＋特定疾患療養管理料
　　4月15日　 高血圧症＋特定疾患療養管理料
　　　　　　　中耳炎発症。同日初診料を算定。
　　5月2日　　高血圧症＋特定疾患療養管理料
　　5月14日　 高血圧症＋特定疾患療養管理料
A5 算定できる。同日初診料は耳鼻科における算定であるため，内科における特定疾患療養管理料は算定できる。

2．外来栄養食事指導料（B001 9）

Q1 小児食物アレルギー食を必要とする者に対する栄養食事指導料の算定は，小児食物アレルギー検査を実施済みの患者に対して行った場合に限定されるか。算定の対象者の年齢制限はあるか。また，他の医療機関で検査を受けた者に対して指導を行った場合でも，算定可能か。

A1 食物アレルギーをもつことが明らかな9歳未満の小児が対象。検査結果の提供を受けていれば，他の医療機関で検査を受けたものでもよい。

3．集団栄養食事指導料（B001 11）

Q1 集団栄養食事指導料について，家族だけの参加の時はどうか。
A1 算定できない。本人のみ算定できる。

4．栄養食事指導料（B001 9～11）

Q1 小児食物アレルギー食を必要とする患者は，栄養食事指導料の算定対象となるか。
A1 「9」外来栄養食事指導料と「10」入院栄養食事指導料の算定対象となる。ただし，「11」集団栄養食事指導料の算定の対象とはならない。

Q2 小児食物アレルギー食に関する資料はどのようなものがあり，どこで入手することができるか。
A2 「食物アレルギーの診療の手引き2005」があり，財団法人日本アレルギー協会のホームページからダウンロードすることができる。(http://www.jaanet.org/guideline/05_syoku/index.html)

Q3 通知の対象疾患に小児食物アレルギーが加わったが，じんま疹，下痢，鼻炎，喘息の場合，算定できるか。
A3 小児食物アレルギーと診断されていることが前提であり，じんま疹，下痢，鼻炎，喘息の場合は算定できない。

4. 授乳・離乳の支援ガイド（抜粋）

Ⅰ 授乳編

■ 授乳の支援のポイント

| 実践例1 ●妊娠中から退院後までのきめ細かな支援 |

妊娠中の母乳育児支援

母親に「赤ちゃんは母乳で育てたい」という意識づけを行うとともに，出産後赤ちゃんが吸いやすい乳首にするための準備が必要。

▼妊娠中の母乳育児支援

健診時の個別指導	・医師・助産師による母乳育児の意思の確認，乳房・乳首のケア*1 ・妊娠35週から乳管開通法の実施
チーム健診外来	・医師・助産師の連携による個別指導
母親学級	・母乳育児の利点，母乳育児を進めるポイントなどを集団指導 ・講義形式から参加型形式へ*2 ・6回から5回クラスへ内容変更*3
ペアクラス	・土曜日に開催 ・夫と家族の母乳育児の参加と役割
双胎クラス	・双胎の母乳育児をするためのポイント

*1 妊娠5か月の健診時に産科医による乳房チェック。妊婦は母乳育児に関する希望や疑問などを「乳房カルテ」に記入。助産師が個別対応（乳房・乳首のケア指導等）。妊娠7か月に再度乳房チェック。

*2 妊婦が主体となる参加型へ：妊婦自身が発言したり，体験したりしながら，不安や疑問を解決できるように構成。

*3 第5回を出産後に赤ちゃんと一緒に参加する産後クラスへ：産後2，3か月の人が中心。グループで赤ちゃんの紹介をかねてフリートークを行い，出産・育児の体験を共有。小児科医に心配ごとや気になることを尋ねたり，助産師からは産後1か月以降の乳房の変化，乳房トラブルなどを説明。

入院中の母乳育児支援

母親が赤ちゃんの抱き方や授乳の方法，タイミングなど，母乳育児のために必要な方法を会得するとともに，子どもを抱いて授乳することにより母子関係の絆を深める。また，ひとり1人の母親にきめ細かな指導をしながら母子を支援し，母親が退院後自信をもって母乳育児ができることを目標にする。

▼分娩時の母乳育児支援

- 分娩第一期の乳管開通法の実施
- 分娩後早期のスタッフの援助による母子のスキンシップと直接授乳の実施
- 母子にやさしい環境への配慮

▼褥婦棟の母乳育児支援

- 母子同室，母子同床
- 生後24時間以内に7回以上授乳する
- 頻回授乳（子どもが欲しがるときに欲しがるままに与える）
- 具体的で個別的な授乳指導（授乳チェック表使用）
- 母親の疲労感や訴えを傾聴する。母子の状態を的確にアセスメントし，必要に応じて子どもの預かり（母親の休息）や糖水の補充（ソフトカップ使用）を行う
- 未熟児室入院中の母親への援助*1
- 帝王切開術後の母親への援助*2
- 小児科医師による生後5日目の面談

*1 母子同室の基準は，子どもの出生時妊娠週数37週・体重2,200g以上，35～36週・出生体重2,400g以上で，子どもの状態が安定し，褥婦棟での母子同室が可能と判断された場合に適応。直接授乳ができるまでの間，母親には3時間ごとの自己搾乳の必要性（決して量ではなく搾乳回数，乳房への刺激が重要であること）を説明，支援。

*2 母親の状態によって術後当日から，助産師による直接授乳を実施。

退院後の母乳育児支援

退院後の母乳育児支援では，母親が母乳不足感や子どもの体重が少ないなど不安に思った時や乳房トラブルがあった時に，いつでも相談窓口があることが重要。

▼退院後の母乳育児支援

- 小児保健部での乳幼児健診（2週間健診および各月の健康診察と育児指導，母乳相談の実施）
- 家庭（母子）訪問
- 母乳外来＊
- 電話相談
- 産褥健診時の個別指導　等

＊2005年の利用者数は総数2,569人，母乳育児期間の全般にわたる母子の利用。
母乳外来のケアの内容：①母乳分泌不良，子どもの体重増加不良，母乳不足感への対応，②乳腺炎，乳腺炎以外のトラブル（乳管閉塞に伴う硬結，乳房痛，分泌過多など）への対応，③NICU入院中，子どもまたは母親が入院し，母子分離中の母親への支援（母乳分泌維持のための乳房マッサージや搾乳指導），④入院中からの授乳困難に対する継続した対応，NICU退院後の授乳練習　等

▼退院時および1か月時の母乳栄養率

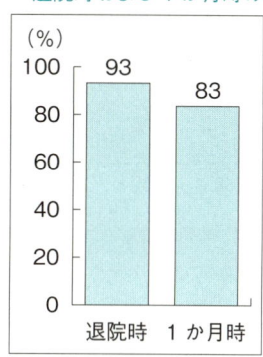

退院時 93（％）　1か月時 83（％）

すべての病院スタッフが母乳育児の実践・推進・支援に関わる体制づくり

▼BFH（Baby Friendly Hospital）推進会議のワーキンググループとその活動

グループ	担当者	活動内容
妊娠中のケア	産科医，助産師	・外来で使用しているパンフレットの見直し ・おっぱいノート（妊婦用）の作成 ・妊娠中の乳房，乳首のチェックおよび乳管開通法の指導の徹底 ・乳房カルテの作成（妊娠期，分娩期，産褥期を通じて使用）
母親学級 ペアクラス	産科医，小児科医，栄養士，助産師，薬剤師	・母親学級の内容の見直し ・妊娠中の母乳育児についての動機づけを高めるための支援の徹底
入院中のケア	産科医，小児科医，助産師	・入院中のケアの見直し ・母親・家族へのサポートを行うための指針作成
退院後のフォロー	産科医，小児科医，栄養士，保育士，保健師，看護師，助産師，臨床心理士	・退院後の支援内容の見直し ・医療者側のサポート体制の見直し
勉強会等	産科医，小児科医，助産師，看護大学・助産師学校教職員	・毎月1回の勉強会の企画，実施 ・退院時および退院後の母乳率の統計

（提供：日本赤十字社医療センター）

> 実践例2 ●妊娠中から退院後までの具体的な支援―母乳育児確立への支援のステップ―

ステップ1　妊娠中

　生まれた後の母乳育児の実際を妊婦自身がイメージでき，自ら母乳で育てようという意識をもてるよう支援する。

▼母乳育児の仕組みと
　方法を伝える場面と関わり

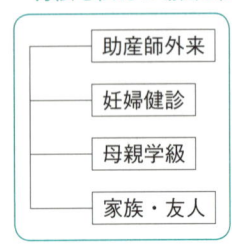

- 助産師外来
- 妊婦健診
- 母親学級
- 家族・友人

- 妊娠初期：今から起こりうる乳房の変化と母乳育児に向けての心得，母乳育児の大切さを伝え，自ら母乳をあげたいという気持ちになるような動機づけにつながる支援。
- 妊娠中期：乳房チェックや手当ての方法を通して，自分の乳房の特徴を理解できるような支援。
- 妊娠後期：出産直後から母乳を飲ませること，出産後に起きる乳房変化と赤ちゃんの要求やからだの仕組みについて具体的にイメージできるような支援。
- 母親や夫，祖父母ら，家族みんなで支えていくことの大切さを伝える。

ステップ2　分娩時および分娩直後

　赤ちゃんを直接肌に感じることで，母親は安心して母子の絆の母乳育児をスタートする。

- 赤ちゃんのからだを拭いて母親の腹部に乗せ，赤ちゃんが母親の体温で保温された状態で，母親と一緒にしておく。
- 家族とともにその時間を過ごす。
- 赤ちゃんが吸いたいと反応したら，母親が安楽に授乳できる体制を整え初回授乳を開始する。
- その後は終日母子同室で過ごす。
- これからの赤ちゃんの変化を事前にオリエンテーションする。

ステップ3　分娩後から退院まで①

　母子が終日一緒に過ごし，母乳育児を学ぶ。

- 母子が終日共に過ごす中で，母親が抱き方や飲ませ方を実践している場面を観察し，効果的に飲めていない場合には具体的な対処方法を伝え，自分でできるよう見守り支える。
- うまくできない場合は，必要なところだけを介入して支える。
- 母親の授乳行動を通して生じた母親の心身の変化を見落とさず，対処する。
- 母親がつらい時にはつらいと言える環境を整え，母親がつらさを表出した時には，その気持ちを受け止め支える。

ステップ4　分娩後から退院まで②

　赤ちゃんが欲しがる時にあげて自律授乳を習得する。

- 赤ちゃんの変化に対応しながら，母親が育児行動を学べる環境を整える。
- 母親の変化をほめて少しでも前に進めていることを認め，気持ちの上でプラスになる言葉かけや態度で接する。
- 母親が疲れた時には，いつでも手を差し伸べる。
- 退院後の生活に向けて，いろいろな場面を設定して，状況に応じて母親が選択できるよういくつかの方法（添い乳や，抱き方，搾乳の方法）を説明・実施する。
- 常に一緒にいることで，赤ちゃんのしぐさや反応を体験し，24時間の授乳サイクルを体得する。
- 頻回授乳を繰り返す中で，母乳で育てられるかどうかの不安を察しながら，吸うことで乳汁分泌が亢進していくことを伝え，見守り支える。
- 母乳分泌が増すことで，赤ちゃんの授乳リズムが変化し，安定してくる。その変化を体験していく中で，母親は安心し，赤ちゃんに対して応答できるようになる。この時期の母子の大きな変化を通して，母親は不安を解消する方法を学び，母親にやれるかな，やろうかなという気持ちが芽生えるよう支える。

4．授乳・離乳の支援ガイド（抜粋） 303

ステップ5　退院後から

入院中に習得したことが，家庭で実践できる。また，適切な支援を受けながら，母乳育児を継続することができる。

- 赤ちゃんが泣くことで家族や周囲の助言が母親の母乳育児に対する不安を助長させないよう，家族を含めた支援を実施する。
- 退院時に残された課題を明確にし，乳房トラブルが予測される場合は，手当の方法が実践できるように説明・実施する。
- 必要な場合は母乳外来で継続してフォローする。
- 2週間健診でフォローして，母乳育児が継続できるよう支援する。
- 必要な場合は，連携医療機関へつなげる。保健所・母乳育児支援グループ・育児サークル等を通して支援する。

▼生後1か月，7か月*の栄養方法

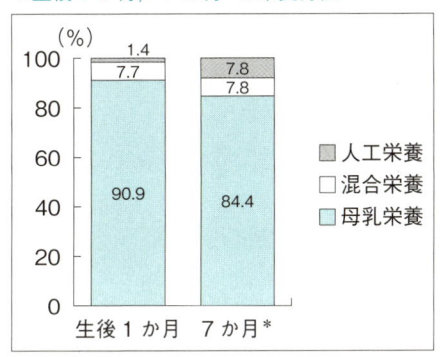

▼連携病院内における母乳外来受診者の内訳
（平成16年度延べ1,209名）

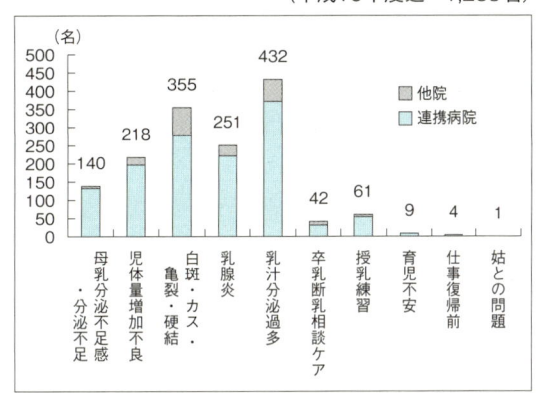

*離乳食を除いた乳汁方法。

（提供：みやした助産院）

実践例3●母乳外来や2週間健診を通した退院後のお母さんと赤ちゃんへの安心サポート

妊娠中から退院後まで，お母さんと赤ちゃんへの安心サポートとして，各種取り組みを展開する。特に退院後は，授乳，育児の不安やトラブルを早期に解決できることをねらいとした母乳外来や，2週間健診等を実施する。

母乳外来（必要に応じて実施。原則として予約制）

1．助産師が対応し，必要に応じて医師が診察・治療を行う。
2．当院で出産した人だけでなく，母乳育児で困っている人は誰でも対象。
3．産婦人科外来に電話し，予約して来院。
4．次のような心配について対応。
　（1）授乳中で，母乳が足りているかどうか。
　（2）おっぱいや乳首が赤くなった，痛い，熱がある。
　（3）母乳育児を続けたいが周囲の問題で困っている。
　（4）授乳中だけど薬を飲む必要があり，心配。
　（5）母乳育児をしていたいが，仕事に復帰しなくてはいけないので困っている。
　（6）卒乳について知りたい。
　（7）いつまでおっぱいを吸わせていいのか。

（8） 離乳食はどうしたらいいのか。
（9） ミルクを足しているが，もう一度母乳をがんばってあげたい。
（10） そのほか母乳や育児に関すること。

2週間後健診

産後2週間前後（退院して1週間）に産婦人科外来で行う。育児不安や母乳不足感の解消に役立てることがねらい。お母さんの乳房の状態や赤ちゃんの状態，体重などをみる。当院で出産した人全員が対象。助産師が中心になって行うが，必要に応じて産科医，小児科医の診察が受けられる。

なお，受診者のうち，産後の気分に「不安や心配がある」との回答64％，具体的な不安や心配の内容は，育児58％，自分の身体29％，夫や家族関係が13％（受診者，非受診者全員）との報告がある。

▼退院時，2週間健診等での栄養方法

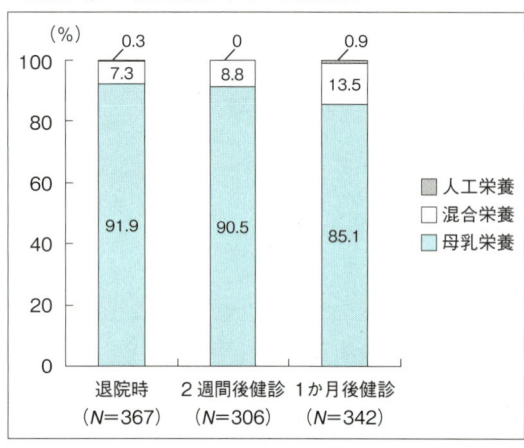

	退院時 (N=367)	2週間後健診 (N=306)	1か月後健診 (N=342)
人工栄養	0.3	0	0.9
混合栄養	7.3	8.8	13.5
母乳栄養	91.9	90.5	85.1

この他の退院後のお母さんと赤ちゃんへの安心サポート

・電話相談：退院後，不安なことやわからないことがあれば，いつでも相談。
・ひよこクラス：月1回開かれる育児サークル。
・乳児健診（2週間・1か月・4か月）：赤ちゃんが健やかに成長できるよう，また，お母さんが安心して育児ができるように支援。

（提供：山形市立病院済生館）

実践例4 ● お母さんを支える「母乳育児サークル」を通して退院後も支援

妊娠中や入院中のケアの充実から退院後の支援へ〜母乳育児サークルの結成〜

院内での支援を推進する一方で，退院後の母子を取り巻く地域の支援は手薄で，溢れるほどの情報にさらされ，迷い悩みながら育児を進めている母子の現状を目の当たりにして，サークル立ち上げの活動を開始。

院内で検討し，場所，時間，周知方法，スタッフ，必要物品，参加費（無料）など最低限のことを決め，問題点があればその都度考えていこうということで，平成14年10月に母乳育児サークル「おっぱい広場*」をスタート。

*誰もが自由に集まれる広場のような感覚で利用して欲しいと名づけられた。

▼サークルの内容

- 自己紹介
- 近況報告
- 参加児の体重測定
- 季節の行事
- 院内講師による学習会
- ボランティア参加(ベテラン保育士が母子のふれあいを重視した遊びや歌などを教えてくれる)
- お誕生日会
- 卒乳証書の授与* 等

*卒乳した子どもには母子健康手帳サイズの可愛い証書が手渡される。

▼サークルに参加したお母さんの声

- 自分ひとりじゃないんだと精神的に楽になった。
- 悩みが解消され,がんばる元気をもらった。
- 同じ立場の友達ができて嬉しい。
- ストレス発散,気分転換になった。
- もっと回数を増やしてほしい。など

(サークル参加者へのアンケートより)

卒乳証書

平成　年　月　日　　　　gで生まれた

　　　　　　　ちゃんは,お母さんからいっぱい

の愛情と安心をもらい,身体も心も大満足して

平成　年　月　日　才　ヶ月で大好きなおっぱい

を卒業することができました。

これからの日々の健やかな成長をお祈りしてここ

に卒乳証書をおくります。

平成　年　月　日

　　　　　　　熊本市民病院母乳育児サークル「おっぱい広場」

育児サークルの成長

　当初病院スタッフが発行していた「おっぱい広場便り」もお母さんたちの手で発行(通信費等として100円の参加費を徴収)。おっぱい広場を卒業したお母さんたちが自主的に「カンガルークラス」を結成・運営し,「おっぱい広場」の母親たちへ助言。このカンガルークラスのお母さんたちが中心になって,全サークルの集いとして「青空交流会」を企画。

　現在では,偶数月に「ふたごのつどい」が開催,さらにNICUを退院した母子を対象にした「がんばりっこ仲間」も開催。

▼サークルの主な活動

平成14年10月	「おっぱい広場」(毎月):1か月後〜1歳までの母子を対象
平成15年4月	母親の手によるサークル通信「おっぱい広場便り」発行
平成15年5月	第1回「青空交流会」(春・秋の2回):ふたごの母子を対象
平成15年9月	「カンガルークラス」(毎月):おっぱい広場を卒業した母子を対象
平成16年10月	「全サークルのつどい(第4回青空交流会)」(秋):母親による企画運営
平成17年2月	「ふたごのつどい」(偶数月)
平成17年3月	「がんばりっこ仲間」(不定期):NICUを卒業した母子を対象

(提供・熊本市立熊本市民病院)

> 実践例5 ●保健センターを中心とした支援の推進－健やかな親子関係の確立支援を目指して－

　母親の育児不安の解消と子どもの健やかな成長のために，妊娠期から一貫した母子支援事業を展開している。特に，妊娠期および乳幼児をもつ母親がリラックスして育児ができるよう，精神的・身体的支援の充実を図り，母親の育児環境を整えるとともに，家族・地域に対しても，母乳育児の重要性を伝え，地域ぐるみで応援する環境づくりの整備を図っている。

授乳期の育児支援の推進例　市の概況：人口66,064人，年間出生数662人，出生率10.0（人口千対）

○平成9年
・妊婦教室で母乳育児の講話と乳房ケアを開始。妊婦の食事調査を実施。
・両親学級を開講し，父親の育児参加を支援。助産師の講話と実技を導入。
・赤ちゃん学級を開講し，小児科医の講話等により育児不安の軽減に向けた支援。

○平成12年
「おっぱい育児支援事業」として総合的な取り組みを開始。
（教室）
・おっぱい育児教室を開講し，個別の乳房ケアと育児指導を実施。
・赤ちゃん学級を，個別支援と仲間づくりの場とする。
（親の会）
・1歳までの育児サロンを月1回開設し，育児不安の軽減をねらいとした支援。
・1歳以上の親子サロンを月1回開設し，親の会の育成を支援。
（基盤整備）
・情報提供の推進（母子手帳交付時にパンフレット配布等）。
・産婦人科医との連絡会議を開催（年1回）。
・小児科医との連絡会議を開催（年1回）。
・芳賀赤十字病院「おっぱい外来」との連携推進。
・三つ子の魂育成推進室を設置し，地域全体で支える体制を整備。

○平成15年
・子育て相談（月1回）で母乳育児相談を開始。
・離乳食教室を開講し，食生活や子育て全体を支援。
・生後2か月までの乳児をもつ母親に電話相談を実施。

○平成16年
・多胎児家庭の育児支援を目的に，ふたごのサークルを開始。年2回，土曜日または日曜日に実施。

○平成17年
・母子健康手帳交付時に妊婦指導でアンケート調査を実施。ハイリスク妊婦の早期発見と早期支援に取り組む。
・各教室のスタッフの充実を図り，母親の精神的・身体的支援をきめ細かに実施する体制を整備。

4．授乳・離乳の支援ガイド（抜粋）

▼4か月健診における栄養方法の年次推移（平成11～17年）

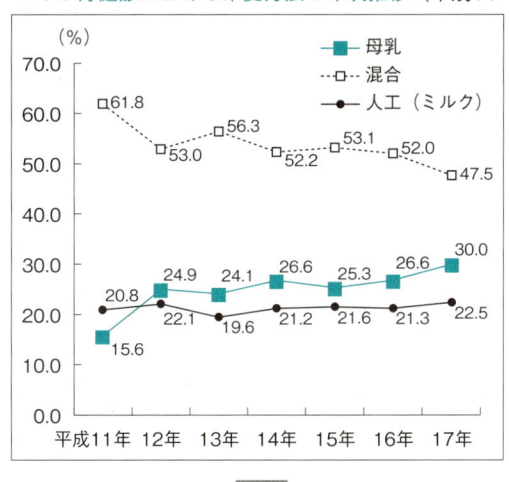

母乳：平成11年 15.6、12年 24.9、13年 24.1、14年 26.6、15年 25.3、16年 26.6、17年 30.0
混合：平成11年 61.8、12年 53.0、13年 56.3、14年 52.2、15年 53.1、16年 52.0、17年 47.5
人工（ミルク）：平成11年 20.8、12年 22.1、13年 19.6、14年 21.2、15年 21.6、16年 21.3、17年 22.5

↓

健やかな親子関係の確立支援

（提供：真岡市）

> 実践例6 ● 退院後も安心して子育てができる，乳幼児がいても安心して外出ができる
> 母子に優しい支援を目指したアプローチ

安心して子育てができる「産後の育児支援」の推進

産後の育児支援事業では，産後のお母さんが安心して子育てができるよう，助産師がお手伝い（年間出生数：平成17年4,078人）。年間利用者数は926人，延べ人数1,198人（平成17年度）。

	沐浴サービス	乳房の手当て
内容	お母さんにかわって赤ちゃんをお風呂に入れたり，入れ方や洗い方などのアドバイスを行う。	乳房のトラブル（しこりや母乳が出にくいなど）に対してマッサージをして母乳の出やすい状態にする。
期間	生後28日以内	産後120日以内
回数	合わせて9回まで（例：沐浴サービス3回＋乳房の手当て6回＝9回　※同時に利用することもできる）	
料金	各1回につき600円（沐浴サービス＋乳房の手当て＝1,200円）	

・利用者の多くが「初めての出産」（80％）で，核家族（93％）。

・「乳房マッサージ利用のきっかけ」では，母乳育児に関する悩みや心配，不安があがっている。

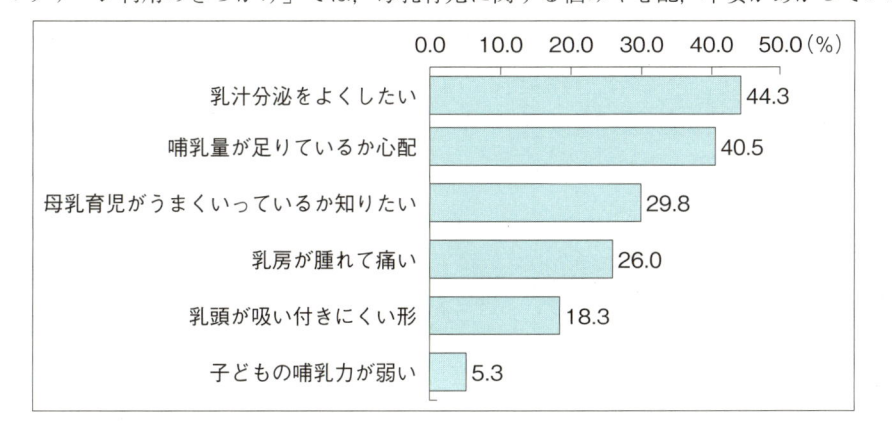

乳汁分泌をよくしたい　44.3
哺乳量が足りているか心配　40.5
母乳育児がうまくいっているか知りたい　29.8
乳房が腫れて痛い　26.0
乳頭が吸い付きにくい形　18.3
子どもの哺乳力が弱い　5.3

・「乳房マッサージを利用して困りごとや心配はなくなった」という回答は77.9％。

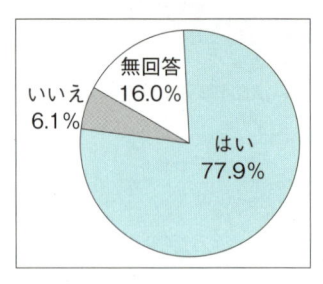

無回答 16.0％
いいえ 6.1％
はい 77.9％

＊はいと回答した方では，「分泌の改善，トラブルの解消」とともに，「安心できた」という声も。

資料）産後の育児支援アンケート調査結果。平成16年10〜12月に実施。228通配布，131通回収（回収率57.5％）

乳幼児がいても安心して外出できる「赤ちゃんの駅」を通した環境づくり

乳幼児を育てる保護者への子育て支援の一環として，区立保育園・児童館などを「赤ちゃんの駅」に指定し，外出中の親子が授乳やオムツ替えのために気軽に利用できるよう環境整備を図っている。

実施施設：区立各保育園（45園），各児童館（37館），親子交流サロン「いたばし０・１・２（おいっちに）ひろば」および「なります０・１・２（おいっちに）ひろば」。

実施施設の玄関先にある「赤ちゃんの駅」のフラッグが目印。

なお，指定された施設では，防犯対策や衛生管理等の感染防止対策にも十分配慮して実施している。

（提供：板橋区）

実践例7 ●働き始めたお母さんと保育所での生活が始まった子どもへの支援―保育所での実践例―

ひとり１人の子どもの状態，保護者の子育てへの意向を尊重した母乳育児支援

保育所の生活が始まることによって，母子ともに環境が大きく変化するので，保護者の意向を尊重し，母乳育児がそのまま継続できるように支援を行う。入所時に面談を行い，家庭での状況や子どもの状態等を把握し，ひとり１人の対応を決める。

・母乳のみで育てている場合：月齢が低い場合（６か月くらいまで），希望に応じて冷凍母乳の受け入れを検討する（母親が休憩時間等を利用して来所できる場合は，時間を確認し来所してもらうことも可能）。なお，冷凍母乳を希望しても，生活の変化による分泌量の減少や職場の環境・通勤時間等により実践ができない場合もあるので，そのことが母親のストレスにならないよう支援する。育児用ミルクで対応する場合にも，朝・晩に家庭で十分に母乳を飲ませてあげるよう，母子関係での重要性を伝え，母乳育児の継続に向けて支援する。

月齢が高い場合でも，冷凍母乳の希望がある場合には受け入れを行うが，朝・晩の直接授乳（母乳）を大切に，離乳食の進み具合を確認しながら，対応していく。

・母乳とミルクで育てている場合：保育所ではミルクを使用するが，家庭では引き続き母乳を継続してもらうよう支援する。

多様な方法で多様な機会を通した支援

・お迎えの際に授乳をする場合は，０歳児の保育室のコーナーを利用して母子がゆったり授乳できるように配慮。
・クラス懇談会（１，２歳児の保護者懇談会）で，卒乳が話題になり，保護者同士で経験談を話し合うことによって，安心したり参考にしたりすることもある。個別の相談にも応じる。

入所当初の授乳に対する支援の実際

～子どもが保育所という新たな環境に慣れ，保護者が仕事との両立の中で新たな生活に対応していく過程での，授乳を通した支援の例　４月に入園したＫちゃん（７か月）～

〈面接時（４月１日）に聞き取った入園前の家庭での食歴〉

・母乳（１日６～７回）
・母親の外出の際は冷凍母乳で対応。
・保育所入所に備え，半月前よりミルクを開始するが一度も飲めたことがない。哺乳瓶以外でも飲めない。冷凍母乳は職場での採取が大変なので，ミルクで対応してほしい。
・離乳食は開始したばかり（おもゆ，野菜ペーストを食べるのみ）。

〈入園後の経過（■保育所や家庭での状況，配慮等　●子どもの姿)〉

【４月３日（第１日）】園で母親と一緒に昼まで過ごす。
　■母親に家庭と同じように食べさせ，ミルクを飲ませてもらう。
　●おもゆ20％食べ，野菜ペースト食べず。ミルクはまったく飲まない。

【４月４～11日】
　■安心して授乳に向かうことができるよう，睡眠の確保，特定保育士とのスキンシップ，静かな場所での授乳などの手だてをとる。
　ミルクをまったく飲まないので，母親の就労時間を短縮してもらう（７時40分～15時まで）。
　●離乳食を少し食べるが，ミルクはまったく飲まない。
　睡眠も十分にとれず，保育士に抱っこされて過ごすことが多い。
　＊母親はミルクを飲まない子どもの姿とそのために就労時間を延ばせない現実に悩み，入所すればスムーズにミルクを飲むと思っていたため，ショックを受ける。

【４月12日】母親に保育園での現状をみてもらい，今後の対応を話し合う。
　■母親より就労時間を延ばしたいので冷凍母乳の希望がでる。園長，担当保育士，栄養士，看護師で話し合い，母親の意向を大事にし，冷凍母乳を開始。

【４月13日】冷凍母乳開始。
　■冷凍母乳の開始により見通しがもて，保育時間の延長を決定（７時40分～18時）。AM：離乳食＋冷凍母乳，PM：冷凍母乳
　●離乳食を全量摂取できるようになってきた。冷凍母乳も全量摂取することができた。
　笑顔が出て長時間遊ぶことができる。一定時間安定して眠れるようになった。

【４月29～５月７日】連休を家庭で過ごす。
　●家庭でも離乳食を全量食べ，ミルクも200cc飲めた。安定して笑顔も多い。

【5月9日】

■家庭の様子を踏まえ，保育所でもミルクを試みる。

保育所で初めてミルクを100cc飲む。離乳食をよく食べる。

●担任以外の保育士や栄養士にも笑顔をみせてかかわり，遊ぶなど，人間関係の広がりがみられる。

（資料：川崎市立戸手保育園　実践食育のアイデア「ゼロ歳児の食育の実践」。保育の友　平成18年7月号より）

▼6か月未満児の食育のねらいおよび内容

1．ねらい
（1）お腹がすき，乳（母乳・ミルク）を飲みたい時，飲みたいだけゆったりと飲む。
（2）安定した人間関係の中で，乳を吸い，心地よい生活を送る。

2．内容
（1）よく遊び，よく眠る。
（2）お腹がすいたら，泣く。
（3）保育士にゆったり抱かれて，乳（母乳・ミルク）を飲む。
（4）授乳してくれる人に関心を持つ。

3．配慮事項
（1）一人一人の子どもの安定した生活のリズムを大切にしながら，心と体の発達を促すよう配慮すること。
（2）お腹がすき，泣くことが生きていくことの欲求の表出につながることを踏まえ，食欲を育むよう配慮すること。
（3）一人一人の子どもの発育・発達状態を適切に把握し，家庭と連携をとりながら，個人差に配慮すること。
（4）母乳育児を希望する保護者のために冷凍母乳による栄養法などの配慮を行う。冷凍母乳による授乳を行うときには，十分に清潔で衛生的に処置をすること。
（5）食欲と人間関係が密接な関係にあることを踏まえ，愛情豊かな特定の大人との継続的で応答的な授乳中のかかわりが，子どもの人間への信頼，愛情の基盤となるように配慮すること。

資料）「保育所における食育に関する指針」（平成16年3月29日雇児母発第0329001号保育課長通知「保育所における食を通じた子どもの健全育成（いわゆる「食育」）に関する取組の推進について」）

（提供：川崎市立平保育園・戸手保育園）

実践例8 ●「おっぱい都市宣言」：子育て支援としてふれあいを大切にする子育て（おっぱい育児）の推進

「おっぱい都市宣言」でふれあい子育ての推進

おっぱい都市宣言は，おっぱいを通したふれあい子育ての推進により，心豊かでたくましい光っ子を育ていくことをねらいとしたものである。

このおっぱい都市宣言の趣旨を母子保健施策の柱にして，おっぱい育児を推進している。

▼おっぱい都市宣言

> 1．私たちは，おっぱいをとおして"母と子と父そして人にやさしいまち光"をつくります。
> 2．私たちは，おっぱいという胸のぬくもりの中で，子どもをしっかりと抱（いだ）き，愛（いつく）しみ，心豊かで健やかな輝く光っ子を育てます。
> 3．私たちは，すべての母親のおっぱいが，より豊かに赤ちゃんに与えられるよう皆で手助けをします。
> 4．私たちは，おっぱいを尊び，偉大なる母を皆で守ります。
>
> 「おっぱい」何と温かく，優しい言葉でしょう。「おっぱい」をとおした母と子の穏やかなふれあいは，真に生きる力を持つ，心豊かでたくましい若者を育ててくれることでしょう。
> そして，この若者たちが"母と子と父そして人にやさしいまち光"で子育てを楽しみながら，このまちに住み，まちとともに輝くことを夢みて，ここ光市を「おっぱい都市」とすることを宣言いたします。
>
> 平成17年6月30日　光市

▼おっぱい育児10か条

> 母と子と父そして人にやさしいまち♡光
> 　　　　おっぱい育児10か条
> 1　子どもをおっぱい（胸）でしっかり抱き，愛しみましょう
> 2　おっぱいのあたたかさを伝えましょう
> 3　子どもとしっかりと見つめ合いましょう
> 4　子どもとしっかりと語り合いましょう
> 5　おっぱい（胸）のあたたかさで，子どもの心を育みましょう
> 6　心豊かで健やかな"光っ子"を育てましょう
> 7　ふれあいの子育てを楽しみましょう
> 8　困った時は，"SOS"を出しましょう
> 9　家族みんなで協力しましょう
> 10　「子育ての輪」を地域に広げましょう
> 　　　　　　　"優・You・おっぱい育児"応援隊

▼3か月健康診査時の栄養方法の年次推移

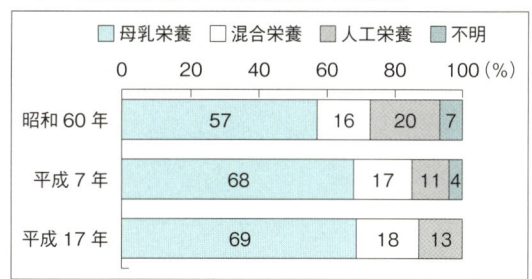

	母乳栄養	混合栄養	人工栄養	不明
昭和60年	57	16	20	7
平成7年	68	17	11	4
平成17年	69	18	13	

注）昭和60年，平成7年は旧光市の統計。

おっぱい育児の推進

おっぱい育児とは，母乳が出る出ないにかかわらず，子どもを胸（おっぱい）でしっかり抱きしめ，見つめ合い，語りかけ，豊かな心をもって子育てすること。母乳育児推進はその手段の1つである。

▼おっぱい育児支援の具体的活動例

（1）	おっぱい育児と母乳育児手引き書「おっぱい冊子」を妊娠7か月の全妊婦に配布（母子保健推進員の訪問により配布）
（2）	母親教室でおっぱい育児の趣旨を中心とした講義を実施
（3）	妊婦相談（定例相談は月1回，電話・メールや来所相談は平日随時）
（4）	おっぱい相談電話（子育て何でもテレフォン電話・74-1108　平日随時）
（5）	保健師による妊産婦，新生児，乳幼児訪問
（6）	母子保健推進員による妊産婦訪問，乳幼児訪問 妊娠中から乳幼児期にかけて，1世帯あたり約10回以上の訪問活動を実施
（7）	育児相談・1歳児お誕生相談（定例相談は月4回，電話・メールや来所相談は平日随時受付）
（8）	市内医療機関との連携
（9）	啓発活動（妊娠届出時「母と子のしおり」配布，おっぱい体操，おっぱいまつり開催） 「母と子のしおり」には光市の母子保健（妊娠中から乳幼児期）について必要な情報を掲載し，妊娠届出時に必ず保健師が手渡して詳しく説明

（提供：光市）

実践例9 ● 母乳育児推進連絡協議会を中心としたネットワークで広がる支援

市町村単位での取り組みから富山県全体の協議会の設立へ

　母乳育児推進運動は，富山県の推奨とともに，昭和53年に高岡市で母乳育児をすすめる会が発足したことに始まり，魚津市，小矢部市，福光町（現：南砺市）などにその運動が広がり，昭和58年に富山県西部母乳育児推進協議会が設立された。その間，県内各地域，各団体においても活発な活動が行われ，これに伴い運動の一元化についての意見も出始め，平成元年に富山県母乳育児推進連絡協議会が設立された。

　富山県母乳育児推進連絡協議会には，母乳育児を推進するために小児科医会，産婦人科医会，看護協会，助産師会，婦人会，経営者協会，青年団協議会，富山県母子保健推進員連絡協議会等の団体および市町村・県等が協力し，活動を推進している。さらに，平成17年までに県内の3つの医療機関が赤ちゃんに優しい病院（BFH）の認定を受け，また新たな支援団体も加入。ますます母乳育児のネットワークが広がりをみせている。

女性の就業率が高い中で，高い母乳栄養実践率

　女性の就業率は51.5％で全国4位。しかも，20～50歳代の年齢層において，全国平均の就業率を上回っている。

　そのような社会的背景にあっても，母乳育児普及啓発活動により，母乳栄養の割合は高い水準を保っている。平成17年には，母乳栄養の割合は，生後1か月で60.0％，3か月で54.3％に達した。

▼栄養方法の年次推移（生後1か月）

	母乳栄養	混合栄養	人工栄養
昭和50年	31.4	31.2	37.4
昭和60年	51.0	37.9	11.1
平成7年	54.2	39.4	6.4
平成17年	60.0	35.5	4.4

▼女性の就業率等

女性就業率	51.5％〈全国4位〉（平成12年）
共働き率	58.3％〈全国3位〉（平成12年）
女性労働者平均継続年数	11.1年〈全国3位〉（平成15年）
3世代同居率	22.2％〈全国3位〉（平成12年）

4. 授乳・離乳の支援ガイド（抜粋）

▼富山県母乳育児推進連絡協議会の事業概要

- 妊産婦に対する母乳育児の啓発・普及活動
- 母乳育児の重要性に関する啓発のための大会や講演会の開催，作品コンクールの実施，パンフレットの発行
- 母乳育児の専門的知識に関する研修
- 各地区の関係団体等との情報交換の促進，活動の支援
- 関係病院，医院等との連携による新生児期における母乳育児推進
- 事業所等に対する母乳育児の重要性の啓発
- 母乳育児に関する資料の収集，提供　等

▼富山県母乳育児推進連絡協議会を中心とした関係機関による活動の推進

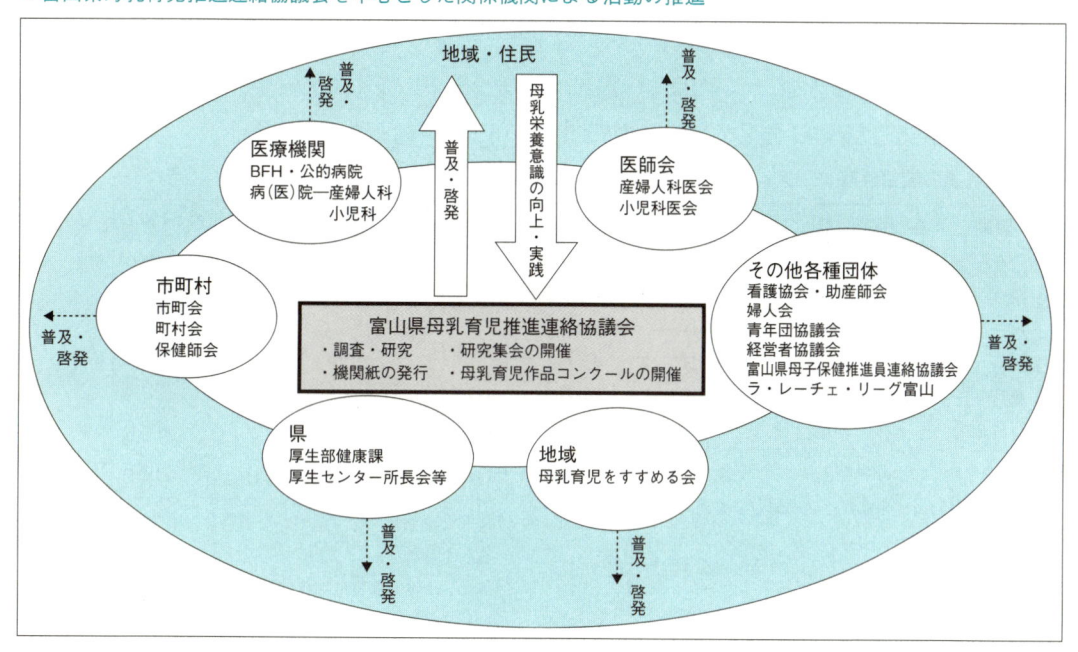

```
                        地域・住民
                           ↑↓    母乳栄養意識の向上・実践

       医療機関                          医師会
       BFH・公的病院                    産婦人科医会
       病（医）院―産婦人科                小児科医会
       小児科

  市町村                                         その他各種団体
  市町会          富山県母乳育児推進連絡協議会      看護協会・助産師会
  町村会          ・調査・研究  ・研究集会の開催      婦人会
  保健師会        ・機関紙の発行 ・母乳育児作品       青年団協議会
                                コンクールの開催    経営者協議会
                                                  富山県母子保健推進員連絡協議会
                                                  ラ・レーチェ・リーグ富山

              県                    地域
              厚生部健康課          母乳育児をすすめる会
              厚生センター所長会等

                      普及・啓発
```

▼富山県母乳育児推進のシンボルマーク

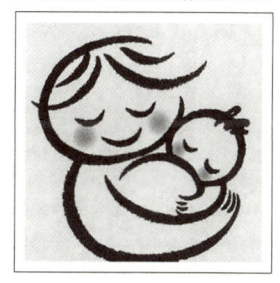

（提供：富山県）

II 離乳編

1 離乳に関する現状

◆1◆離乳食の開始および完了

　離乳食の開始時期は，10年前に比べ，「4か月」と回答した者が25.0％から10.9％に減少する一方，「6か月」が18.4％から28.6％に増加するなど，「5か月」以降が昭和60年には53.0％だったが，平成7年には67.3％，平成17年には84.4％に増加し，開始時期は遅くなる傾向がみられた（表1）。同様に完了時期についても，10年前に比べ，「12か月」が減少し，「13～15か月」，「16～18か月」が増加するなど，遅くなる傾向がみられた（表2）。

　また，離乳食開始の目安については，「月齢」が75.8％と最も多く，次いで「食べものを欲しがるようになった」が47.5％，「体重などの発育状態」が16.8％の順だった（図1）。

表1　離乳食の開始時期

時期	昭和60年	平成7年	平成17年*
3か月未満	1.3	0.6	0.4
3か月	10.8	7.0	4.2
4か月	34.9	25.0	10.9
5か月	32.3	43.5	47.6
6か月	15.5	18.4	28.6
7か月以降	5.2	5.4	8.3

*離乳食を開始していない場合および「不詳」を除く（n＝2,596）。
資料）厚生労働省：平成17年度乳幼児栄養調査

表2　離乳食の完了時期

時期	平成7年	平成17年*
9か月以前	4.1	2.0
10～11か月	15.6	8.0
12か月	60.8	47.9
13～15か月	11.7	22.4
16～18か月	6.7	15.5
19か月以降	1.0	4.2

*離乳食を開始・完了していない場合および「不詳」を除く（n＝1,958）。
資料）厚生労働省：平成17年度乳幼児栄養調査

図1　離乳食の開始の目安

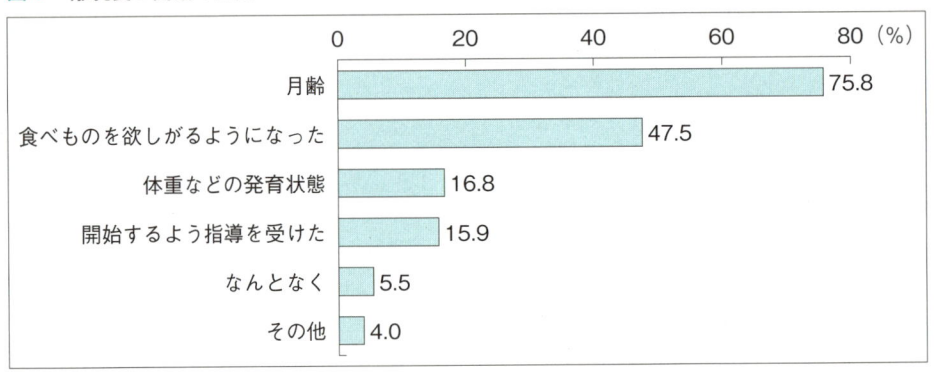

項目	％
月齢	75.8
食べものを欲しがるようになった	47.5
体重などの発育状態	16.8
開始するよう指導を受けた	15.9
なんとなく	5.5
その他	4.0

複数回答（n＝2,722）
資料）厚生労働省：平成17年度乳幼児栄養調査

◆2◆離乳食の進め方

　離乳期に与えたことのある食品について，米については離乳初期（5～6か月）から7割を超え，じゃがいも，にんじん，かぼちゃも5割近く使用されている。一方，離乳の開始のころから調理法に気をつければ用いてもよいとされている「卵黄」は，離乳後期で5割を超えるなど，使用開始が遅い食品もみられる（表3）。

表3　離乳期に与えたことのある食品

50％以上75％未満：＿＿，　75％以上：＿＿

与えたことのある食品		離乳期区分			
		離乳初期 （5〜6か月） （1,430人）	離乳中期 （7〜8か月） （1,136人）	離乳後期 （9〜11か月） （1,529人）	離乳完了期 （12〜15か月） （1,104人）
穀類	米	1,070(74.8)	1,099(96.7)	1,499(98.0)	1,080(97.8)
	パン	440(30.8)	820(72.2)	1,395(91.2)	1,054(95.5)
いも	じゃがいも	656(45.9)	1,010(88.9)	1,480(96.8)	1,070(96.9)
	さつまいも	536(37.5)	903(79.5)	1,379(90.2)	1,024(92.8)
たんぱく質性食品	全卵	22(1.5)	146(12.9)	806(52.7)	857(77.6)
	卵黄	138(9.7)	426(37.5)	801(52.4)	636(57.6)
	豆腐	457(32.0)	961(84.6)	1,440(94.2)	1,058(95.8)
	納豆	17(1.2)	310(27.3)	984(64.4)	912(82.6)
	大豆	54(3.8)	248(21.8)	816(53.4)	771(69.8)
	白身魚	371(25.9)	836(73.6)	1,371(89.7)	1,016(92.0)
	赤身魚	2(0.1)	78(6.9)	454(29.7)	589(53.4)
	サバ	3(0.2)	18(1.6)	165(10.8)	345(31.3)
	鶏肉	100(7.0)	498(43.8)	1,181(77.2)	938(85.0)
	豚肉	7(0.5)	87(7.7)	728(47.6)	831(75.3)
	牛肉	5(0.3)	51(4.5)	439(28.7)	599(54.3)
	牛乳	51(3.6)	178(15.7)	491(32.1)	729(66.0)
	ヨーグルト	326(22.8)	762(67.1)	1,293(84.6)	1,015(91.9)
野菜・果物	にんじん	706(49.4)	1,015(89.3)	1,450(94.8)	1,045(94.7)
	かぼちゃ	690(48.3)	1,012(89.1)	1,441(94.2)	1,040(94.2)
	ほうれん草	547(38.3)	931(82.0)	1,399(91.5)	1,033(93.6)
	大根	266(18.6)	670(59.0)	1,319(86.3)	1,019(92.3)
	キャベツ	190(13.3)	525(46.2)	1,101(72.0)	891(80.7)
	たまねぎ	169(11.8)	547(48.2)	1,156(75.6)	924(83.7)
	りんご	770(53.8)	975(85.8)	1,388(90.8)	1,040(94.2)
	みかん	375(26.2)	588(51.8)	1,097(71.7)	917(83.1)

資料）平成17年度児童関連調査研究等事業報告書「授乳・離乳の新たなガイドライン策定のための枠組に関する研究」（主任研究者：堤ちはる）

◆3◆　子どもの離乳食で困ったこと，わからないこと

　離乳食で困ったことでは，「食べものの種類が偏っている」が28.5％，「作るのが苦痛・面倒」が23.2％，「食べる量が少ない」が20.6％の順に多くみられた（表4）。

　また，「離乳食についてわからないこと」に関する保護者の回答では，「食べる適量がわからない（46.4％）」が最も高率であった。「乳汁と離乳食のバランスがわからない（16.3％）」も2番目に高率であった（表5）。

表4　離乳食で困ったこと

困ったこと	%
食べものの種類が偏っている	28.5
作るのが苦痛・面倒	23.2
食べる量が少ない	20.6
食べるのをいやがる	13.1
食べさせるのが苦痛・面倒	7.5
子どもがアレルギー体質	7.3
開始の時期が早いといわれた	0.8
開始の時期が遅いといわれた	2.5
開始の時期がわからない	5.1
食べる量が多い	7.1
作り方がわからない	6.6
相談する人がいない（場所がない）	1.5
特になし	37.5

複数回答（n＝2,722）
資料）厚生労働省：平成17年度乳幼児栄養調査

表5　離乳食でわからないこと

わからないこと	人数（％）
食べる適量がわからない	2,322（46.4）
乳汁と離乳食のバランスがわからない	816（16.3）
食べさせてよいものがわからない	781（15.6）
離乳の進め方がわからない	748（14.9）
離乳食の作り方がわからない	449（9.0）
何時頃食べさせたらよいかわからない	292（5.8）

複数回答（n＝5,223）
資料）平成17年度児童関連調査研究等事業報告書「授乳・離乳の新たなガイドライン策定のための枠組に関する研究」（主任研究者：堤ちはる）

◆4◆　ベビーフードの使用状況

　ベビーフードの使用状況は，10年前に比べ，「よく使用した」と回答した者が13.8％から28.0％に増加する一方，「ほとんど使用しなかった」と回答した者が34.0％から24.2％に減少した。「よく使用した」，「時々使用した」をあわせると，昭和60年には48.2％だったが，平成7年には66.0％，平成17年には75.8％に増加した（図2）。

　また，ベビーフードの生産量については，この10年間，レトルトを中心に，著しく増加している（図3）。

図2　ベビーフードの使用状況（年次推移）

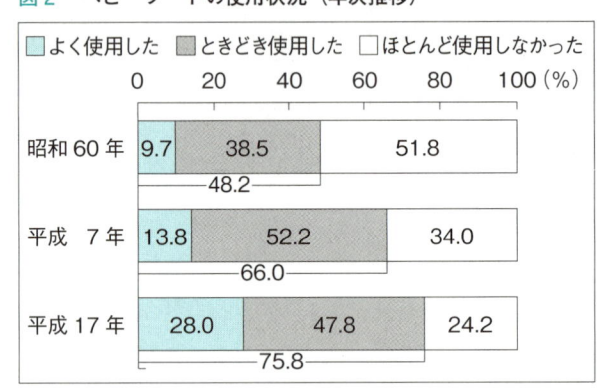

	よく使用した	ときどき使用した	ほとんど使用しなかった
昭和60年	9.7	38.5	51.8
平成7年	13.8	52.2	34.0
平成17年	28.0	47.8	24.2

昭和60年：48.2　平成7年：66.0　平成17年：75.8

「不詳」を除く。
資料）厚生労働省：平成17年度乳幼児栄養調査

図3　ベビーフードの生産状況（年次推移）

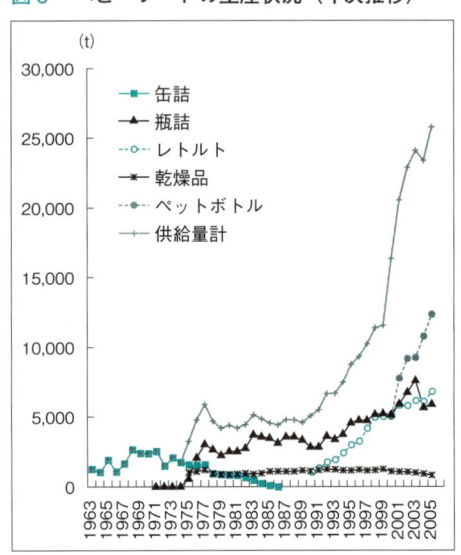

（缶詰，瓶詰，レトルト，乾燥品，ペットボトル，供給量計の年次推移グラフ，1963〜2005年）

資料）日本ベビーフード協議会

ベビーフードの使用状況別に「離乳食で困ったこと」をみると、ベビーフードを「よく使用した」と回答した者では、「作るのが苦痛・面倒」が33.6％、「食べものの種類が偏っている」が32.1％、「食べる量が少ない」が23.9％と、「ほとんど使用しなかった」者に比べ、高かった。一方、「困ったことが特にない」という回答は、「ほとんど使用しなかった」者では47.5％だったが、「よく使用した」者では30.5％、「時々使用した」者では36.5％にとどまった（図4）。

図4 ベビーフードの使用状況別離乳食で困ったこと

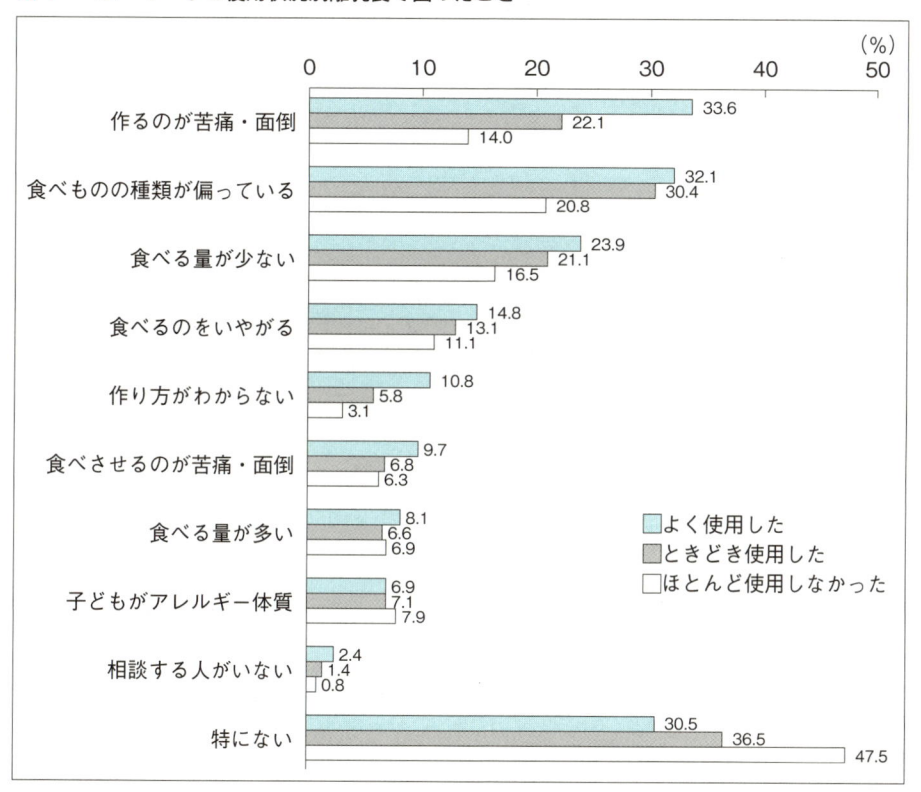

項目	よく使用した	ときどき使用した	ほとんど使用しなかった
作るのが苦痛・面倒	33.6	22.1	14.0
食べものの種類が偏っている	32.1	30.4	20.8
食べる量が少ない	23.9	21.1	16.5
食べるのをいやがる	14.8	13.1	11.1
作り方がわからない	10.8	5.8	3.1
食べさせるのが苦痛・面倒	9.7	6.8	6.3
食べる量が多い	8.1	6.6	6.9
子どもがアレルギー体質	6.9	7.1	7.9
相談する人がいない	2.4	1.4	0.8
特にない	30.5	36.5	47.5

資料）厚生労働省：平成17年度乳幼児栄養調査

◆5◆ 子どもの食事で困ったこと

1歳を超えた子どもの食事で困っていることでは、「遊び食い」が45.4％、「偏食する」が34.0％、「むら食い」が29.2％、「食べるのに時間がかかる」が24.5％、「よくかまない」が20.3％の順に多くみられた（図5）。

また、10年前に比べ、「偏食する」は24.9％から34.0％に、「よくかまない」は12.6％から20.3％に増加した。一方、「食事で困っていることはない」とする回答は、昭和60年には23.0％だったが、平成7年には18.6％、平成17年には13.1％に減少した。

図5 食事で困っていること

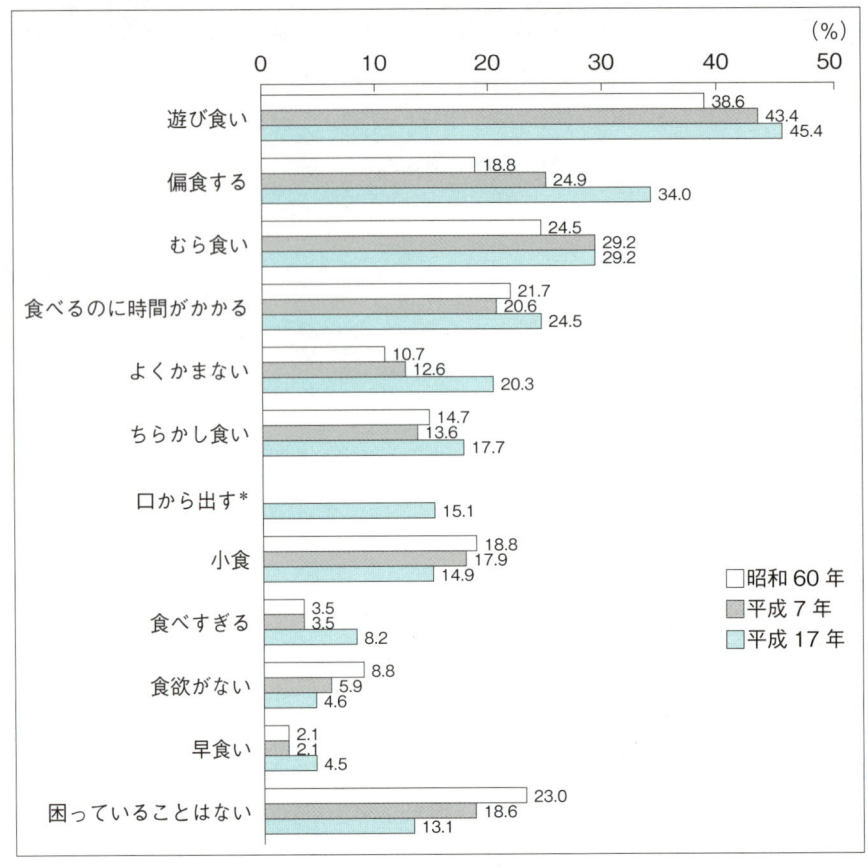

項目	昭和60年	平成7年	平成17年
遊び食い	38.6	43.4	45.4
偏食する	18.8	24.9	34.0
むら食い	24.5	29.2	29.2
食べるのに時間がかかる	21.7	20.6	24.5
よくかまない	10.7	12.6	20.3
ちらかし食い	14.7	13.6	17.7
口から出す*			15.1
小食	18.8	17.9	14.9
食べすぎる	3.5	3.5	8.2
食欲がない	8.8	5.9	4.6
早食い	2.1	2.1	4.5
困っていることはない	23.0	18.6	13.1

1歳以上，複数回答
＊平成17年新規項目
資料）厚生労働省：平成17年度乳幼児栄養調査

2 離乳の支援に関する基本的考え方

　離乳とは，母乳または育児用ミルク等の乳汁栄養から幼児食に移行する過程をいう。この間に乳児の摂食機能は，乳汁を吸うことから，食物をかみつぶして飲み込むことへと発達し，摂取する食品は量や種類が多くなり，献立や調理の形態も変化していく。また摂食行動は次第に自立へと向かっていく。

　離乳については，乳児の食欲，摂食行動，成長・発達パタンあるいは地域の食文化，家庭の食習慣等を考慮した無理のない離乳の進め方，離乳食の内容や量を，個々にあわせて進めていくことが重要である。子どもにはそれぞれ個性があるので，画一的な進め方にならないよう留意しなければならない。

　また，生活習慣病予防の観点から，この時期に健康的な食習慣の基礎を培うことも重要である（p.323，参考1参照）。

　一方，多くの親にとっては，初めて離乳食を準備し，与え，子どもの反応をみながら進めることを体験する。子どもの個性によってひとり1人離乳食の進め方への反応も異なることから，離乳を進める過程で数々の不安やトラブルを抱えることも予想される。授乳期に続き，離乳期も，母子・親子関係の関係づくりの上で重要な時期にある。そうした不安やトラブルに対し，適切な支援があれば，安

心して適切な対応が実践でき，育児で大きな部分を占める食事を通しての子どもとの関わりにも自信がもてるようになってくる。

　離乳の支援にあたっては，子どもの健康を維持し，成長・発達を促すよう支援するとともに，授乳の支援と同様，健やかな母子・親子関係の形成を促し，育児に自信をもたせることを基本とする。特に，子どもの成長や発達状況，日々の子どもの様子をみながら進めること，強制しないことに配慮する。また，生活リズムを身につけ，食べる楽しさを体験していくことができるよう，ひとり1人の子どもの「食べる力」を育むための支援が推進されることをねらいとする。

❸　離乳の支援のポイント

◆1◆　離乳の開始

　離乳の開始とは，なめらかにすりつぶした状態の食物を初めて与えた時をいう。その時期は生後5，6か月ごろが適当である。

　発達の目安としては，首のすわりがしっかりしている，支えてやるとすわれる，食物に興味を示す，スプーンなどを口に入れても舌で押し出すことが少なくなる（哺乳反射の減弱）などがあげられる。

　なお，離乳の開始前の乳児にとって，最適な栄養源は乳汁（母乳または育児用ミルク）である。離乳の開始前に果汁を与えることについては，果汁の摂取によって，乳汁の摂取量が減少すること，たんぱく質，脂質，ビタミン類や鉄，カルシウム，亜鉛などのミネラル類の摂取量低下が危惧されること，また乳児期以降における果汁の過剰摂取傾向と低栄養や発育障害との関連が報告されており，栄養学的な意義は認められていない。また，咀しゃく機能の発達の観点からも，通常生後5〜7か月ごろにかけて哺乳反射が減弱・消失していく過程（p.323，参考2参照）でスプーンが口に入ることも受け入れられていくので，スプーン等の使用は離乳の開始以降でよい。

◆2◆　離乳の進行

（1）離乳の開始後ほぼ1か月間は，離乳食は1日1回与える。母乳または育児用ミルクは子どもの欲するままに与える。この時期は，離乳食を飲み込むこと，その舌ざわりや味に慣れることが主目的である。

（2）離乳を開始して1か月を過ぎたころから，離乳食は1日2回にしていく。母乳または育児用ミルクは離乳食の後にそれぞれ与え，離乳食とは別に母乳は子どもの欲するままに，育児用ミルクは1日に3回程度与える。生後7，8か月ごろからは舌でつぶせる固さのものを与える。

（3）生後9か月ごろから，離乳食は1日3回にし，歯ぐきでつぶせる固さのものを与える。食欲に応じて，離乳食の量を増やし，離乳食の後に母乳または育児用ミルクを与える。離乳食とは別に，母乳は子どもの欲するままに，育児用ミルクは1日2回程度与える。鉄の不足には十分配慮する。

◆3◆　離乳の完了

　離乳の完了とは，形のある食物をかみつぶすことができるようになり，エネルギーや栄養素の大部分が母乳または育児用ミルク以外の食物からとれるようになった状態をいう。その時期は生後12か月から18か月ごろである。なお，咀しゃく機能（p.323，参考2参照）は，奥歯が生えるに伴い乳歯の生え揃う3歳ごろまでに獲得される。

（注）食事は，1日3回となり，その他に1日1〜2回の間食を目安とする。母乳または育児用ミルクは，ひとり1人の子どもの離乳の進行および完了の状況に応じて与える。

なお，離乳の完了は，母乳または育児用ミルクを飲んでいない状態を意味するものではない。

◆4◆ 離乳食の進め方の目安

（1）食べ方の目安

食欲を育み，規則的な食事のリズムで生活リズムを整え，食べる楽しさを体験していくことを目標とする。

離乳の開始では，子どもの様子をみながら，1さじずつ始め，母乳やミルクは飲みたいだけ飲ませる。

離乳が進むにつれ，1日2回食，3回食へと食事のリズムをつけ，生活リズムを整えていくようにする。また，いろいろな食品の味や舌ざわりを楽しむ，家族と一緒の食卓を楽しむ，手づかみ食べ（p.326，参考4参照）で自分で食べることを楽しむといったように，食べる楽しさの体験を増やしていく。

（2）食事の目安

ア　食品の種類と組み合わせ

与える食品は，離乳の進行に応じて，食品の種類を増やしていく。

①離乳の開始では，アレルギーの心配の少ないおかゆ（米）から始める。新しい食品を始める時には一さじずつ与え，乳児の様子をみながら量を増やしていく。慣れてきたらじゃがいもや野菜，果物，さらに慣れたら豆腐や白身魚など，種類を増やしていく。

　なお，はちみつは乳児ボツリヌス症予防のため満1歳までは使わない。

②離乳が進むにつれ，卵は卵黄（固ゆで）から全卵へ，魚は白身魚から赤身魚，青皮魚へと進めていく。ヨーグルト，塩分や脂肪の少ないチーズも用いてよい。食べやすく調理した脂肪の少ない鶏肉，豆類，各種野菜，海藻と種類を増やしていく。脂肪の多い肉類は少し遅らせる。野菜類には緑黄色野菜も用いる。

③生後9か月以降は，鉄が不足しやすいので，赤身の魚や肉，レバーを取り入れ，調理用に使用する牛乳・乳製品のかわりに育児用ミルクを使用する等工夫する。フォローアップミルクは，母乳または育児用ミルクの代替品ではない。必要に応じて（離乳食が順調に進まず，鉄の不足のリスクが高い場合など）使用するのであれば，9か月以降とする。

このほか，離乳の進行に応じてベビーフードを適切に利用することができる。

離乳食に慣れ，1日2回食に進むころには，穀類，野菜・果物，たんぱく質性食品を組み合わせた食事とする。また，家族の食事から調味する前のものを取り分けたり，薄味のものを適宜取り入れたりして，食品の種類や調理方法が多様となるような食事内容とする。

イ　調理形態・調理方法

離乳の進行に応じて食べやすく調理したものを与える。子どもは細菌への抵抗力が弱いので，調理を行う際には衛生面に十分に配慮する。

①　米がゆは，乳児が口の中で押しつぶせるように十分に煮る。初めは「つぶしがゆ」とし，慣れてきたら粗つぶし，つぶさないままへと進め，軟飯へと移行する。

②　野菜類やたんぱく質性食品などは，初めはなめらかに調理し，次第に粗くしていく。

③ 調味について，離乳の開始ごろでは調味料は必要ない。離乳の進行に応じて，食塩，砂糖など調味料を使用する場合は，それぞれの食品のもつ味を生かしながら，薄味でおいしく調理する。油脂類も少量の使用とする。

（3）成長の目安

食事の量の評価は，成長の経過で評価する。具体的には，成長曲線のグラフに，体重や身長を記入して，成長曲線のカーブに沿っているかどうかを確認する。からだの大きさや発育には個人差があり，ひとり1人特有のパタンを描きながら大きくなっていく。身長や体重を記入して，その変化をみることによって，成長の経過を確認することができる。

体重増加がみられず成長曲線からはずれていく場合や，成長曲線から大きくはずれるような急速な体重増加がみられる場合は，医師に相談して，その後の変化を観察しながら適切に対応する。

離乳食の進め方の目安

	生後5,6か月頃	7,8か月頃	9か月から11か月頃	12か月から18か月頃
	離乳の開始 →			離乳の完了
〈食べ方の目安〉	○子どもの様子をみながら，1日1回1さじずつ始める。 ○母乳やミルクは飲みたいだけ与える。	○1日2回食で，食事のリズムをつけていく。 ○いろいろな味や舌ざわりを楽しめるように食品の種類を増やしていく。	○食事のリズムを大切に，1日3回食に進めていく。 ○家族一緒に楽しい食卓体験を。	○1日3回の食事のリズムを大切に，生活リズムを整える。 ○自分で食べる楽しみを手づかみ食べから始める。
〈食事の目安〉調理形態	なめらかにすりつぶした状態	舌でつぶせる固さ	歯ぐきでつぶせる固さ	歯ぐきで噛める固さ
一回当たりの目安量　Ⅰ 穀類 (g)	つぶしがゆから始める。 すりつぶした野菜なども試してみる。 慣れてきたら，つぶした豆腐・白身魚などを試してみる。	全がゆ50～80	全がゆ90～軟飯80	軟飯90～ご飯80
Ⅱ 野菜・果物 (g)		20～30	30～40	40～50
Ⅲ 魚 (g)		10～15	15	15～20
又は肉 (g)		10～15	15	15～20
又は豆腐 (g)		30～40	45	50～55
又は卵 (個)		卵黄1～全卵1/3	全卵1/2	全卵1/2～2/3
又は乳製品 (g)		50～70	80	100

上記の量は，あくまでも目安であり，子どもの食欲や成長・発達の状況に応じて，食事の量を調整する。

〈成長の目安〉　成長曲線のグラフに，体重や身長を記入して，成長曲線のカーブに沿っているかどうか確認する。

〈参考1〉乳児期の栄養と肥満，生活習慣病との関わりについて

　胎児期や乳幼児期の栄養が，年を経て，成人になってからの肥満，2型糖尿病，高血圧や循環器疾患等と関連があることが最近多く報告されている。また，乳幼児期に培われた味覚や食事の嗜好はその後の食習慣にも影響を与える。したがって，この時期の食生活・栄養の問題は，生涯を通じた健康，特に肥満等の生活習慣病の予防という長期的な視点からも考える必要がある。

　出生時体重や乳児期の栄養法，体重増加量と，その後の肥満や生活習慣病リスクとの関わりについては，長期間の疫学的観察研究や動物実験などによりエビデンスが蓄積されてきているが，わが国におけるデータは限られている。

　海外における研究データからは，乳児期における過体重（例：85パーセンタイル以上）はその後の肥満につながりやすいこと，完全母乳栄養は成人期の肥満のリスクを下げること，乳児期早期の急速な体重増加が成人期の肥満につながりやすいこと等が示唆されている。ただし，これらの関連性は必ずしも大きくなく，個々人にとって過度の心配をするレベルのものではない。

　このようなことから，特に成長曲線から大きくはずれるような急速な体重増加については，医師に相談するなど，その後の変化を観察していく必要がある。

▼バランスのよい食事のすすめ
　〜生活習慣病予防のために，野菜・果物，魚をよく食べ，薄味に配慮した食習慣を〜

> 　日本における多目的コホート研究（厚生労働科学研究班により1990年に開始，現在も追跡調査実施中）では，
> ・野菜・果物の摂取によって，胃がんのリスクが低下する
> ・魚をよく食べると，虚血性心疾患のリスクが低下する
> ・食塩の摂取量が多い，塩蔵食品をよく食べると，胃がんのリスクが増加する
> などの結果が得られている。
> 　生活習慣病予防のためには，ご飯などの「主食」を基本に，たっぷり野菜の「副菜」と毎日の果物，魚の「主菜」を組み合わせた，食塩控えめのバランスのよい食事を，食習慣として身につけていく必要があり，離乳食の時期からそうした食品を上手に取り入れ，味や食べ方などに慣れ親しむ工夫が必要である。

〈参考2〉咀しゃく機能の発達の目安について

・新生児期〜：哺乳反射*によって，乳汁を摂取する。

　*哺乳反射とは，意思とは関係ない反射的な動きで，口周辺に触れたものに対して口を開き，口に形のある物を入れようとすると，舌で押し出し，奥まで入ってきたものに対してはチュチュと吸う動きが表出される。

・5〜7か月ごろ：哺乳反射は，生後4〜5か月から少しずつ消え始め，生後6〜7か月ごろには乳汁摂取時の動きもほとんど乳児の意思（随意的）による動きによってなされるようになる。

| 哺乳反射による動きが少なくなってきたら，離乳食を開始 |

離乳食の開始

口に入った食べ物を嚥下（飲み込む）反射が出る位置まで送ることを覚える。

〈支援のポイント〉
- 赤ちゃんの姿勢を少し後ろに傾けるようにする。
- 口に入った食べ物が，口の前から奥へと少しずつ移動できるように，なめらかにすりつぶした状態（ポタージュぐらいの状態）

◆乳歯が生え始める
[萌出時期の平均
　下：男子8か月±1か月
　　　女子9か月±1か月
　上：男女10か月±1か月]

7, 8か月ごろ

口の前の方を使って食べ物を取り込み，舌と上あごでつぶしていく動きを覚える。

〈支援のポイント〉
- 平らなスプーンを下くちびるにのせ，上くちびるが閉じるのを待つ。
- 舌でつぶせる固さ（豆腐ぐらいが目安）。
- つぶした食べ物をひとまとめにする動きを覚えはじめるので，飲み込みやすいようにとろみをつける工夫も必要。

◆上あごと下あごが合わさるようになる

＊前歯が生えるにしたがって，前歯でかじりとって一口量を学習していく。

9〜11か月ごろ

舌と上あごでつぶせないものを，歯ぐきの上でつぶすことを覚える。

〈支援のポイント〉
- 丸み（くぼみ）のあるスプーンを下くちびるの上にのせ，上くちびるが閉じるのを待つ。やわらかめのものを前歯でかじりとらせる。
- 歯ぐきで押しつぶせる固さ（指でつぶせるバナナぐらいが目安）。

◆前歯が8本生え揃うのは1歳前後

◆奥歯（第一乳臼歯）が生え始める
[萌出時期の平均
　上：男女1歳4か月±2か月
　下：男子1歳5か月±2か月
　　　女子1歳5か月±1か月
　＊奥歯が生えてくるが，かむ力はまだ強くない。]

12〜18か月ごろ

口へ詰め込みすぎたり，食べこぼしたりしながら，一口量を覚える。手づかみ食べが上手になるとともに，食具を使った食べる動きを覚える。

〈支援のポイント〉
- 手づかみ食べを十分にさせる。
- 歯ぐきでかみつぶせる固さ（肉だんごぐらいが目安）。

◆奥歯が生え揃うのは2歳6か月〜3歳6か月ごろ

（参考文献）
1）向井美惠編著：乳幼児の摂食指導. 医歯薬出版株式会社（2000）
2）日本小児歯科学会：日本人小児における乳歯・永久歯の萌出時期に関する調査研究. 小児歯科学雑誌1988；26（1）：1-18.

〈参考3〉手づかみ食べについて

手づかみ食べの重要性

「手づかみ食べ」は，食べ物を目で確かめて，手指でつかんで，口まで運び口に入れるという目と手と口の協調運動であり，摂食機能の発達の上で重要な役割を担う。

- ・目で，食べ物の位置や，食べ物の大きさ・形などを確かめる。
- ・手でつかむことによって，食べ物の固さや温度などを確かめるとともに，どの程度の力で握れば適当であるかという感覚の体験を積み重ねる。
- ・口まで運ぶ段階では，指しゃぶりやおもちゃをなめたりして，口と手を協調させてきた経験が生かされる。

摂食機能の発達過程では，手づかみ食べが上達し，目と手と口の協働ができていることによって，食器・食具が上手に使えるようになっていく。

また，この時期は，「自分でやりたい」という欲求が出てくるので，「自分で食べる」機能の発達を促す観点からも，「手づかみ食べ」が重要である。

手づかみ食べの支援のポイント

1. 手づかみ食べのできる食事に
   - ・ご飯をおにぎりに，野菜類の切り方を大きめにするなどメニューに工夫を。
   - ・前歯を使って自分なりの一口量をかみとる練習を。
   - ・食べ物は子ども用のお皿に，汁物は少量入れたものを用意。
2. 汚れてもいい環境を
   - ・エプロンをつけたり，テーブルの下に新聞紙やビニールシートを敷くなど，後片づけがしやすいように準備して。
3. 食べる意欲を尊重して
   - ・食事は食べさせるものではなく，子ども自身が食べるものであることを認識して，子どもの食べるペースを大切に。
   - ・自発的に食べる行動を起こさせるには，食事時間に空腹を感じていることが基本。たっぷり遊んで，規則的な食事リズムを。

〈参考4〉食物アレルギーについて

食物アレルギーとは

食物の摂取により生体に障害を引き起こす反応のうち、食物抗原に対する免疫学的反応によるものを「食物アレルギー」と呼んでいる。この免疫学的な反応は複雑で、その1つに私たちの体の中で異物（抗原）が入ってくるとこれに対して防衛しようとする働きにより、抗体がつくられるという現象である。その後の抗原の侵入に対して、この抗体がよい方に働けば、病気の発症を抑えて免疫ができる。ところが、アレルギー疾患の家族歴など素因をもっている人の場合、その後の抗原の侵入に対して過敏な反応をし、血圧低下、呼吸困難または意識障害等、さまざまなアレルギー症状が引き起こされる。このアレルギーの原因となる抗原を特にアレルゲンという。食物アレルギーは、食物中のアレルゲンによって症状が出る。

食物アレルギーへの対応の基本

・家族にアレルギー疾患の既往歴がある、またはすでに発症している子どもの場合は、医師に相談して、予防的介入や治療＊を行う。
・アレルギー疾患の予防や治療を目的として医師の指示を受けずにアレルゲン除去を行うことは、子どもの成長・発達を損なうおそれがあるので、必ず医師の指示を受ける。

食物アレルゲン除去による予防効果

①妊娠・授乳中の母親の食物アレルゲン除去による予防効果

アレルギー疾患の家族歴のある子どもの母親に対して、妊娠後期に卵、牛乳アレルゲン除去を行い、出生後には制限を行わなかったランダム化比較試験（RCT）では、非除去食群との比較で、子どものアレルギー疾患の発症率に有意差はなく、臍帯血のIgE値や皮膚テストなどにも有意差が認められなかった。また除去食群では、臍帯血血清中の牛乳、卵白に対する特異的IgG、IgA、IgM値などの免疫学的マーカーの有意な変化はみられず、5歳時での卵アレルギーが多かったという報告もある。アレルギー疾患の家族歴のある母親が、妊娠中から授乳期に牛乳、卵、ナッツなどを除去すると、生後1年から1年半でのアトピー性皮膚炎の発症率が低下し、重症度も下がるという報告があった。Cochrane Libraryの系統的レビューでは母親に対する食物制限のみを行った場合、妊娠中の母親の食物制限により、出生した子どものアレルギー疾患発症の予防効果があるというエビデンスはない。授乳中の母親の食物制限は、ハイリスク児の乳児期早期のアレルギー疾患発症に対してある程度の予防効果が認められた。

②完全母乳または牛乳たんぱく加水分解乳による予防効果

アレルギー疾患の家族歴がある子どもで、4か月間完全母乳栄養で養育した群では、一般の調整粉乳を使用した群と比較して、1年間にアトピー性皮膚炎に罹患した割合が有意に低かった。しかし、長期的なアレルギー疾患発症予防効果については認められていない。一般の乳児を対象にしたバースコホートによる研究では、生後数か月間の完全母乳栄養がその後の喘息や他のアレルギー疾

＊「厚生労働科学研究班による食物アレルギーの診療の手引き2005」（厚生労働科学研究費補助金免疫アレルギー疾患予防・治療研究事業　食物等によるアナフィラキシー反応の原因物質（アレルゲン）の確立、予防・予知法の確立に関する研究；主任研究者　海老澤元宏）、「食物アレルギー診療ガイドライン2005」（日本小児アレルギー学会食物アレルギー委員会作成）参照。

患発症に予防効果がないと報告しているものが多く，アレルギー素因のない乳児にとっては長期的にアレルギー疾患のリスクを増加させるという報告もみられる。

　Cochrane Libraryの系統的レビューでは，6か月間の完全母乳栄養は，子どものアレルギー疾患発症の予防効果がないと結論している。なお，このレビューでは6か月間の完全母乳栄養を行った場合でも，混合栄養の乳児と体重に差が認められない一方で，消化器感染症の減少，母体の再妊娠の遅延，母体の体重減少の促進などの利点があることから，一般の乳児を対象に6か月間の完全母乳栄養を推奨している。

　アレルギー素因のある乳児の発症予防効果を検討したものでは，生後6か月までの栄養法を，完全母乳，母乳以外に乳清部分分解乳，一般調整粉乳，豆乳で行った4群の比較研究において，完全母乳栄養群と乳清部分分解乳群で，湿疹や喘息などのアレルギー疾患の発症予防効果が5歳になるまで継続的に認められた。このほかの研究では生後4～6か月までの栄養法を，一般調整粉乳と乳清加水分解乳とで比較すると，後者では牛乳アレルギーやアトピー性皮膚炎の発症が有意に低下していたが，喘息については差がみられなかった。なお，牛乳たんぱく質分解乳が完全母乳よりもアレルギー疾患予防に有効だというエビデンスはない。また人工乳として豆乳を使用したものもあるが，アレルギー素因のある乳児のアレルギー発症に対し，一般の調整粉乳と有意差がなく，予防効果があるとはいえない。

③固形物（離乳食）の開始時期延期による予防効果

　生後4か月までに，4種類以上の固形物を摂取した群では，固形物を摂取しなかった群と比較して，2歳，10歳までの慢性湿疹の既往が高かった。早期に摂取した食物の種類による差はなかったが，生後4か月までに多種類の固形物を摂取したものほど湿疹のリスクが高くなっていた。より早期の生後12週から15週までに固形物を開始した場合にも，湿疹や喘鳴の出現頻度が増加した。しかしこのほかの研究では，卵や牛乳の開始を遅らせた群で，5歳半の湿疹のリスクが高くなるという報告もある。

　食物アレルゲンの除去を目的とした介入研究の多くは，固形物開始時期を遅らせるだけでなく，完全母乳の推進，人工乳として加水分解乳の使用，母親の食物除去などと組み合わせた方法をとっているが，こうした包括的な介入においても個別の介入と同様に，乳児期から幼児期早期までのアレルギー疾患の発症にある程度の予防効果が認められている。しかし，長期的な予防効果について明確なエビデンスはない。

食物アレルギーを引き起こすおそれのある食品

　特定のアレルギー体質をもつ場合に，血圧低下，呼吸困難または意識障害等の重篤な健康被害を引き起こすおそれがあるものは，以下の通り。

・発症数が多く，重篤度が高いもの：小麦，そば，卵，牛乳，落花生
・重篤な健康被害がみられているもの：あわび，いか，いくら，えび，かに，さけ，さば，牛肉，鶏肉，豚肉，大豆，やまいも，オレンジ，キウイフルーツ，もも，りんご，バナナ，くるみ，まつたけ，ゼラチン

〔資料）　厚生労働省医薬局食品保健部企画課長，監視安全課長通知：アレルギー物質を含む食品に関する表示について（平成13年3月21日，最終改正平成16年12月27日）

索引 INDEX

欧文

BMI　*157*
CK　*146*
CP　*5*
DRG/PPS　*5*
HACCP　*199*
MRSA対策　*63, 236*
NST　*6, 15, 156, 160, 163*
ODA　*157*
PL法　*47*
POS方式　*179*
SGA　*156*
SOAP　*180*

あ

揚げ物　*235*
安全管理　*183*

い

医業収益　*245*
医業収支率　*245*
医師　*11, 160*
医事課　*103*
委託比率　*245*
炒め物　*235*
一般食　*88*
医療関係者　*11*
医療監視　*243*
医療法　*41, 243*
医療法施行規則　*42*
医療保険制度　*79*
医療用器械備品回転率　*245*
院外調理　*149*
院内会議　*136*
院内感染　*236*
院内食事基準　*108*
院内治療食指針　*14*

う

ウエルシュ菌　*191*

え

衛生管理自主点検表　*209*
栄養アセスメント　*156*
栄養管理　*13*
栄養管理委員会　*93, 136*
栄養管理基準　*86*
栄養管理業務　*108*
栄養管理業務日誌　*136, 141*
栄養管理指針　*108*
栄養管理室概況書　*21*
栄養管理実施加算　*164*
栄養管理状況報告　*247*
栄養管理部門→栄養部門
栄養指導　*102*
栄養士法　*4, 39*
栄養食事指導　*172*
栄養食事指導依頼票　*177*
栄養食事指導料　*103, 299*
栄養部職員健康管理チェックリスト
　210
栄養部門　*2, 8*
　──の業務　*17*
栄養補給法　*158*
エネルギー必要量　*15*
嚥下障害者　*154*

お

黄色ブドウ球菌　*191*
オーダリング食事箋　*118*
おやつ確認チェック表　*211*
温蔵庫　*195*
温冷配膳車　*195*

か

会計検査院実地検査　*246*
外来栄養食事指導　*173*

外来栄養食事指導料　80, 299
ガス回転釜　195
ガス炊飯器　195
ガステーブル　195
加熱温度管理　203
加熱調理　235
勧告　38
看護師　11, 160
監査指導　243
患者入退院簿　92
勧奨　39
感染症対策　62
感染症法律　49

き

基礎代謝量推定方法　157
喫食量調査　141
機能状態の変化　156
客観的栄養評価　157
客観的情報　180
給食業務　108
給与栄養量表　123
教育計画　180
協議会　37
行事食　141
行政指導　37
業務管理　108

く

クックサーブシステム　149
クックチルシステム　149
クックフリーズシステム　149
クリティカルパス　169

け

経営監査指導　245
計画　180
研究会　37
健康増進法　4, 46
健康増進法施行規則　86
原材料の汚染状況　228
原材料の取り扱い等点検表　209
検査食　90

検収　134
　──の記録簿　209
検収室　232
検食　93, 136
　──の種類　137
検食簿　138
健全性指標　246
検便　183

こ

校外実習　251
公聴会　37
購入の契約　126
公布　35
効率性指標　245
告示　35
個人情報保護　64
個人情報保護法　74
献立　93, 155, 258
献立作成　155
献立表　92

さ

災害拠点病院指定要件　240
災害発生時の対応　237
在庫管理　134
在庫品受け払い簿　135
在宅患者訪問栄養食事指導料　82
在宅患者訪問栄養食事指導　177
材料費率　245
盛り付け　94, 235
盛り付けコンベアー　195
作業工程　145
作業終了時点検事項　195
作業手順における衛生管理　232
サルモネラ　191
残留塩素記録表　210

し

指揮　38
施行規則　35
嗜好調査　136, 142
施行令　35

指示　38
下処理時　233
実施献立表　126
指導　38
事務職　12
諮問機関　36
収益性指標　245
集団栄養食事指導　176
集団栄養食事指導料　81, 299
主観的情報　180
主観的包括的評価　156
授乳・離乳の支援ガイド　300
消化器症状　156
蒸気回転釜　195
常食　88
使用水の点検表　209
静脈経腸栄養ガイドライン　157
省令　35
食数管理　116
食缶消毒保管庫　195
食材の流れ　233
食材料管理　126
食札　121
食事基準　14
食事箋　92, 116
食事提供業務の委託　87, 146
食事提供の形態　146
食事提供部門　16
食事の記録表　176
食種別給食数　122
食事量の変化　156
食事療養業務　87
食事療養施設の衛生　98
食事療養担当者　85
食事療養部門　85
食数表　119
食生活調査票　174
食中毒患者等届け出　189
食中毒起因菌　183
食中毒発生時の対応　187
食堂加算　96
食品衛生　97
食品衛生法　44

食品群別荷重平均栄養量　108
食品構成表　123
食品添加物　99
食品の衛生　99
食品の加熱加工の記録簿　210
食品保管時の記録簿　210
食料品消費日計表　92
助言　38
食器　235
食器および食品取扱器具の衛生　99
食器消毒保管庫　195
食器洗浄機　195
審議会　36
真空調理システム　149
真空パック　149
人件費率　245
審査会　37
身体症状　157
診断計画　180
新入院患者率　245
診療放射線技師　12
診療報酬　79

す

スタッフ教育　16
スチームコンベクションオーブン　195
ストレス状況　156

せ

生産性指標　245
製造物責任法　47
成長曲線　321
成長性指標　246
政令　35
摂取量調査　141
セレウス菌　191
セントラルキッチン　146
洗米機　194

そ

総リンパ球数　157
咀嚼障害者　154

た

体構成成分の評価　157
体重の変化　156
大量調理施設衛生管理マニュアル　201
建物回転率　246
棚卸回転日数　246
食物アレルギー　326

ち

チーム医療　11, 156
中医協　79
中心温度表　210
腸炎ビブリオ　191
調査会　37
調乳スチーマー　195
調乳水製造装置　195
帳簿　91
調理　94
調理機器の保守点検項目　194
調理器具消毒保管庫　195
調理器具等の点検表　209
調理作業確認・担当者一覧表　211
調理作業管理　144
調理施設の点検表　209
調理室衛生管理　192
調理室内拭き取り検査　193
調理室冷凍・冷蔵庫温度管理表　211
調理師法　63
調理師法施行規則　64
調理従事者の健康・衛生管理　98, 198
調理等における点検表　210
調理の流れ　234
治療計画　180
治療食　90

つ

通知　35

て

定期細菌検査　183
ティルティングパン　195
適時適温　95
適正保存温度　234
電子レンジ　195

と

特定疾患療養管理料　298
特別食　88
特別食加算　89, 297
特別メニュー　100
トリアージ・タッグ　241

な

生野菜・果物の消毒記録簿　211
軟食　88

に

二次汚染の防止　203
煮物　235
入院栄養食事指導　173
入院栄養食事指導料　81
入院患者数　245
入院時食事療養　82, 85
入院時食事療養（Ⅰ）　297
入院時食事療養制度　103
入院時食事療養費　103, 296
入院時生活療養　82, 85

ね

年間計画　18
年間目標　18

の

納入業者記録表　210
納品　134
ノロウイルス　191, 244

は

配膳　94, 232
配膳内容確認チェックリスト　211
配送先記録簿　210
発注　126

ひ

鼻腔栄養　97

非常食管理　　141
備蓄日数　　237
肥満指数　　157
肥満の判定基準　　158
病院運営方針　　4
病院給食食品量表　　123
評価　　180
病原性大腸菌　　191
標準体重比　　157
標準負担額　　102, 296
ピーラー　　194
品質規格基準　　126
便培養検査　　184

ふ

部会　　37
不快指数　　194
フードカッター　　194, 195
フードスライサー　　194
フライヤー　　195
プロブレムリスト例　　179

へ

ベビーフード　　316

ほ

包丁まな板殺菌庫　　194
法令　　35
保険医　　79
保険医療機関　　79
保険診療　　79
保険請求　　80
保存検食　　136
保存食・原材料管理表　　211

み

ミキサー　　195

む

蒸し器　　195
蒸し物　　235
ムース食　　154

め

命令　　38

も

問題志向システム　　179

や

焼き物　　235
薬剤師　　11, 161
約束食事箋　　92
野菜洗浄機　　194

よ

予定献立表　　126

り

リーダーシップ　　9
離乳食　　314
　──の進め方　　320
離乳の開始　　319
離乳の完了　　319
離乳の進行　　319
流動食　　88
流動比率　　246
療養担当規則　　79
料理保温車　　195
臨床栄養管理　　156
臨床検査技師　　12, 161
臨地実習　　251

れ

冷蔵・冷凍庫　　194

ろ

ロボクープ　　195

メディカル栄養管理総説
―病院栄養士業務のA to Z―

平成20(2008)年3月10日　初版第1刷発行

著　者　田花　利男
　　　　桑原　節子
　　　　田中　寛
　　　　高橋　美恵子

発行者　石川　秀次

発行所　第一出版株式会社

〒101-0051
東京都千代田区神田神保町1－39
日本健康・栄養会館
振替口座　　00170-3-23838
電　話　　(03)3291－4576(代)
FAX　　(03)3291－4579

制　作　栗田書店
東京都千代田区神田神保町1－39

印　刷　大日本法令印刷
製　本　松島製本

著者の了解により
検印は省略

定価はカバーに表示してあります。
乱丁・落丁本は，お取替えいたします。

Ⓒ Tabana,T., Kuwahara,S., Tanaka,H. and Takahashi,M., 2008

JCLS ＜㈳日本著作出版権管理システム委託出版物＞
本書の無断複写は著作権法上での例外を除き禁じられています。複写される場合は，その都度事前に㈳日本著作出版権管理システム（電話 03-3817-5670，FAX03-3815-8199）の許諾を得てください。

ISBN978-4-8041-1189-6　C3047

第一出版 刊行目録（抄）

メディカル管理栄養士のためのステップアップマニュアル
－栄養管理＆アセスメント－
田花・大澤・桑原・片桐 監修　2300円
栄養管理と栄養アセスメントについて，わかりやすく解説したテキスト．

身体診察による栄養アセスメント
－症状・身体徴候からみた栄養状態の評価・判定－
奈良信雄・中村丁次 著　2500円
81項目の症状や疾病について，どこでもすぐに解説できるポケットガイド．

改訂新版 ハンディ医学用語辞典
酒井義浩 編　2900円
必要な知識がひと目でわかる／日本語→英訳→発音（カナ）→簡単な解説．

医薬品-栄養素の相互作用
－人間栄養に必要な医薬品の知識－
Y.Coleman 著／細谷憲政 監訳　3500円
約600点の医薬品を，作用，栄養への影響，有害作用等について解説．

栄養指導・教育のためのコミュニケーション技法
梅本和比己 著　1300円
患者との上手なコミュニケーション方法を事例やイラストでわかりやすく解説．

特定給食施設における 栄養管理の高度化ガイド・事例集
石田・村山・由田 編著　2600円
適切な食事と情報を提供する栄養管理システムを構築するガイドブック．

給食マネジメント論
鈴木・太田・定司 編著　3000円
給食の経営について，マーケティングやアウトソーシング等を詳述．

給食用語辞典
鈴木・太田・原・中村 編著　1900円
集団給食で活用頻度の高い重要語を日本語→英語→解説の順で掲載．

栄養士必携
日本栄養士会 編　2500円
栄養士業務に関連した各種資料をもれなく収録．毎年最新版を発行．

「食事バランスガイド」を活用した栄養教育・食育実践マニュアル
日本栄養士会 監修／武見ゆかり・吉池信男 編　2800円
「食事バランスガイド」の活用方法を管理栄養士・栄養士向けに示した解説書．

厚生労働省策定 日本人の食事摂取基準［2005年版］
2300円
平成17年度から5年間使用される策定検討会報告書の全文．付録も多数掲載．

日本人の食事摂取基準［2005年版］の活用
－特定給食施設等における食事計画編－
（独）国立健康・栄養研究所 監修／山本茂・由田克士 編著　1400円
食事摂取基準について各特定給食施設の活用を解説．食品構成も掲載．

表示はすべて本体価格で，消費税が別に加算されます．

「メディカル栄養管理総説―病院栄養士業務のA to Z―」
追　補

〈追加〉　本書発行以後，次のような改正がありました。

「感染症の予防及び感染症の患者に対する医療に関する法律」の改正（p.49）

平成20年5月に，一部改正された。主な改正内容は，次の通りである。

●類型の追加について（第6条）
　○「一類感染症，二類感染症，三類感染症，四類感染症，五類感染症，指定感染症，新感染症」に，「新型インフルエンザ等感染症」を加える。
　○「新型インフルエンザ等感染症」とは，以下をいう。
　　・新型インフルエンザ：新たに人から人に伝染する能力を有することとなったウイルスを病原体とするインフルエンザ
　　・再興型インフルエンザ：かつて，世界的規模で流行したインフルエンザであって，その後流行することなく長期間が経過しているものとして厚生労働大臣が定めるものが再興した感染症
　　両型ともに，全国的かつ急速なまん延により国民の生命・健康に重大な影響を与えるおそれがあると認められるもの

●感染症の分類について（第6条第3，5，6項）
　○二類感染症：「鳥インフルエンザ（H5N1）」を追加する。
　○四類感染症：「鳥インフルエンザ」を，「鳥インフルエンザ（鳥インフルエンザ（H5N1）を除く）」に変更する。
　○五類感染症：「インフルエンザ（鳥インフルエンザを除く）」を，「インフルエンザ（鳥インフルエンザ及び新型インフルエンザ等感染症を除く）」に変更する。

平成20年診療報酬改定についての主な変更点

● 「4－2　食事療養制度と保険請求」（p.80）

○ 「外来栄養食事指導料」における変更
　・減塩食の塩分総量：　7.0グラム以下　→　6ｇ未満

○ 「後期高齢者退院時栄養・食事管理指導料」の新設：180点

後期高齢者退院時栄養・食事管理指導料

（1）後期高齢者退院時栄養・食事管理指導料は，栄養管理計画に基づき栄養管理が実施されている入院中の患者の退院に際して，管理栄養士が医師の指示の下，当該計画に基づき，患者，家族等に対して，患者の退院後の生活を勘案した上で，退院後の在宅での栄養・食事管理について概ね15分以上指導を行うとともに，必要な情報を文書で提供した場合に，退院時に算定する。なお，ここでいう退院時とは，第2部通則5に規定する入院期間が通算される入院における退院のことをいい，入院期間が通算される再入院に係る退院時には算定できない。

（2）後期高齢者退院時栄養・食事管理指導料の対象となる患者は，経口摂取を行う患者であって次のアからエに掲げる要件の全てに該当するものであること。なお，経管栄養のみの患者は対象となっていないが，経管栄養と経口摂取を併用している場合は，対象患者となること。
　ア　当該指導の実施日において後期高齢者である患者であること。
　イ　低栄養状態にある者。なお，低栄養状態にある者とは，アルブミン値が概ね3.5g/dl以下の者若しくはBMIが概ね18.5未満の者又は医師が低栄養状態にあると認めた者をいう。
　ウ　区分番号「A233」栄養管理実施加算が算定されていること。
　エ　当該指導の実施日において，食事が提供されていること。

（3）管理栄養士への指示事項は，当該患者ごとに適切なものであることとするが，少なくとも低栄養の状態，栄養補給に関する事項（栄養補給量，栄養補給方法等）についての具体的な指示を含まなければならない。

（4）当該保険医療機関以外の管理栄養士により指導が行われている場合は，算定できない。

（5）死亡退院の場合又は他の病院若しくは診療所へ入院するため転院した場合には算定できない。また，退院後，栄養士の配置が義務づけられている施設へ入所する場合は算定できない。

（6）退院時栄養・食事管理指導料は，指導の実施日にかかわらず退院日に算定する。ただし，当該指導料を算定した退院の日から起算して1か月以内に行われる当該指導については算定できない。

（7）医師は，診療録に管理栄養士への指示事項を記載する。

（8）患者に交付する文書は，当該患者ごとに適切なものであることとするが，少なくとも退院後の栄養・食事管理の目標，栄養補給に関する事項（食事内容等）等についての具体的な指導内容を含まなければならない。

（9）管理栄養士は，患者に交付した文書を診療録等に添付する等の方法で保存すること。また，患者ごとに退院時栄養・食事管理指導記録を作成するとともに，当該指導記録に退院後の栄養・食事管理の目標，栄養補給に関する事項（食事内容等）等についての具体的な指導内容を明記すること。

○ 「在宅患者訪問栄養食事指導料2」の新設：「1」は530点，「2」は450点

在宅患者訪問栄養食事指導料の「1」は在宅で療養を行っている患者（居住系施設入居者等である患者を除く）に対して，「2」は居住系施設入居者等に対して必要な訪問栄養食事指導を行った場合に算定する。

● 「4－4　食事の提供たる療養の実際」
　○ 「特別食加算」についての変更（p.89）
　　　・高脂血症食　→　脂質異常症食
　　　・減塩食の食塩相当量（1日量）：　7g以下　→　6g未満

● 「5－3　臨床栄養管理」
　○ 「表5-47　栄養管理実施加算条件」の変更（p.166）

表5-47　栄養管理実施加算条件

1．栄養管理実施加算は，入院患者ごとに作成された栄養管理計画に基づき，関係職種が共同して患者の栄養状態等の栄養管理を行うことを評価したものである。
2．当該加算は，入院基本料，特定入院料または短期滞在手術基本料2もしくは3を算定している入院患者であって，栄養管理計画を策定し，当該計画に基づき，関係職種が共同して栄養管理を行っている患者について算定できる。なお，当該加算は，食事を供与しておらず，食事療養に係る費用の算定を行っていない中心静脈栄養等の治療を行っている患者であっても，栄養管理計画に基づき適切な栄養管理が行われている者であれば算定対象となること。
3．急患や休日に入院した患者など，入院日に策定できない場合の栄養管理計画は，入院後7日以内に策定したものについては，入院初日に遡って当該加算を算定することができる。
4．管理栄養士をはじめとして，医師，薬剤師，看護師その他の医療従事者が共同して栄養管理を行う体制を整備し，あらかじめ栄養管理手順（栄養スクリーニングを含む栄養状態の評価，栄養管理計画，定期的な評価等）を作成すること。
5．栄養管理は，次に掲げる内容を実施するものとする。
　（1）入院患者ごとの栄養状態に関するリスクを入院時に把握すること（栄養スクリーニング）。
　（2）栄養スクリーニングをふまえて栄養状態の評価を行い，入院患者ごとに栄養管理計画を作成すること。
　（3）栄養管理計画には，栄養補給に関する事項（栄養補給量，補給方法，特別食の有無等），栄養食事相談に関する事項（入院時栄養食事指導，退院時の指導の計画等），その他栄養管理上の課題に関する事項，栄養状態の評価の間隔等を記載すること。また，当該計画書の写しを診療録に添付すること。
　（4）医師または医師の指導の下に管理栄養士，薬剤師，看護師その他の医療従事者が栄養管理計画を入院患者に説明し，当該栄養管理計画に基づき栄養管理を実施すること。
　（5）栄養管理計画に基づき患者の栄養状態を定期的に評価し，必要に応じて当該計画を見直していること。
6．当該栄養管理の実施体制に関する成果を含めて評価し，改善すべき課題を設定し，継続的な品質改善に努めること。
7．当該保険医療機関以外の管理栄養士等により栄養管理を行っている場合は，算定できない。

資料）　診療報酬の算定方法の制定等に伴う実施上の留意事項について（平成20年3月5日保発第0305001号）

「大量調理施設衛生管理マニュアル」の改正（p. 202）

平成20年6月に，ノロウイルス食中毒の増加を踏まえて，改正された。

大量調理施設衛生管理マニュアル

Ⅰ 趣旨

本マニュアルは，集団給食施設等における食中毒を予防するために，HACCPの概念に基づき，調理過程における重要管理事項として，

① 原材料受入れ及び下処理段階における管理を徹底すること。
② 加熱調理食品については，中心部まで十分加熱し，食中毒菌等（ウイルスを含む。以下同じ。）を死滅させること。
③ 加熱調理後の食品及び非加熱調理食品の二次汚染防止を徹底すること。
④ 食中毒菌が付着した場合に菌の増殖を防ぐため，原材料及び調理後の食品の温度管理を徹底すること。

等を示したものである。

集団給食施設等においては，衛生管理体制を確立し，これらの重要管理事項について，点検・記録を行うとともに，必要な改善措置を講じる必要がある。また，これを遵守するため，更なる衛生知識の普及啓発に努める必要がある。

なお，本マニュアルは同一メニューを1回300食以上又は1日750食以上を提供する調理施設に適用する。

Ⅱ 重要管理事項

1．原材料の受入れ・下処理段階における管理

（1）原材料については，品名，仕入元の名称及び所在地，生産者（製造又は加工者を含む。）の名称及び所在地，ロットが確認可能な情報（年月日表示又はロット番号）並びに仕入れ年月日を記録し，1年間保管すること。

（2）原材料について納入業者が定期的に実施する微生物及び理化学検査の結果を提出させること。その結果については，保健所に相談するなどして，原材料として不適と判断した場合には，納入業者の変更等適切な措置を講じること。検査結果については，1年間保管すること。

（3）原材料の納入に際しては調理従事者等が必ず立会い，検収場で品質，鮮度，品温（納入業者が運搬の際，別添1に従い，適切な温度管理を行っていたかどうかを含む。），異物の混入等につき，点検を行い，その結果を記録すること。

（4）原材料の納入に際しては，缶詰，乾物，調味料等常温保存可能なものを除き，食肉類，魚介類，野菜類等の生鮮食品については1回で使い切る量を調理当日に仕入れるようにすること。

（5）野菜及び果物を加熱せずに供する場合には，別添2に従い，流水（飲用適のもの。以下同じ。）で十分洗浄し，必要に応じて次亜塩素酸ナトリウム（生食用野菜にあっては，亜塩素酸ナトリウムも使用可）の200mg/Lの溶液に5分間（100mg/Lの溶液の場合は10分間）又はこれと同等の効果を有するもの（食品添加物として使用できる有機酸等）で殺菌を行った後，十分な流水ですすぎ洗いを行うこと。

2．加熱調理食品の加熱温度管理

加熱調理食品は，別添2に従い，中心部温度計を用いるなどにより，中心部が75℃で1分間以上（二枚貝等ノロウイルス汚染のおそれのある食品の場合は85℃で1分間以上）又はこれと同等以上まで加熱されていることを確認するとともに，温度と時間の記録を行うこと。

3．二次汚染の防止

（1）調理従事者等（食品の盛付け・配膳等，食品に接触する可能性のある者及び臨時職員を含む。以下同じ。）は，次に定める場合には，別添2に従い，必ず流水・石けんによる手洗いによりしっかりと2回（その他の時には丁寧に1回）手指の洗浄及び消毒を行うこと。なお，使い捨て手袋を使用する場合に

も，原則として次に定める場合に交換を行うこと。
① 作業開始前及び用便後
② 汚染作業区域から非汚染作業区域に移動する場合
③ 食品に直接触れる作業にあたる直前
④ 生の食肉類，魚介類，卵殻等微生物の汚染源となるおそれのある食品等に触れた後，他の食品や器具等に触れる場合
⑤ <u>配膳の前</u>
（2）原材料は，隔壁等で他の場所から区分された専用の保管場に保管設備を設け，食肉類，魚介類，野菜類等，食材の分類ごとに区分して保管すること。

　この場合，専用の衛生的なふた付き容器に入れ替えるなどにより，原材料の包装の汚染を保管設備に持ち込まないようにするとともに，原材料の相互汚染を防ぐこと。
（3）下処理は汚染作業区域で確実に行い，非汚染作業区域を汚染しないようにすること。
（4）包丁，まな板などの器具，容器等は用途別及び食品別（下処理用にあっては，魚介類用，食肉類用，野菜類用の別，調理用にあっては，加熱調理済み食品用，生食野菜用，生食魚介類用の別）にそれぞれ専用のものを用意し，混同しないようにして使用すること。
（5）器具，容器等の使用後は，別添2に従い，全面を流水（飲用適のもの。以下同じ。）で洗浄し，さらに80℃，5分間以上又はこれと同等の効果を有する方法で十分殺菌した後，乾燥させ，清潔な保管庫を用いるなどして衛生的に保管すること。

　なお，調理場内における器具，容器等の使用後の洗浄・殺菌は，原則として全ての食品が調理場から搬出された後に行うこと。

　また，器具，容器等の使用中も必要に応じ，同様の方法で熱湯殺菌を行うなど，衛生的に使用すること。この場合，洗浄水等が飛散しないように行うこと。なお，原材料用に使用した器具，容器等をそのまま調理後の食品用に使用するようなことは，けっして行わないこと。
（6）まな板，ざる，木製の器具は<u>汚染</u>が残存する可能性が高いので，特に十分な殺菌に留意すること。なお，木製の器具は極力使用を控えることが望ましい。
（7）フードカッター，野菜切り機等の調理機械は，最低1日1回以上，分解して洗浄・殺菌した後，乾燥させること。
（8）シンクは原則として用途別に相互汚染しないように設置すること。特に，加熱調理用食材，非加熱調理用食材，器具の洗浄等に用いるシンクを必ず別に設置すること。<u>また，二次汚染を防止するため，洗浄・殺菌し，清潔に保つこと。</u>
（9）食品並びに移動性の器具及び容器の取り扱いは，床面からの跳ね水等による汚染を防止するため，床面から60cm以上の場所で行うこと。ただし，跳ね水等からの直接汚染が防止できる食缶等で食品を取り扱う場合には，30cm以上の台にのせて行うこと。
（10）加熱調理後の食品の冷却，非加熱調理食品の下処理後における調理場等での一時保管等は，他からの二次汚染を防止するため，清潔な場所で行うこと。
（11）調理終了後の食品は衛生的な容器にふたをして保存し，他からの二次汚染を防止すること。
（12）使用水は飲用適の水を用いること。また，使用水は，色，濁り，におい，異物のほか，貯水槽を設置している場合や井戸水等を殺菌・ろ過して使用する場合には，遊離残留塩素が0.1mg/L以上であることを始業前及び調理作業終了後に毎日検査し，記録すること。

4．原材料及び調理済み食品の温度管理

（1）原材料は，別添1に従い，戸棚，冷蔵・冷凍設備に適切な温度で保存すること。

　また，原材料搬入時の時刻，室温及び冷凍又は冷蔵設備内温度を記録すること。
（2）冷凍庫又は冷蔵庫から出した原材料は，速やかに下処理，調理を行うこと。非加熱で供される食品については，下処理後速やかに調理に移行すること。
（3）調理後直ちに提供される食品以外の食品は病原菌の増殖を抑制するために，10℃以

下又は65℃以上で管理することが必要である。
① 加熱調理後，食品を冷却する場合には，病原菌の発育至適温度帯（約20℃～50℃）の時間を可能な限り短くするため，冷却機を用いたり，清潔な場所で衛生的な容器に小分けするなどして，30分以内に中心温度を20℃付近（又は60分以内に中心温度を10℃付近）まで下げるよう工夫すること。
　この場合，冷却開始時刻，冷却終了時刻を記録すること。
② 調理が終了した食品は速やかに提供できるよう工夫すること。
　調理終了30分以内に提供できるものについては，調理終了時刻を記録すること。また，調理終了後提供まで30分以上を要する場合は次のア及びイによること。
　ア　温かい状態で提供される食品については，調理終了後速やかに保温食缶等に移し保存すること。この場合，食缶等へ移し替えた時刻を記録すること。
　イ　その他の食品については，調理終了後提供まで10℃以下で保存すること。
　　この場合，保冷設備への搬入時刻，保冷設備内温度及び保冷設備からの搬出時刻を記録すること。
③ 配送過程においては保冷又は保温設備のある運搬車を用いるなど，10℃以下又は65℃以上の適切な温度管理を行い配送し，配送時刻の記録を行うこと。
　また，65℃以上で提供される食品以外の食品については，保冷設備への搬入時刻及び保冷設備内温度の記録を行うこと。
④ 共同調理施設等で調理された食品を受け入れ，提供する施設においても，温かい状態で提供される食品以外の食品であって，提供まで30分以上を要する場合は提供まで10℃以下で保存すること。
　この場合，保冷設備への搬入時刻，保冷設備内温度及び保冷設備からの搬出時刻を記録すること。
（4）調理後の食品は，調理終了後から2時間以内に喫食することが望ましい。

5．その他
（1）施設設備の構造
① 隔壁等により，汚水溜，動物飼育場，廃棄物集積場等不潔な場所から完全に区別されていること。
② 施設の出入口及び窓は極力閉めておくとともに，外部に開放される部分には網戸，エアカーテン，自動ドア等を設置し，ねずみやこん虫の侵入を防止すること。
③ 食品の各調理過程ごとに，汚染作業区域（検収場，原材料の保管場，下処理場），非汚染作業区域（さらに準清潔作業区域（調理場）と清潔作業区域（放冷・調製場，製品の保管場）に区分される。）を明確に区別すること。なお，各区域を固定し，それぞれを壁で区画する，床面を色別する，境界にテープをはる等により明確に区画することが望ましい。
④ 手洗い設備，履き物の消毒設備（履き物の交換が困難な場合に限る。）は，各作業区域の入り口手前に設置すること。
　なお，手洗い設備は，感知式の設備等で，コック，ハンドル等を直接手で操作しない構造のものが望ましい。
⑤ 器具，容器等は，作業動線を考慮し，予め適切な場所に適切な数を配置しておくこと。
⑥ 床面に水を使用する部分にあっては，適当な勾配（100分の2程度）及び排水溝（100分の2から4程度の勾配を有するもの）を設けるなど排水が容易に行える構造であること。
⑦ シンク等の排水口は排水が飛散しない構造であること。
⑧ 全ての移動性の器具，容器等を衛生的に保管するため，外部から汚染されない構造の保管設備を設けること。
⑨ 便所等
　ア　便所，休憩室及び更衣室は，隔壁により食品を取り扱う場所と必ず区分されていること。なお，調理場等から3m以上離れた場所に設けられていることが望ましい。

イ 便所には、専用の手洗い設備、専用の履き物が備えられていること。また、便所は、調理従事者等専用のものが設けられていることが望ましい。
⑩ その他
施設は、ドライシステム化を積極的に図ることが望ましい。
（2）施設設備の管理
① 施設・設備は必要に応じて補修を行い、施設の床面（排水溝を含む。）及び内壁のうち床面から1mまでの部分及び手指の触れる場所は1日に1回以上、施設の天井及び内壁のうち床面から1m以上の部分は1月に1回以上清掃し、必要に応じて、洗浄・消毒を行うこと。施設の清掃は全ての食品が調理場内から完全に搬出された後に行うこと。
② 施設におけるねずみ、こん虫等の発生状況を1月に1回以上巡回点検するとともに、ねずみ、こん虫の駆除を半年に1回以上（発生を確認した時にはその都度）実施し、その実施記録を1年間保管すること。また、施設及びその周囲は、維持管理を適切に行うことにより、常に良好な状態に保ち、ねずみやこん虫の繁殖場所の排除に努めること。
なお、殺そ剤又は殺虫剤を使用する場合には、食品を汚染しないようその取扱いに十分注意すること。
③ 施設は、衛生的な管理に努め、みだりに部外者を立ち入らせたり、調理作業に不必要な物品等を置いたりしないこと。
④ 原材料は配送用包装のまま非汚染作業区域に持ち込まないこと。
⑤ 施設は十分な換気を行い、高温多湿を避けること。調理場は湿度80％以下、温度は25℃以下に保つことが望ましい。
⑥ 手洗い設備には、手洗いに適当な石けん、爪ブラシ、ペーパータオル、殺菌液等を定期的に補充し、常に使用できる状態にしておくこと。
⑦ 水道事業により供給される水以外の井戸水等の水を使用する場合には、公的検査機関、厚生労働大臣の登録検査機関等に依頼して、年2回以上水質検査を行うこと。検査の結果、飲用不適とされた場合は、直ちに保健所長の指示を受け、適切な措置を構じること。なお、検査結果は1年間保管すること。
⑧ 貯水槽は清潔を保持するため、専用の業者に委託して、年1回以上清掃すること。
なお、清掃した証明書は1年間保管すること。
⑨ 便所については、業務開始前、業務中及び業務終了後等定期的に清掃及び次亜塩素酸ナトリウム等による消毒を行って衛生的に保つこと。
⑩ 施設（客席等の飲食施設、ロビー等の共用施設を含む。）において利用者等が嘔吐した場合には、200mg/L以上の次亜塩素酸ナトリウム等を用いて迅速かつ適切に嘔吐物の処理を行うことにより、利用者及び調理従事者等へのノロウイルス感染及び施設の汚染防止に努めること。
（3）検食の保存
検食は、原材料及び調理済み食品を食品ごとに50g程度ずつ清潔な容器（ビニール袋等）に入れ、密封し、－20℃以下で2週間以上保存すること。
なお、原材料は、特に、洗浄・殺菌等を行わず購入した状態で保存すること。
（4）調理従事者等の衛生管理
① 調理従事者等は、便所及び風呂等における衛生的な生活環境を確保すること。また、ノロウイルスの流行期には十分に加熱された食品を摂取する等により感染防止に努め、徹底した手洗いの励行を行うなど自らが施設や食品の汚染の原因とならないように措置するとともに、体調に留意し、健康な状態を保つように努めること。
② 調理従事者等は臨時職員も含め、定期的な健康診断及び月に1回以上の検便を受けること。検便検査には、腸管出血性大腸菌の検査を含めること。また、必要に応じ10月から3月にはノロウイルスの検査を含めること。

③ 調理従事者等は嘔吐，下痢，発熱などの症状があった時，手指等に化膿創があった時は調理作業に従事しないこと。
④ <u>下痢又は嘔吐等の症状がある調理従事者等については，直ちに医療機関を受診し，感染性疾患の有無を確認すること。</u>ノロウイルスを原因とする感染性疾患による症状と診断された調理従事者等は，<u>リアルタイムPCR法等の高感度の検便検査においてノロウイルスを保有していないことが確認されるまでの間，食品に直接触れる調理作業を控えるなど適切な処置をとることが望ましいこと。</u>
⑤ 調理従事者等が着用する帽子，外衣は毎日専用で清潔なものに交換すること。
⑥ 下処理場から調理場への移動の際には，外衣，履き物の交換等を行うこと。(履き物の交換が困難な場合には履き物の消毒を必ず行うこと。)
⑦ 便所には，調理作業時に着用する外衣，帽子，履き物のまま入らないこと。
⑧ 調理，点検に従事しない者が，やむを得ず，調理施設に立ち入る場合には，専用の清潔な帽子，外衣及び履き物を着用させ，<u>手洗い及び手指の消毒を行わせること。</u>
⑨ 食中毒が発生した時，原因究明を確実に行うため，原則として，調理従事者は当該施設で調理された食品を喫食しないこと。
ただし，原因究明に支障を来さないための措置が講じられている場合はこの限りでない。(毎日の健康調査及び検便検査等)
(5) その他
① 加熱調理食品にトッピングする非加熱調理食品は，直接喫食する非加熱調理食品と同様の衛生管理を行い，トッピングする時期は提供までの時間が極力短くなるようにすること。
② 廃棄物(調理施設内で生じた廃棄物及び返却された残渣をいう。)の管理は，次のように行うこと。
　ア 廃棄物容器は，汚臭，汚液がもれないように管理するとともに，作業終了後は速やかに清掃し，衛生上支障のないように保持すること。
　イ 返却された残渣は非汚染作業区域に持ち込まないこと。
　ウ 廃棄物は，適宜集積場に搬出し，作業場に放置しないこと。
　エ 廃棄物集積場は，廃棄物の搬出後清掃するなど，周囲の環境に悪影響を及ぼさないよう管理すること。

Ⅲ 衛生管理体制
1. 衛生管理体制の確立
(1) 調理施設の経営者又は学校長等施設の運営管理責任者(以下「責任者」という。)は，施設の衛生管理に関する責任者(以下「衛生管理者」という。)を指名すること。
なお，共同調理施設等で調理された食品を受け入れ，提供する施設においても，衛生管理者を指名すること。
(2) 責任者は，日頃から食材の納入業者についての情報の収集に努め，品質管理の確かな業者から食材を購入すること。また，継続的に購入する場合は，配送中の保存温度の徹底を指示するほか，納入業者が定期的に行う原材料の微生物検査結果の提示を求めること。
(3) 責任者は，衛生管理者に別紙点検表(本文p. 212～214のⒶ～Ⓒ参照)に基づく点検作業を行わせるとともに，そのつど点検結果を報告させ，適切な点検が行われたことを確認すること。点検結果については，1年間保管すること。
(4) 責任者は，点検の結果，衛生管理者から改善不能な異常の発生の報告を受けた場合，食材の返品，メニューの一部削除，調理済み食品の回収等必要な措置を講ずること。
(5) 責任者は，点検の結果，改善に時間を要する事態が生じた場合，必要な応急処置を講じるとともに，計画的に改善を行うこと。
(6) 責任者は，衛生管理者及び調理従事者に対して衛生管理及び食中毒防止に関する研修に参加させるなど必要な知識・技術の周知徹底を図ること。
(7) <u>責任者は，調理従事者等を含め職員の健康管理及び健康状態の把握を組織的・継続的に行い，調理従事者等の感染及び調理従事</u>

等からの施設汚染の防止に努めること。
(8) 責任者は，調理従事者等に定期的な健康診断及び月に1回以上の検便を受けさせること。検便検査には腸管出血性大腸菌の検査を含めること。また，必要に応じ10月から3月にはノロウイルスの検査を含めることが望ましいこと。
(9) 責任者は，調理従事者等が嘔吐，下痢，発熱などの症状があった時，手指等に化膿創があった時は調理作業に従事させないこと。
(10) 責任者は，下痢又は嘔吐等の症状がある調理従事者等について，直ちに医療機関を受診させ，感染性疾患の有無を確認すること。ノロウイルスを原因とする感染性疾患による症状と診断された調理従事者等は，リアルタイムPCR法等の高感度の検便検査においてノロウイルスを保有していないことが確認されるまでの間，食品に直接触れる調理作業を控えさせるなど適切な処置をとることが望ましいこと。
(11) 責任者は，調理従事者等について，ノロウイルスにより発症した調理従事者等と一緒に感染の原因と考えられる食事を喫食するなど，同一の感染機会があった可能性がある調理従事者等について速やかにリアルタイムPCR法等の高感度の検便検査を実施し，検査の結果ノロウイルスを保有していないことが確認されるまでの間，調理に直接従事することを控えさせる等の手段を講じることが望ましいこと。
(12) 献立の作成に当たっては，施設の人員等の能力に余裕を持った献立作成を行うこと。
(13) 献立ごとの調理工程表の作成に当たっては，次の事項に留意すること。
　ア　調理従事者等の汚染作業区域から非汚染作業区域への移動を極力行わないようにすること。
　イ　調理従事者等の一日ごとの作業の分業化を図ることが望ましいこと。
　ウ　調理終了後速やかに喫食されるよう工夫すること。
　　　また，衛生管理者は調理工程表に基づき，調理従事者等と作業分担等について事前に十分な打ち合わせを行うこと。
(14) 施設に所属する医師，薬剤師等専門的な知識を有する者の定期的な指導，助言を受けること。
(15) 高齢者や乳幼児が利用する施設等においては，平常時から施設長を責任者とする危機管理体制を整備し，感染拡大防止のための組織対応を文書化するとともに，具体的な対応訓練を行っておくことが望ましいこと。また，従業員あるいは利用者において下痢・嘔吐症の発生を迅速に把握するために，定常的に有症状者数を調査・監視することが望ましいこと。

（別添1）原材料，製品等の保存温度

食 品 名	保存温度	食 品 名	保存温度
穀類加工品（小麦粉，デンプン）	室温	殻付卵	10℃以下
砂糖	室温	液卵	8℃以下
食肉・鯨肉	10℃以下	凍結卵	−18℃以下
細切した食肉・鯨肉を凍結したものを容器包装に入れたもの	−15℃以下	乾燥卵	室温
食肉製品	10℃以下	ナッツ類	15℃以下
鯨肉製品	10℃以下	チョコレート	15℃以下
冷凍食肉製品	−15℃以下	生鮮果実・野菜	10℃前後
冷凍鯨肉製品	−15℃以下	生鮮魚介類（生食用鮮魚介類を含む）	5℃以下
ゆでだこ	10℃以下	乳・濃縮乳	10℃以下
冷凍ゆでだこ	−15℃以下	脱脂乳	
生食用かき	10℃以下	クリーム	
生食用冷凍かき	−15℃以下	バター	15℃以下
冷凍食品	−15℃以下	チーズ	
		練乳	
魚肉ソーセージ，魚肉ハム及び特殊包装かまぼこ	10℃以下	清涼飲料水（食品衛生法の食品，添加物等の規格基準に規定のあるものについては，当該保存基準に従うこと。）	室温
冷凍魚肉ねり製品	−15℃以下		
液状油脂	室温		
固形油脂（ラード，マーガリン，ショートニング，カカオ脂）	10℃以下		

（別添2）標準作業書
（手洗いマニュアル）
1．水で手をぬらし石けんをつける。
2．指，腕を洗う。特に，指の間，指先をよく洗う。(30秒程度)
3．石けんをよく洗い流す。(20秒程度)
4．使い捨てペーパータオル等でふく。(タオル等の共用はしないこと。)
5．消毒用のアルコールをかけて手指によくすりこむ。
　　　　　（1から3までの手順は2回以上実施する。）

（器具等の洗浄・殺菌マニュアル）
1．調理機械
　①機械本体・部品を分解する。なお，分解した部品は床にじか置きしないようにする。
　②飲用適の水（40℃程度の微温水が望ましい。）で3回水洗いする。
　③スポンジタワシに中性洗剤又は弱アルカリ性洗剤をつけてよく洗浄する。
　④飲用適の水（40℃程度の微温水が望ましい。）でよく洗剤を洗い流す。
　⑤部品は80℃で5分間以上又はこれと同等の効果を有する方法で殺菌を行う。
　⑥よく乾燥させる。
　⑦機械本体・部品を組み立てる。
　⑧作業開始前に70％アルコール噴霧又はこれと同等の効果を有する方法で殺菌を行う。
2．調理台
　①調理台周辺の片づけを行う。
　②飲用適の水（40℃程度の微温水が望ましい。）で3回水洗いする。
　③スポンジタワシに中性洗剤又は弱アルカリ性洗剤をつけてよく洗浄する。
　④飲用適の水（40℃程度の微温水が望ましい。）でよく洗剤を洗い流す。
　⑤よく乾燥させる。
　⑥70％アルコール噴霧又はこれと同等の効果を有する方法で殺菌を行う。
　⑦作業開始前に⑥と同様の方法で殺菌を行う。
3．まな板，包丁，へら等
　①飲用適の水（40℃程度の微温水が望ましい。）で3回水洗いする。
　②スポンジタワシに中性洗剤又は弱アルカリ性洗剤をつけてよく洗浄する。
　③飲用適の水（40℃程度の微温水が望ましい。）でよく洗剤を洗い流す。
　④80℃で5分間以上又はこれと同等の効果を有する方法で殺菌を行う。

⑤よく乾燥させる。
⑥清潔な保管庫にて保管する。
4．ふきん，タオル等
①飲用適の水（40℃程度の微温水が望ましい。）で3回水洗いする。
②スポンジタワシに弱アルカリ性洗剤をつけてよく洗浄する。
③飲用適の水（40℃程度の微温水が望ましい。）でよく洗剤を洗い流す。
④100℃で5分間以上煮沸殺菌を行う。
⑤清潔な場所で乾燥，保管する。

(原材料等の保管管理マニュアル)
1．野菜・果物
①衛生害虫，異物混入，腐敗・異臭等がないか点検する。異常品は返品又は使用禁止とする。
②各材料ごとに，50g程度ずつ清潔な容器（ビニール袋等）に密封して入れ，−20℃以下で2週間以上保存する。（検食用）
③専用の清潔な容器に入れ替えるなどして，10℃前後で保存する。（冷凍野菜は−15℃以下）
④流水で3回以上水洗いする。
⑤中性洗剤で洗う。
⑥流水で十分すすぎ洗い。
⑦必要に応じて，次亜塩素酸ナトリウム等で殺菌した後，流水で十分すすぎ洗いする。
⑧水切りする。
⑨専用のまな板，包丁でカットする。
⑩清潔な容器に入れる。
⑪清潔なシートで覆い（容器がふた付きの場合を除く），調理まで30分以上を要する場合には，10℃以下で冷蔵保存する。
　<u>注：表面の汚れが除去され，分割・細切されずに皮付きで提供されるみかん等の果物にあっては，③から⑧までを省略して差し支えない。</u>
2．魚介類，食肉類
①衛生害虫，異物混入，腐敗・異臭等がないか点検する。異常品は返品又は使用禁止とする。
②各材料ごとに，50g程度ずつ清潔な容器（ビニール袋等）に密封して入れ，−20℃以下で2週間以上保存する。（検食用）
③専用の清潔な容器に入れ替えるなどして，食肉類については10℃以下，魚介類については5℃以下で保存する（冷凍で保存するものは−15℃以下）。
④専用のまな板，包丁でカットする。
⑤速やかに調理へ移行させる。

(加熱調理食品の中心温度及び加熱時間の記録マニュアル)
1．揚げ物
①油温が設定した温度以上になったことを確認する。
②調理を開始した時間を記録する。
③調理の途中で適当な時間を見はからって食品の中心温度を校正された温度計で3点以上測定し，全ての点において75℃（二枚貝等ノロウイルス汚染のおそれがある食品の場合は85℃）以上に達していた場合には，それぞれの中心温度を記録するとともに，その時点からさらに1分以上加熱を続ける。
④最終的な加熱処理時間を記録する。
⑤なお，複数回同一の作業を繰り返す場合には，油温が設定した温度以上であることを確認・記録し，①〜④で設定した条件に基づき，加熱処理を行う。油温が設定した温度以上に達していない場合には，油温を上昇させるため必要な措置を講ずる。
2．焼き物及び蒸し物
①調理を開始した時間を記録する。
②調理の途中で適当な時間を見はからって食品の中心温度を校正された温度計で3点以上測定し，全ての点において75℃（二枚貝等ノロウイルス汚染のおそれがある食品の場合は85℃）以上に達していた場合には，それぞれの中心温度を記録するとともに，その時点からさらに1分以上加熱を続ける。
③最終的な加熱処理時間を記録する。
④なお，複数回同一の作業を繰り返す場合には，①〜③で設定した条件に基づき，加熱処理を行う。この場合，中心温度の測定は，最も熱が通りにくいと考えられる場所の1点のみでもよい。
3．煮物及び炒め物
　調理の順序は食肉類の加熱を優先すること。食肉類，魚介類，野菜類の冷凍品を使用する場合には，十分解凍してから調理を行うこと。
①調理の途中で適当な時間を見はからって，最も熱が通りにくい具材を選び，食品の中心温度を校正された温度計で3点以上（煮物の場合は1点以上）測定し，全ての点において75℃（二枚貝等ノロウイルス汚染のおそれがある食品の場合は85℃）以上に達していた場合には，それぞれの中心温度を記録するとともに，その時点からさらに1分以上加熱を続ける。
　なお，中心温度を測定できるような具材がない場合には，調理釜の中心付近の温度を3点以上（煮物の場合は1点以上）測定する。
②複数回同一の作業を繰り返す場合にも，同様に点検・記録を行う。

12

〈訂正〉 本書中に下記のような誤りがありました。訂正してお詫び申し上げます。

p.83の「表4-1　入院時食事療養費と指導料」
　　集団栄養食事指導料：(誤) 15人以上　→　(正) 15人以下
p.157の「② ODA（客観的栄養評価）」
　　（2）標準体重比：(誤) % IBM　→　(正) % IBW（2か所）